"十二五"职业教育国家规划教材
经全国职业教育教材审定委员会审定
卫生高等职业教育规划教材

供护理类专业用

# 护理药理学
—— • 第 4 版 • ——

主　编　肖顺贞　杨丽珠
副主编　李湘萍　王瑞婷　李春莺
编　委（按姓名汉语拼音排序）

包金凤（内蒙古医科大学）　　　　沈云帼（北京卫生职业学院）
李　利（北京大学医学部）　　　　王瑞婷（承德医学院）
李宝群（承德医学院）　　　　　　肖顺贞（北京大学医学部）
李春莺（山西医科大学汾阳学院）　杨丽珠（漳州卫生职业学院）
李湘萍（北京大学医学部）　　　　姚景鹏（北京大学医学部）
陆　悦（北京大学医学部）　　　　赵淑清（北京大学医学部）
聂珍贵（首都医科大学燕京医学院）赵友文（北京大学医学部）

北京大学医学出版社

HULI YAOLIXUE

图书在版编目（CIP）数据

护理药理学/肖顺贞，杨丽珠主编．—4版．—北京：北京大学医学出版社，2014.10（2024.2重印）
ISBN 978-7-5659-0823-1

Ⅰ．护… Ⅱ．①肖…②杨… Ⅲ．①护理学—药理学—高等职业教育—教材 Ⅳ．①R96

中国版本图书馆CIP数据核字（2014）第061151号

**护理药理学（第4版）**

主　　编：肖顺贞　杨丽珠
出版发行：北京大学医学出版社
地　　址：（100191）北京市海淀区学院路38号 北京大学医学部院内
电　　话：发行部 010-82802230；图书邮购 010-82802495
网　　址：http://www.pumpress.com.cn
E - mail：booksale@bjmu.edu.cn
印　　刷：北京信彩瑞禾印刷厂
经　　销：新华书店
责任编辑：宋小妹　　责任校对：金彤文　　责任印制：李　啸
开　　本：787 mm×1092 mm 1/16　印张：22.5　字数：571千字
版　　次：1991年12月第1版　2014年10月第4版　2024年2月第11次印刷
书　　号：ISBN 978-7-5659-0823-1
定　　价：39.00元
版权所有，违者必究
（凡属质量问题请与本社发行部联系退换）

# 卫生高等职业教育规划教材修订说明

北京大学医学出版社于 1993 年和 2002 年两次组织北京大学医学部和 8 所开办医学专科教育院校的老师编写了临床医学专业专科教材（第 1 版和第 2 版），并于 2000 年组织编写了护理专业专科教材（第 1 版）。2007 年同时对这些教材进行了修订再版。因这两套教材内容精炼、实用性强，符合基层卫生工作人员的培养需求，受到了广大师生的好评，并被教育部中央广播电视大学选为指定教材。"十一五"期间，这两套教材中有 24 种被教育部评为**普通高等教育"十一五"国家级规划教材**，其中 3 种入选**普通高等教育精品教材**。

进入"十二五"以来，专科教育已归入职业教育范畴。为适应新时期我国卫生高等职业教育发展与改革的需要，在广泛调研、总结上版教材质量和使用情况的基础上，北京大学医学出版社启动了临床医学、护理专业高等职业教育规划教材的修订再版工作，并调整、新增了部分教材。本套教材有 22 种入选**"十二五"职业教育国家规划教材**，修订和编写特点如下：

**1. 优化编写队伍**　在全国范围内遴选作者，加大教学经验丰富的从事卫生高等职业教育工作的作者比例，力求使教材内容的选择具有全国代表性、贴近基层卫生工作人员培养需求，提高适用性；遴选知名专家担纲主编，对教材的科学性、先进性把关。

**2. 完善教材体系**　针对不同院校在专业基础课设置方面的差异，对部分专业基础课教材实行双轨制，如既有《人体解剖学》《组织学与胚胎学》，又有《人体解剖学与组织胚胎学》《正常人体结构》教材，便于广大院校灵活选用。

**3. 锤炼教材特色**　教材内容力求符合高等职业学校专业教学标准，基本理论、基本知识和基本技能并重，紧密结合国家临床执业助理医师、全国护士执业资格考试大纲，以"必需、够用"为度；以职业技能和岗位胜任力培养为根本，以学生为中心，使教材更适合于基层卫生工作人员的培养。

**4. 创新编写体例**　完善、优化"学习目标"；教材中加入"案例""知识链接"，使内容与实践紧密结合；章后附思考题，引导学生自主学习。力求体现专业特色和职业教育特色。

**5. 强化立体建设**　为满足教学资源的多样化需求，实现教材立体化、数字化建设，大部分教材配套实用的学习指导和数字教学资源，实现教材的网络增值服务。

本套教材主要供三年制高等职业教育临床医学、护理类及相关专业用，于 2014 年陆续出版。希望广大师生多提宝贵意见，反馈使用信息，以逐步修改和完善教材内容，提高教材质量。

# 护理专业教材目录

说明：1. "十二五"："十二五"职业教育国家规划教材（"十二五"含其辅导教材）。
2. "十一五"：普通高等教育"十一五"国家级规划教材。
3. " * "：普通高等教育精品教材。
4. 辅导教材名称：《主教材名称＋学习指导》，如《内科护理学学习指导》。

| 序号 | 教材名称 | 版次 | 十二五 | 十一五 | 辅导教材 | 适用专业 |
|---|---|---|---|---|---|---|
| 1 | 医用基础化学 | 4 |  | ✓ | ✓ | 临床医学、护理类及相关专业 |
| 2 | 正常人体结构 | 1 |  |  |  | 护理类 |
| 3 | 人体解剖学 | 4 | ✓ | ✓ | ✓ | 临床医学、护理类及相关专业 |
| 4 | 组织学与胚胎学 * | 4 | ✓ | ✓ | ✓ | 临床医学、护理类及相关专业 |
| 5 | 生理学 | 1 |  |  |  | 护理类 |
| 6 | 生物化学 | 1 |  |  |  | 护理类 |
| 7 | 疾病学基础 | 1 |  |  |  | 护理类 |
| 8 | 病理学 | 4 | ✓ |  | ✓ | 临床医学、护理类及相关专业 |
| 9 | 病理生理学 | 4 | ✓ | ✓ | ✓ | 临床医学、护理类及相关专业 |
| 10 | 病原生物与免疫 | 1 |  |  |  | 护理类 |
| 11 | 医学免疫学与微生物学 | 5 | ✓ | ✓ | ✓ | 临床医学、护理类及相关专业 |
| 12 | 医学寄生虫学 * | 4 | ✓ | ✓ | ✓ | 临床医学、护理类及相关专业 |
| 13 | 护理药理学 | 4 | ✓ | ✓ | ✓ | 护理类 |
| 14 | 护理学基础 | 4 | ✓ | ✓ | ✓ | 护理类 |
| 15 | 健康评估 | 2 |  |  | ✓ | 护理类 |
| 16 | 内科护理学 | 3 | ✓ | ✓ | ✓ | 护理类 |
| 17 | 外科护理学 | 3 |  |  | ✓ | 护理类 |
| 18 | 妇产科护理学 | 3 |  | ✓ | ✓ | 护理类 |
| 19 | 儿科护理学 | 3 |  |  | ✓ | 护理类 |
| 20 | 传染病护理学 | 3 |  | ✓ | ✓ | 护理类 |
| 21 | 急诊护理学 | 3 |  | ✓ | ✓ | 护理类 |

续表

| 序号 | 教材名称 | 版次 | 十二五 | 十一五 | 辅导教材 | 适用专业 |
|---|---|---|---|---|---|---|
| 22 | 康复护理学 | 2 | ✓ | | | 护理类 |
| 23 | 精神科护理学 | 1 | | | | 护理类 |
| 24 | 眼耳鼻喉口腔科护理学 | 1 | | | | 护理类 |
| 25 | 中医护理学 | 1 | | | | 护理类 |
| 26 | 护理管理学 | 5 | ✓ | ✓ | | 护理类 |
| 27 | 社区护理学 | 2 | | | | 护理类 |
| 28 | 老年护理学 | 1 | | | | 护理类 |
| 29 | 医护心理学* | 3 | | ✓ | | 临床医学、护理类 |
| 30 | 护理礼仪与人际沟通 | 1 | | | | 护理类 |
| 31 | 护理伦理学 | 1 | | | | 护理类 |

# 卫生高等职业教育规划教材编审委员会

顾　　　问　王德炳
主 任 委 员　程伯基
副主任委员（按姓名汉语拼音排序）
　　　　　　曹　凯　付　丽　黄庶亮　孔晓霞　徐江荣
秘 书 长　王凤廷
委　　　员（按姓名汉语拼音排序）
　　　　　　白　玲　曹　凯　程伯基　付　丽　付达华
　　　　　　高晓勤　黄庶亮　黄惟清　孔晓霞　李　琳
　　　　　　李玉红　刘　扬　刘伟道　刘志跃　马小蕊
　　　　　　任云青　宋印利　王大成　徐江荣　张景春
　　　　　　张卫芳　章晓红

# 序

近十余年来，随着国家教育改革步伐的加快，我国职业教育如雨后春笋般蓬勃发展，在总量上已与普通教育并驾齐驱，是我国教育体系构成的重要板块。卫生高等职业教育同样取得了可喜的成绩。开办卫生高等职业教育的院校与日俱增，但存在办学、培养不尽规范等问题。相应的教材建设也存在内容与职业标准对接不紧密、职教特色不鲜明、呈现形式单一、配套资源开发不足、不少是本科教材的压缩版或中职教材的加强版、不能很好地适应社会发展对技能型人才培养的要求等问题。

进入"十二五"以来，独立设置的高等职业学校（含高等专科学校）、成人教育学校、本科院校和有关高等教育机构举办的高等职业教育（专科）统称为高等职业教育，由教育部职业教育与成人教育司统筹管理。教育部发布了**《教育部关于"十二五"职业教育教材建设的若干意见》**等重要文件，陆续制定了各专业教学标准，对学制与学历、培养目标与规格、课程体系与核心课程等10个方面做出了具体要求。职业教育以培养具有良好职业道德、专业知识素养和职业能力的高素质技能型人才为根本，以学生为中心、以就业为导向。教学内容以"必需、够用"为度，教材须图文并茂，理论密切联系实际，强调实践实训。卫生高等职业教育有很强的特殊性，编好既涵盖卫生实践所要求具备的较完整知识体系又能体现职业教育特点的教材殊为不易。

北京大学医学出版社组织的临床医学、护理专业专科教材，是改革开放以来该专业我国第二套有较完整体系的教材，历经多年的教学应用、修订再版，得到了教育部和广大院校师生的认可与好评。斗转星移，转眼间距离2008年上一轮教材修订已5年，随着时代的发展，这两套教材中部分科目需要调整、教学内容需要修订。在大量细致调研工作的基础上，北京大学医学出版社审时度势，及时启动了这两套教材的修订再版工作，成立了教材编审委员会，组织活跃在卫生高等职业教育教学和实践一线的专家学者召开教材编写会议，认真学习教育部关于高等职业教育教材建设的精神，结合当前高等职业教育学生的特点，经过充分研讨，确定了教材的编写原则和编写思路，统一了教材的编写体例，强化了与教材配套的数字化教学资源建设，为使这两套教材成为优秀的立体化教材打下了坚实的基础。

相信经过本轮修订，在北京大学医学出版社的精心组织和全体专家学者对教材的精雕细琢下，这两套教材一定能满足新时期我国卫生高等职业教育人才培养的需求，在教材建设"百花齐放、百家争鸣"的局面中脱颖而出，真正成为好学、好教、好用的精品教材。

本轮教材修订工作得到了各参编院校的高度重视和大力支持，众多专家学者投入了极大的热情和精力，在主编带领下克服困难，以严肃、认真、负责的态度出色地完成了编写任务，谨在此一并致以衷心的感谢！诚恳地希望使用本套教材的广大师生不吝提出建议与指正，使本套教材能与时俱进、日臻完善，为我国的卫生高等职业教育事业做出贡献。

感慨系之，欣为之序！

# 第4版前言

根据教育部《关于全面提高高等职业教育教学质量的若干意见》和《教育部关于"十二五"职业教育教材建设的若干意见》等重要文件精神，为适应当前卫生高等职业教育改革和发展的需要，我们坚持以培养高端技能型应用人才为核心，紧密围绕护理职业岗位的知识、技能及素质培养目标，遴选具有丰富教学经验和临床实践经验，又有较强写作能力和教材编写经验的教师修订、编写本教材。本教材主要供高等职业教育护理、助产等专业教学使用。

在教材编写过程中，我们坚持"质量为本"，坚持基本理论、基本知识和基本技能并重，以"必需、够用"为度，以护理程序为主线，体现"整体护理"和"以人为中心"的护理理念，充分体现护理专业特色，并在学习目标、内容形式、教材风格等方面进行了不同程度的改革和创新，力求专业特色明显，内容创新，编排新颖。

本教材共四十一章，主要介绍了各类常用重点药物的临床应用、不良反应及药疗监护须知。在教材内容选择上，我们坚持以培养高等职业教育护理专业人才为目标，与专业核心能力相结合，紧扣护士执业资格考试大纲，以职业技能的培养为根本，严格把握内容的选择及深浅度，突出了教材的职业性。在教材编排上，我们适时穿插"知识链接"和"思考题"板块，简要介绍本章教学内容相关知识，有助于提高学生学习兴趣，掌握教学内容，突出了教材的实用性。

本教材在编写过程中得到了各编者及所在单位的大力支持，同时参考了国内外相关资料，在此一并表示诚挚的谢意。

本书虽经反复修改审核，但因水平有限，时间仓促，书中难免存在不当之处，恳切希望同行、广大师生不吝赐教，以便再版时完善。

肖顺贞　杨丽珠

# 目录

## 第一章 绪言 1
一、护理药理学的研究内容和任务 …… 1
二、护士在临床用药中的作用 …… 1
三、药物治疗中的护理须知 …… 2

## 第二章 药物效应动力学 3
第一节 药物作用的基本规律 …… 3
一、药物的基本作用 …… 3
二、药物作用的选择性 …… 4
三、药物的作用方式 …… 4
四、药物作用的临床效果 …… 4
五、药物作用的个体差异 …… 5
第二节 药物的量效关系 …… 5
一、剂量的概念 …… 6
二、量反应和质反应 …… 7
第三节 药物作用机制和受体学说 …… 7
一、药物作用机制 …… 7
二、药物和受体学说 …… 8
三、联合用药 …… 8

## 第三章 药物代谢动力学 10
第一节 药物的转运 …… 10
一、被动转运 …… 11
二、主动转运 …… 11
第二节 药物的体内过程 …… 11
一、药物的吸收 …… 11
二、药物与血浆蛋白质的结合 …… 13
三、药物的分布 …… 13
四、药物的代谢 …… 14
五、药物的排泄 …… 15
第三节 药物代谢动力学的相关概念 …… 15
一、时量曲线 …… 15
二、血浆半衰期 …… 16
三、多次给药的时量曲线和稳态血药浓度 …… 16

## 第四章 影响药物作用的因素 18
第一节 药物因素 …… 18
一、药物剂型 …… 18
二、给药途径 …… 19
三、药物相互作用 …… 19
四、耐受性和药物依赖性 …… 19
第二节 机体因素 …… 20
一、生理状态 …… 20
二、病理状态 …… 20
三、饮食对药物作用的影响 …… 21
四、时间药理学 …… 21
五、心理因素与用药关系 …… 22

## 第五章 药物一般知识和给药护理须知 24
一、药物一般知识 …… 24
二、常用给药途径的护理注意事项 …… 26

## 第六章 传出神经系统药理学概论 28
第一节 传出神经递质及分类 …… 29
一、胆碱能神经 …… 29
二、去甲肾上腺素能神经 …… 29
第二节 传出神经递质的生物合成与代谢 …… 29
一、乙酰胆碱 …… 29
二、去甲肾上腺素 …… 29
第三节 传出神经的受体分布和效应 …… 30
一、胆碱受体及效应 …… 30
二、肾上腺素受体及效应 …… 30
第四节 传出神经系统药物作用方式及分类 …… 31
一、传出神经系统药物作用方式 …… 31

1

二、传出神经系统药物分类………… 31

# 第七章　拟胆碱药和抗胆碱药　33

## 第一节　拟胆碱药 ………… 33
一、胆碱受体激动药 ………… 33
二、抗胆碱酯酶药 ………… 35

## 第二节　抗胆碱药 ………… 39
一、M胆碱受体阻断药 ………… 39
二、$N_2$胆碱受体阻断药（骨骼肌松弛药） ………… 43
三、$N_1$胆碱受体阻断药（神经节阻断药） ………… 45

# 第八章　拟肾上腺素药和抗肾上腺素药　46

## 第一节　拟肾上腺素药 ………… 46
一、激动α和β受体的拟肾上腺素药 ………… 47
二、主要激动α受体的拟肾上腺素药 ………… 50
三、主要激动β受体的拟肾上腺素药 ………… 51

## 第二节　抗肾上腺素药 ………… 52
一、α受体阻断药 ………… 52
二、β受体阻断药 ………… 54

# 第九章　局部麻醉药　57
## 第一节　概述 ………… 57
## 第二节　常用药物 ………… 58

# 第十章　镇静催眠药　61
## 第一节　苯二氮䓬类 ………… 62
## 第二节　巴比妥类 ………… 64
## 第三节　其他镇静催眠药 ………… 65

# 第十一章　抗癫痫药和抗惊厥药　68
## 第一节　抗癫痫药 ………… 68
## 第二节　抗惊厥药 ………… 76

# 第十二章　抗帕金森病药　78
## 第一节　补充脑内多巴胺药 ………… 79

## 第二节　多巴胺受体激动药 ………… 82
## 第三节　中枢性抗胆碱药 ………… 82

# 第十三章　抗精神失常药　83
## 第一节　抗精神病药 ………… 83
一、典型的抗精神病药 ………… 83
二、非典型的抗精神病药 ………… 87

## 第二节　抗抑郁药 ………… 87
一、单胺氧化酶抑制药 ………… 88
二、三环类抗抑郁药 ………… 88
三、四环类抗抑郁药 ………… 89
四、选择性5-羟色胺再摄取抑制药 ………… 90
五、5-羟色胺及去甲肾上腺素再摄取抑制药 ………… 91
六、5-羟色胺受体拮抗药和再摄取抑制药 ………… 92
七、去甲肾上腺素及特异性5-羟色胺能抗抑郁药 ………… 92
八、选择性去甲肾上腺素再摄取抑制药 ………… 93
九、复方制剂 ………… 93

## 第三节　心境稳定药 ………… 94
一、典型心境稳定药 ………… 94
二、其他心境稳定药 ………… 95

## 第四节　抗焦虑药 ………… 95
一、苯二氮䓬类 ………… 96
二、氮杂螺环癸烷双酮类 ………… 96
三、抗抑郁药 ………… 96

# 第十四章　脑功能改善药　98
## 第一节　胆碱酯酶抑制药 ………… 98
## 第二节　M受体激动药 ………… 100
## 第三节　改善脑代谢或脑循环的药物 ………… 100
## 第四节　其他脑功能改善药 ………… 101
一、神经营养因子 ………… 101
二、神经保护药 ………… 101
三、抗炎及抗淀粉样蛋白治疗药 ………… 101
四、抗氧化治疗药 ………… 102

## 第十五章 麻醉性镇痛药 103
第一节 药物分类和作用机制 …… 104
　一、分类 …………………… 104
　二、作用机制 ……………… 104
第二节 阿片生物碱类镇痛药 …… 104
第三节 人工合成镇痛药 ………… 107
第四节 阿片受体拮抗药 ………… 110
第五节 麻醉性镇痛药护理须知 … 110

## 第十六章 解热镇痛抗炎药 112
第一节 药物分类 ………………… 113
第二节 常用药物 ………………… 113
第三节 解热镇痛抗炎药的复方
　　　配伍 ……………………… 117

## 第十七章 中枢兴奋药 119
第一节 概述 ……………………… 119
第二节 常用药物 ………………… 120

## 第十八章 治疗慢性心力衰竭药 125
第一节 正性肌力药物 …………… 125
　一、强心苷 ………………… 125
　二、非苷类正性肌力药 …… 129
第二节 肾素血管紧张素醛固酮
　　　系统抑制药 ……………… 131
　一、血管紧张素Ⅰ转化酶抑制药 … 131
　二、血管紧张素Ⅱ受体拮抗药 … 132
第三节 利尿药 …………………… 132
第四节 血管扩张药 ……………… 132
第五节 β受体阻断药 …………… 133

## 第十九章 抗心律失常药 135
第一节 抗心律失常药的分类 …… 135
第二节 临床常用的抗心律
　　　失常药 …………………… 136
　一、Ⅰ类抗心律失常药 …… 136
　二、Ⅱ类抗心律失常药 …… 139
　三、Ⅲ类抗心律失常药 …… 140
　四、Ⅳ类抗心律失常药 …… 141
　五、其他 …………………… 142

## 第二十章 抗心绞痛药 143
第一节 硝酸酯类药 ……………… 143
第二节 β受体阻断药 …………… 146
第三节 钙通道阻滞药 …………… 147

## 第二十一章 抗高血压药 150
第一节 利尿药 …………………… 151
　一、噻嗪类 ………………… 151
　二、袢利尿药 ……………… 152
第二节 β受体阻断药 …………… 152
第三节 血管紧张素转换酶
　　　抑制药 …………………… 155
第四节 血管紧张素Ⅱ受体
　　　拮抗药 …………………… 156
第五节 钙通道阻滞药 …………… 157
第六节 其他类型降压药物 ……… 159
　一、α受体阻断药 ………… 159
　二、中枢降压药 …………… 161
　三、直接扩张血管药物 …… 162

## 第二十二章 血脂调节药 164
　一、树脂类 ………………… 165
　二、烟酸类 ………………… 165
　三、苯氧酸类 ……………… 166
　四、3-羟基-3-甲基戊二酰辅酶A
　　　还原酶抑制剂类 ……… 167
　五、其他降脂药物 ………… 168

## 第二十三章 利尿药和脱水药 169
第一节 利尿药 …………………… 169
　一、高效利尿药 …………… 169
　二、中效利尿药 …………… 172
　三、低效利尿药 …………… 172
第二节 脱水药 …………………… 174

## 第二十四章 作用于血液和造血系统药物 177
第一节 抗贫血药 ………………… 177
第二节 促白细胞增生药 ………… 182
第三节 影响血凝过程的药物 …… 184
　一、止血药 ………………… 185

二、抗凝血药 …………………… 188
三、抗血小板聚集药 …………… 192

## 第二十五章　治疗消化性溃疡和胃炎药物　194

一、抗酸药 ……………………… 194
二、胃酸分泌抑制药 …………… 197
三、黏膜保护药 ………………… 201
四、前列腺素类药 ……………… 203
五、抗幽门螺杆菌的治疗 ……… 203
六、胃肠动力药 ………………… 204

## 第二十六章　镇咳、祛痰及平喘药　207

第一节　镇咳药 ………………… 207
一、中枢性镇咳药 ……………… 208
二、外周性镇咳药 ……………… 209
第二节　祛痰药 ………………… 209
第三节　平喘药 ………………… 212
一、支气管舒张药 ……………… 212
二、抗炎平喘药 ………………… 216

## 第二十七章　组胺与抗组胺药　220

第一节　组胺 …………………… 220
第二节　抗组胺药 ……………… 222

## 第二十八章　肾上腺皮质激素类药　225

第一节　糖皮质激素类药 ……… 225
第二节　盐皮质激素 …………… 232
第三节　促肾上腺皮质激素 …… 233

## 第二十九章　甲状腺激素与抗甲状腺药　235

第一节　甲状腺激素 …………… 235
第二节　抗甲状腺药 …………… 237
一、硫脲类 ……………………… 237
二、碘和碘化物 ………………… 239
三、放射性碘 …………………… 240
四、β受体阻断药 ……………… 241

## 第三十章　降血糖药　242

第一节　胰岛素 ………………… 242
第二节　口服降血糖药 ………… 245
一、磺酰脲类 …………………… 245

二、双胍类 ……………………… 247
三、胰岛素增敏药 ……………… 248
四、α-葡萄糖苷酶抑制药 ……… 248

## 第三十一章　抗感染药物概述　250

一、化学治疗概念 ……………… 250
二、机体、药物和病原体的相互关系 …………………………… 250
三、抗菌谱 ……………………… 251
四、抗菌活性 …………………… 251
五、抗药性 ……………………… 251

## 第三十二章　抗生素　252

第一节　β-内酰胺类 …………… 252
一、青霉素类 …………………… 252
二、头孢菌素类 ………………… 255
三、其他β-内酰胺类 …………… 257
第二节　大环内酯类、林可霉素类及其他类 ……………………… 257
第三节　氨基糖苷类和多黏菌素类 …………………………… 259
一、氨基糖苷类 ………………… 259
二、多黏菌素类 ………………… 261
第四节　四环素类和氯霉素 …… 262
一、四环素类 …………………… 262
二、氯霉素 ……………………… 264

## 第三十三章　人工合成抗菌药物　266

第一节　氟喹诺酮类 …………… 266
第二节　磺胺类药物 …………… 268
第三节　甲氧苄啶 ……………… 270
第四节　硝基呋喃类 …………… 271
第五节　硝基咪唑类 …………… 271

## 第三十四章　抗病毒药　273

## 第三十五章　抗真菌药和抗结核药　276

第一节　抗真菌药 ……………… 276
一、抗浅部真菌感染药 ………… 276
二、抗深部真菌感染药 ………… 278
三、广谱抗真菌药 ……………… 279

第二节　抗结核药 ·················· 280
　一、常用抗结核药 ·················· 280
　二、抗结核药的应用原则 ········· 284

## 第三十六章　抗恶性肿瘤药　286
第一节　概述 ························ 286
　一、细胞增殖周期的概念 ········· 286
　二、药物分类 ······················· 286
　三、抗肿瘤药物常见的不良反应和
　　　防治措施 ······················· 287
第二节　常用抗肿瘤药 ·············· 287
　一、烷化剂 ·························· 287
　二、抗代谢药 ······················· 288
　三、抗生素类 ······················· 290
　四、激素类 ·························· 291
　五、植物药和其他抗肿瘤药 ······ 292
第三节　抗肿瘤药物的应用及护理
　　　原则 ··························· 293
　一、联合化疗原则 ·················· 293
　二、给药方法 ······················· 293
　三、肿瘤患者的护理须知 ········· 294

## 第三十七章　免疫调节药　295
第一节　免疫抑制药 ················· 295
　一、常用免疫抑制药 ··············· 296
　二、免疫抑制药的不良反应 ······ 297
第二节　免疫增强药 ················· 297

## 第三十八章　抗寄生虫药　299
第一节　抗疟药 ······················· 299
　一、疟原虫的生活史和抗疟药的
　　　作用环节 ······················· 299
　二、常用抗疟药 ···················· 300
第二节　抗阿米巴药和抗
　　　滴虫药 ························ 302
　一、抗阿米巴药 ···················· 302
　二、抗滴虫药 ······················· 304

第三节　抗血吸虫药和抗丝
　　　虫药 ··························· 305
　一、抗血吸虫药 ···················· 305
　二、抗丝虫药 ······················· 305
第四节　驱肠虫药 ···················· 306
　一、抗肠道蠕虫药 ·················· 306
　二、抗绦虫药 ······················· 308

## 第三十九章　消毒防腐药　310
第一节　总论 ························ 310
　一、概述 ····························· 310
　二、消毒防腐药的选择应用 ······ 311
第二节　各论 ························ 312
　一、酚类 ····························· 312
　二、醇类 ····························· 313
　三、醛类 ····························· 314
　四、酸类 ····························· 315
　五、卤素类 ·························· 316
　六、氧化剂 ·························· 320
　七、重金属化合物 ·················· 321
　八、表面活性剂 ···················· 322
　九、染料类 ·························· 323
　十、其他 ····························· 324

## 第四十章　维生素　326
第一节　水溶性维生素 ·············· 326
第二节　脂溶性维生素 ·············· 331

## 第四十一章　电解质与酸碱平衡
　　　　　　调节药　336
第一节　电解质平衡调节药 ······ 336
第二节　酸碱平衡调节药 ········· 338
　一、碱化剂 ·························· 338
　二、酸化剂 ·························· 339

## 中英文专业词汇索引　340

## 主要参考文献　344

# 第一章

# 绪 言

**学习目标**

**掌握：**
药物治疗中的护理须知。
**熟悉：**
护理药理学的研究内容和任务。
**了解：**
护士在临床用药中的作用。

## 一、护理药理学的研究内容和任务

药理学（pharmacology）是研究药物与机体相互作用规律和原理的学科，包括药效动力学和药代动力学两方面，前者是阐明药物对机体的作用和作用原理，后者阐明药物在机体内吸收、分布、生物转化和排泄等过程，及药物效应和血药浓度随时间消长的规律，以达到指导临床合理用药的目的。药理学也是一门为临床合理用药提供基本理论依据的科学。护士在临床药疗过程中负有监护职责，在发挥药物最佳效应和减少毒副作用中起着重要作用。护理药理学（pharmacology in nursing）应是药理学的一个分支，它以人为对象，研究临床如何合理用药及护士在合理用药中的药疗监护知识和作用等。随着现代医药科学的迅速发展，需要护理人员掌握更丰富的药物知识。护理药理学不仅介绍药物的理化性质、药理作用和作用机制及临床应用，还着重阐述药物的毒副作用及防治措施、禁忌证、药物相互作用和药疗监护须知等方面的内容。护士在工作中不但需要熟悉每个药物的基础药理知识，还要了解如何注意观察药效和不良反应，防止和减少药源性疾病和事故的发生，以确保临床用药安全有效。

## 二、护士在临床用药中的作用

护士在临床第一线工作，是各种药物治疗的实施者，也是用药前后的监护者，因此，护理人员在临床药物治疗中居重要地位。护士掌握更多的药理学知识，能更好地协助医生诊治疾病和合理用药，使药物治疗达到最佳效果，对提高护理质量和医疗质量都具有重要意义。

### 三、药物治疗中的护理须知

护理工作是整个医疗工作的重要组成部分,护士在参与疾病预防和药物治疗工作时,不是盲目地执行医嘱,而是主动参与,起到药疗监护作用,在药疗期间护理工作者应注意以下几点:

1. 在执行医嘱前,应了解患者的诊断和病情,明确用药目的,掌握所用药物的药理作用、给药途径、剂量、用法、不良反应及其防治措施,以及其他注意事项等。

2. 护士应严格按医嘱给患者用药,对医嘱有疑问时,应先与医生联系后再执行。

3. 在执行用药医嘱时,要做到明确医嘱目的,准确掌握剂量和用法,避免技术性事故发生,以提高护理质量。

4. 用药前,应先核对患者姓名、年龄、性别、床号、诊断,并查对用药剂量和用法。虽然目前护士没有处方权,但对药疗有监护责任。

5. 注意正确分配服药时间和指导患者服药。不少药物的疗效与给药时间密切有关,护士应了解如何科学地安排服药时间。饮食也会影响药效,因此,在用药期间,亦应注意向患者介绍有关饮食注意事项,指导患者正确配合治疗,以提高药物疗效,减少毒副作用。

6. 在患者用药期间,应注意观察药物的疗效和不良反应,做好记录,并主动询问和检查有关症状,以便能及时发现和处理,避免药源性疾病的发生。

7. 对不熟悉的药物,在用药前应查阅书籍,了解其药理作用、不良反应和护理注意事项等。

8. 在整个药物治疗过程中,护士有责任随时指导患者合理用药,在患者出院时也应向患者及其家属讲解所带药物的有关知识,特别是对一些常见不良反应和注意事项,以保证出院后继续安全有效地用药。

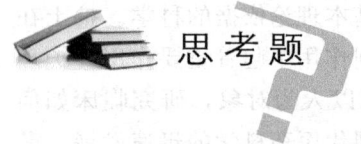

简述护理药理学研究的主要内容。

(肖顺贞)

# 第二章 药物效应动力学

**学习目标**

**掌握：**
1. 药物作用的选择性。
2. 药物剂量的概念。
3. 药物与受体结合产生效应须具备的条件，以及由此将药物分为激动药、拮抗药和部分激动药三类。

**熟悉：**
1. 药物的基本作用表现为兴奋和抑制。
2. 药物作用的临床效果、治疗作用和不良反应。
3. 量反应和质反应的概念及治疗指数的含义。

**了解：**
1. 药物的作用方式。
2. 药物作用的个体差异。
3. 药物作用机制从构效关系可归纳的几种方式。
4. 几种药物合用可引起协同作用或拮抗作用。

药效学（pharmacodynamics）是研究药物对机体的药理作用、作用原理、量效关系及有关影响因素的科学，也是临床合理选用药物的主要理论依据。

## 第一节 药物作用的基本规律

### 一、药物的基本作用

药物作用于机体，其基本作用表现为兴奋和抑制。凡是能使机体器官、组织原有生理、生化功能水平提高的作用称为兴奋作用，如肾上腺素使心肌收缩力加强，心率加快等；反之，凡使机体器官、组织原有功能活动减弱者为抑制作用，如吗啡产生镇痛和呼吸抑制，苯巴比妥产生镇静、催眠作用等。兴奋作用和抑制作用在一定条件下是可以相互转化的，过度兴奋如惊厥不止，则可导致中枢衰竭甚至死亡。

## 二、药物作用的选择性

药物吸收入血后分布到全身,但并不是对所有的器官组织都起到同样的作用。在治疗剂量时,常常只选择性地对某一个或几个器官组织产生明显作用,而对其他器官、组织不发生作用。这是由于药物对这些细胞组织具有较大的亲和力,或是机体的不同器官和组织对药物敏感性有差异所致,称为药物作用的选择性。选择性有高、低之分,选择性高的药物针对性强,如洋地黄对心肌的兴奋作用,利尿药对肾小管的作用,青霉素主要对革兰阳性菌有杀菌作用等;而选择性低的药物则影响器官多,作用广泛,应用时不良反应较多,如阿托品通过阻断 M 受体而具有散瞳、口干、心率加快等多方面作用。药物选择性的机制尚不清楚,可能与药物的化学结构和体内分布特点有关。选择性往往是相对的,常与应用的剂量有关,如咖啡因对大脑皮质有兴奋作用,可以提神、消除疲劳,然而大剂量服用时也会兴奋延髓及脊髓,甚至引起惊厥。因此,临床根据药物选择性作用的规律,对不同的疾病选择不同的药物,临床药物的适应证取决于药物作用的选择性。

## 三、药物的作用方式

### (一) 局部作用和吸收作用

药物与机体接触后,药物未被吸收入血之前,在用药局部表现的效果,称为局部作用,如乙醇、碘酊对皮肤、黏膜的消毒作用,局麻药的局部麻醉作用。吸收作用又称药物的全身作用,即指药物吸收入血液循环后所产生的作用。

### (二) 直接作用与间接作用

药物与器官组织直接接触后所产生的效应为直接作用,如局麻药的局部麻醉作用,肼屈嗪直接作用于血管平滑肌使之松弛而产生的降压作用,均属直接作用。间接作用又称继发作用,即指由药物的某一作用而引起的另一作用,常常通过神经反射或体液调节引起,如肼屈嗪的降压作用为直接作用,在明显降压后反射性地引起心率加快则属间接作用;洋地黄的直接作用是兴奋心肌,加强心肌收缩,改善心力衰竭症状,而随之产生的利尿、消肿等则属继发作用。

## 四、药物作用的临床效果

治疗作用和不良反应是药物作用的两重性表现,临床用药效果正是药物作用两重性的综合体现。

### (一) 治疗作用

凡能达到防治疾病目的的作用称为药物的治疗作用,它又分为对因治疗(治本)和对症治疗(治标)。

### (二) 不良反应

用药后产生与治疗目的无关并给患者带来不适或痛苦的反应,统称为不良反应,多数不良反应是药物固有的效应,一般可以预测或防治,但多数是不可避免的。任何药物都会有一定的不良反应。

1. 副作用　指药物在治疗量时出现的与治疗目的无关的作用,一般症状较轻,如麻黄碱用于止喘的同时出现中枢兴奋作用,引起失眠为其副作用。每个药物的副作用和治疗作用不是固定不变的,常随着治疗目的的不同而变化,如利用阿托品的平滑肌松弛作用治疗腹痛的同时，出现口干等副作用，然而全身麻醉时，又选用阿托品的抑制腺体分泌作用为治疗作用。副作用一般对机体危害不大，患者尚可耐受，故只需适当对症处理。

2. 毒性反应　各类药物毒性反应不同，一般随着剂量加大或用药时间过长而加重。毒性反应对机体有损害性，特别对一些重要器官，如氯霉素抑制骨髓造血功能，洋地黄过量引起心律失常，卡那霉素对肾的损害，甚至某些药物引起畸胎等特殊毒性。用药时应注意避免毒性反应发生。

3. 变态反应　指少数人对药物的特殊反应，它也是免疫反应的一种表现，也叫过敏反应，与毒性反应不同。变态反应与用药剂量无关，并不易预知，即使很小剂量也可以造成严重过敏反应。致敏原可以是药物本身、药物在体内的代谢产物或是制剂中的杂质等，它们刺激体内免疫系统，产生相应抗体，待药物再次进入机体后就可引起抗原抗体反应。变态反应常见临床表现有药物热、皮疹、哮喘等，严重时可引起休克。为预防药物过敏反应发生，应询问患者过敏史，一些药物用药前要做皮肤过敏试验，如青霉素皮肤过敏试验阳性者应禁用该药。

4. 后遗效应　指停药后血药浓度已降到阈值以下时残存的生物效应。这种效应可以很短暂，也可以较持久。如睡前服用长效巴比妥类镇静催眠药，经过一夜，药物在体内虽已大部消除，但次晨起床后仍可有嗜睡、头脑不清醒、乏力等短暂宿醉现象。有的后遗现象很严重且持久，还能引起器官损害，如链霉素长期应用，停药后造成永久的神经性耳聋，便是严重的后遗效应，也是该药的耳毒性反应。

5. 继发反应　指药物治疗作用所产生的不良后果，又称为治疗矛盾，如长期应用广谱抗生素后，由于肠道内对药物敏感的细菌被抑制，不敏感细菌大量繁殖，可引起如白色念珠菌或抗药葡萄球菌等继发感染的发生。

6. 致畸、致突变和致癌作用　指某些药物能影响胚胎的正常发育，引起畸胎，尤其在胎儿发育的头三个月内，胚胎发育迅速，最易受药物影响，如沙利度胺（Thalidomide，又称反应停）在治疗早期妊娠反应后，引起胎儿四肢短小的畸形。有些药物有致突变和致癌的可能，它们作用于遗传物质 DNA，引起 DNA 复制错误而导致体细胞突变，癌就是因体细胞突变所致。

### 五、药物作用的个体差异

个体之间对同一药物的反应可以有明显差异，称为药物作用的个体差异。如对同一药物，有的个体就特别敏感，只需很小剂量就可以达到应有的效应，常规剂量就能产生强烈效应或中毒反应，称为高敏性；而有的个体对药物敏感性低，需要用较大的剂量才能达到同等药效，称为机体对药物产生耐受性。当病原体对抗菌药物产生抗药性，使得药效降低，需要加大药物的剂量或者更换抗菌药物才能达到预期的抑菌或杀菌作用，称为病原体对某药产生了抗药性或耐药性。

## 第二节　药物的量效关系

药物的剂量大小和效应强弱之间呈一定关系，称为量效关系，这是从剂量角度阐明药物作用的规律。在一定范围内，药物剂量增加，药物效应相应增加，剂量减少，药效减弱；当剂量超过一定限度时能引起质的变化，产生中毒反应。因此，选用最合适的治疗剂量是十分重要的。

## 一、剂量的概念

剂量即药物的用量,按剂量大小和药效的关系,可将剂量分为下列几种(图2-1):

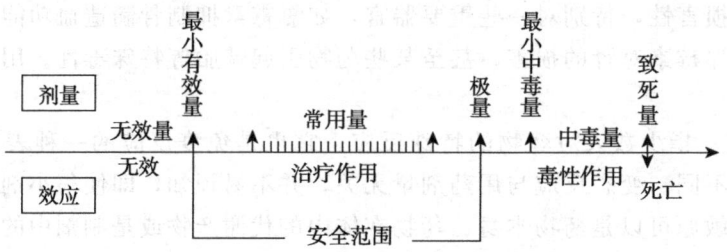

图2-1 药物剂量和效应关系示意图

由图2-1可见,剂量太小不出现药效。出现药效的最小剂量称为最小有效量;大于最小有效量,并能对机体产生明显效应而又不引起毒性反应的剂量,称为治疗量,也是适合大多数人选用的常用量。极量是由《中华人民共和国药典》明确规定允许使用的最大剂量,比治疗量大,但比最小中毒量小,也是医生用药剂量的最大限度,超过极量用药若产生毒性反应,医生要负法律责任,故护士应及时向医生提醒注意。中毒量和致死量是在临床治疗中绝对不允许使用的。最小有效量和极量之间的距离称为药物的安全范围,一个药物的安全范围越大越好,反之则易中毒,如洋地黄类药物安全范围小,剂量稍大就很容易引起中毒反应。还须注意单位时间内进入机体的药量,特别是静脉注射或静脉滴注的速度,过快也会造成单位时间内进入体内药量过大,引起毒性作用。

### 知 识 链 接

#### 量效反应曲线

药物用量在一定范围内与效应呈正比关系,即随药物剂量增加,效应相应增强,典型量效关系曲线见图2-2。若以纵坐标表示效应,横坐标表示剂量时,量效关系曲线呈长尾"S"型,若改用对数剂量作图,则曲线接近对称的"S"型。其规律是随着剂量增大,药效强度也相应增加,最后达到最大效应,称为效能,即指继续增加剂量而药效不再提高时的效应而言。反之,继续加大剂量只能引起毒性反应。效价强度是表示该药达到一定效应时所需的剂量。能引起相同药理效应的药物,它们的最大效应和效价并不一定相同。

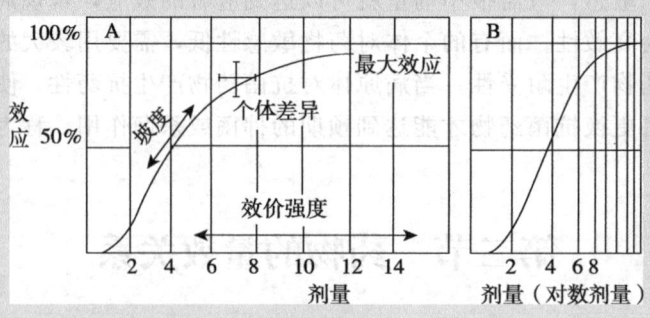

图2-2 典型量效反应曲线

## 二、量反应和质反应

药物效应凡能用数量来表示的反应叫量反应，如心率、血压、尿量等。而质反应是指药物的效应不能用数量表示，需用阴性（一）或阳性（＋）、有或无来表达，如死还是活、惊厥或不惊厥等效应指标均属质反应。在动物实验中，常采用在一群动物中引起半数（50％）动物产生药效（阳性反应）的剂量称为半数有效量（$ED_{50}$）；能引起半数动物死亡的剂量即半数致死量（$LD_{50}$）。治疗指数是用来估计一个药物的安全性，常以$LD_{50}/ED_{50}$的比值表示，比值愈大愈好，也有人用$LD_1$与$ED_{99}$的比值或$LD_5$与$ED_{95}$之间的距离来衡量药物的安全性。没有一种药品是绝对安全的，只有正确地选用剂量才可能达到满意的治疗效果。

# 第三节 药物作用机制和受体学说

## 一、药物作用机制

药物作用机制是阐明药物为什么能起作用，如何起作用及作用部位等问题的有关理论。目前有些药物的作用机制是可以部分或全部阐明，但还有不少药物的作用机制尚不清楚，研究药物作用机制是药理学的重要课题之一。

从构效关系来说，很多化学结构相似的药物会有相似的作用，这是由于它们能与同一受体或酶结合所致，但也可能引起恰好相反的作用。一般药物进入机体后首先要和机体内相应部位的大分子（酶或受体）相结合，通过参与或干扰机体内的各种生理生化过程而产生药理作用。药物作用机制多种多样，大致可归纳为以下几种方式：

1. 改变细胞周围环境的理化条件 如抗酸药碳酸氢钠、氢氧化铝等通过中和作用，使胃液酸度降低；甘露醇迅速进入血液循环，造成高渗环境，可消除脑水肿和产生利尿效果。

2. 参加或干扰细胞物质代谢过程 如各种补充疗法，维生素、铁剂、激素等药物能提供机体缺乏的物质，参与正常生理代谢过程，使缺乏症状得到纠正。

**知识链接**

代谢往往是在酶的催化下进行的。药物对酶的影响会干扰或阻断正常代谢过程而产生药效，如磺胺类药物由于基本化学结构与对氨基苯甲酸（PABA）相似，与其竞争二氢叶酸合成酶，干扰细菌的叶酸代谢，从而抑制细菌的生长繁殖。

3. 通过对体内某些酶的抑制或促进而起作用 如胰岛素促进己糖激酶活性产生降糖作用，新斯的明抑制胆碱酯酶产生拟胆碱作用等，较多药物是通过这种方式产生作用的。

4. 对细胞膜作用 局麻药通过抑制钠通道而阻断神经传导产生局麻作用，维拉帕米阻滞心肌细胞膜钙通道，抑制钙离子内流而产生抗心律失常作用。

5. 改变生理递质的释放或激素的分泌 即改变机体内活性物质的释放而产生作用。如麻黄碱通过促进体内交感神经末梢释放去甲肾上腺素递质而引起升压作用；大量碘可抑制甲状腺素分泌；甲苯磺丁脲（甲糖宁）能促进胰岛素分泌等。

近年来，对药物作用机制的认识已进入细胞水平和分子水平，上述几种方式也常是相互联系的，并且药物作用过程也是一系列生理生化过程的连锁反应，故对作用机制的各种学说也不是固定不变的，而是在不断地发展和完善着。

## 二、药物和受体学说

根据近代分子生物学和生物化学的研究，大多数药物是通过与细胞上某些大分子蛋白质（受体）相结合而产生作用，受体是存在于细胞膜上、细胞质内或细胞核上的大分子蛋白质，它能识别周围环境中的某些微量化学物质，与其结合产生效应。故以受体学说来阐明药物作用原理已占有重要地位。受体在体内有特定的分布点，而配体是体内存在的和受体相结合的内源性物质，如自主神经末梢释放递质乙酰胆碱和去甲肾上腺素等，它们都能与相应的受体结合产生效应。通常药物与相应受体结合后先形成复合物，然后通过复合物的作用，激活细胞其他成分产生效应。

占领学说认为受体必须与药物结合后才被活化，药物作用的强度与被药物占领的受体数量成正比，当被占领的受体数量增多时，药物效应也随之加强。占领学说提出已有 60 多年，得到许多实验资料的支持，并做过不少补充和修正，虽尚有不足，但至今仍不失为受体学说的基础。该学说认为药物与受体结合产生效应，需具备两个条件：一是药物与受体相结合的能力即亲和力；二是内在活性，即药物能产生效应的能力。因此，可将药物分为 3 类：

1. 完全激动剂　指药物与受体有较强的亲和力，并有较强的内在活性，它能兴奋受体产生明显效应，如吗啡激动阿片受体引起镇痛作用。

2. 拮抗剂　指药物与受体亲和力很强，但没有内在活性，故不能引起效应，但能阻断激动剂和受体的结合，与激动剂有对抗作用，如纳洛酮本身无明显药理效应，但在体内和吗啡竞争同一受体，具有对抗吗啡的药理作用。

3. 部分激动剂　本类药物与受体有亲和力，但只有弱的内在活性，因此，单独应用时能产生较弱的效应，而与激动剂合用时，则表现出较弱的对抗激动剂的作用，即削弱激动剂的效应，所以部分激动剂具有激动剂和拮抗剂的双重特性，喷他佐辛（镇痛新）、烯丙吗啡均属此类。

两种药物同时与同一受体结合时，产生竞争性对抗作用，其效应往往根据药物的浓度和亲和力而定。部分激动剂具有激动剂和拮抗剂双重特性，当剂量很小或单用时，部分激动剂能发挥激动受体的作用并产生效应。

## 三、联合用药

几种药物合用后引起的效应是多样的，总的来说可分为协同作用和拮抗作用。协同作用又可分为：

1. 相加作用　即几种药物合用的效应为各药单用效应的和。

2. 增强作用　指两药合用效应大于相加作用，如氯丙嗪就具有增强其他中枢抑制药的作用。

3. 对抗作用　为两药合用后作用相互抵消。可有 3 种表现：①甲药和乙药在体内进行化学结合使药效消失，如二巯丙醇可结合体内砷剂起到解毒作用；②生理性对抗作用，如中枢兴奋药对抗中枢抑制药的效应；③两药与同一受体结合时产生竞争性对抗，即某药可阻断另一药物与受体的结合。

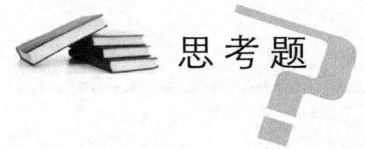 思考题

1. 试述药物作用的选择性及其临床意义。
2. 简述极量的概念及临床意义。

(肖顺贞)

# 第三章

# 药物代谢动力学

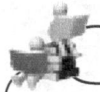

**学习目标**

**掌握：**
1. 药物的转运（吸收、分布、排泄）和转化（代谢）的概念。
2. 血浆半衰期的概念和临床意义。

**熟悉：**
1. 被动转运的特点。
2. 药物吸收的首关效应和生物利用度。
3. 药物血浆蛋白结合率的概念和临床意义。
4. 药物经肾排泄，尿液 pH 改变对药物转运的影响。
5. 药物排泄的肝肠循环概念。

**了解：**
1. 主动转运的特点。
2. 给药途径影响药物吸收速度和程度。
3. 肝药酶诱导剂（酶促剂）和酶抑剂的概念及临床意义。
4. 稳态血浓度的概念。

药物代谢动力学（pharmacokinetics）简称药代动力学或药动学，是研究机体对药物处置过程及体内血药浓度随时间变化的规律。药动学常需要用数学方法定量研究和表示。机体对药物的处置过程包括机体对药物的吸收、分布、代谢和排泄等过程，也称为药物的体内过程。

## 第一节 药物的转运

药物的体内过程又可概括药物的转运（吸收、分布、排泄）和药物的代谢（转化）。药物在体内转运是通过各种脂质生物膜，又称为跨膜转运（图 3-1），大致可分为被动转运和主动转运两种方式。大多数药物的转运属被动转运。

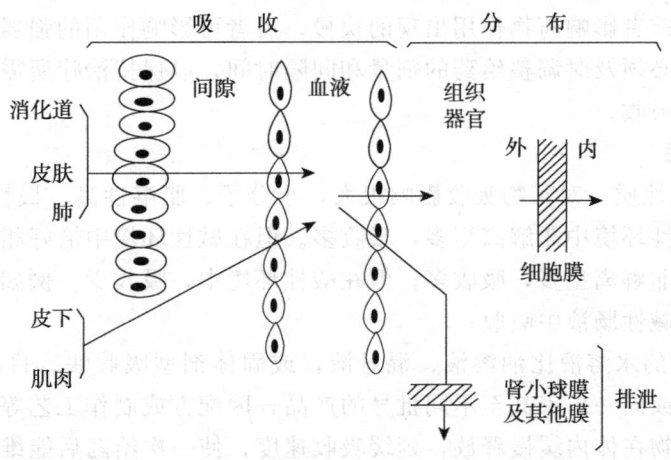

图 3-1 药物通过各种生物膜的转运而产生的吸收、分布和排泄

## 一、被动转运

被动转运（passive transport）是药物依赖生物膜两侧的浓度差，即从高浓度一侧向低浓度一侧扩散性转运（又称顺梯度转运或下山转运）。当膜两侧药物浓度达到平衡状态时，转运即停止，它不消耗能量，转运不需要载体，各药之间也无竞争性抑制现象，无饱和性。药物的理化性质，也影响被动转运，分子量小、极性小、解离度小（非解离型多）及脂溶性大的药物易通过生物膜，其中以"解离度"因素影响甚大，因为大多数药物属弱酸性或弱碱性化合物，各种体液 pH 的改变都影响药物解离状况，从而影响药物转运。弱酸性药物在 pH 低的酸性环境如胃液中，解离度小，极性小，脂溶性大，易通过生物膜，故弱酸性药物在胃液中易吸收，中毒时可用弱碱性溶液洗胃，可使胃内残留药物不易继续吸收；而尿液碱化可使肾小管中的药物不易被重吸收，促进其排泄。弱碱性药物与上述情况恰相反，它在酸性胃液中解离多，不易吸收，而在弱碱性肠液中不易解离易吸收，同样在碱化尿液中也易被重吸收。

## 二、主动转运

主动转运（active transport）是药物从生物膜低浓度的一侧向高浓度一侧转运（又称逆浓度梯度转运或上山转运），不依赖于膜两侧药物的浓度差。需要消耗能量，有饱和性，需要载体，其细胞膜为转运提供载体，该载体对药物有特异性选择，且转运能力具有饱和性。当两种药物需用相同载体转运时，药物之间有竞争性抑制，如青霉素和丙磺舒均在排泄上竞争肾小管上皮细胞的载体，同用两药的结果是使青霉素排泄减少，从而延长青霉素的作用时间。以此种方式转运的药物较少。

# 第二节　药物的体内过程

## 一、药物的吸收

吸收（absorption）是指药物从给药部位进入血液循环中的转运过程。用药时应注意吸收的速度和程度，前者影响药物作用出现的快慢，后者可影响作用的强弱。当吸收的速度和程度发生变化时，必须及时调整给药的剂量和间隔时间，以保持治疗所需的血药浓度。下列因素可影响药物的吸收。

（一）药物方面

1. 药物的理化性质　对药物吸收影响很大，小分子、脂溶性高、极性低的药物易吸收，如弱酸性药物在酸性环境中非解离型多，吸收多。但在碱性环境中恰好相反。同样，弱碱性药物在碱性环境中非解离型多，吸收多；但在酸性环境中，吸收少。例如阿托品是一种弱碱性药物，主要在弱碱性肠液中吸收。

2. 剂型　药物的水溶液比油溶液、混悬液，或固体剂型吸收快。目前报道同样的药物制剂，因不同厂家或同一厂家甚至不同批号的产品，因配方或制作工艺等差异影响药物的吸收。缓释剂是使药物在体内缓慢释放，延缓吸收速度，使一次给药后能维持较长时间的有效血浓度，且血药波动小，适用于治疗慢性疾病。

3. 药物的浓度　药物以溶液形式，在口服或注射时，高浓度比低浓度溶液吸收快。

（二）给药途径

给药途径影响药物吸收速度及程度，其吸收速度快慢顺序分别为：吸入给药＞舌下给药＞直肠给药＞肌内注射和皮下注射＞口服给药＞皮肤给药。其中口服给药是最方便、最安全和最经济的给药方法。

1. 口服给药　药物被胃和肠黏膜吸收，肠黏膜表面积大，血流丰富，药物停留时间长，主要是在小肠上端吸收。经胃肠吸收的药物先经门静脉入肝后才能进入体循环。某些药物在通过肠黏膜和肝时，被该处酶代谢灭活后进入体循环的药量减少，药效降低，这一现象叫首关效应（首过效应）或第一关卡效应（first pass effect）。此外，胃肠内容物，排空程度和蠕动快慢等影响药物的吸收。

2. 吸入给药　肺泡上皮表面积大，毛细血管丰富，对于挥发性药或气雾剂型药极易吸收。

3. 舌下给药　舌下黏膜血管丰富，且不经肝门静脉，无首关效应，给药方便，起效快。

4. 直肠给药　制成栓剂或溶液，经肛门塞入或灌肠，药物从直肠黏膜转运入血液循环，亦无首关效应，起效快，但需在小肠上端吸收的药物，不能以此途径给药。

5. 肌内注射和皮下注射　注射后，药物经过毛细血管壁较大细胞间隙（6～12μm），脂溶性或水溶性药物都可被吸收。

### 知识链接

脂溶性药物主要以扩散方式进入血液循环，非脂溶性大分子主要以滤过方式转运，其速度较慢。由于肌肉组织毛细血管较丰富，而皮下部位多系脂肪和结缔组织，故肌内注射比皮下注射吸收快，药物注射后吸收率与其水溶性相关，不溶性制剂（如混悬液）普鲁卡因青霉素，吸收缓慢持久，其作用时间延长。局部组织血流量对吸收速度影响较大，在休克时，皮下注射给药，吸收减慢不能适应抢救需要，一般采用静脉注射。

**6. 皮肤给药** 皮肤组织结构具有角质层，不易吸收，故需用脂溶性高的药物，做成油膏剂或液体贴膜剂涂布于用药部位。

### （三）生物利用度

生物利用度（bioavailability）指药物被吸收并经首关效应后进入体循环的药物的相对分量和速度，它与药物作用强度与速度有关，一般以吸收百分率（%）F 表示：

$$F = A(\text{入血循环的药量})/D(\text{给予总药量}) \times 100\%$$

同一药物如地高辛制剂，因各药厂制造工艺差异，甚至同一厂的生产批号不同，其生物利用度的差异也很大。生物利用度高，说明药物吸收较好，反之则吸收较差，它是检验药品质量的一个重要指标。

## 二、药物与血浆蛋白质的结合

大多数药物吸收入血后可与血浆蛋白质（主要是白蛋白）结合而形成结合型药物，它与未结合的游离型药物同存于血液中。其结合程度常用结合率表示。结合型的药物分子量大，不能进行，被动转运，暂时失去药理活性，也不能代谢和排泄。只有游离型药物才能进行转运，具有药理活性。但由于结合疏松可逆，游离型和结合型可以相互转化，处于动态平衡。血浆中的白蛋白有一定的含量，当两种蛋白质结合率高的药物联用时，可发生竞争与蛋白质结合的现象，从而引起血浆中的游离型药物浓度改变，产生药理效应的变化。如双香豆素和保泰松合用，两者的蛋白质结合率均高达 98%～99%，合用后，保泰松就排挤双香豆素与血浆蛋白质的结合，使游离型双香豆素浓度增高，抗凝血作用增强，可引起出血倾向。此外，血浆白蛋白质过低（慢性肾炎或肝硬化患者）或变质（如尿毒症）会影响药物的结合率，改变血中游离药物的浓度。某些药在老年人呈现较强作用，部分原因与老年人血浆白蛋白质含量减少有关，用药时应适当减少剂量。

## 三、药物的分布

分布（distribution）是指药物随血液循环，向各组织器官、细胞间液和细胞内液的转运过程。影响分布的因素有以下几种。

### （一）药物的理化性质

人体内各体液的 pH 影响药物的解离度，从而影响分布。如血浆和细胞外液 pH 为 7.4，细胞内液为 7.0。由于弱酸性药在较酸性环境解离减少，易透过膜，因此，在细胞内液浓度略低于细胞外液。提高血液 pH，可使酸性药物向细胞外转运；降低血液 pH 时，则向细胞内转移。弱碱性药物与此相反。改变血液的 pH 可改变药物在细胞内外的分布，对临床合理用药及药物中毒解救具有实际意义。

### （二）药物与组织的亲和力

因药物对各组织细胞有不同选择性和亲和力。因此，分布不同，如碘在甲状腺中浓度就比血浆高。

### （三）局部组织器官的血流量

药物进入血液循环后，首先分布到血流丰富的组织器官，如心、肝、肾、脑等。

### （四）体内的屏障组织

体内各种屏障可影响药物的分布，主要有血-脑屏障（blood brain-barrier）和胎盘屏障（placental barrier），凡脂溶性低、分子量较大、极性高的药物不易通过血-脑屏障，所以不易产生中枢神经系统作用，对脑组织起保护功能。新生儿血-脑屏障发育未健全，脑膜炎时血-脑屏障通透性增加。正常时不易透过的青霉素，此时易透过发挥治疗作用。有些药物可通过胎盘屏障进入胎儿体内，损害胎儿发育或致畸的危险，孕妇用药尤应慎重。

## 四、药物的代谢

药物的代谢（metabolism）又称药物的生物转化（biotransformation），是指药物在体内发生的化学结构变化。多数药物经代谢后药理活性减弱或消失，少数药物经代谢后才有活性。代谢后的药物通常较原药极性大，不易从肾小管重吸收，故药物代谢是药物自机体消除的重要途径之一。也有的药物在体内不被代谢而以原型从肾排出。

药物在体内代谢一般分为两个步骤，第一步骤是药物在酶的催化下进行氧化、还原或水解等，第二步骤是与体内某些物质如葡萄糖醛酸、甘氨酸、硫酸等结合或乙酰化、甲基化等。药物经过第二步骤后一般极性增高、水溶性增加，有利于排出体外。

药物的代谢依赖于酶的催化，体内药物代谢酶分为专一酶和非专一性酶，专一性酶如乙酰胆碱酯酶、单胺氧化酶。它们只代谢乙酰胆碱和单胺类药物；另一类为非专一性酶，这类酶一般指肝微粒体混合功能氧化酶系统，这些酶系统能代谢数百种药物，又因这些酶系统主要存在肝细胞的内质网中，所以又称肝药酶或药酶。肝药酶主要指细胞色素 P450 酶，简称 P450，不仅参与许多药物的代谢，且某些药物也可明显地影响药酶的活性。其他还原酶、水解酶、乙酰化酶等专一性低，活性有限。

### 知识链接

肝药酶的个体差异大，如遗传、年龄、营养、机体状态和疾病等都可影响酶的活性。凡能增强肝药酶活性的药物，称为肝药酶诱导剂或酶促剂，如苯巴比妥、苯妥英钠、利福平等，若能被肝药酶代谢的药物与药酶诱导剂合用时，代谢加快，剂量应适当增加。能抑制或减弱肝药酶活性的药物称药酶抑制剂，如氯霉素、异烟肼、西咪替丁等。被肝药酶代谢的药物与肝药酶抑制剂合用时，剂量应适当减少。对肝功能不全患者、肝功能尚未完全发育的新生儿及早产儿，药物转化功能较差，用药应注意调整剂量。

若将酶诱导剂或酶抑制剂与可被药酶转化的药物合用时，则通过药物的转化而影响该药物的效应，酶诱导剂增加转化而使该药物的药理效应比单用时弱，而酶抑制剂则相反，使药理效应增强，上述相互影响见表 3-1、表 3-2。

表 3-1　肝药酶诱导剂与药物相互影响

| 诱导药 | 被增强代谢的药物 | 临床后果 |
| --- | --- | --- |
| 巴比妥类* | 洋地黄毒苷、类固醇激素等 | |
| 保泰松、苯妥英 | 口服降血糖药、氢化可的松、茶碱 | 血浓度下降，药效减弱或不良反应减轻 |
| 利福霉素、灰黄霉素 | 口服抗凝药、普萘洛尔、美托洛尔等 | |

＊除司可巴比妥

表3-2 肝药酶抑制剂与药物相互作用

| 抑制药 | 被抑制代谢的药物 | 临床后果 |
| --- | --- | --- |
| 西咪替丁、阿司匹林 | 苯二氮䓬类 | |
| 氯霉素、异烟肼 | 苯妥英、口服降血糖药 | 血药浓度上升，药效增强或出现毒性反应 |
| 别嘌呤醇 | 口服抗凝药、硫唑嘌呤 | |
| 肾上腺皮质激素 | 三环抗抑郁剂、环磷酰胺 | |
| 司可巴比妥 | 司可巴比妥 | |

### 五、药物的排泄

药物的排泄（excretion）是指药物以原型或其代谢产物通过排泄器官或分泌器官排出体外的过程。排泄药物的主要器官是肾，其次还有肺、胆、乳腺、唾液腺及汗腺等。排泄也是大多数药物自体内消除的重要方式。

#### （一）经肾排泄

大多数游离的药物及其代谢产物通过肾小球滤过，少数药物经过肾小管主动分泌。有些弱酸性或弱碱性药物经肾小球滤过后，部分自肾小管再吸收，再吸收的量与尿液pH密切相关，如弱酸性药在酸性尿中解离少，肾小管重吸收多，排泄慢。若要加快排出体外，则可使尿碱化，减少肾小管对该药的重吸收，加速从尿排出，属于被动转运。如苯巴比妥中毒时，可碱化尿液加速排泄。药物以原型或其代谢产物由肾小球滤过，进入肾小管腔，还有部分药物可被近曲或远曲肾小管上皮细胞主动分泌入肾小管腔，属主动转运，都随尿排出。自肾小管分泌的药物有弱酸性和弱碱性两大类药，各有其转运载体。若两种药物以同类载体转运时，可发生竞争性抑制，从而影响药物的排泄。

#### （二）经胆道排泄

某些药物或其代谢物经胆汁随粪便排出。少数药物自胆汁排入十二指肠后，由小肠黏膜上皮细胞再吸收，经肝又重入体循环，形成肝肠循环（hepato enteric circulation），使药物作用明显延长。利福平、四环素、红霉素等抗生素从胆汁排泄较多，有利于肝和胆囊感染的治疗。

#### （三）其他排泄途径

药物可自乳汁排出，对喂母乳的婴儿产生作用。由汗液或唾液排泄药物可刺激皮肤及口腔黏膜，应配合相应护理措施。由于有的药物唾液内浓度与血药浓度相平行，唾液标本易采集，可用于临床血药浓度监测。气体或挥发性药物主要从肺排出。微量金属可从头发排出，具有一定的诊断意义。

## 第三节 药物代谢动力学的相关概念

### 一、时量曲线

药物在体内吸收、分布、代谢和排泄是一个连续变化的动态过程，在药动学研究过程中，通常在给药后不同时间采血，测定血药浓度，常以血药浓度（量），或对数浓度为纵坐标，以时间（小时）为横坐标绘制时量曲线（time-concentration curve）。从一次口服给药后的时量曲线，可看到药物在体内吸收、分布和消除的动力学规律（图 3-2）。为临床制定给药剂量和给药间隔时间提供依据。曲线升段反映药物的吸收与分布的过程，其斜率（坡度）反映该过程的速度。斜率大（坡度陡），则吸收快和分布慢。曲线的峰值（高峰）反映给药后所到达的最高血药浓度。曲线降段反映药物消除速度。坡度陡，消除快，坡度平坦，则消除慢。然而药物在吸收时，消除过程也已开始，只是在曲线升段时，吸收超过消除；在曲线降段时，消除大于吸收；峰值（高峰）表示吸收与消除相等。

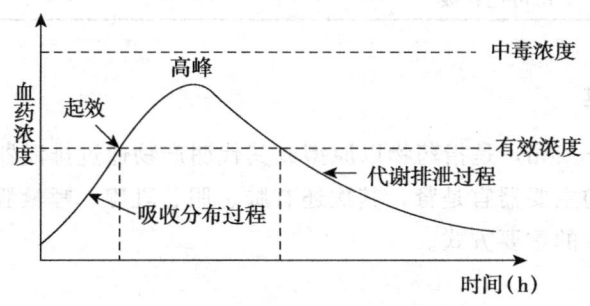

图 3-2 单次口服给药后时量曲线

## 二、血浆半衰期

药物血浆半衰期（half-life time，$t_{1/2}$）指血浆药物浓度下降一半所需要的时间，它反映药物的消除速度。如青霉素的 $t_{1/2}$ 为 0.5～1h，说明消除快，不易在体内蓄积；地高辛的 $t_{1/2}$ 为 33～36h，显然消除较慢，多次用药易引起蓄积性中毒。因大多数药物按一级消除动力学消除，其 $t_{1/2}$ 为固定值，可作为给药间隔时间的参考依据。同时也可从 $t_{1/2}$ 估计出多次给药后体内药物的蓄积量及药物作用的持续时间，用作调整给药剂量的参考。当肝、肾功能不全时，药物消除减慢，$t_{1/2}$ 可明显延长，为防止药物蓄积中毒，应考虑减少用药剂量。

## 三、多次给药的时量曲线和稳态血药浓度

临床用药一般多采用连续多次给药，其目的在于维持有效的血药浓度，避免发生毒性反应。以恒速恒量给药（如静脉滴注或以半衰期相近似的间隔时间连续多次给药）后，经 4～6 个半衰期，由于给药速度和消除速度达到平衡，故血药浓度稳定在一个水平的状态，此时的血药浓度称稳态血药浓度（steady state，$C_{ss}$）又称坪值（图3-3）。

等量多次给药时，血药浓度先呈锯齿状上升，继而趋平稳，不会持续无限上升，在 4～5 个半衰期接近坪值（稳态血浓度），并在峰值（高限）与谷值（低限）范围内波动，恒速静脉滴注，则无波动，血药浓度呈一条平滑的曲线。达到坪值时，单位时间内药物消除量与给药量相等。

为了使血药浓度能迅速达到稳态血药浓度，还可采用首次加倍剂量（负荷剂量，loading dose），使血药浓度迅速上升达到稳定血药浓度。一般口服给药，如服药间隔与其 $t_{1/2}$ 相近似时，其负荷剂量为常规剂量的一倍，通常称"首次剂量加倍"，如抗菌药复方磺胺甲噁唑。少数毒性大，安全范围小的药物，对症状较轻患者，也可用维持量给药法，使血药浓度逐步上升达稳态血药浓度，如地高辛。

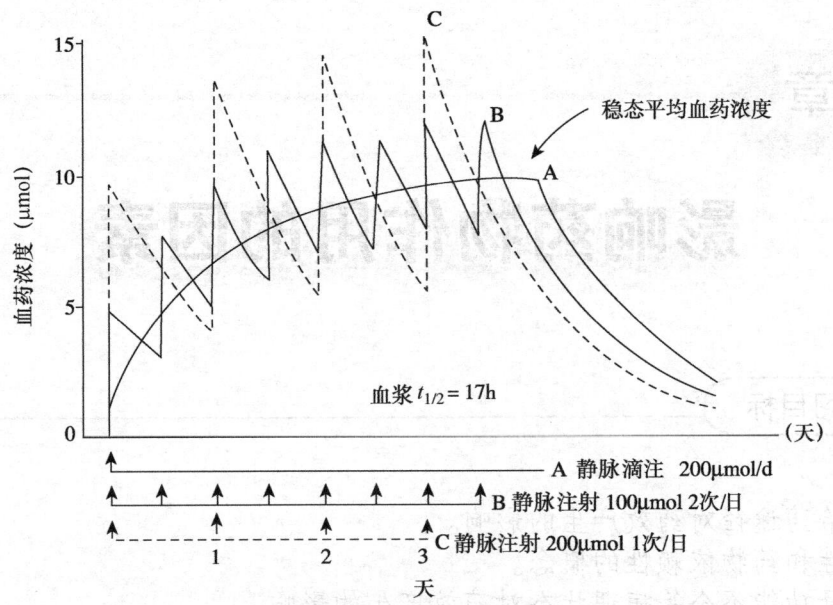

图 3-3 多次给药时的时量曲线

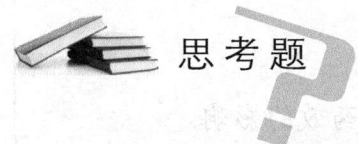

1. 简述尿液 pH 改变对药物转运的影响和临床意义。
2. 试述血浆半衰期的概念和临床意义。

(肖顺贞)

# 第四章 影响药物作用的因素

**学习目标**

**熟悉：**
1. 不同给药途径对药效产生的影响。
2. 耐受性和药物依赖性的概念。
3. 肝、肾功能不全等病理状态对药效产生的影响。

**了解：**
1. 药物不同剂型能影响药物的吸收。
2. 药物相互作用的概念和意义。
3. 年龄、性别、个体差异等因素对药效的影响。
4. 饮食、给药时间（昼夜节律）和患者心理状态等对药效的影响。

药物在体内产生的药理效应会受到药物和机体等方面的多种因素的影响，这些因素可引起药动学和药效学方面的差异，这两方面的差异，均能导致药物反应的个体差异。为保证每位患者都能达到最大药效和最小不良反应的治疗目的，还应了解影响药物作用的各种因素。

## 第一节 药物因素

药物的剂量、剂型、给药途径及药物的理化性质等都对药物作用有明显影响，其中有关剂量与药效关系、理化性质与药效关系，在前面几章中已有阐述。

### 一、药物剂型

药物的剂型可影响药物的体内过程，主要表现在吸收方面，从而影响药物作用的快慢和强弱。如水溶液注射液吸收较油剂和混悬剂快，但作用维持时间较短。口服给药的吸收速率为：溶液剂＞散剂＞片剂。缓释制剂、控释制剂可使药物缓慢释放，用药次数减少，药效维持时间延长。

## 二、给药途径

大多数情况下，不同给药途径能影响药效的强弱和起效快慢，某些情况还会产生质的不同，如硫酸镁口服产生导泻和利胆作用，而注射给药却产生镇静和降压作用。又如青霉素、胰岛素、卡那霉素口服易被破坏或难吸收，只能注射给药。注射给药方式有皮下、肌内注射和静脉注射等。注射给药吸收较快，血浓度迅速升高，起效快，且比口服作用强，吸收量也较准确，用量比口服小，这些都是注射用药的优越性，急救时采取注射更有实际意义。注射给药的缺点是需要严格消毒和注射技术，价格比口服的贵，且要求给药剂量比较准确、一旦中毒不易解救等，所以一般认为能口服给药者不首选注射方式。其他给药途径有舌下、肛门、直肠给药等，这些方式都要求药物易穿透黏膜，目的为避免吸收过程受肝和消化液对药物的破坏，如口含硝酸甘油片，由于黏膜吸收快，而且不受首过效应的影响，给药1~3min即可缓解心绞痛症状。

## 三、药物相互作用

临床上常是两种或两种以上药物联合应用，目的为加大疗效，减少不良反应，但常因选药不当反会降低疗效。多种药物合用可产生药物之间或机体与药物之间的相互作用，导致药物在吸收、分布、生物转化、排泄及作用效应等各方面相互干扰，从而改变药物的效应和毒性。如药物在受体部位的竞争、药物竞争与血浆蛋白质的结合，以及在肾小管排泄过程中的相互影响等，与药效学和药代动力学两方面因素都有关系：①合理的联合用药可以增加疗效，降低毒性。如异烟肼和乙胺丁醇合用能增强抗结核作用，乙胺丁醇还可延缓异烟肼耐药性产生。②不合理的合并用药应尽量避免。如四环素和牛奶、钙剂等同时服用，可降低四环素的吸收等等，应给予注意。

药物的相互作用是在两种或多种药物同时或先后、经相同或不同途径给药时，药物之间在体内直接或间接产生的相互作用，致使药物的作用和效应发生改变（包括治疗作用与不良反应增强或减弱，甚或出现不应有的效应）。随着药物品种的增加及合并用药机会增多，在给药过程中可因合并用药增加疗效，但也可因此易引起不良反应。因此，药物的相互作用已成为合理用药内容的组成部分。对护理人员来说，应根据用药情况，从药效学、药动学及机体情况等方面进行分析，独立判断两种或多种药物的处方是否合理，以审查配伍用药方案。

## 四、耐受性和药物依赖性

患者在连续用药后出现药效逐渐降低，需加大剂量才能达到原有药效的现象，称为耐受性（tolerance）。若短期内连续用药即产生上述现象，称为快速耐受，一般停药后可恢复敏感性。有些药物在连续用药后，可使患者对药物产生精神依赖，也称习惯性（habituation），通常在停药后可出现主观不适和有继续用药的强烈愿望，如饮酒和吸烟等都易产生习惯性。而吗啡、哌替啶等药物长期或反复使用后会产生成瘾性（addiction），即在突然停药后（停药4~12h后），会出现戒断现象，表现为一系列难以忍受的症状，如烦躁不安、流泪、出汗、嗜睡、腹痛、腹泻、呕吐等，再次用药前述症状会立刻消失。因此，有人成瘾后为求得继续用药，可能会不择手段，甚至丧失道德人格。此类药物称为麻醉药品（narcotics），吗啡类药物属麻醉性镇痛药。

> **知识链接**
>
> 关于麻醉药品和精神药品的管理，国务院在 2005 年公布了《麻醉药品和精神药品管理条例》，2013 年 12 月做了部分修改，凡接触和保管麻醉药品和精神药品的护理人员都应了解和遵守。很显然，这里所指的麻醉药品不是用于全身麻醉或局部麻醉的麻醉药品，而是指使用不当易引起成瘾的药物。

在患者用药过程中，护士应重视防止成瘾性发生。在连续用药时应及时提醒医生，对滥用者有权制止，对有成瘾倾向的患者，要向医生报告。在病房工作的护士有机会接触和保管麻醉剂，更应在严禁滥用方面起监督作用，对各个使用环节严格把关，防止丢失，更要注意有成瘾倾向者盗用麻醉药品。

## 第二节 机体因素

### 一、生理状态

1. 年龄　幼儿和老年人用药剂量比成年人要少，一般规定 60 岁以上老人用量约为成人的 3/4，随年龄的增长，机体的许多生理功能会发生改变，如新生儿在出生 10 天内胃酸量偏低，随年龄增长而逐渐上升，到 3 岁后可达成年人水平，而老年时胃酸量又慢慢下降，这对口服药物的吸收会有影响。如青霉素在胃酸中易被水解，而新生儿口服就可不被破坏。四环素能影响幼儿的骨骼和牙的生长，故幼儿禁用。

2. 性别　男女对性激素类药物反应不同。女性在月经期、妊娠期、哺乳期用药需特别注意，月经期应避免使用作用强烈的泻药、抗凝血药，以免引起月经过多。妊娠期避免使用可引起畸胎或流产的药物。如甲氨蝶呤易引起流产、胎儿畸形（无脑儿或腭裂），白消安可引起多发性畸形，苯妥英钠、苯巴比妥会引起唇裂等。

3. 营养状态　营养不良者肝药酶活性低，药物代谢速度减慢，易引起药物中毒，血浆蛋白质含量低时与药物结合量少，故机体对药物作用较为敏感。

4. 精神状态　精神状态对药效有影响，如安慰剂（placebo）对慢性患者可有 30%～40% 的效应，医护人员的服务态度，热情和暗示都可能提高患者痛阈，从而加强药物效应。

5. 遗传因素　表现在对药物体内过程和药效的影响，如肝药酶含量和功能的变异可影响药物代谢速率，继而引起血药浓度改变而影响药效。也有因遗传变异使药物受体或酶活性改变而影响药物作用。遗传因素也是造成药物个体差异的主要原因之一。

### 二、病理状态

疾病可影响机体对药物的敏感性，也可能改变药物的体内过程，从而影响药物的效应。

1. 发热　解热镇痛药用在发热患者身上表现其解热作用，而对正常体温影响不大。

2. 肝、肾功能不全　肝功能不全时肝药酶活性降低，使药物代谢变慢，造成药物作用延长或增强，半衰期延长。同样肾功能不全患者，药物排泄减慢，半衰期也会延长，所以肝、肾功能不全与用药关系密切，应注意对肝、肾功能不全患者用药时适当延长给药间隔时间和减少剂量，避免引起蓄积中毒。

3. 中枢神经系统异常状态　在机体处于抑制状态时，一般能耐受较大剂量的兴奋药，而在高热惊厥时，镇静剂用量需加大些才奏效。

### 三、饮食对药物作用的影响

饮食和药物之间存在着相互作用：①饮食可促进某些药物吸收，如酸性食物可增加铁剂的溶解度，促铁吸收；高脂饮食可促脂溶性维生素 A、D、E 等吸收，增加疗效，故维生素 A、D、E 宜饭后服用。②饮食可增强疗效，如红霉素在碱性条件下抗菌力增强，故与碱性食物如面食、苏打饼干等同服有益；服驱虫药后宜吃含纤维素多的食物、蔬菜，以增加肠蠕动可促虫排出。③食物也能降低药物的吸收和疗效，如服铁剂时不能与茶水、高脂饮食和含钙、磷多的食物同服，因它们都能影响铁的吸收，茶叶中的鞣酸与铁形成铁盐而妨碍吸收，脂肪抑制胃酸分泌，也影响铁的吸收。④饮食能改变尿液 pH，对药效产生影响，如鱼、肉、蛋等酸性食物含有 Cl、S、P 等元素，在体内代谢产生很多酸性物质；而牛奶、蔬菜、豆制品、水果等属碱性食物，含有丰富的 Na、K、Ca 等元素，在体内代谢形成碳酸氢盐，它们排除时会影响尿液的 pH，或提高或降低，从而使一些药效发生变化，如氨苄西林、呋喃妥因在酸性尿液中杀菌力强，因此，用它们治疗泌尿系统感染时宜多食荤食，使尿偏酸性，可增强抗菌作用，而氨基糖苷类、红霉素、氯霉素、先锋霉素及磺胺类药应用时，宜素食，以使尿液碱化，增强抗菌能力。

### 四、时间药理学

时间药理学（chronopharmacology）是研究生物体时间节律对药物作用和体内过程的影响及药物对生物节律影响的一门新兴学科，中医学将昼夜分为 12 个时辰，故又称时辰药理学。生物节律是生命活动的一种基本特征，人体内部的任何活动都有很强的时间节律性，并有着年、月、日、四季等周期性变化，研究最多的是昼夜节律，即 24h 为周期的节律变化，这些生物节律通过遗传信息可以代代相传。如人类白天觉醒、黑夜睡眠；猫、鼠、蜘蛛则白天睡觉而夜晚兴奋。在 24h 内人体的生理、生化活动存在规律性变化，如体温、血压、激素水平等的变化都与时间有着密切关系。一天中正常体温的时间高峰在 16:00—17:00 时，3:00—5:00 最低，24h 内约有 1℃ 的波动范围，注射疼痛的感觉在上午 11:00—12:00 最敏感，而来自体内的疼痛则在夜间最明显。肾上腺皮质激素分泌高峰在清晨 6:00—8:00，然后逐渐下降，到子夜时达最低值，因此，应用昼夜节律在早上 8:00—10:00 时将一日剂量一次顿服，即可满足白天所需，又不会过分抑制垂体促肾上腺皮质激素（ACTH）的分泌，这种给药方式比一天数次分服疗效好，不良反应也少，更为合理。时间药理学对临床具有重要意义，用药时间的合理安排和用药剂量的确定具有同等重要的地位。为提高疗效和降低毒副作用，不同药物应各自有不同的用药时间，若按药物作用的昼夜节律性设计给药应是理想方案。

> **知识链接**
>
> 时间药理学属时间治疗学（chronotherapeutics）范畴，也是时间护理学的一部分。把生物时间节律性运用到医护工作中，开展各专科的时间护理研究，不断总结经验，寻找规律，建立时间护理常规，特别把中医时间学理论引入，建立具有中国特色的时间护理学，必将为护理学的发展做出新贡献。

### 五、心理因素与用药关系

从医学的发展和医疗保健的社会客观需要出发，心理因素与健康和疾病的关系日益引起人们的重视。因此，在应用药物治疗时，必须了解心理因素与药物作用的关系，并进一步对用药患者做好用药的心理护理工作，以获药物最大疗效。

心理因素与药物作用的关系是相互的，可表现在两方面：一是药物对患者心理的影响；二是某些心理因素如患者的思想、情绪、对药物的认识，以及所处环境、医护人员的态度、与患者的关系等对药物效应的影响。不同年龄组因具不同的心理特征，在用药心理护理时应加以注意。

#### （一）药物对患者心理的影响

药物除能对人的躯体起作用外，也可影响人的心理。如成瘾性镇痛药除有镇痛作用外，还可产生明显的情绪改变——欣快感；致幻剂可使人出现幻觉属于一种心理障碍。这些都说明了药物对人心理的影响。

> **知识链接**
>
> 近年崛起的药物心理学是医学心理学的分支学科之一，是专门研究药物对人心理和行为作用的学科，它以控制心理活动和行为的生理生化变化为基础，研究药物的作用，以进一步发挥人的潜能。因此，药物对患者心理的影响应属医学心理学范畴。

心理学者们认为，消化性溃疡、原发性高血压、冠状动脉粥样硬化性心脏病（冠心病）、支气管哮喘等疾病属"心身疾病"，需要联合用药达到躯体及心理两方面的治疗；躯体方面可按照已知病理生理学知识，选用适当的药物或其他方法治疗，心理方面可采用精神支柱疗法，即通过药物改变患者的情绪等心理因素，使患者改变对疾病的态度，产生乐观情绪，以减轻病痛、增强患者对医护人员的信任，为用药心理护理或心理治疗建立良好条件。

#### （二）心理因素对药物作用的影响

心理因素在一定程度上可影响药物的效应，其中以患者的情绪、对药物信赖程度及医护人员的语言、暗示作用等因素最为显著。

1. **情绪的影响** 患者情绪愉快、乐观，则药物较易发挥治疗效果。这一现象的物质基础是愉快乐观的情绪能提高机体的功能，如消化道分泌增加、蠕动和吸收加强，脑功能提高，使呼吸、循环、内分泌、体温、代谢等功能稳定，在此基础上进行药物治疗是较易收到良好效果的。而患者的忧郁、悲哀、恐惧、紧张、焦虑、愤怒等不良情绪，都可作为心理因素使患者产生应激性反应，如交感神经活动加强，肾上腺皮质、髓质、脑垂体、甲状腺等内分泌腺分泌增多，致使患者血管收缩、血压上升、血小板聚集、血液黏滞性升高，其结果必然影响药物疗效，甚至还可诱发或加重疾病。

2. **对药物的信赖程度** 患者对药物信赖程度也可影响药物疗效。患者如认为某药对其不起作用，不但自觉疗效不高，采取不配合态度，甚至将该药从药盒中拣出偷偷扔掉。相反，患者对药物信赖，可提高药物疗效，甚至使某些本无活性的药物起到一些"治疗作用"，如"安慰剂"的疗效正是心理因素影响的结果。它主要是提高暗示作用加强安慰剂疗效，暗示内容包括提高患者对药物的信赖程度或让患者预知药物的"作用"等。目前临床上有时用安慰剂治疗一些慢性疾病，如神经官能症、高血压等。大约有30%的器官疾病及40%的精神疾病患者可对安慰剂发生反应，但其效果可在某一时期或一定条件下呈现，而有时则无效。

3. 医护人员语言　医护人员的语言实际上是医患间的人际关系。护士在患者接受药物治疗时的语言交往可影响患者的情绪及对药物的信赖程度。因此，医护人员应给予患者同情和理解，从社会和心理角度去了解患者的心理需要，分析患者的求医行为，重视语言在药物治疗中的作用，在药物治疗的同时给患者以情感上的满足。

(三) 用药心理护理

用药心理护理是根据患者在用药时已经发生或可能发生的负性心理症状，从心理方面给予特定的护理。

1. 分析患者心态　患者对用药常见的心态有：对药物治疗信心不足或完全丧失信心；惧怕用药后所产生的不良反应（如害怕长期服用泼尼松出现"满月脸"，害怕环磷酰胺引起脱发，甚至害怕服用催眠药"损伤"大脑等），以及怀疑某药的疗效等。针对这些心理特征，护理人员主要是在护理过程中用自己良好的语言、表情、态度和行为去影响患者，促其消除不良心态。

2. 用药过程中的心理护理工作　对有特殊反应的药物，用药前向患者说明药物的作用、用途、可能出现的反应及处理办法或后果，以解除患者心理顾虑；对起效慢的药物首先说明情况，并做好精神安慰，以增强患者的信心；对用药中可能出现的不良反应审慎对待，对患者能感受到的症状（如服药后口干、视物模糊），应事先向患者说明，以免引起患者恐惧；对患者出现的不良反应，及时进行解释，以取得患者信任，避免因解释不当引起患者的心理负担。

3. 对临床用药应告知患者自我监护的某些内容，以取得患者的密切合作。

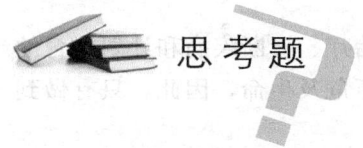

思考题

1. 试述不同给药途径对药效产生的影响。
2. 简述年龄，性别和肝、肾功能不全时对药效的影响。

（肖顺贞）

# 第五章

# 药物一般知识和给药护理须知

**学习目标**

**掌握：**
1. 常用给药途径的护理注意事项。
2. 药物制剂质量的外观检查。

**熟悉：**
药品的管理与贮存。

**了解：**
药物的概念、制剂及来源。

　　护理人员在临床药疗过程中负有监护职责，要求其不但熟悉每个药物的药理知识，还需具备药物的一般知识，采用正确的给药途径和用药方法，对患者进行全面的用药护理，以达到药物治疗的最佳效果。

## 一、药物一般知识

### （一）药物的概念

　　药物是指能影响机体的生理功能及病理状态，用以预防、治疗、诊断疾病和计划生育的化学物质。药物在发挥治疗作用的同时也可能产生不良反应甚至危及生命，因此，只有做到合理用药才能保证安全、有效地防治疾病。

**知识链接**

### 处方药与非处方药

　　处方药（prescription only medication drugs，POM drugs）是指必须凭执业医师或执业助理医师处方才可调配、购买和使用的药品。处方药的用药方法、时间都有特殊要求，必须在医生指导下使用。

　　非处方药物（over the counter drugs，OTC drugs）是指不需要凭执业医师或执业助理医师处方即可按药品说明书自行判断、购买和使用的药品。非处方药分为甲、乙两类，甲类非处方药要在药店药师的指导下购买和使用，乙类非处方药品可在超市、宾馆、百货商店等处购买。

**（二）药物的来源**

1. **天然药物** 是利用自然界中的植物、动物或矿物等经加工后作为药用者。其中植物药历史悠久，应用广泛；动物药是将动物整体或脏器或体内排泄物加工供药者，如全蝎、鱼肝油、尿激酶等；矿物药是直接利用矿物或将其加工后供药用者，如碘、凡士林等；抗生素由真菌等微生物的培养液中提取或人工半合成品，如青霉素，氨苄西林；生物制品是利用病原微生物、微生物或动物的毒素、人或动物的血液及组织制成的制品，如菌苗、疫苗、抗毒血清、人血免疫球蛋白等。

2. **化学合成药** 用化学方法进行人工合成的药物。目前在临床应用极为广泛，如阿司匹林、麻黄碱、泼尼松等。

**（三）药物的制剂**

药物制剂是根据医疗需要，将原料药品按《中华人民共和国药典》或其他标准要求，制成具有一定形态和规格、便于使用和保存的制品。制剂的形态差异称为剂型。常用的有片剂、滴丸剂、胶囊剂、粉剂、颗粒剂、膜剂、栓剂、软膏剂，以及各种内、外用的液体制剂如注射剂、溶液剂、混悬剂、酊剂、合剂、气雾剂和糖浆剂等。

近年来有一类新发展起来的可以控制药物释放速率的制剂，有内服、外用、植入等剂型，本类剂型按其释放速率可分为缓释制剂和控释制剂。缓释制剂是指用药后可缓慢地非恒速释放；控释制剂是指用药后可缓慢地恒速或近恒速释放。使用后，药物在体内或在与身体接触部位缓缓释放，发挥全身或局部作用。如缓释片，在药片外包一层半透膜，口服后药物在一定时间内非恒速排出，药物释放完毕外壳即被排出体外。

**（四）药物制剂质量的外观检查**

护理人员在领取药品或使用制剂前，需要通过肉眼对药物制剂的外观质量进行一般检查，若发现有破损、斑点、变色等，不宜应用。

1. **对固体剂型进行检查** 检查制剂的形态是否完好无损，有无霉变、粘连、变色等。

2. **对液体剂型进行检查** 检查液体是否有沉淀、变色、絮状物、真菌团等；注射用的安瓿或药瓶必须是标签明确，外观清洁、无裂痕及破损、封口严密无松动等。

**（五）药品的管理与贮存**

《中华人民共和国药品管理法》规定，对麻醉药品、精神药品、毒性药品、放射性药品实施严格的特殊管理与贮存，既要保证医疗需要，又要防止滥用造成严重后果。

---

**知识链接**

**高危药品的管理**

高危险药品是指药理作用显著且迅速、易危害人体的药品。包括：①高浓度电解质制剂，如10%KCl溶液、10%NaCl溶液、25%硫酸镁注射液、氯化钙注射液等。②肌肉松弛剂，如维库溴铵注射液、阿曲库铵注射液、琥珀胆碱注射液等。③细胞毒化药品，如甲氨蝶呤注射液、阿糖胞苷注射液、紫杉醇注射液等。

高危药品应有专用药柜或专区贮存，护理人员执行高危药品医嘱时应注明高危，双人核对后，严格按照法定给药途径和标准给药浓度给药。

对一般药品应认真保管、正确存放，定期清查实物的存量，及时处理过期和变质药品，以确保安全有效地用药。药品的有效期可通过药物的生产批号判断。批号系药厂按照药品生产的日期而编排的号码，一般采用六位数字表示，如070825，该药的生产日期即为2007年8月25日。在药物标明有效期为2007年11月15日，即表示该药可用到2007年11月15日。

## 二、常用给药途径的护理注意事项

### （一）口服给药

方法简便安全，用药时，视具体药物和病情而定，需吞服的药物通常应用40～60℃温开水送下，不要用茶水服药；有刺激性的液体药，应用吸管吸服后漱口以保护牙齿；缓释片、肠溶性、胶囊吞服时不可嚼碎；舌下含片应放舌下或两颊黏膜与牙齿之间待其溶化。给药时间也可影响药物疗效，在一般情况下，催眠药在睡前服，助消化药在饭前片刻或饭时服用，驱虫药宜在空腹或半空腹服用，对胃肠道有刺激的药物宜饭后服用，另外还可依生物周期节律的变化，将糖皮质激素在清晨8:00左右一次顿服。

### （二）注射给药

皮内注射主要用于过敏试验，注射后注意观察局部红肿等反应；皮下和肌内注射时应注意缓慢注射药物，如遇刺激性强的药物宜深部注射，并常更换注射部位，以免引起疼痛、局部炎症和硬结。

### （三）静脉给药

静脉注射时推注速度宜慢，严密观察患者反应；静脉滴注时认真核对《静脉药物配伍禁忌表》，在药物没有配伍禁忌时方可配伍；注意调整滴注速度，如氯化钾静脉滴注宜慢，甘露醇则宜快等；静脉滴注药物过程中至少应30min观察患者一次，随时了解输液情况，以及随时发现不良反应；有需避光的药物（如对氨水杨酸），点滴瓶上应用黑布避光。

### （四）注射给药的配伍禁忌

当两种或两种以上药物同时经过静脉给药，如注射剂混在同一注射器内静脉注射或不同药物相继加入同一输液瓶内静脉滴注或用不同溶媒溶解粉剂等，可能会出现浑浊、沉淀、变色、产生气体等现象，多使药物失效或减效，毒性增强，也可能外观正常而药物性质已改变或效价降低，则均属注射给药的配伍禁忌。如β-内酰胺类（青霉素）和氨基糖苷类（庆大霉素）禁忌放入同一注射器内混合应用，也不可放在同一输液瓶中同时静脉滴注，以避免降低疗效。发生配伍禁忌的原因多与药液的pH、药液溶剂的改变、药物混合顺序有关。

1. 药液的pH  药物溶液保持稳定常需一定的pH。如pH升高，可使去甲肾上腺素（pH3.5～4.5）、毒毛花苷K（pH5.0～6.0）作用减弱或消失；pH降低，可使氨茶碱（pH8.6～9.3）作用减弱或消失。pH相差较大的注射液配伍时易发生变化，如偏酸性的维生素C（pH5.8～6.9）与偏碱性的氨茶碱溶液混合时，外观无变化，但药效降低，不能配伍。

2. 药液溶剂的改变  溶剂改变后也可发生沉淀。注射液的溶剂多为注射用水，作稀释用的输液剂也为水溶液。某些药物注射液因水溶性小，常采用非水溶剂，如乙醇、丙二醇和甘油等。如氢化可的松注射剂（乙醇溶液）与氯化钾注射剂（水溶液）混合时，可产生氢化可的松沉淀。

3. 药物混合顺序的影响  输液中同时加入两种药物，由于直接混合可发生配伍禁忌，如氨茶碱与四环素同时加入输液瓶内可产生沉淀，但采取先加入氨茶碱，经摇匀后再加入四环素时则可避免沉淀。

临床实践中以注射剂之间的配伍变化为多见，其中以静脉输液的配伍禁忌更为多见，因此，在向输液瓶内加入其他药物时，首先要考虑药物是否必须从静脉注入。因为输液成分越复杂、输液量越多、滴注时间越长发生配伍变化的可能性越大，应尽量避免多种药物配伍。配置成分复杂的输液时，配置后至少观察 15min，有时药液外观要经 3h 才出现变化。目前临床应用的"静脉药物配伍变化表"可作配伍用药时的参考。

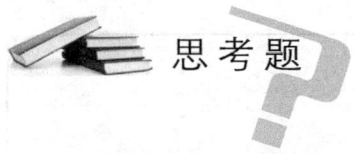
思考题

1. 如何对液体剂型药物进行外观检查？
2. 注射给药时应注意哪些护理事项？

（杨丽珠）

# 第六章

# 传出神经系统药理学概论

**学习目标**

**掌握：**
传出神经的受体类型、分布及效应。
**熟悉：**
1. 递质（乙酰胆碱和去甲肾上腺素）的合成、贮存、释放和消除。
2. 传出神经系统药物的作用方式。
**了解：**
传出神经系统的递质及分类。

传出神经包括自主神经（又称为植物神经）和运动神经。自主神经又分为交感神经和副交感神经两大类，主要支配心脏、平滑肌、腺体及眼等效应器官多种生理功能的调节。运动神经支配骨骼肌。自主神经从中枢发出后，经神经节更换神经元，然后到达效应器，因此，有节前纤维和节后纤维之分。交感神经的节前纤维短而节后纤维较长；副交感神经的神经节多分布在效应器附近或效应器组织中，因而节后纤维很短、节前纤维长。运动神经自脊髓发出后不更换神经元，直接到达骨骼肌支配其运动（图6-1）。

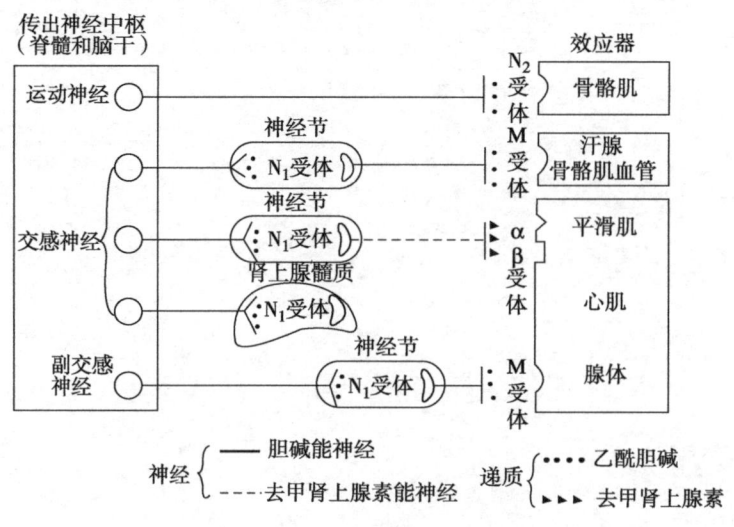

图6-1 传出神经系统模式图

## 第一节　传出神经递质及分类

神经冲动在神经末梢与次一级神经元之间连接处（突触，synapse），或与效应器之间连接处（接点，junction）的传递，都是通过化学物质（递质，neurotransmitter）的传递完成的。因此，传出神经按其末梢分泌的递质不同（乙酰胆碱或去甲肾上腺素），将传出神经分为两大类。

### 一、胆碱能神经

兴奋时其末梢释放乙酰胆碱。包括交感神经、副交感神经的节前纤维；副交感神经的节后纤维；运动神经纤维和极少数交感神经的节后纤维（如支配手掌汗腺分泌的神经）。

### 二、去甲肾上腺素能神经

亦称肾上腺素能神经，兴奋时其末梢释放去甲肾上腺素。绝大多数交感神经节后纤维属于本类。

此外，分布在神经末梢突触前膜上的突触前受体，也具有参与调节神经递质的释放作用。在某些效应器中尚存在多巴胺能神经、嘌呤能神经、5-羟色胺能神经和肽能神经等。

## 第二节　传出神经递质的生物合成与代谢

传出神经末梢的分支上有许多呈串珠状的膨胀部分称为膨体，其中含有许多囊泡和线粒体。囊泡是合成与贮存递质的重要场所，线粒体内含有合成和代谢递质的酶。递质的生物合成、贮存、释放、摄取、代谢与药物的作用关系密切。

### 一、乙酰胆碱

乙酰胆碱（acetylcholine，ACh）主要是在胆碱能神经末梢的胞质液中，由胆碱和乙酰辅酶A作为原料在胆碱乙酰化酶催化下合成，然后转移到囊泡内贮存。当神经冲动到达神经末梢时，囊泡中的ACh释放到突触间隙，与突触后膜上的M、$N_1$或$N_2$受体结合产生效应。

释放后的ACh在数毫秒内即被突触间隙中的乙酰胆碱酯酶（AChE）水解而使作用消失。水解产物为胆碱和乙酸，其中约50%胆碱又可被神经末梢再摄取利用。

### 二、去甲肾上腺素

去甲肾上腺素（noradrenaline，NA）主要在去甲肾上腺素能神经末梢合成。酪氨酸是合成NA的主要原料，它从血液进入神经元后，在酪氨酸羟化酶催化下生成多巴（dopa），再经多巴脱羧酶脱羧后，生成多巴胺（dopamine，DA），然后进入囊泡，经多巴胺β羟化酶催化生成NA，贮存于囊泡中。当神经冲动到达神经末梢时，囊泡中的NA释放到突触间隙，与突触后膜上的α或β受体结合产生效应。

NA从囊泡中释放后，有75%~90%的NA可被突触前膜再摄取入神经末梢内，转入囊泡贮存或少部分被线粒体膜所含单胺氧化酶（MAO）灭活；其余的部分被非神经组织如心肌、平滑肌等摄取，然后被细胞内儿茶酚氧位甲基转移酶（COMT）和MAO灭活；仅少量

NA 从突触间隙扩散到血液中,主要被肝、肾等组织的 COMT 及 MAO 灭活。

## 第三节 传出神经的受体分布和效应

传出神经末梢主要释放两种递质,因而接受这些递质的受体也主要分为两大类,即胆碱受体和肾上腺素受体(图 6-2)。

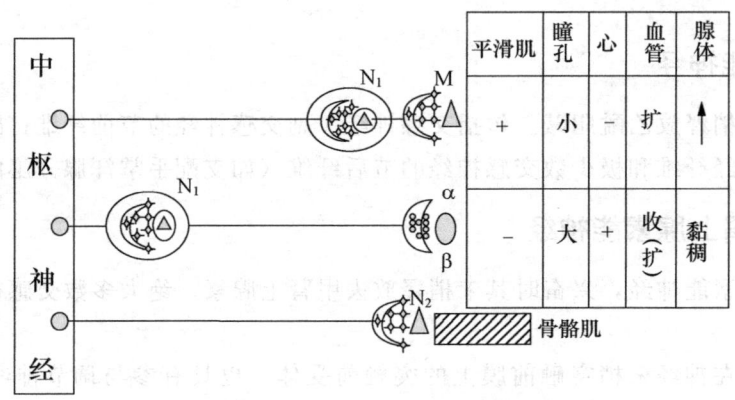

图 6-2 传出神经系统受体分布及其效应

### 一、胆碱受体及效应

能选择性地与乙酰胆碱结合的受体称胆碱受体。由于其对药物的反应不同又可分为:毒蕈碱型胆碱受体和烟碱型胆碱受体。

**(一)毒蕈碱型胆碱受体(muscarine cholinoceptor,简称 M 受体)**

受体对毒蕈碱敏感。它们主要分布在副交感神经节后纤维支配的效应器上。如心脏、胃肠道、血管、支气管、腺体、眼平滑肌等的细胞膜上。当其被激动时,可引起心脏抑制(心脏收缩力减弱、传导减慢、心率下降、心脏输出量减少、耗氧量减少),胃肠道平滑肌收缩(或痉挛引起疼痛),血管扩张,支气管平滑肌收缩(因痉挛引起哮喘),腺体(如汗腺、唾液腺、泪腺、支气管腺体等)分泌增加,瞳孔缩小、调节痉挛等效应,这组效应也称为 M 样作用。近年来研究报道 M 受体又可分为 5 种亚型,但其生理功能和药理特性较明确的是 $M_1$ 受体(主要分布在胃壁细胞和中枢神经元)、$M_2$ 受体(分布于如心脏、平滑肌等器官)及 $M_3$ 受体(主要分布在外分泌腺、平滑肌和血管内皮)。

**(二)烟碱型胆碱受体(nicotine cholinoceptor,简称 N 受体)**

受体对烟碱敏感。可分为 $N_1$ 受体及 $N_2$ 受体两种亚型。$N_1$ 受体主要分布在自主神经节神经元细胞膜上,当其被激动时,可引起神经节兴奋,冲动沿节后纤维传递,可使交感神经节后纤维末梢释放去甲肾上腺素,副交感神经节后纤维末梢释放乙酰胆碱,从而产生相应效应;$N_2$ 受体主要分布在骨骼肌细胞膜上,当其被激动时表现为骨骼肌收缩。$N_1$ 受体及 $N_2$ 受体激动后的效应统称为 N 样作用。

### 二、肾上腺素受体及效应

能选择性地与去甲肾上腺素或肾上腺素结合的受体称肾上腺素受体。可分为以下几种。

**(一) α 肾上腺素受体（α adrenoceptor，简称 α 受体）**

根据对选择性激动药和拮抗药的亲和力不同，α 受体又可分为 $\alpha_1$ 及 $\alpha_2$ 两个亚型。$\alpha_1$ 受体是指可被去氧肾上腺素或甲氧明激动，并被 $\alpha_1$ 受体阻断药哌唑嗪阻断的 α 受体，主要分布在血管平滑肌、瞳孔开大肌、心脏等部位；凡能被 $\alpha_2$ 受体激动药可乐定激动，并为 $\alpha_2$ 受体阻断药育亨宾（Yohimbine）阻断的 α 受体，称为 $\alpha_2$ 受体，主要分布在血小板、脂肪细胞及去甲肾上腺素能神经末梢。$\alpha_1$ 受体被激动时，主要引起皮肤、黏膜、器官血管收缩以及瞳孔开大，也可称 α 效应。

**(二) β 肾上腺素受体（β adrenoceptor，简称 β 受体）**

β 受体主要分布在交感神经节后纤维所支配的效应器细胞膜上，如心脏窦房结及心肌细胞膜上、支气管平滑肌、骨骼肌血管及冠状动脉平滑肌上均有 β 受体。当 β 受体被激动时，可引起心脏兴奋、支气管平滑肌松弛、骨骼肌血管及冠状动脉扩张、脂肪分解、糖原分解等效应，也称为 β 效应。β 受体可分为 $\beta_1$、$\beta_2$ 及 $\beta_3$ 三个亚型。其中 $\beta_1$ 受体主要分布在心脏和肾小球旁系细胞；$\beta_2$ 受体主要分布在血管和支气管平滑肌；$\beta_3$ 受体主要分布在脂肪细胞。

**(三) 多巴胺受体（dopamine receptor，简称 DA 受体）**

多巴胺受体是能选择性地与多巴胺结合的受体，位于肾、肠系膜、心、脑等。其中位于血管平滑肌及心肌的多巴胺受体为 $D_1$ 受体；位于交感神经节及突触前膜的多巴胺受体为 $D_2$ 受体。

机体的绝大多数器官都受肾上腺素能神经和胆碱能神经的双重支配，而这两类神经兴奋时所产生的效应又多相互拮抗，当两类神经同时兴奋时，占优势的神经效应就会显现出来。

分布在神经末梢突触前膜上的受体参与调节神经递质的释放，如突触前 M、$\alpha_2$、$D_2$ 受体对递质释放具有负反馈调节作用；反之，突触前膜苯二氮䓬受体则对递质释放有正反馈作用。

# 第四节 传出神经系统药物作用方式及分类

## 一、传出神经系统药物作用方式

**(一) 直接作用于受体**

药物与胆碱受体或肾上腺素受体结合后，产生激动或阻断受体的效应，分别称为该受体的激动药或阻断药（拮抗药）。

**(二) 影响递质的生物合成、转化、释放或贮存**

药物影响 ACh 或 NA 的生物合成、转化或贮存，使 ACh 或 NA 释放的量发生变化，产生拟似或拮抗递质的作用。如抗胆碱酯酶药即属这类作用方式。

## 二、传出神经系统药物分类

根据药物作用性质及作用部位，可将作用于胆碱系统和肾上腺素系统的传出神经系统药物分为拟似药和拮抗药两大类，如表 6-1。

表 6-1 常用传出神经系统药物分类

| | 拟似药 | 拮抗药 |
|---|---|---|
| 作用于胆碱系统药 | 1. 激动胆碱受体药<br>　完全拟胆碱药（卡巴胆碱）<br>　M 型拟胆碱药（毛果芸香碱）<br>　N 型拟胆碱药（烟碱）<br>2. 抗胆碱酯酶药（新斯的明、有机磷酸酯类） | 1. 阻断胆碱受体药<br>　M 受体阻断药（阿托品）<br>　$M_1$ 受体阻断药（哌仑西平）<br>　$N_1$ 受体阻断药（美卡拉明）<br>　$N_2$ 受体阻断药（琥珀胆碱、筒箭毒碱）<br>2. 胆碱酯酶复活药（解磷定） |
| 作用于肾上腺素系统药 | 1. 激动肾上腺素受体药<br>　α 受体激动药（去甲肾上腺素、肾上腺素）<br>　$α_1$ 受体激动药（去氧肾上腺素）<br>　$α_2$ 受体激动药（可乐定）<br>　β 受体激动药（异丙肾上腺素、肾上腺素）<br>　$β_1$ 受体激动药（多巴酚丁胺、去甲肾上腺素）<br>　$β_2$ 受体激动药（沙丁胺醇）<br>2. 促 NA 释放药（麻黄碱、间羟胺） | 1. 阻断肾上腺素受体药<br>　α 受体阻断药（酚妥拉明、酚苄明）<br>　$α_1$ 受体阻断药（哌唑嗪）<br>　$α_2$ 受体阻断药（育亨宾）<br>　β 受体阻断药（普萘洛尔）<br>　$β_1$ 受体阻断药（比索洛尔）<br>　$β_2$ 受体阻断药（布他沙明）<br>2. 抗肾上腺素能神经药（利血平） |

## 思考题

简述传出神经系统受体的分型、主要分布部位及其产生的生理效应。

（肖顺贞）

# 第七章

# 拟胆碱药和抗胆碱药

**学习目标**

**掌握：**
1. 新斯的明的药理作用、不良反应和药疗监护须知及临床应用。
2. M受体阻断药阿托品的药理作用、临床应用及不良反应和药疗监护须知。

**熟悉：**
1. 有机磷酸酯类的中毒机制和临床表现。
2. 有机磷酸酯类中毒解救药的解毒机制、不良反应和药疗监护须知。
3. 山莨菪碱、东莨菪碱和丁溴东莨菪碱的作用特点及应用。

**了解：**
1. M受体激动药毛果芸香碱对眼的作用和临床应用。
2. 肌松药琥珀胆碱、筒箭毒碱的作用特点和临床应用。

## 第一节 拟胆碱药

拟胆碱药是一类与生理递质乙酰胆碱作用相似的药物，按其作用方式不同，可分为直接作用于胆碱受体的拟胆碱药（胆碱受体激动药）和间接发挥拟胆碱作用的抗胆碱酯酶药两大类。

### 一、胆碱受体激动药

#### （一）M、N胆碱受体激动药（完全拟胆碱药）

本类药如乙酰胆碱、卡巴胆碱等，作用拟似体内乙酰胆碱，用药时可产生M样作用及N样作用，因作用广、不良反应多，且易被体内胆碱酯酶迅速水解失效，无临床实用价值。其中卡巴胆碱因不易被水解而作用较持久，但因不良反应多仅眼科局部用药。

#### （二）M受体激动药

本类药属节后拟胆碱药，能直接激动M胆碱受体。局部滴眼可兴奋眼部平滑肌上的M受体，引起缩瞳和降低眼内压。

## 毛果芸香碱（Pilocarpine）

又称匹鲁卡品。

是从毛果芸香属植物中提出的生物碱，现已能人工合成。

本类药能直接激动M受体，产生M样作用，对眼和腺体的作用最明显。

毛果芸香碱溶液滴眼可引起缩瞳、降眼压和调节睫状肌痉挛三种主要作用（图7-1）。

1. 缩瞳　虹膜由虹膜括约肌（环状肌）和虹膜开大肌（辐射肌）组成。激动虹膜括约肌上M受体，可使虹膜括约肌收缩，瞳孔缩小。

2. 降低眼压　房水是由睫状肌上皮细胞分泌和虹膜后房血管内的液体渗出而生成，然后通过瞳孔、前房角间隙，经小梁网（滤帘）入巩膜静脉窦而进入血液循环。当虹膜括约肌上M受体被激动时，虹膜括约肌收缩，使虹膜向中心拉紧、根部变薄，前房角扩大，房水循环通畅，从而可降低眼内压。

3. 调节痉挛　眼睛的调节是指晶状体聚焦，主要取决于晶状体曲度变化。

> **知识链接**
>
> 晶状体囊富于弹性，略呈球状，晶状体四周由悬韧带牵拉与睫状肌相连，从而使晶状体维持较扁平的状态。

悬韧带受睫状肌控制，睫状肌也是由环状及辐射状两种平滑肌组成，以胆碱能神经支配的环状肌为主，其M受体被激动时，睫状肌收缩，使悬韧带松弛、晶体变凸，屈光度增加，使远物体成像于视网膜前方，故视远物时模糊不清，只能视近物。此作用称为调节痉挛。反之阻断M受体则晶体变扁，屈光度减小，使近处物体成像于视网膜后，故视近物时模糊不清，只能视远物，称为调节麻痹。

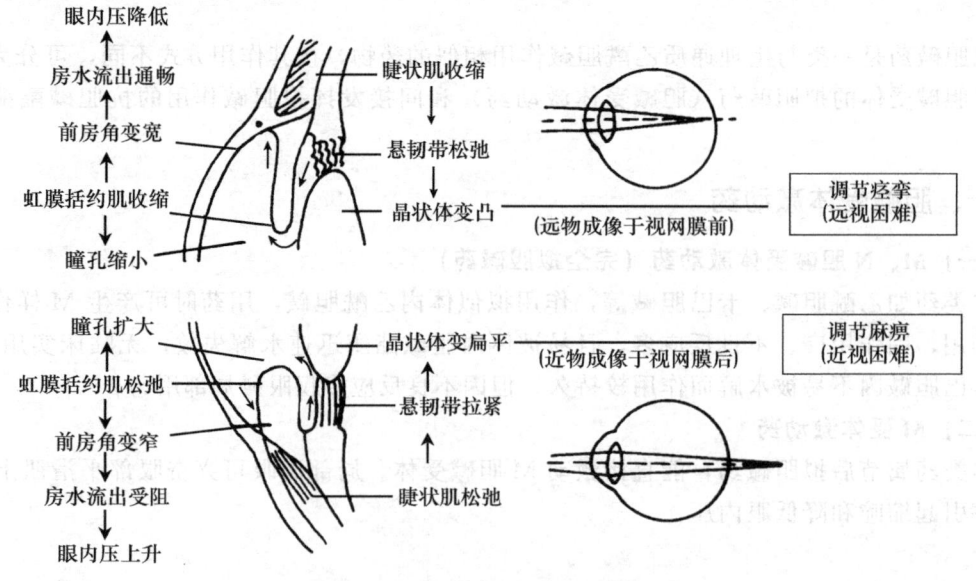

图7-1　拟胆碱药和抗胆碱药对眼的作用

【药物作用特点和临床应用】

用毛果芸香碱溶液滴眼，可出现缩瞳、降低眼压和调节痉挛等效应。若药液经鼻泪管流入鼻腔，则被吸收，可引起腺体分泌增加等全身M样作用。用药30min后达高峰，降眼压作用可维持4～8h，调节痉挛可持续2h。本品主要用于治疗青光眼，对闭角型青光眼疗效好，对开角型青光眼疗效较差；亦可与扩瞳药交替使用，以防止虹膜炎造成的粘连。

【不良反应和药疗监护须知】

1. 不良反应　毛果芸香碱吸收后引起各效应器官M受体激动的效应，如腹痛、腹泻、多汗、流涎、支气管痉挛等。

2. 药疗须知

(1) 用药前应做好患者的心理护理。因本类药物可引起视远物不清，为避免患者因视物不清造成恐惧，应事先告知患者不必惊慌。在此症状消失前，不要做需用眼的精细工作或视远方的工作。

(2) 教会患者正确的滴眼药方法。即滴眼时先将患者下眼睑拉成杯状，同时以示指按住内眦，再滴眼药入眼，以免药液经鼻黏膜吸收入血，引起全身不良反应。若用于防治虹膜炎所致粘连，应按时与扩瞳药交替用药。

(3) 若长期滴眼，需同时不连续滴用肾上腺素类散瞳药，以防粘连。

【制剂及用法】

1%～2%硝酸毛果芸香碱滴眼液或眼膏。1～2滴/次，3～5次/日，或按需使用。长效毛果芸香碱眼用缓释药膜，药膜投入眼结膜囊内后缓慢释放，1片/周。

## 二、抗胆碱酯酶药

抗胆碱酯酶药能抑制胆碱酯酶，使胆碱能神经末梢释放的乙酰胆碱免遭水解而大量堆积，产生M样作用和N样作用，从而产生间接拟胆碱作用。根据药物与胆碱酯酶结合后水解速度的快慢，可分为易逆性抗胆碱酯酶药和难逆性抗胆碱酯酶药两大类。后者为有机磷酸酯类农业杀虫剂。

(一) 易逆性抗胆碱酯酶药

### 新斯的明（Neostigmine）

【药理作用和作用机制】

新斯的明可与胆碱酯酶结合，使胆碱酯酶暂时失去活性，体内产生的乙酰胆碱不易被水解而堆积，从而增强其对胆碱受体的激动作用。本药对心血管、腺体、眼和支气管平滑肌作用较弱，但对胃肠道和膀胱平滑肌有较强的兴奋作用，对骨骼肌的兴奋作用最强。新斯的明除能抑制胆碱酯酶外，还能直接激动骨骼肌运动终板上的$N_2$胆碱受体和促进运动神经末梢释放乙酰胆碱。

本药的分子中含有一个季胺基团，极性大，脂溶性低，故口服吸收少且不规则，不易通过血-脑屏障，因此，无明显中枢作用，一般口服剂量为皮下注射量的10倍以上。药物与胆碱酯酶结合后形成的氨甲酰化胆碱酯酶水解较慢，故作用可维持较长时间。

【临床应用】

1. 重症肌无力　为神经-肌肉传递功能障碍的自身免疫性疾病，主要症状是骨骼肌进行性肌无力。新斯的明通过抑制胆碱酯酶、直接激动$N_2$受体和促进神经接头释放乙酰胆碱等作用，使骨骼肌兴奋。

2. 手术后腹部胀气和尿潴留　本品能兴奋胃肠道平滑肌及膀胱逼尿肌，促进排气和排尿。

3. 治疗阵发性室上性心动过速　通过其拟胆碱作用减慢心室率。

4. 肌松药过量中毒解救　适用于非去极化型骨骼肌松弛药如筒箭毒碱过量的解救，但禁用于去极化型骨骼肌松弛药如琥珀胆碱过量的解救。

5. 阿托品中毒　可对抗阿托品中毒引起的外周症状。

【不良反应和药疗监护须知】

治疗量时不良反应较少。过量可产生恶心、呕吐、腹痛、心动过缓、肌肉颤动。本品过量可引起"胆碱能危象"，表现为大汗、尿便失禁、瞳孔缩小、心动过缓和心律失常，也可见低血压、肌痉挛、肌无力等，严重者可引起呼吸肌麻痹。长期口服后可出现溴化物引起的皮疹、乏力等。对机械性肠梗阻、尿路梗阻及支气管哮喘患者禁用。

药疗监护内容：①要鉴别疾病与药物过量引起的肌无力症状。用药后，肌无力现象应缓解改善，若肌无力不仅不缓解，反而加重，要警惕出现胆碱能危象，及时报告医生。②对排便、排尿困难者采取相应护理措施，如导尿、肛管排气。③用于解救筒箭毒中毒时，应给予患者吸氧，保持良好通气，并准备阿托品备用。④本品有口服与注射两种用法，二者剂量相差甚大，不可混淆或错用。

【制剂及用法】

1. 溴新斯的明　片剂：15mg/片，15mg/次，3次/日或遵医嘱。极量 20mg/次，100mg/d。

2. 甲硫酸新斯的明　注射剂：0.5mg/ml，1mg/ml，皮下或肌内注射 0.5～1mg/次。

## 嗅吡斯的明（Pyridostigmine Bromide）

本品作用同新斯的明，特点为作用弱而持久，不良反应较少。主要用于重症肌无力，也可治疗腹部胀气和尿潴留。

常用制剂为溴吡斯的明片剂：60mg/片，60mg/次，3次/日。药疗须知同新斯的明。

## 安贝氯铵（Ambenonium Chloride）

又称美斯的明、酶抑宁。

作用同新斯的明，特点为作用强而持久，可口服给药。

常用制剂为安贝氯铵片剂：5mg/片，25mg/片，5～25mg/d，3次/日。

## 加兰他敏（Galanthamine）

本品同新斯的明，但作用弱，用于重症肌无力和脊髓前角灰白质炎（小儿麻痹）后遗症的治疗。

制剂为氢溴酸加兰他敏，片剂：5mg/片，10mg/次，3次/日。注射剂：1mg/1ml，2.5mg/ml，5mg/ml，肌内注射 2.5～10mg/次，1次/日。

## 毒扁豆碱（Physostigmine）

又称依色林（Eserine）。

本品与新斯的明具有相似的可逆性抑制胆碱酯酶作用，属叔胺类化合物，脂溶性高，易吸收及通过血-脑屏障。选择性差、作用广泛，主要用于滴眼治疗青光眼。滴眼后数分钟使瞳孔缩小，眼内压下降，用药一次眼内压下降持续时间及作用较毛果芸香碱强，可导致头痛、眼痛、视物模糊。

常用制剂为水杨酸毒扁豆碱，0.25%滴眼液或眼膏，每3~4h一次或遵医嘱。

药疗须知同毛果芸香碱。本品水溶液不稳定，滴眼剂应以pH 4~5缓冲液配制，若溶液氧化成红色，则不能使用。

（二）难逆性抗胆碱酯酶药

## 有机磷酸酯类

有机磷酸酯类（organophosphorus compounds）主要用作农业和环境卫生杀虫剂，如美曲膦酯（敌百虫）、敌敌畏、马拉硫磷、内吸磷（1059）、对硫磷（1605）等，有些毒性更大的如塔朋、沙林和索曼则用作战争化学毒气。本类药物临床治疗价值不大，主要为毒理学意义。在生产和使用过程中，不注意防护会引起中毒。

【中毒机制及表现】

有机磷酸酯类进入体内，迅速与胆碱酯酶结合成为稳定而不易被水解的磷酰化胆碱酯酶，从而抑制了胆碱酯酶的活性，使其失去水解乙酰胆碱的能力，造成体内乙酰胆碱大量聚积，引起一系列中毒症状。

急性中毒表现：轻度或早期中毒表现以M样作用为主；中度中毒除M样症状外，还有N样作用；重度中毒除M、N样症状外，还有中枢神经系统症状（表7-1），需尽早抢救。

表7-1 有机磷酸酯类急性中毒的临床表现

| 作用 | 中毒表现 |
| --- | --- |
| M样作用 | |
| 兴奋虹膜括约肌及睫状肌 | 瞳孔缩小、视物模糊、眼痛 |
| 促进腺体分泌 | 流涎、口吐白沫、出汗或大汗淋漓、呼吸道腺体分泌增加 |
| 兴奋平滑肌 | |
| 呼吸道 | 支气管痉挛、呼吸困难、严重肺水肿 |
| 胃肠道 | 恶心、呕吐、腹痛、腹泻、大便失禁 |
| 膀胱 | 小便失禁 |
| 心脏抑制 | 心率减慢 |
| 血管扩张 | 血压降低 |
| N样作用 | |
| 兴奋骨骼肌$N_2$受体 | 肌肉震颤、抽搐、严重者肌无力甚至麻痹 |
| 兴奋神经节$N_1$受体 | 心动过速、血压升高 |
| 中枢神经系统反应 | |
| 先激动后阻断中枢神经系统中的胆碱受体（主要是M受体） | 不安、失眠、震颤、谵妄、昏迷、呼吸抑制、循环衰竭 |

【急性中毒的解救】

1. 清除毒物 发现中毒时，立即将患者移出现场。对由皮肤吸收者，应用温水和肥皂清洗皮肤。经口中毒者，应采取洗胃、导泻等措施。

2. 解毒药物 有机磷酸酯类中毒的解救药有抗胆碱药阿托品和胆碱酯酶复活药碘解磷

定、氯解磷定及双复磷等。

（1）阿托品：抗胆碱药阿托品和乙酰胆碱竞争 M 胆碱受体，从而阻滞乙酰胆碱的作用，能快速解除有机磷酸酯类中毒的 M 样症状和体征，如解除支气管痉挛、减少腺体分泌、降低胃肠道平滑肌的兴奋性等。阿托品还能解除部分中枢症状，但它不能阻断 N 受体，对骨骼肌震颤也无效，也不能使被抑制的胆碱酯酶恢复活性。故需与胆碱酯酶复活药并用。两药并用时，应适当减少阿托品用量，以免机体恢复对阿托品的敏感性，导致过量中毒。

（2）胆碱酯酶复活药：胆碱酯酶复活药是一类肟类化合物，包括碘解磷定、氯解磷定及双复磷等，能特效地恢复胆碱酯酶的活性。

> **知识链接**
>
> 本类药物能与中毒患者体内的磷酰化胆碱酯酶结合形成复合物，再进一步裂解，使胆碱酯酶游离出来，恢复其水解乙酰胆碱的活性。

复活药能直接与游离的有机磷酸酯结合，形成无毒物由尿排出，从而阻止有机磷酸酯继续抑制胆碱酯酶。有机磷酸酯类中毒后应及早用药，因胆碱酯酶可在几分钟或几小时内"老化"，此时即使应用胆碱酯酶复活药也难以恢复酶的活性。剂量及用法见表 7-2。

表 7-2 有机磷酸酯类中毒解救药的剂量及用法

| 药名 | 中毒程度 | | |
|---|---|---|---|
| | 轻度中毒 | 中度中毒 | 重度中毒 |
| 氯解磷定<br>（Pralidoxime Chloride） | 0.25g/支<br>0.25～0.5g 肌内注射，2～4h 可重复 | 0.5～0.75g 肌内注射或静脉注射，1～2h 可重复使用 | 0.75～1.0g 稀释缓慢静脉注射，1h 重复给药 0.5g |
| 碘解磷定<br>（Pralidoxime Iodide） | 0.4g/支，0.4g+25%葡萄糖溶液静脉注射，必要时 2h 后可重复 | 0.8～1.2g 稀释缓慢静脉注射，以后 2～3h 重复给药 0.4g | 1.0～1.2g 稀释后缓慢静脉注射，30～60min 后重复给药 0.8g |
| 双复磷（Obidoxime，$DMO_4$） | 0.125g/支，0.125～0.25g 肌内注射，2～3h 重复给药 | 0.5g 肌内注射或静脉注射 | 0.5～0.75g 静脉注射，0.5h 可重复给药 |
| 阿托品（Atropine） | 0.5mg/1ml，5mg/1ml，0.5～1mg，皮下注射，1～2h 重复给药 0.5～1mg | 1～2mg 皮下注射或静脉注射，0.5h 重复给药 | 2～5mg 静脉注射，10～30min 重复给药 |

【不良反应和药疗监护内容】

1. 氯解磷定不良反应有短时眩晕、视觉模糊、心动过速、血压升高，剂量过大可有癫痫样发作。

2. 碘解磷定在剂量较大时，可引起口苦、咽痛、恶心、血压升高，注射过快有暂时呼吸抑制。久置析碘，不宜应用。本品遇光易变质，水溶液不稳定。对碘过敏者忌用。

3. 双复磷不良反应较多,有口唇周围、四肢或全身麻木、灼热感,可有面部潮红、恶心及呕吐,剂量过大除引起神经肌肉传导阻滞外,还可出现室性期前收缩(早搏)或传导阻,偶有中毒性黄疸,临床不常用。

4. 阿托品中毒时表现为瞳孔扩大、颜面潮红、皮肤干燥、意识模糊、躁动、抽搐、心动过速、尿潴留,伴缺氧、高热及心动过速者慎用。

5. 用胆碱酯酶复活剂应越早越好,对中毒已2~5日的患者,胆碱酯酶已老化,再用复活剂难以奏效。

6. 碘解磷定对乐果中毒无效,因乐果中毒时形成的磷酸化胆碱酯酶比较稳定,且最易"老化",几乎是不可逆的。氯解磷定水溶性高,溶液比较稳定,可静脉注射或肌内注射给药。肌内注射后1~2min开始起效。

7. 不论是胆碱酯酶复活药还是阿托品,排泄均快,故需定时重复给药。胆碱酯酶复活剂不能与碱性药物配伍,因易生成有毒的氰化物。

8. 应用大剂量阿托品可引起便秘或排尿困难,若出现尿潴留需进行导尿。也可引起口干、面红、体温升高、烦躁不安等症状,必要时可行物理降温或适当对症治疗。

## 第二节 抗胆碱药

抗胆碱药能与胆碱受体结合,阻断乙酰胆碱或拟胆碱药与胆碱受体结合,从而产生抗胆碱作用。根据其对受体的选择性不同,可分为M受体阻断药及$N_1$、$N_2$受体阻断药。其中$N_1$受体阻断药(神经节阻断药)作用广泛、不良反应多,临床已少用。

### 一、M胆碱受体阻断药

#### (一)阿托品类生物碱

阿托品类生物碱包括阿托品、东莨菪碱和山莨菪碱等。均是从植物中提取的生物碱。

### 阿托品(Atropine)

本品口服易吸收,生物利用度约80%,$t_{1/2}$为2.5h,分布于全身组织,可通过血-脑屏障、胎盘屏障,也能经乳汁分泌,大部分在12h内经尿排泄,因本品通过房水循环排除较慢,滴眼后作用持续数日。

【药理作用和作用机制】

本药选择性地与M受体结合,但无内在活性,可竞争性地拮抗乙酰胆碱(ACh)或胆碱受体激动药对M受体的激动作用。阿托品作用广泛,不同效应器官M受体对阿托品敏感性不同,随剂量不同可出现不同效应。

治疗量可阻断外周M受体 按照各器官M受体对阿托品的敏感性不同,可依次表现为以下效应:

1. 抑制腺体分泌 腺体对阿托品最为敏感,依次为唾液腺、汗腺、泪腺、支气管腺体等,应用小剂量即可出现腺体分泌减少,引起口干、皮肤干燥和呼吸道分泌减少。抑制胃液分泌作用弱,需较大剂量。

2. 散瞳、升高眼压、调节麻痹 阿托品阻断M受体,使瞳孔括约肌和睫状肌松弛出现散瞳、升眼压、调节麻痹,造成视近物模糊(图7-1)。局部滴眼及全身用药都可出现。

3. 松弛内脏平滑肌　松弛多种内脏平滑肌，对过度活动或痉挛状态的平滑肌，松弛更为显著。因此，可解除胃肠平滑肌痉挛，缓解胃肠绞痛；对膀胱逼尿肌也有解痉作用；但对胆管、输尿管，尤其是支气管解痉作用较弱。

4. 兴奋心脏　较大剂量（1～2mg）可阻断心脏 M 受体，解除迷走神经对心脏的抑制，使心率加速，对迷走神经张力高的青年如运动员较为显著；本药还可对抗迷走神经过度兴奋所致的房室传导阻滞和窦性心动过缓。

5. 扩张血管改善微循环　大剂量可引起血管扩张，对于处于痉挛状态的微血管作用明显，可改善微循环，增加重要脏器组织血流灌注，缓解缺氧状态，其机制尚未阐明，但与其阻断 M 受体无关。

6. 中枢神经系统作用　阿托品可通过血-脑屏障，常用剂量（0.5～1mg）即可轻度兴奋延髓；2～5mg 兴奋作用加强，出现多语、烦躁不安、谵妄；中毒剂量（10mg 以上）常产生幻觉、运动失调、定向障碍和惊厥等，严重者转入抑制，可出现昏迷及呼吸麻痹。

【临床应用】

1. 解除平滑肌痉挛　主要用于缓解胃肠道绞痛；也可用于膀胱刺激症状如尿急、尿频。对胆绞痛、肾绞痛效果较差，常与镇痛药哌替啶合用以增加疗效。

2. 抑制腺体分泌　用于全身麻醉前给药，可抑制唾液腺分泌，预防吸入性肺炎。

3. 治疗缓慢性心律失常　用于治疗窦性心动过缓和房室传导阻滞。

4. 眼科　用于检查眼底、儿童验光配镜检测屈光度、治疗虹膜睫状体炎，或与缩瞳药交替使用以预防虹膜炎引起的虹膜与晶状体粘连等。

5. 抗休克　多用于严重感染如暴发性流行性脑膜炎、中毒性痢疾、中毒性肺炎等所致休克，应用大剂量阿托品可解除小动脉痉挛，改善微循环。现多用山莨菪碱取代之。

6. 解救有机磷酸酯类中毒　阿托品可对抗有机磷酸酯类中毒所引起的 M 样作用。

【不良反应和药疗监护须知】

1. 治疗量常见不良反应有口干、视物模糊、畏光、心悸、皮肤干燥潮红、体温升高、排尿困难、便秘等 M 受体阻断症状；用量过大可出现中枢兴奋症状。老人及心动过速者慎用；青光眼、幽门梗阻及前列腺肥大者禁用。

2. 药疗监护须知

（1）用药前审查医嘱：是否有药物禁忌证，当患者出现心率高于 100 次/分、体温高于 38℃ 或眼压高等情况时，应及时报告医生减量或停药。

（2）用药前向患者说明药物可能引起的不良反应，如口干、皮肤干红及视物模糊，使患者有思想准备，其不良反应随停药后逐渐消失。

（3）应用本药时要注意心率及体温变化，尤其夏天更应密切注意体温变化。若出现呼吸加快、瞳孔扩大、中枢兴奋症状及猩红热样皮疹，提示有药物过量可能，应立即报告医生，及时处理。对无体液入量限制的患者，应多饮水、高纤维素饮食、增加活动、保持排便正常。

（4）对口干的患者，应劝患者多用冷开水含漱，以解除口腔黏膜干燥感。

（5）对用大剂量阿托品患者，用药前要准备好新斯的明和短效巴比妥类药物，以免发生中毒时及时对症治疗或进行抢救；因解救有机磷酸酯类中毒，使用阿托品过量时，不应使用抗胆碱酯酶药。

（6）对使用大剂量阿托品又需做特殊检查（如行气管插管、气管镜）或治疗的患者，应充分考虑到药物可致黏膜干燥，需谨慎操作，以免损伤组织。

(7)眼科局部用药：用于验光配镜或查眼底时，用药前应排除青光眼等禁忌证；滴药时应防止药经鼻黏膜吸收入血，要用手指按住内眦；因本品扩瞳作用可持续1～2周，为避免光线刺激，可配戴深色镜保护。

【制剂及用法】

硫酸阿托品：片剂0.3mg/片，0.3～0.6mg/次，3次/日。注射剂：0.5mg/ml，1mg/ml，0.5mg/次，皮下注射、肌内注射或静脉注射。滴眼液：0.5%～1%硫酸阿托品，1%眼膏。极量：1mg/次，3mg/d。解救有机磷酸酯类中毒用法见表7-2。

## 山莨菪碱（Anisodamine）

【药理作用和应用】

山莨菪碱是我国科研人员从茄科植物中提取的生物碱，为左旋品，代号为654，人工合成的消旋品称654-2。本品与阿托品比较，其特点是外周M受体阻断作用明显减弱，对胃肠道平滑肌松弛作用强，可用以解除胃肠平滑肌痉挛，达到解痉止痛目的。大剂量时解除小血管痉挛作用强，改善微循环。还具有保护细胞作用，提高细胞对缺氧的耐受性及稳定溶酶体膜作用。用以治疗感染性休克。

> **知识链接**
> 
> 近年来发现本品有抗血栓形成作用，能抑制血栓素 $A_2$（$TXA_2$）的合成，抑制血小板聚集，临床试用于治疗凝血性疾病，如弥散性血管内凝血（DIC）、血栓性静脉炎、脑血管痉挛和脑栓塞所致早期瘫痪等。

本品不易透过血-脑屏障，故中枢作用不明显。

【不良反应和药疗监护须知】

本品不良反应较阿托品轻，可引起口干、扩瞳、视近物模糊，或有心动过速、排尿困难等。抗中毒性休克大剂量用药时，不良反应明显。因其扩血管及抗血小板聚集作用，可使颅内压增高，故脑出血急性期和青光眼患者禁用。药疗须知可参照阿托品有关事项。

【制剂及用法】

氢溴酸山莨菪碱：片剂：5mg/片，5～10mg/次，3次/日。注射剂：10mg/ml，20mg/ml。5～10mg/次，1～2次/日，肌内注射或静脉注射。治疗感染性休克时，可每次静脉注射10～20mg，每10～30min一次，病情好转后减量至停用。

## 东莨菪碱（Scopolamine）

【药理作用和应用】

外周作用与阿托品类似，仅在作用强度略有差异。表现在抑制腺体分泌作用较阿托品强，扩瞳及调节麻痹作用较阿托品迅速但作用稍弱、维持时间短；对心血管作用及胃肠平滑肌作用较弱。对中枢神经系统的作用与阿托品相反，有较强抑制作用。治疗量即出现明显的镇静、催眠作用，较大剂量可引起意识丧失，进入浅麻醉状态。此外，可兴奋呼吸中枢。本品作麻醉前给药比阿托品为优；还可用于防治晕动病、震颤麻痹及放射病呕吐，与其中枢抗胆碱作用有关。

【不良反应和药疗监护须知】

1. 不良反应与阿托品相似,有口干、腹胀、瞳孔扩大、眼压升高、尿潴留及心动过速等。
2. 药疗监护须知

(1) 本品与吗啡或哌替啶配伍时,可引起健忘,故两药不宜同时服用。与金刚烷胺、抗组胺药、三环类抗抑郁药、吩噻嗪类、奎尼丁等同用时,增加其抗胆碱作用。

(2) 长期应用本药可引起耐药及谵妄,故对长期用药患者应注意观察疗效及反应。

(3) 个别患者偶可产生欣快、不安和幻觉等中枢兴奋症状,有可能造成药物滥用。

(4) 其他用药注意事项可参见阿托品相关事项。

【制剂及用法】

氢溴酸东莨菪碱:片剂:0.2mg/片,0.2～0.3mg/次,3次/日。注射剂:0.3mg/ml,0.5mg/ml,0.2～0.5mg/次,皮下注射或肌内注射。极量:口服 0.6mg/次,2mg/d。注射 0.5mg/次,1.5mg/d。

## 丁溴东莨菪碱（Scopolamine Butylbromide）

【药理作用和体内过程】

本品又称解痉灵,为外周抗胆碱药,系东莨菪碱的季铵衍生物。对平滑肌解痉作用较强,其他作用较弱,对中枢的作用也很弱。对肠道平滑肌解痉作用比阿托品强,可选择性地缓解胃肠道、胆道及泌尿道平滑肌的痉挛并抑制其蠕动,而对心脏、瞳孔及唾液腺的影响较小。本药很少出现类似阿托品引起的中枢神经兴奋、散瞳、口干等不良反应。

本品口服不易吸收,肌内注射或静脉注射后 3～5min 产生药效,维持 2～6h,能通过血-脑屏障和胎盘,经肝代谢,小部分以原型经肾排出。

【临床应用】

主要用于消化道纤维内镜检查、造影及 CT 扫描的术前准备,能有效地减少或抑制胃、肠蠕动,使检查效果满意,成功率高。也用于各种病因引起的胃肠道痉挛、胆绞痛、肾绞痛和胃肠蠕动亢进等。

【不良反应和药疗监护须知】

本品可出现口渴、视力调节障碍、嗜睡、心悸、面部潮红、恶心、呕吐、眩晕、头痛等不良反应。对青光眼、前列腺肥大引起排尿困难、严重心脏病、器质性幽门狭窄或麻痹性肠梗阻患者禁用,婴幼儿慎用。出现过敏反应需及时停药。

【制剂和用法】

注射剂 20mg/支,胶囊剂 10mg/粒。口服每次 10mg,每日 3 次,肌内注射、静脉注射或静脉滴注,每次 20～40mg。也可先用 20mg,间隔 20～30min 再给 20mg。静脉注射时速度不宜过快。

(二) 阿托品的合成代用品

阿托品作用广泛,不良反应多。为克服阿托品的不良反应,合成了一些不良反应较少的代用品。

1. 合成解痉药 能选择性阻断胃肠平滑肌 M 受体,解除胃肠平滑肌痉挛、抑制胃液分泌,临床上常用于缓解胃肠痉挛、治疗消化性溃疡。根据药物的化学结构和性质不同,分为三类。

(1) 季胺类解痉药：本类药品的特点是脂溶性低、口服吸收差，不易穿过血-脑屏障，对胃肠平滑肌的解痉作用较强。常用药物的制剂有：

丙胺太林（Propantheline，普鲁本辛）片剂：15mg/片。15mg/次，3次/日。

溴甲阿托品（Atropine Methobromide，胃疡平）片剂：1mg/片，2mg/片。1～2mg/次，3次/日。

(2) 叔胺类解痉药：本类药脂溶性高，口服易吸收，也易透过血-脑屏障产生中枢抑制作用，常用药物有贝那替嗪和地美戊胺，贝那替嗪除有胃肠道解痉止痛及抑制胃酸分泌的作用外，尚有安定作用，适用于兼有焦虑症的消化性溃疡、胃酸过多、肠蠕动亢进或膀胱刺激症状的患者。

贝那替嗪（Benactyzine，胃复康）片剂：1mg/片。1mg/次，3次/日。

地美戊胺（Dimevamide，胃安）片剂：0.5mg/片。0.5mg/次，3～4次/日。

以上药物均可引起口干和视近物模糊。应告知患者需按时服药，出现口干应用冷开水漱口。

(3) 选择性M受体阻断药：有哌仑西平、替仑西平等。

哌仑西平（Pirenzepine）：选择性阻断$M_1$受体，抑制胃液分泌，用于胃及十二指肠溃疡，少数患者出现口干、视物模糊等。片剂：25mg/片。25mg/次，2次/日。

2. 合成扩瞳药　人工合成扩瞳药用于克服阿托品作用持久、影响视物的缺陷。常用药物有以下两种。

后马托品（Homatropine）和托吡卡胺（Tropicamide）：两药均属短效M受体阻断药，扩瞳作用分别持续24～48h及4～6h，调节麻痹作用分别持续24h及4h左右。常用制剂为氢溴酸后马托品，1%～2%滴眼液和托吡卡胺，1%滴眼液，按需要而定滴数，药疗须知参照阿托品注意事项第七项。

3. 其他合成药　异丙托溴铵，为阿托品合成衍生物，以气雾吸入可选择性地阻断支气管平滑肌M受体，起到平喘作用（详见第二十六章）。

## 二、$N_2$胆碱受体阻断药（骨骼肌松弛药）

本类药能与神经肌肉接头的运动终板上$N_2$受体结合，阻断神经冲动的传递，导致骨骼肌松弛，作为全身麻醉的辅助用药。根据作用机制不同，分为去极化型和非去极化型两类。

### （一）去极化型肌松药

#### 琥珀胆碱（Suxamethonium）

【药理作用与作用机制】

本药又称司可林（Scoline），能较长时间激动$N_2$受体，使终板膜及邻近肌细胞持久去极化而产生骨骼肌松弛作用。本药经静脉注射后，能很快与运动终板上的$N_2$受体结合，引起短暂的肌纤维束颤动，尤以胸腹部肌明显。由于该药不易被突触部位胆碱酯酶水解，使终板膜及邻近肌细胞膜产生持久去极化，而处于不应期状态，导致神经冲动的传导受阻，表现为骨骼肌松弛。药物作用消失后，终板对乙酰胆碱的敏感性才能恢复。因此，本药具有以下特点：

1. 静脉注射后先出现短暂的肌束震颤，1min后逐渐出现肌松效应，5min后肌松效应消失。为达到持续肌松效应，宜采用静脉滴注给药。

2. 肌松以颈部、四肢最为明显，面、舌、咽喉部肌肉次之，呼吸肌最不明显。

3. 用量过大或静脉注射过快，可引起呼吸肌麻痹而中毒。此时不能用胆碱酯酶抑制剂新斯的明解救，因该药可使乙酰胆碱堆积，更延长并增强琥珀胆碱作用，加重毒性，连续用药也可产生快速耐受性。

【临床应用】

静脉注射用于各种检查，如气管内插管、气管镜、食管镜、胃镜等；静脉滴注可用于较长时间手术。

【不良反应和药疗监护须知】

1. 肌肉酸痛　由于肌束颤动时损伤肌梭所致，一般3~5日可自愈。

2. 呼吸肌麻痹　过量可引起呼吸肌麻痹，应用时需备有人工呼吸机，以便及时解救。

3. 血钾升高　由于骨骼肌持久去极化，大量$K^+$从细胞内释放入血中引起高血钾，故对血钾升高的患者，如大面积烧伤、广泛软组织损伤、偏瘫、脑血管意外等禁用，以免出现高血钾症性心搏骤停。

4. 眼内压升高　本品可使眼外肌收缩、脉络膜血管扩张，使眼压升高。故青光眼、白内障晶体摘除术患者禁用。

5. 有遗传性胆碱酯酶缺陷和有机磷酸酯类中毒的患者对本品高度敏感，易发生中毒。应慎重使用。大剂量氨基苷类和肽类抗生素具有肌松作用，不宜与本药合用。也不宜与硫喷妥钠合用。

6. 严重肝功能不全、营养不良、电解质紊乱者禁用。

7. 因本药起效快、持续时间短，应注意掌握给药剂量及速度，静脉注射时速度要慢，静脉滴注时滴速控制在20~40μg/(kg·min)。本药用量个体差异大，因此，给药剂量及静脉滴注速度均需个体化，以肌松效应为准进行调整。

8. 用药期间注意观察有无高钾血症症状，发现腹胀、精神倦怠、无力等症状，应建议医生做血钾检测。

9. 应用时密切观察血压、心率及呼吸状况，如有变化，及时向医生报告。

【制剂和用法】

氯化琥珀胆碱注射剂：50mg/ml，100mg/2ml，50~100mg/次，静脉注射时多用其2%~5%溶液；静脉滴注时可溶于生理氯化钠溶液或5%葡萄糖溶液中，稀释至0.1%浓度使用。极量：250mg/次，每次手术最大用量不宜超过500mg。

（二）非去极化肌松药

筒箭毒碱（Tubocurarine）

【药理作用和作用机制】

本品为季胺类化合物，极性大，口服无效。本类药物能与运动终板上$N_2$受体结合，但不激动受体，从而竞争性地阻断乙酰胆碱的去极化作用，使骨骼肌松弛。有以下特点。

1. 肌内注射后2~3min开始肌松，无肌束震颤。5min达高峰，持续20~40min。

2. 肌松顺序：以眼和面部肌肉最早，表现为眼睑下垂、斜视、失语、吞咽困难等；其次是颈部、四肢和躯干肌肉；呼吸肌出现最迟。肌松作用消失的顺序与前述相反。

3. 与抗胆碱酯酶药之间有拮抗作用，故过量时除进行人工呼吸外，还应用新斯的明解救。

4. 因有神经节阻断及促进组胺释放等作用，可使血压短时间下降、心率减慢、支气管痉挛及唾液分泌过多。

**【临床表现】**

主要作为全麻的辅助用药，用于胸腹部手术等。因本药来源有限并有一定缺点，现已少用。

**【制剂和用法】**

氯化筒箭毒碱注射剂：15mg/1.5ml。静脉注射6～9mg/次，重复给药时剂量需减半。

**【不良反应和药疗监护须知】**

1. 治疗量时可出现阻断神经节及促进组胺释放所引起的症状。重症肌无力、支气管哮喘、严重休克患者禁用。10岁以下儿童对此药高敏反应较多，不宜使用。

2. 本药用量因不同手术部位和个体差异剂量相差较大，应严格按医嘱掌握给药剂量。

3. 本品安全范围较小，使用时应密切观察患者血压、心率、呼吸，如有变化，及时向医生报告。

4. 手术中应注意唾液分泌，防止吸入性肺炎。并备好呼吸机及新斯的明作急救用。

## 泮库溴铵（Pancuronium）

**【药物特点及应用】**

又名本可松。肌松作用比筒箭毒碱强5倍，起效快（1～2min），持续时间短（10～15min），不阻断神经节，无组胺释放作用，但可加快心率和轻度升高血压。主要用于维持肌松和气管插管。注射剂：2mg/2ml。0.1～0.15mg/kg，静脉注射，重复给药时用量减半。

### 三、$N_1$胆碱受体阻断药（神经节阻断药）

本类药对交感和副交感神经节都有阻断作用，缺乏选择性。有用美加明（Mecamylamine）和咪噻吩（Trimethaphan）治疗高血压的，但因不良反应大，选用者很少。

## 思考题

1. 简述新斯的明的作用机制、不良反应和药疗监护内容及临床应用。
2. 试述阿托品的作用机制、不良反应和药疗监护内容及其应用。

（肖顺贞）

# 第八章

# 拟肾上腺素药和抗肾上腺素药

学习目标

**掌握：**
1. 肾上腺素、去甲肾上腺素、异丙肾上腺素和多巴胺的药理作用、作用机制、不良反应及药疗监护内容和临床应用。
2. α受体阻断药酚妥拉明的作用、不良反应及药疗监护内容和应用。
3. β受体阻断药普萘洛尔的作用、不良反应和药疗监护内容及应用。

**熟悉：**
1. 肾上腺素受体分类和各类代表药。
2. 麻黄碱的作用特点、不良反应、药疗监护内容及应用。

**了解：**
1. 间羟胺、多巴酚丁胺的作用特点、不良反应及临床应用。
2. 酚苄明、美托洛尔和比索洛尔的作用特点、不良反应及临床应用。

## 第一节 拟肾上腺素药

拟肾上腺素药是一类化学结构和药理作用与体内肾上腺素相似的胺类药物。因其作用与交感神经兴奋的效应相似，故又称拟交感胺类药。根据化学结构，本类药又可分为儿茶酚胺（cate-cholamine，CA）类和非儿茶酚胺类药物。根据药物对不同肾上腺素受体亚型的选择性，将拟肾上腺素药分为α、β受体激动药，α受体激动药和β受体激动药三大类（表8-1、表8-2）。

表8-1 拟肾上腺素药对肾上腺素受体亚型选择分布

| 被激动受体 | 药物类别 |
| --- | --- |
| 主要激动α及β受体的药 | 肾上腺素（α、β受体） |
| | 麻黄碱（α、β受体） |
| | 多巴胺（$\alpha_1$及$\beta_1$受体、DA受体） |

续表

| 被激动受体 | 药物类别 |
|---|---|
| 主要激动 α 受体的药 | 去甲肾上腺素（$α_1$、$α_2$ 及 $β_1$ 受体） |
| | 间羟胺、去氧肾上腺素、甲氧明（$α_1$ 受体） |
| | 可乐定、α-甲基多巴（$α_2$ 受体包括中枢性） |
| 主要激动 β 受体的药 | 异丙肾上腺素（$β_1$、$β_2$ 受体） |
| | 多巴酚丁胺（$β_1$ 受体） |
| | 沙丁胺醇、特布他林（$β_2$ 受体） |

表 8-2 肾上腺素系统受体分布及其效应

| | 支气管平滑肌 | 心脏 | 血管（血压） | 瞳孔 |
|---|---|---|---|---|
| α 受体 | | | 收缩↑（皮肤内脏） | 散大 |
| β 受体 | 松弛↓（子宫）$β_2$ | 兴奋↑（加强加快）$β_1$ | 舒张↓（骨骼肌）冠状小血管 | |

## 一、激动 α 和 β 受体的拟肾上腺素药

### 肾上腺素（Adrenaline）

本品性质不稳定，遇光易分解，在中性及碱性液中迅速被氧化呈粉红色或棕色而失效。口服可被破坏不能起效。皮下注射因收缩血管而吸收慢，作用可维持 1h 左右。肌内注射可扩张骨骼肌血管吸收迅速，作用可维持 10~30min。静脉注射立即生效，作用仅维持数分钟。吸收后可被去甲肾上腺素能神经末梢摄取或被组织中的儿茶酚氧位甲基转移酶（COMT）及单胺氧化酶（MAO）灭活。因此，本药的特点是起效快、作用强、持续时间短。

【药理作用和作用机制】

1. 心脏　激动心脏 $β_1$ 受体，增加心肌收缩力，传导加速，心率加快，心搏出量增加，心肌耗氧量增加。

2. 血管　激动血管平滑肌上的 $α_1$ 受体及 $β_2$ 受体。由于各类血管平滑肌上受体种类及密度不同，其效应也不一致。对小动脉及毛细血管前括约肌收缩作用明显，静脉及大动脉收缩作用较弱。而对皮肤、黏膜血管作用明显强于内脏血管。肾血管明显收缩，脑及肺血管影响不大，冠状动脉和骨骼肌血管因 $β_2$ 受体为主而扩张。

3. 血压　由于肾上腺素的强心作用及对血管的复杂作用，使血压呈"双相反应"，即先出现明显升压反应，继而弱的后扩张反应。如果先给 α 受体阻断药，则肾上腺素升压反应可翻转，呈现明显降压。

4. 平滑肌　激动 $β_2$ 受体，使支气管平滑肌舒张，尤其处在痉挛状态作用更明显。还能激动眼虹膜辐射肌上 α 受体，使辐射肌收缩，瞳孔散大。

5. 代谢　明显地增加机体的代谢。糖原分解，血糖升高。血中游离脂肪酸增高，组织耗氧增加。

【临床应用】

1. 过敏性休克　药物引起的过敏性休克属Ⅰ型变态反应，表现为小动脉扩张，毛细血

管通透性增加，全身血容量降低；心脏收缩力减弱，心率加快；支气管平滑肌痉挛引起呼吸困难等。肾上腺素通过其强大的α型和β型作用及起效快的特点，成为抢救青霉素过敏性休克的首选药。护士在使用可能引起过敏性休克的药物前，应备好本品，以备抢救用。

2. 心搏骤停　因溺水、传染病、房室传导阻滞、药物中毒或手术意外等引起的心脏骤停。在采用其他措施的同时，应用肾上腺素作心内注射以兴奋心脏，恢复窦性心率。对电击所致心脏骤停，应配合电除颤器或利多卡因等除颤。

3. 急性支气管哮喘发作　肾上腺素可激动肥大细胞及支气管平滑肌上的$β_2$受体，抑制过敏物质释放，解除支气管痉挛。同时通过激动$α_1$受体，使支气管黏膜血管收缩，降低通透性，从而减轻黏膜水肿和渗出。

4. 局部应用　将微量肾上腺素加入普鲁卡因（1∶250 000）中，可使注射部位小血管收缩，减少吸收中毒并延长局麻药作用时间。但手指、足趾、阴茎等末梢部位手术时禁加肾上腺素。如鼻黏膜出血或齿龈出血可用浸有0.1%肾上腺素纱布或棉球填塞局部起止血作用。

【不良反应和药疗监护须知】

1. 治疗量常可见烦躁、焦虑、心悸、皮肤苍白、出汗等，停药后可消失。大剂量可出现血压骤升、搏动性头痛、脑出血及室颤等。心律失常、高血压、脑动脉硬化、器质性心脏病、甲状腺功能亢进症及糖尿病患者禁用。

2. 药疗监护须知

（1）本药性质不稳定，遇光易分解，应避光贮存于阴凉处，可保存2年。如氧化变为粉红色或棕色不可用。

（2）本药属剧毒类药物，使用时注意给药剂量及途径。一般用1∶1000（1mg/ml）肾上腺素注射剂皮下或肌内注射，病情需要时，30～60min后可再注射一次，如需要时稀释后缓慢注入。皮下及肌内注射时注意抽回血，以免误入血管引起不良反应。

（3）给药后密切观察患者血压、脉搏、面容及情绪。用吸入给药法治疗哮喘，应注意测量血压、脉搏，以估计药物吸收情况。用药半小时内如哮喘不见缓解，甚或出现气道阻塞、呼吸困难，应及时报告医生。

【制剂和用法】

盐酸肾上腺素：注射剂：0.5mg/0.5ml、1mg/ml。皮下注射0.25～1.0mg/次。必要时心室内注射0.25～1.0mg/次。皮下注射极量为1mg/次。

## 多巴胺（Dopamine，DA）

【药理作用和应用】

化学性质不稳定，口服无效。多巴胺为去甲肾上腺素（NA）的合成前体物，可直接激动α和β受体及外周靶细胞上的多巴胺受体，对$β_2$受体作用很弱。消除迅速，$t_{1/2}$为1～2min。

1. 心脏　激动心脏$β_1$受体，并能促进肾上腺素能神经末梢释放NA，兴奋心脏，使心肌收缩力加强，输出量增加，对心率影响较小。多巴胺上述作用和诱发心律失常作用较去甲肾上腺素和异丙肾上腺素为弱。

2. 血管和血压　与用量密切相关，小剂量多巴胺静脉滴注主要激动多巴胺受体及$β_1$受体，使收缩压增高，对舒张压影响不大。大剂量静脉滴注显著激动$β_1$受体和α受体，兴奋心脏及皮肤黏膜血管收缩，外周阻力增加，血压升高。

3. 肾　小剂量多巴胺可激动肾多巴胺受体，使肾血管扩张，肾血流量及肾滤过率均增加，还能直接抑制肾小管对钠重吸收，可排钠利尿。

主要用于治疗各种休克，如心源性休克、感染性休克和出血性休克等。特别对心收缩功能低下，少尿或无尿者更适用。如能及时补充血容量，纠正酸中毒，则效果更好。与利尿剂配伍应用，可治疗急性肾衰竭，增加尿量，降低血中非蛋白氮含量。

【不良反应和药疗监护须知】

1. 治疗剂量多巴胺不良反应轻。但静脉滴注速度过快或剂量过大，可出现心动过速，头痛，高血压，甚至心律失常，减慢滴速或停滴可缓解或消失。静脉滴注局部可在给药后数小时发生组织水肿、变黑或坏死。高血压、动脉硬化、冠心病及甲状腺功能亢进症患者应慎用或禁用。

2. 药疗监护须知

(1) 严格执行医嘱，因加药方法不同，药液浓度差异，应将多巴胺溶于全部稀释液中。

(2) 做静脉穿刺时，药液不得外漏至组织中，以免局部组织缺血坏死。最好先做穿刺，再从瓶口加入药液。

(3) 应用本品前需先用全血或血浆纠正血容量。治疗时尽量用最小剂量及最短时间，时间越短，预后越好。

(4) 静脉滴注速度宜先慢速开始逐渐增加，最大滴速为 $20\mu g/(kg \cdot min)$。滴速过快可引起局部血管收缩及其他不良反应。在静脉滴注过程中应监测血压、心率、节律、尿量及患者状态。如因滴速过快出现心动过速、头痛等症状，可酌情减慢滴速或停止滴入。静脉滴注结束后仍需观察，发现水肿等情况应局部进行热敷或用 α 受体阻断剂。

【制剂和用法】

盐酸多巴胺：注射剂：20mg/2ml。20mg/次，稀释于 5％葡萄糖溶液 250～500ml 内静脉滴注，极量为 $20\mu g/(kg \cdot min)$。

## 麻黄碱（Ephedrine）

麻黄碱激动 α 及 β 受体，并能促进肾上腺素能神经末梢释放去甲肾上腺素，本药与肾上腺素具有相似药理作用。口服易吸收，其特点是起效慢，作用弱，持续时间长，并可通过血-脑屏障，引起中枢兴奋。主要用于防止硬膜外麻醉、腰麻引起的低血压，轻度哮喘或预防哮喘发作及各种原因引起的充血性鼻塞（滴鼻）。常用制剂为盐酸麻黄碱，片剂：15mg/片，25mg/片，30mg/片。15～30mg/次，3 次/日。注射剂：30mg/ml，皮下注射或肌内注射。口服极量 60mg/次，150mg/d。0.5％～1％溶液剂，供滴鼻用。

【不良反应和药疗监护须知】

1. 不良反应　较大剂量可引起兴奋、焦虑、失眠。短期内反复应用易引起快速耐受性。

2. 药疗监护须知

(1) 在防治局麻药引起的低血压时，用药前后均应监测血压及脉搏。

(2) 为避免失眠，不要在晚饭后服用本品。若晚间服用，常须加服镇静催眠药如苯巴比妥。

(3) 本药有增强肾上腺素作用，如在数小时内合并应用肾上腺素，建议医生减少肾上腺素用量。

(4) 患者用滴鼻剂（萘甲唑啉）时，需先将鼻涕擤净，清除鼻腔后将头后仰，药滴入后，不要使药物入喉而吞入胃中，以免吸收出现全身反应，尤其老人要注意，一般用后立即感到鼻腔气流通畅。但应忠告患者不宜多用，如长期反复多次用，可引起反射性鼻黏膜肿胀而更加不适，最多连用3日。

（5）老年患者和前列腺肥大者用本药易引起急性尿潴留，老年人用药前先排空膀胱。如有排尿困难，应向医生报告及时处理。

## 二、主要激动α受体的拟肾上腺素药

### 去甲肾上腺素（Noradrenaline，NA）

去甲肾上腺素的化学性质和体内过程与肾上腺素相似，口服易被破坏，皮下或肌内注射使局部血管强烈收缩，易引起组织坏死。仅采用稀释静脉滴注。可用于药物中毒性低血压、神经性休克早期及上消化道出血的患者（后者需稀释口服产生局部止血）。常用制剂为重酒石酸钠去甲肾上腺素，注射剂：2mg/ml 和 10mg/2ml。将药液稀释于5%葡萄糖溶液500ml中静脉滴注。

【药理作用和作用机制】

主要激动α受体，对$β_1$受体作用较弱，对$β_2$受体也只有微弱的激动作用。

1. 心脏　激动心脏$β_1$受体使心收缩力加强，心输出量增多，心率加快，心肌耗氧量增加，但较肾上腺素弱，整体下可反射性引起心率减慢。

2. 血管和血压　除冠状血管外，对其他小动脉、小静脉强烈收缩，以皮肤、黏膜血管收缩最显著，其次，肾、肠系膜、脑、肝、骨骼肌血管也有收缩作用。总外周阻力明显增加，收缩压、舒张压均升高。冠状血管扩张是因心脏兴奋，代谢产物腺苷增多所致。小剂量静脉滴注，收缩压明显升高，舒张压略升，脉压增大。

【不良反应和药疗监护须知】

1. 不良反应多，可因浓度过高，药液外漏，静脉滴注时间过长等引起局部血管强烈收缩，局部缺血坏死和急性肾衰竭。高血压、动脉硬化、冠心病、少尿或无尿休克患者禁用。

2. 药疗监护须知

（1）做静脉穿刺时药液勿外溢，以免引起组织坏死。静脉滴注时间不能过长，浓度不应过高，观察给药部位有无水肿、变白等缺血表现，必要时需及时更换注射部位。选用大而弹性好的血管。禁用手部或关节周围的血管。

（2）严格控制点滴速度，以收缩压维持在90mmHg（12kPa）为宜。以4～8μg/min速度滴入，极量为25μg/min。用药过程中，监视血压及尿量、末梢循环状态（皮肤温度、颜色，特别是耳轮、嘴唇、甲床等的色泽），尿量少于25ml/h时，向医生报告。

（3）每隔1h观察一次注射部位，出现局部水肿、皮肤苍白应立即热敷，并酌情用α受体阻断剂酚妥拉明对抗。静脉滴注结束后，注意观察突然停药引起的血压下降。

（4）本品为无色液体，一旦出现颜色就不宜使用。宜单独使用，与多种药物有配伍禁忌。

### 间羟胺（Metaraminol）

又称阿拉明（Aramine）。为人工合成品，直接激动α受体，对β受体作用弱，还能促进去甲肾上腺素释放，间接发挥拟肾上腺素作用。与去甲肾上腺素作用相同，但作用缓和而持久，对心脏及肾血管作用弱，因不易引起心律失常及少尿，常替代去甲肾上腺素用于休克早期和低血压。常用制剂为重酒石酸间羟胺，注射剂：10mg/ml，50mg/ml。肌内注射，10～20mg/次，静脉滴注10～40mg加入5%葡萄糖溶液100～500ml中，极量为100mg/次。

药疗须知参见去甲肾上腺素节。

## 去氧肾上腺素（Phenylephrine）及甲氧明（Methoxamine）

上述两药都是直接激动α受体使血管收缩、血压升高，并反射性地减慢心率。可用于休克早期、低血压及阵发性室上性心动过速。去氧肾上腺素还有短效的散瞳作用，且不升高眼内压和调节麻痹。药疗须知参见去甲肾上腺素相关内容。

## 三、主要激动β受体的拟肾上腺素药

### 异丙肾上腺素（Isoprenaline）

**【药理作用和作用机制】**

又称喘息定，为人工合成品，常用其盐酸盐或硫酸盐。口服无效，一般采用静脉滴注，亦可舌下或喷雾吸入。本药对$β_1$及$β_2$受体均有强大的激动作用，对α受体几乎无作用。使心脏兴奋，对心肌收缩力、输出量、传导、心率及耗氧量明显增加。骨骼肌血管显著舒张，肾、肠系膜、脑及冠状血管不同程度舒张。异丙肾上腺素可致支气管平滑肌松弛（痉挛时作用更明显），促进糖原和脂肪分解，增加组织氧耗。

**【临床应用】**

1. 心搏骤停和房室传导阻滞　用于溺水、电击、手术意外及药物中毒等所引起的心脏骤停。也可用于治疗Ⅱ、Ⅲ度房室传导阻滞。

2. 休克　需在补充血容量基础上用药，适用于心输出量低下和外周阻力较高的休克患者，但不能明显改善组织微循环障碍。同时显著增加心肌耗氧量及心率，对休克不利，现已少用。

3. 支气管哮喘　采用气雾吸入或舌下，能迅速控制急性发作。

**【不良反应和药疗监护须知】**

1. 不良反应　本药常引起心悸、头痛、头晕。对哮喘缺氧患者用量过大或过于频繁，更易引起心律失常，诱发心绞痛。长期反复应用易产生耐受性。哮喘患者长期自行滥用本品可引起猝死。冠心病、心肌炎及甲状腺功能亢进症患者禁用。

2. 药疗监护须知

(1) 本品起效快、作用强、持续时间长，用药后应密切关注心率，以保持在110次/分以下为宜，以免引起心室颤动。可通过调整滴速控制。

(2) 对因哮喘而自用气雾剂及舌下含片者，应嘱其按医嘱规定的用药次数及剂量，擅自增大剂量可致室颤及猝死。雾化器喷后立即漱口，以免对口腔及喉造成刺激。如由舌下含服，应告诉患者将药放于舌下后任其自行溶化、吸收，不可吮吸，不要把唾液咽下，否则可引起上腹部疼痛，待药物完全吸收后漱口。

(3) 反复应用，可对本类药物中扩张支气管作用的药物产生交叉耐受性，用药效果不佳。应建议医生更换其他平喘药。

**【制剂和用法】**

盐酸异丙肾上腺素：注射剂：1mg/ml。1～2mg 稀释于5％葡萄糖溶液200～500ml 中静脉滴注，0.5～2ml/min。舌下含片：10mg/片。10～5mg/次，30～45mg/d。气雾剂：0.25％，20ml。喷雾吸入，每次不超过0.5ml。极量：舌下及喷雾吸入为20mg/次，60mg/d。

### 多巴酚丁胺（Dobutamine）

口服无效，一般静脉滴注给药。选择性激动 $β_1$ 受体而兴奋心脏，使心肌收缩力加强，心输出量增加，而对心率影响不大。$t_{1/2}$ 约 2min。主要用于治疗心肌梗死并发心功能不全，使心肌收缩力加强，增加心输出量及继发使尿量增加。控制滴速时，一般比较安全。当滴速过快或浓度过高，可引起心率加快或房室传导加快，少数出现心悸，偶可见心律失常。房颤患者禁用。注射液：250mg/50ml，加入 250ml 或 500ml 的 5% 葡萄糖溶液。以 2.5～10μg/kg 速度静脉滴注。

【药疗监护须知】

1. 给药期间应监测血压及心电图。血压明显波动或心率过快应减慢滴速，并及时报告医生。

2. 本药不宜与碱性药物配伍应用。与催产素合用可致血压升高。

### 沙丁胺醇（Salbutamol）和特布他林（Terbutaline）

选择性激动支气管 $β_2$ 受体，使支气管扩张，对 $β_1$ 受体影响弱，用于防治支气管哮喘（见第二十六章）。

## 第二节　抗肾上腺素药

抗肾上腺素药（Antiadrenergic Drugs）又称肾上腺素受体阻断药，是一类对肾上腺素受体有较强亲和力，但缺乏或仅有微弱内在活性的药物。因此，药物与受体结合后，即阻碍去甲肾上腺素或拟肾上腺素药与受体结合，从而产生拮抗作用。根据药物对受体的不同选择性，可分为 α 受体阻断药和 β 受体阻断药两大类。

### 一、α 受体阻断药

α 受体阻断药根据其对 α 受体亚型（$α_1$ 和 $α_2$ 受体）的选择性不同可分为非选择性 α 受体阻断药和选择性 α 受体阻断药。①非选择性 α 受体阻断药，即对 $α_1$ 和 $α_2$ 受体都有阻断作用，由于作用时间长短不同，又分为短效 α 受体阻断药如酚妥拉明、妥拉唑啉和长效 α 受体阻断药如酚苄明。短效类与受体结合疏松，阻断作用较弱，维持时间短，可被大量儿茶酚胺或拟肾上腺素药竞争拮抗其作用，又称竞争性 α 受体阻断药。长效类与受体结合牢固，阻断作用强，起效慢，维持时间长（3～4 日），大剂量儿茶酚胺也难以完全拮抗其阻断作用，又称非竞争性 α 受体阻断药。②选择性 α 受体阻断药，又可分为 $α_1$ 受体阻断药如哌唑嗪和 $α_2$ 受体阻断药如育亨宾。

#### （一）非选择性 α 受体阻断药

##### 酚妥拉明（Phentolamine）、妥拉唑啉（Tolazoline）和酚苄明（Phenoxybenzamine）

【药理作用】

1. 血管和血压　本类药可阻断血管平滑肌 $α_1$ 受体，直接舒张血管平滑肌，使血管舒张（小动脉和小静脉），外周阻力降低，血压下降。

2. 心脏  因舒张血管，降低血压，反射性兴奋心脏。此外，本类药还阻断心脏交感神经末梢突触前膜 $\alpha_2$ 受体，致使去甲肾上腺素释放增多，激动心脏 $\beta_1$ 受体使心脏兴奋。对心血管系统酚苄明起效慢，作用强而持久。酚妥拉明和妥拉唑啉作用弱而短暂，有拟胆碱作用（胃肠平滑肌兴奋蠕动增加）和组胺样作用（胃酸分泌增加，皮肤潮红）。酚苄明有较弱的抗组胺作用。

【临床应用】

1. 外周血管痉挛性疾病  如肢端动脉痉挛的雷诺综合征，血栓闭塞性脉管炎及静脉滴注去甲肾上腺素外漏引起局部血管痉挛等。

2. 抗休克  本类药能解除小血管痉挛，增加组织血流灌注，降低心脏前后负荷，改善心功能，降低氧耗量。此外还能增加心肌收缩力和心输出量。因此，α受体阻断药适用于有明显血管痉挛、外周血管阻力高、心排血量低、尿少、并发肺水肿、血压不低于 90/70mmHg（12/9.3kPa）的感染性休克和出血性休克患者。血压过低的患者不宜应用本类药。用药前必须补足血容量。

3. 急性心肌梗死和充血性心力衰竭  可解除心功能不全时小动脉和小静脉的反射性收缩，使外周阻力下降、心输出量增加、降低心脏前后负荷，可缓解心力衰竭及肺水肿症状。

4. 嗜铬细胞瘤  用于诊断嗜铬细胞瘤及治疗其所致的高血压发作，包括手术切除时出现的高血压，也可根据血压对本品的反应用于协助诊断嗜铬细胞瘤。

【不良反应及药疗监护须知】

1. 可引起体位性低血压，一旦发生应平卧，采用头低足高位，必要时给予去甲肾上腺素，严禁使用肾上腺素。酚妥拉明和妥拉唑林有拟胆碱作用，可引起腹痛、腹泻、胃酸增多、呕吐等症状。注射给药偶引起心动过速、诱发心绞痛等。冠心病、消化性溃疡患者慎用。酚苄明可引起嗜睡、疲乏、心悸、鼻塞等症状。酚苄明刺激性强，不能肌内注射或皮下注射，只能口服及静脉滴注。

2. 用药前及用药过程中监测血压脉搏变化，调整滴速及用量，以免中毒。

【制剂和用法】

1. 甲磺酸酚妥拉明  注射剂：5mg/ml、10mg/ml。肌内或静脉注射，5mg/次，或用葡萄糖溶液稀释后以 0.3mg/min 的速度静脉滴注。片剂：25mg/片。25～50mg/次，3 次/日。

2. 盐酸妥拉唑啉  注射剂：25mg/ml，肌内注射，25mg/次。片剂：25mg/片，25mg/次，3 次/日。

3. 酚苄明  胶囊剂：10mg/粒，10～20mg/次，3 次/日。注射剂：100mg/2ml，因刺激性强，不宜皮下或肌内注射。一般按 0.5～1mg/kg 以 5％葡萄糖溶液 200～500ml 稀释后静脉滴注，注意根据血压变化情况控制滴速。

(二) $\alpha_1$ 受体阻断药

哌唑嗪（Prazosin）和特拉唑嗪（Terazosin）

为人工合成品，对 $\alpha_1$ 受体有较强选择性阻断作用。具有扩张血管，外周阻力下降，血压下降，对心率加快影响小，用于治疗高血压和顽固性心功能不全。

## 二、β受体阻断药

β受体阻断药根据其对β受体亚型（$β_1$ 和 $β_2$ 受体）的选择性不同，又可分为非选择性β受体阻断药和选择性 $β_1$ 受体阻断药。①非选择性β受体阻断药，即对 $β_1$ 和 $β_2$ 受体都有阻断作用，无明显差别。有普萘洛尔（Propranolol，心得安），吲哚洛尔（Pindolol，心得静），阿普洛尔（Alprenolol，心得舒），氧烯洛尔（Ox-prenolol，心得平），噻吗洛尔（Timolol，噻吗心安），索他洛尔（Sotalol，甲磺胺心定），纳多洛尔（Nadolol，羟萘心安）等。②选择性 $β_1$ 受体阻断药，而对 $β_2$ 受体阻断作用很弱或几无作用，有美托洛尔（Metoprolol，甲氧乙心安），阿替洛尔（Atenolol，氨酰心安），醋丁洛尔（Acebutolol，醋丁酰心安），艾司洛尔（Esmolol）等（表8-3）。

表8-3 常用β受体阻断药的作用比较和药动学参数

| 药物 | β受体阻断作用 | | | 内在拟交感活性 | 膜稳定作用 | 生物利用度（%） | $t_{1/2}$（h） | 主要消除途经 |
|---|---|---|---|---|---|---|---|---|
| | $β_1$ | $β_2$ | 效价 | | | | | |
| 非选择性β受体阻断药 | | | | | | | | |
| 普萘洛尔 | + | + | 1.0 | − | ++ | 30 | 3~4 | 肝 |
| 阿普洛尔 | + | + | 0.3~1.0 | ++ | + | 20 | 2~5 | 肝 |
| 氧烯洛尔 | + | + | 0.5~1.0 | ++ | + | 40 | 2~3 | 肝 |
| 吲哚洛尔 | + | + | 5~10 | ++ | + | 90 | 3~4 | 肝、肾 |
| 噻吗洛尔 | + | + | 5~10 | − | − | 75 | 4~5 | 肝 |
| 索他洛尔 | + | + | 0.3 | − | − | | | |
| 纳多洛尔 | + | + | 0.5 | − | − | 30 | 14~24 | 肾 |
| 选择性 $β_1$ 受体阻断药 | | | | | | | | |
| 美托洛尔 | + | − | 0.5~2.0 | − | ± | 50 | 3~4 | 肝 |
| 阿替洛尔 | + | − | 1.0 | − | − | 40 | 6~9 | 肾 |
| 醋丁洛尔 | + | ± | 0.3 | + | − | 40 | 2~4 | 肝 |
| 艾司洛尔 | + | − | 短效 | − | | 静脉给药 | 8分 | 红细胞 |

【药理作用】

1. β受体阻断作用 本类药物均能选择性阻断β受体，出现心脏抑制（心脏收缩力减弱、心率减慢、心输出量减少、传导减慢、心肌耗氧量减少），支气管平滑肌收缩（对哮喘患者易诱发或加重哮喘发作），抑制肾素分泌、糖原和脂肪分解。

2. 内在拟交感活性 有些药物如吲哚洛尔、氧烯洛尔、阿普洛尔、醋丁洛尔，在阻断β受体的同时，还具有微弱的β受体激动作用，称为内在拟交感活性。此类药物的β受体阻断作用表现较弱。

3. 膜稳定作用 β受体阻断药在极高浓度时能降低细胞膜对离子的通透性，其临床应用意义不大。

4. 抗血小板聚集作用 有些药物如普萘洛尔等具有明显的抗血小板聚集作用。

【临床应用】

1. 抗心绞痛  对心绞痛有良好疗效（详见第二十章）。

2. 抗心律失常  对多种原因引起的室上性和室性心律失常均有效（详见第十九章）。

3. 抗高血压  能使高血压患者血压下降，并使心率减慢，不易发生体位性低血压（详见第二十一章）。

4. 其他  用于甲状腺功能亢进症及甲状腺中毒辅助治疗，噻吗洛尔局部滴眼可降低眼内压治疗青光眼。

【体内过程】

脂溶性高的普萘洛尔、阿普洛尔、氧烯洛尔、美托洛尔、噻吗洛尔等口服吸收快而完全，但首过效应大，个体差异大，故用量应个体化。脂溶性低的药如阿替洛尔、纳多洛尔、醋丁洛尔等口服吸收差，首过效应小。

【不良反应和药疗监护须知】

1. 常见不良反应

(1) 恶心、呕吐、轻度腹泻。

(2) 严重不良反应为心脏抑制，因个体差异大，在给药初期、用小剂量时突然出现，尤其注射给药。

(3) 个别可出现过敏反应如皮疹、血小板减少等。诱发或加重支气管哮喘。

(4) 长期用药突然停药后，因β受体长期被阻断而产生"反跳现象"，病情明显恶化，如高血压患者血压升高。

(5) 心功能不全、窦性心动过缓、重度房室传导阻滞、心肌梗死、支气管哮喘及肝功不良者均应慎用本类药物。

2. 药疗监护须知

(1) 本类药物中有些药物个体差异大，除按医嘱从小剂量开始给药外，观察重点为心率，心率不能低于 50 次/分，心率过低及时向医生报告。

(2) 给药前观察患者有无过敏、气喘及心力衰竭，用药期间密切观察患者各种不良反应。

(3) 本类药物多通过肝、肾消除，定期查肝、肾功能及追踪血糖变化。对长期服药患者，还应注意本类药品对检验的干扰作用。

(4) 对长期用药患者不能突然停药，应在两周内逐渐减量，以免诱发心绞痛加剧、血压骤升、烦躁等停药反应。

(5) 对使用本类药物的糖尿病患者，本类药物可掩盖低血糖休克所引起的心动过速、出汗等症状。

(6) 凡需静脉注射本类药时，速度宜慢，并应准备好急救设备和药物，以防止低血压、气管痉挛、哮喘及心力衰竭等反应。

【制剂和用法】

1. 盐酸普萘洛尔（心得安）  片剂：10mg/片，治疗心绞痛及高血压，口服 10mg/次，3 次/日，每 4～5 日增加 10mg，直至每日剂量达到 80～100mg 或至症状明显减轻和改善。治疗心律失常，口服，10～20mg/次，3 次/日。注射剂：5mg/5ml，5mg/次，以 5% 葡萄糖溶液 100ml 稀释静脉滴注，按病情调整滴注速度。

2. 马来酸噻吗洛尔  片剂：5mg/片，10mg/片，20mg/片。初始剂量口服 10mg/次，

2次/日，维持剂量20～40mg/d，0.25%滴眼剂，1滴/次，2次/日。

3. 阿替洛尔（氨酰心安）　25mg/片，50mg/片，100mg/片。1次/日，口服，每次25～100mg。青光眼患者用4%溶液滴眼。

4. 美托洛尔（倍他乐克）　50mg/片，100mg/片。针剂：5mg/ml。缓释片：100mg/片，200mg/片，个体差异大，剂量应个体化，用于高血压。初始剂量：口服，100mg/次，1次/日，维持量100～200mg/次，1次/日，必要时可增至400mg/d。静脉注射用于心律失常，开始时5mg/次，推注速度1～2mg/min，隔5min可重复注射，直至生效。总量一般为10～15mg。

5. 比索洛尔（康可、搏苏）　片剂：5mg/片，10mg/片。口服5～20mg/次，一日1次。大多数患者每次用5～10mg。本品对心脏选择性作用强，是普萘洛尔的4倍，是美托洛尔的5～10倍。本品口服吸收完全，生物利用度为50%，半衰期为10～12h。临床主要用于治疗高血压、心绞痛及预防心肌梗死等。

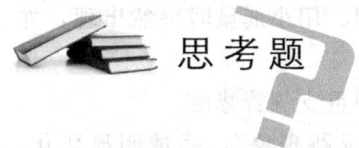

1. 试述肾上腺素治疗过敏性休克的药理学基础。
2. 简述普萘洛尔的药理作用、应用、主要不良反应及药疗监护内容。

（肖顺贞）

# 第九章

# 局部麻醉药

学习目标

**掌握：**
局部麻醉药的不良反应。
**熟悉：**
局部麻醉药的特点。
**了解：**
局部麻醉方法的特点。

## 第一节 概 述

局部麻醉药简称局麻药，能可逆的阻断神经冲动的产生和传导，在意识清醒的条件下，使有关神经支配的相应区域出现暂时性、可逆性痛觉及其他感觉丧失，作用结束后，神经功能完全恢复。本类药对肌肉及神经无损害。

【药物作用和作用机制】

局麻药在低浓度时能阻断感觉神经冲动的发生及传导，较高浓度时对周围神经、中枢神经、躯体运动神经及自主神经都有阻断作用。一般细的无髓鞘神经纤维比粗的纤维对局麻药的作用更敏感。

局麻药主要作用于神经细胞膜，可控制 $Na^+$ 通道，抑制其内流，阻止动作电位的产生和神经冲动的传导，产生局麻作用。

【局部麻醉方法】

1. 表面麻醉　是将穿透性强的局麻药涂于黏膜表面，麻醉黏膜下神经末梢。用于眼、鼻、口腔、咽喉、气管、食管和泌尿生殖道黏膜的浅表手术，常选用穿透性较强的丁卡因。

2. 浸润麻醉　是将局麻药注入手术区域皮下，麻醉局部神经末梢。为延长药物作用时间，减轻药物吸收入血引起的毒性反应，可在溶液中加入少量肾上腺素。该麻醉方法的缺点是用量较大，麻醉区域小，可选用利多卡因、普鲁卡因。

3. 传导麻醉　又称阻滞麻醉，是将局麻药注射到外周神经干周围，麻醉神经干，阻断神经冲动的传导，使该神经干所支配的区域痛觉减轻或消失。传导麻醉需要局麻药浓度高，但用量小,麻醉区域大,麻醉完全,可选用利多卡因、普鲁卡因和布比卡因。

4. **蛛网膜下隙麻醉** 又称脊髓麻醉或腰麻,是将药物注入蛛网膜下隙,麻醉脊神经根。脊髓麻醉可引起头痛、血压降低,可用麻黄碱来预防血压降低,主要危险是药物进入颅腔引起呼吸抑制,可选用利多卡因、丁卡因和普鲁卡因。

5. **硬膜外麻醉** 是将药液注入硬模外腔麻醉神经根,药液不扩散至脑组织,可选用利多卡因、布比卡因。

### 知识链接

区域镇痛是指利用外周神经阻滞技术联合应用麻醉药和镇痛药用于围手术期镇痛的方法。通常用酰胺类局麻药与阿片类镇痛药,如布比卡因、左旋布比卡因、罗哌卡因与芬太尼,其中罗哌卡因具有感觉和运动阻滞分离的特点,使其成为区域镇痛的首选药。

【不良反应和药疗监护须知】

1. 在一定时间内,若进入机体药量过大,血内药物浓度过高,可引起中枢神经系统先兴奋后抑制,使呼吸系统及循环系统受到相应影响,发生狂躁、头痛、恶心、呕吐、惊厥甚至进入昏迷,早期呈精神异常,兴奋不安,血压升高,心动过速等表现,然后血压下降,心动过缓,循环衰竭,呼吸停止。因此,在用药过程中要掌握好用药时间和用药剂量,若发现早期中毒症状,应及时抢救,如加压给氧、输液、给予苯二氮䓬类药物或硫喷妥钠,中毒症状经处理已控制后,还应注意复发的可能,应密切观察。

2. 过敏反应:可在给药后数分钟内出现皮肤潮红、荨麻疹、哮喘、甚至休克;也可在给药后数小时出现头痛、面、舌、颈、咽喉处的黏膜水肿,并伴有轻重不等的全身症状。故用药前应询问患者有无过敏史,有过敏史者禁用;首次应用前应做皮试,阳性者禁用;有过敏症状时,立即停药,静脉注射肾上腺素、吸氧和给予抗过敏药物。

## 第二节 常用药物

### 知识链接

常用局麻药在化学结构上由芳香族环、中间链及胺基团组成,根据中间链为酯类或酰胺链将局麻药分为酯类和酰胺类。酯类局麻药有普鲁卡因、丁卡因,酰胺类有利多卡因、布比卡因、罗哌卡因。酰胺类局麻药过敏反应较酯类局麻药少。

## 普鲁卡因（Procaine）

又名奴佛卡因，白色结晶性粉末，易溶于水，其水溶液不稳定，光照及受热、久贮变黄后，均使局麻效能降低。本药毒性小，对组织无刺激，因对黏膜穿透力差，一般不用于表面麻醉。本品易出现过敏反应。

【制剂及用法】

盐酸普鲁卡因：注射液 25mg/10ml、50mg/10ml、100mg/10ml、40mg/2ml，150mg/支（粉针）。浸润麻醉选用 0.5％左右的溶液，神经传导阻滞用 2％，一次量以 1g 为限；加入少量肾上腺素可延长作用时间；3％～5％溶液用作蛛网膜下隙阻滞麻醉。

【相互作用】

与磺胺类药物合用，可对抗其抗菌作用；与强心苷合用，增加后者对心脏的毒性；与葡萄糖配伍，局麻效力降低；与碱性药液混合，产生配伍禁忌。

## 利多卡因（Lidocaine）

又名赛罗卡因，为盐酸盐水溶液，本药局麻效力和对黏膜穿透力较强，显效快而持久，可用于各种局麻方法。由于扩散力快而强，麻醉范围不易控制，故一般不用于腰麻。该药除应用于局麻外，还可用于治疗心律失常。

【制剂及用法】

盐酸利多卡因：注射液 100mg/5ml，400mg/20ml。表面麻醉浓度为 2％～4％，局部浸润麻醉用 0.25％～0.5％，神经阻滞麻醉为 1％～2％，成人一次限量 400mg。

## 丁卡因（Tetracaine）

又名地卡因，为盐酸盐水溶液，遇热分解失效。久贮浑浊后不能使用。本药穿透力强，作用持久；但因其毒性大，一般不用于浸润麻醉。

【制剂及用法】

盐酸丁卡因：注射液 50mg/5ml。常用浓度为 1％～3％，滴眼为 0.5％～0.3％，成人限量一次 60mg。

## 布比卡因（Bupivacaine）

又名麻卡因，为长效局麻药，盐酸盐水溶液稳定，麻醉作用强。可用于硬膜外阻滞和腰麻，局部浸润麻醉和神经阻滞浓度为 0.125％～0.25％，成人一次限量为 150mg。

## 罗哌卡因（Ropivacaine）

又名耐乐品，为长效局麻药，常用于浸润麻醉、传导麻醉、硬膜外麻醉。较少引起心脏毒性。一定剂量下可使感觉和运动阻滞分离。为盐酸盐水溶液，常用浓度为 0.5％～1％，浸润麻醉用 0.5％溶液，总量 100～200mg。

常用局麻药的比较见表 9-1。

表 9-1 常用局麻药的比较

| 项目 | 药名 | | | |
|---|---|---|---|---|
| | 普鲁卡因 | 利多卡因 | 丁卡因 | 布比卡因 |
| 麻醉强度 | 1 | 2 | 10 | 10 |
| 毒性 | 1 | 2 | 10 | 5～8 |
| 组织穿透力 | 弱 | 强 | 强 | 弱 |
| 弥散性能 | 弱 | 强 | 强 | 强 |
| 维持时间 | 45～60min | 1.5h | 3h | 5～6h |
| 一次限量（mg） | 1000 | 400 | 60 | 150 |
| 临床应用 | 浸润麻醉、蛛网膜下腔麻醉（腰麻）、传导麻醉、硬膜外麻醉 | 表面麻醉、传导麻醉、浸润麻醉、硬膜外麻醉 | 表面麻醉、传导麻醉、腰麻、硬膜外麻醉 | 浸润麻醉、传导麻醉、硬膜外麻醉 |

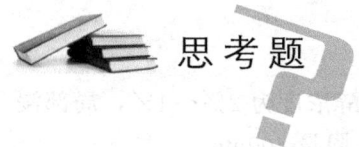

思考题

1. 局麻药吸收入血可引起哪些不良反应？如何防治？
2. 局麻药过敏反应有哪些症状？如何防治？

（王瑞婷）

# 第十章 镇静催眠药

## 学习目标

**掌握：**
苯二氮䓬类药物的药理作用、临床应用、不良反应和药疗监护须知。

**熟悉：**
巴比妥类药物的作用特点、临床应用、不良反应和药疗监护须知、急性中毒的解救。

**了解：**
其他镇静催眠药的作用特点。

镇静催眠药是一类能引起镇静和催眠作用的药物。镇静药对中枢神经抑制，使兴奋、不安及烦躁的情绪得到控制。催眠药能较快、较深地抑制中枢神经系统，引起类似正常的睡眠状态，从而改善睡眠（包括加速入睡时间、延长睡眠时间及提高睡眠质量等）。本类药物常具有抗焦虑作用。

### 知识链接

**生理睡眠与反跳现象**

正常生理睡眠分为非快动眼睡眠（NREMS）和快动眼睡眠（REMS）两个时相。NREMS时相呼吸、循环稳定，无眼球的运动，有助于体力恢复和生长发育；REMS时相呼吸、循环功能加强，眼球运动活跃，翻身、手足徐动、多梦等，有利于智力恢复和发育。两个时相交替出现，形成睡眠周期。如果药物（如巴比妥类药物）缩短REMS时相，久用停药可出现REMS时相反跳性延长，出现多梦和焦虑现象即反跳现象，导致患者有继续用药的愿望，易产生依赖性。

过去广泛应用巴比妥类，由于其易产生耐药性及依赖性，长期应用时可产生慢性中毒，目前临床已较少应用。当前应用较广的是苯二氮䓬类及新型的催眠药，如半酒石酸唑吡坦（思诺思）及佐匹克隆（忆梦返）等。

## 第一节 苯二氮䓬类

苯二氮䓬类（Benzodiazepines，BDZ）药物近年来发展甚快，国内目前常用的有地西泮（安定）、氯氮䓬（利眠宁）、硝西泮（硝基安定）、艾司唑仑（舒乐安定）、阿普唑仑（佳静安定）、氯硝西泮（氯硝安定）、氟西泮（氟安定）、咪哒唑仑（力月西）、劳拉西泮（罗拉）及奥沙西泮（舒宁）等。各种苯二氮䓬类药物作用相似。

### 地西泮（Diazepam）

【药理作用和作用机制】

1. 抗焦虑作用　地西泮又名安定，小剂量能减轻或消除焦虑不安、精神紧张及恐惧，对各种原因引起的焦虑症状有显著疗效。其抗焦虑作用可能与其对脑的边缘系统功能影响有关。BDZ对海马和杏仁核部位具有高度选择作用，作用部位主要在中枢神经系统γ-氨基丁酸（GABA）能神经末梢的突触部位，BDZ与突触后膜上的苯二氮䓬受体结合后，可改变GABA调控蛋白的构象，增强GABA与其受体的亲和力，激活GABA受体，使氯离子通道开放，增强GABA能神经的抑制效应。BDZ药物增强中枢GABA递质的抑制作用与其镇静、抗焦虑、催眠、抗惊厥及中枢性肌松作用密切相关。

2. 镇静催眠作用　中等剂量有明显的镇静催眠作用，对各期睡眠均有不同程度的影响。可缩短入睡时间，延长睡眠持续时间，减少觉醒次数。与巴比妥类催眠药相比较，地西泮等BDZ药物的优点是：①对呼吸影响小，大剂量不引起麻醉；②对肝药酶无诱导作用；③嗜睡等不良反应轻；④耐受性和依赖性轻；⑤停药后反跳现象比巴比妥类轻。目前已是临床最常用催眠药。

3. 抗惊厥和抗癫痫作用　有较强的抗惊厥作用，其作用是抑制病灶异常放电向外扩散，而不能直接作用于病灶本身，消除病灶的异常放电，其作用与增强GABA能神经递质的抑制效应有关。地西泮对癫痫大发作的疗效好，静脉注射地西泮是治疗癫痫持续状态的首选药。

4. 中枢骨骼肌松弛作用　有较强的肌松作用，小剂量可以抑制脑干网状结构下行激活系统对脊髓运动神经元的激活，大剂量增强脊髓突触前抑制，而不影响突触后抑制，从而抑制多突触反射。

5. 其他作用　可加强麻醉药的抑制作用，临床用于麻醉前给药，优于吗啡和氯丙嗪，不良反应少。BDZ可加强巴比妥类和乙醇的抑制作用，与巴比妥类合用使镇静催眠作用增强。BDZ因有镇静催眠和引起暂时记忆缺失，临床常用于心脏电击复律和内镜检查前用药。BDZ对正常人的呼吸无明显影响，用作麻醉药时对呼吸稍有抑制作用，少数甚至引起呼吸性酸中毒。在用于内镜检查时，可降低肺泡呼吸和氧分压，升高$CO_2$分压，对慢性阻塞性肺部疾病患者有一定的危险性。治疗剂量的BDZ对心血管系统无明显影响，大剂量，尤其是静脉注射时，可使心率加快，心搏出量减少，血压轻度降低。

【体内过程】

为苯二氮䓬类的代表药物，广泛用于临床。地西泮为无色结晶，不溶于水，口服易吸收，1h血药浓度达峰值。但肌内注射吸收慢，如需肌内注射可选用氯硝西泮（Clonazepam）。与血浆蛋白结合，其结合率与药物的脂溶性高有关，阿普唑仑蛋白结合率为70%，地西泮约为99%。BDZ吸收后，迅速为脑组织及其他器官摄取，然后再分布至肌肉、脂肪等组织。并可通过胎盘，进入胎儿循环，影响新生儿。本类药主要由肝代谢，经肾排泄，也可从母乳中排出，使乳儿嗜睡。地西泮也由胆汁排泄，有肝肠循环。

BDZ类药物半衰期长短不一，BDZ生物转化过程受年龄的影响，地西泮的半衰期 $t_{1/2}$ 成人为20～43h，新生儿由于肝功能发育不完善，$t_{1/2}$ 延长，可达40～100h，老年人常因肝功能不全，$t_{1/2}$ 也明显延长。肝、肾疾病患者也因延缓BDZ的代谢，使 $t_{1/2}$ 延长。

【临床应用】

苯二氮䓬类药物广泛用于临床各科。

1. 抗焦虑  适用于焦虑症、焦虑性抑郁、各种躯体疾病如脑血管病等疾病引起的焦虑状态等。常用药有地西泮、氯氮䓬、奥沙西泮、阿普唑仑、劳拉西泮等。一般于用药一周后见效，4～6周疗效明显。

2. 治疗失眠  对各种原因引起的失眠有效。入睡困难者应选用半衰期短的BDZ，如三唑仑、阿普唑仑、奥沙西泮等，早醒者可选用 $t_{1/2}$ 长的，如硝西泮、地西泮、氯硝西泮、艾司唑仑等。应用BDZ治疗失眠需防止产生药物依赖，要间断用药或交替用药。

3. 抗惊厥及抗癫痫  可选用地西泮、硝西泮、阿普唑仑、氯硝西泮等。癫痫大发作时，或持续状态，可立即静脉注射地西泮或肌内注射氯硝西泮。

4. 麻醉前用药  常用地西泮。术前服用5～10mg。也可用劳拉西泮1.0mg。

【不良反应和药疗监护须知】

1. BDZ类药物毒性小，安全性大，很少由于用量过大引起死亡。在治疗剂量时，常见的不良反应有轻度头晕、乏力、困倦等。大剂量时可导致共济失调、意识障碍、口齿不清、精神错乱，严重时可引起昏迷及呼吸抑制。由于具有中枢性肌肉松弛作用，特别是与其他中枢神经系统抑制药合用时，由于两者的协同作用，可引起深度的中枢抑制。其他常见的不良反应有：口干、腹泻、便秘、视物模糊等，少数患者服用硝西泮可引起多梦，氯硝西泮可引起话多、心动过速、坐立不安，甚至失眠等。某些患者可引起情绪低落、敌对行为等，应及时停药。地西泮不宜静脉注射，否则易形成静脉炎或静脉血栓，可从输液管内缓慢推入，一次量勿超过10mg，24h量不超过40mg，以免呼吸抑制。

2. BDZ类药物最大的缺点是易产生耐受性和依赖性，产生耐药性时，用量逐渐增加以维持疗效。产生依赖性时，不仅有精神依赖，也有躯体依赖，一旦停药即产生戒断症状，表现为恶心、腹泻、便秘、肌肉震颤、失眠、坐立不安、流鼻涕等，严重时可出现幻觉、心慌意乱、头痛甚至惊厥等。一般在连续用药4～12个月即可产生，戒断症状多在停药后2～3天发生。为了防止发生戒断症状，要逐渐减药，不可突然停药。

3. 地西泮长期应用可引起畸胎，孕妇应禁用。在分娩前及分娩时，如服用大剂量BDZ药物，可引起新生儿体温下降、肌力下降及呼吸抑制，甚至产生戒断症状。因此，孕妇及产妇均不可长期滥用BDZ类药物。

【常用制剂和用法】

常用苯二氮䓬类药物的剂量和用法见表10-1。

表 10-1　常用苯二氮䓬类药物的剂量和用法

| 药物 | 剂量和用法 |
| --- | --- |
| 地西泮（安定）Diazepam | 抗焦虑、镇静：2.5～5mg/次，3 次/日。癫痫持续状态：5～20mg/次，缓慢静脉注射，再发作可反复应用 |
| 氯氮䓬（利眠宁）Chlordiazepoxide | 抗焦虑、镇静：5～10mg/次，3 次/日。催眠：10～20mg/次，睡前服 |
| 奥沙西泮（舒宁）（去甲羟基安定）Oxazepam | 抗焦虑：15mg/次，3 次/日。催眠：15～30mg/次，睡前服 |
| 劳拉西泮（罗拉）（氯羟安定）Lorazepam | 催眠：1mg 睡前服。抗焦虑：0.5mg/次，3 次/日 |
| 氟西泮（氟安定）Flurazepam | 胶囊剂催眠：15～30mg/次，睡前服 |
| 硝西泮（硝基安定）Nitrtazepam | 催眠：10～20mg/次，睡前服。抗癫痫：5～10mg/次，3 次/日 |
| 氯硝西泮（氯硝基安定）Clonazepam | 催眠：1～2mg，睡前服。抗癫痫：1.5～10mg/d，分次服，严重失眠及兴奋时，可注射 1～2mg，睡前 |
| 咪哒唑仑（力月西）Midazolam | 催眠：7.5～15mg/次，睡前服。形成依赖快，应短期用药 |
| 艾司唑仑（舒乐安定）Estazolam | 催眠：1～3mg/次，睡前服。抗癫痫：2～4mg/次，3 次/日 |
| 阿普唑仑（佳乐定、佳静安定）Elprazolam | 抗焦虑：0.4mg/次，3 次/日。催眠：0.8～1.2mg/次，睡前服 |

艾司唑仑、奥沙西泮、劳拉西泮等的不良反应较小，适于老人及肝、肾功能不全者使用，催眠作用较强。若需睡眠时间较长者，宜选择氟西泮或奥沙西泮。

# 第二节　巴比妥类

巴比妥类分为长效、中效及短效三类，详见表 10-2。

超短效类巴比妥类有硫喷妥钠，静脉注射后立即生效。临床应用作为静脉麻醉，而不作催眠药使用。

【药理作用及作用机制】

1. 对中枢神经系统呈全面的抑制作用　随其用量的加大，抑制作用由浅入深相继发生镇静、催眠、抗惊厥和麻醉作用。巴比妥类药物选择性抑制脑干网状结构上行激活系统，从而使大脑皮质细胞兴奋性降低，进而中枢抑制进入睡眠。巴比妥类也有促进 GABA 能神经的抑制性效应，增强 GABA 的突触后抑制功能。

2. 抗惊厥作用　苯巴比妥为有效的抗惊厥药物。

3. 对呼吸系统的作用　中毒剂量明显的影响呼吸功能，降低呼吸频率，呼吸深度及通气量，由于药物对延脑的抑制作用所致，是巴比妥类中毒的死因。

4. 对其他系统的影响　如胃肠道蠕动减弱，中毒剂量引起严重低血压及心肌损害；对肝、肾功能均有不良影响等。

总之，巴比妥类药物长期或较大剂量应用时，不良反应大，安全性差，目前已较少应用，被 BDZ 所取代。

表 10-2  常用巴比妥类的分类、作用时间和剂量

| 分类 | 药名 | 疗效出现时间（min） | 作用持续时间（h） | 催眠剂量（g/次） |
|---|---|---|---|---|
| 长效 | 巴比妥（Barbiturate） | 30～60h | 6～8 | 0.3～0.6 |
|  | 苯巴比妥（Phenobarbital） | 30～60h | 6～8 | 0.06～0.1 |
| 中效 | 戊巴比妥（Pentobarbital） | 15～30min | 3～6 | 0.05～0.1 |
|  | 异戊巴比妥（Amobarbital） | 15～30min | 3～6 | 0.1～0.2 |
| 短效 | 司可巴比妥（Secobarbital） | 15min | 2～3 | 0.1～0.2 |

【临床应用】

1. 镇静催眠  巴比妥类药物小剂量应用，产生镇静作用，可用于治疗焦虑、高血压、甲状腺功能亢进症等患者。

2. 抗癫痫及抗惊厥  常用药为苯巴比妥。

3. 麻醉用药  硫喷妥钠作为静脉麻醉应用。

【不良反应和药疗监护须知】

1. 后遗作用  次晨头晕、乏力、困倦等。

2. 反常兴奋  兴奋、不安、严重时可产生谵妄状态，以老年人常见。

3. 过敏反应  投药前护士要了解患者病史及过敏史，有过敏史者禁用。

4. 有严重呼吸系统疾病者用本类药期间，应密切观察呼吸频率和节律，注意口唇、指甲有无缺氧引起发绀等表现。

5. 嘱服药患者不要驾车、操作机器或登高作业，避免药物后遗效应产生事故。

6. 服药时不可饮酒，否则会损伤判断力。

7. 耐药及依赖性  一旦停药可产生戒断反应，因此，应短期用药，停药应逐渐停用。

8. 其他  对心血管、肝、呼吸系统均有一定的不良反应。偶见粒细胞缺乏症，血小板减少性紫癜等。

9. 急性中毒  过量使用可引起中毒，血压下降，严重时昏迷，可导致死亡。抢救措施：排除毒物，洗胃，给予盐类泻药，维持呼吸和血压，给利尿剂，可注射碳酸氢钠使尿碱化，可促进毒物排出，必要时可输血或血液透析。

【药物相互作用】

巴比妥类与乙醇或其他中枢神经系统抑制剂均有协同作用，甚至加重毒性反应，因此，不宜联合应用。巴比妥类有肝药酶诱导作用，不仅加速其本身的代谢，还可加速与其合用药物的代谢，如加速香豆素类抗凝药、苯妥英钠和皮质激素等的代谢。故若长期合用，需加大这些药物的剂量才能发挥应有作用，而停用巴比妥类后又应减小这些药物剂量。

## 第三节  其他镇静催眠药

过去常用药有：眠尔通（安宁）、甲喹酮（安眠酮）、格鲁米特、水合氯醛等，因易形成依赖，现已少用。目前临床应用较广的催眠药是：半酒石酸唑吡坦片（思诺思）。

## 半酒石酸唑吡坦片（Zolpidem Hemitartrate）

【作用特点】

本品商品名为思诺思，是咪唑吡啶类药物，其药理作用机制与特异性的中枢 GABA 受体激活有关。可缩短入睡时间，减少中途觉醒次数，延长睡眠时间。可用于偶发性、暂时性及慢性失眠症。不良反应有眩晕、嗜睡、乏力、恶心、头痛等较常见，少见记忆障碍、梦魇、烦躁、腹泻及精神压抑等。此药耐药性及滥用危险较少见，但不主张长期服用。孕妇、哺乳期妇女、15 岁以下儿童应禁用，肝功能不全、呼吸功能不全以及肌无力患者，操作机械及驾车者应慎用。

【常用制剂和用法】

片剂：10mg/片。65 岁以下成人，一般用量为入睡前 10mg，65 岁以上老人首次为 5mg，以后也不应超过 10mg，疗程一般不超过 7～10 天。

## 佐匹克隆（Zopiclone）

【作用特点】

此药吸收快，达峰时间 0.5～1.0h，$t_{1/2}$ 为 5～6h，肝硬化及老年患者可延长至 8h，不良反应少，部分患者可有口干、口苦、恶心、便秘、晨间嗜睡、肌无力等，长期用药后，突然停药也可出现戒断症状。本药适用于各种失眠，对入睡时间的缩短，睡眠时间延长以及睡眠质量的提高均有效。严重呼吸功能不全，对本药过敏者禁用，孕妇及哺乳期妇女慎用，肝功能不全者慎用或减量服用。

【常用制剂和用法】

片剂：3.75mg/片。成人睡前口服 7.5～15mg/次，老人应减半量服用，一般可连续 3 周，因有依赖性，不宜长期连续服用。

### 知识链接

**精神药品**

精神药品是指作用于中枢神经系统使之兴奋或者抑制，具有依赖性潜力，不合理使用或者滥用可以产生药物依赖性的药品或者物质。精神药品分为第一类精神药品和第二类精神药品，其生产、运输、经营及储存均要严格按照国务院颁布的《麻醉药品和精神药品管理条例》执行。本章中的三唑仑、司可巴比妥属于第一类精神药品，其余（佐匹克隆除外）均为第二类精神药品。

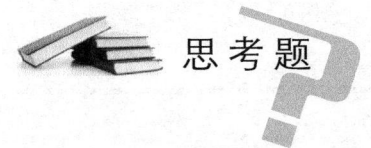 思考题

1. 为何说地西泮是目前临床最常用的催眠药？
2. 如何预防患者对地西泮产生耐受性和依赖性？
3. 巴比妥类药物急性中毒的抢救措施有哪些？

（杨丽珠　赵友文）

# 第十一章 抗癫痫药和抗惊厥药

**学习目标**

**掌握：**
1. 苯妥英钠、丙戊酸钠、乙琥胺、卡马西平、苯巴比妥等抗癫痫作用特点、临床应用及不良反应。
2. 抗惊厥药硫酸镁药理作用及作用机制。

**熟悉：**
硫酸镁的不良反应和中毒的抢救。

**了解：**
抗癫痫药的临床应用原则。

## 第一节 抗癫痫药

癫痫是一类由于脑组织局部病灶的神经元异常高频放电，并向周围正常脑组织扩散，导致大脑功能短暂失调的综合征。具有突发性、短暂和反复发作的特点。

1. 按病因分类 癫痫按病因分为原发性和继发性两大类。

（1）原发性癫痫，又称真性或特发性癫痫。在这类患者的脑部并无明显的结构变化或代谢异常，而与遗传因素有密切的关系。

（2）继发性癫痫，又称症状性癫痫，由于各种脑部病损和代谢障碍所致。

2. 按临床发作分类

（1）全面性发作：①失神性发作（小发作），主要症状为突然发生和突然休止的意识障碍，一次持续 5～30s。②强直-阵挛性发作（大发作），以意识障碍和全身抽搐为特征。③癫痫持续状态：指大发作持续状态，反复抽搐，持续昏迷，不及时解救危及生命。

（2）部分性发作：①单纯部分性发作（局限性发作），不伴意识障碍，表现为运动、感觉、自主神经异常。②精神运动性发作（复杂部分性发作），伴有意识障碍、精神症状、自动症等。

目前，常用的抗癫痫药（Antiepileptic Drugs）的主要作用是抑制病灶神经元异常放电或作用于病灶周围正常组织，抑制异常放电的扩散，从而控制癫痫发作。作用机制主要通过降低兴奋性神经递质或增加中枢抑制性递质 GABA 的作用；或干扰 $Na^+$、$K^+$、$Ca^{2+}$ 等离子通道，发挥膜稳定作用，进而发挥抗癫痫作用。

> **知识链接**
>
> 癫痫俗称羊角风，目前全国癫痫患者约800万之多，我国癫痫患病率为0.7%，每年有40万新发患者。据统计0~9岁患者占38.5%，10岁到29岁年龄组占近40%，大发作约占80%。抗癫痫药发展较慢，自发现苯巴比妥后，直到1938年才发现苯妥英。两种传统药物一直应用至今。1964年发现了丙戊酸钠。近年来，又合成了很多新的药物，但仍停留在对症治疗水平。

## 苯妥英钠（Phenytoin Sodium）

【药理作用和作用机制】

苯妥英钠又名大仑丁（Dilantin），为苯妥英的钠盐。苯妥英钠是广泛用于临床的抗癫痫药。苯妥英钠通过稳定神经细胞膜，降低细胞膜对 $Na^+$ 和 $Ca^{2+}$ 的通透性，抑制 $Na^+$ 和 $Ca^{2+}$ 的内流，从而降低了细胞膜的兴奋性，阻止癫痫病灶异常放电向周围正常脑组织扩散，而不是直接抑制病灶局部的高频放电。苯妥英钠小剂量即有抗癫痫作用，阻止惊厥症状发生。

【临床应用】

1. 抗癫痫　苯妥英钠是治疗癫痫强直-阵挛性发作（癫痫大发作）和局限性发作的首选药物。对精神运动发作亦有效，对失神小发作无效。静脉注射可治疗癫痫持续状态。

2. 苯妥英钠对外周神经痛有效，临床用于治疗三叉神经痛、坐骨神经痛等，用药后疼痛减轻，此作用与其降低细胞膜兴奋性有关。

【体内过程】

本品呈碱性，口服后在消化道吸收。成人单剂量口服4~8h内血药浓度达到高峰，静脉注射15min达到高峰浓度。85%~90%与血浆白蛋白结合。此药主要在肝代谢，约2%原型经肾排出，半衰期12~24h，常规服药6~10天，可达稳态血药浓度，有效血药浓度为10~20μg/ml。

【不良反应和药疗监护须知】

苯妥英钠引起的不良反应与给药剂量、时间及途径有关。如静脉注射时主要不良反应为中枢抑制、房室传导阻滞等，而口服时的不良反应多为小脑和前庭系统症状。长期用药的不良反应及注意事项如下。

1. 胃肠道反应　恶心、呕吐、食欲缺乏、胃痛等。饭后服药，或以大量水送服可减轻反应。长期应用可发生齿龈增生，发生率约40%。此反应与部分药物从唾液排出，刺激胶原组织增生有关。注意口腔卫生可减轻此反应，经常按摩齿龈，可避免齿龈增生。

2. 神经系统反应　较多见为头晕，剂量过大时出现眼球震颤、复视、发音障碍、共济失调。严重时可致精神错乱。调整剂量或停药后可消失。

3. 对造血系统的影响　长期用药可能因影响叶酸吸收和代谢而致巨幼细胞贫血，也可引起粒细胞、血小板减少。罕见再生障碍性贫血。可用叶酸加维生素 $B_{12}$ 防治。

4. **过敏反应** 皮疹，偶见严重皮肤反应如剥脱性皮炎、系统性红斑狼疮。一旦出现这些反应，应立即停药。

5. **其他反应** 长期用药因有致畸危险性，孕妇忌用。本品为肝药酶诱导剂，可加速维生素D代谢失活，引起维生素D缺乏，而致软骨病，故需同时服用钙剂和维生素D，避免骨痛的发生。因对内分泌功能的影响可引起男性乳房增大、女性多毛症，故青少年慎用。

6. 在服用苯妥英钠或其他抗癫痫药期间，切忌突然停药或更换其他药物，因可引起癫痫发作，甚至发生癫痫持续状态。如需更换药物，应采取逐渐过渡的方法，先在本药基础上加用新药，再逐渐减少本药用量直至完全停用。需告知患者，服药期间不宜从事带危险性的作业，如司机、高空作业。应避免去危险处，如河边、火旁，以免突然发作遭受意外伤害。避免暴饮暴食及情绪波动，勿受凉，防感染，以免诱发癫痫发作。

【常用制剂和用法】

苯妥英钠片剂：每片50mg、100mg。针剂：0.25g/5ml（支）。

给药方法和剂量：从小剂量开始，如不能控制，逐渐增加剂量。口服一般100～200mg/次，每日2～3次，很少超过400mg/d。个体差异较大，此药治疗量与中毒量接近，容易出现中毒反应。中毒量血药浓度＞30μg/ml。故使用时严密监测有无中毒症状。癫痫持续状态治疗用量用0.15～0.25g加5％葡萄糖溶液20～40ml，6～10min缓慢静脉注射，用药速度每分钟不超过50mg，静脉注射时宜用心电图监测。本药有局部刺激作用，为减轻消化道反应，可饭后服药。不宜做肌内注射，可形成硬结，使吸收不完全。

【药物相互作用】

很多药物对苯妥英钠的血药浓度有影响。主要机制为影响吸收，干扰其代谢或竞争性影响与蛋白的结合。

1. 升高苯妥英钠血药浓度的药物有磺胺噻嗪、苯乙酰脲、异烟肼、氯霉素、双香豆素、双硫仑等。

2. 降低苯妥英钠血药浓度的药物有地西泮、硝西泮、氯氮䓬、卡马西平、乙醇、苯巴比妥及丙戊酸钠等。

## 苯巴比妥（Phenobarbital）

【作用特点】

苯巴比妥又名鲁米那（Luminal）。苯巴比妥能降低病灶细胞的兴奋性，从而抑制病灶放电，又能升高癫痫病灶周围正常细胞的兴奋阈值，从而抑制发作时异常放电的扩散。此药具有镇静、催眠和抗惊厥作用，是一种常用抗癫痫药。对强直阵挛性发作、单纯部分性发作、发热惊厥、癫痫持续状态均有预防及治疗作用。对复杂部分性发作往往无效。其抗癫痫作用久服不易产生耐药现象。常与苯妥英钠联合使用。

【体内过程】

苯巴比妥呈弱酸性，难溶于水，口服吸收完全。约45％与血浆蛋白结合。苯巴比妥部分被代谢，部分以原型从尿中排出。血药浓度与剂量有密切关系，长期用药后血浆和脑中药物浓度相似，并保持稳定，半衰期为90h。有效治疗浓度10～30μg/ml，中毒浓度为40～60μg/ml。

【不良反应和药疗监护须知】

1. 神经毒性　①本药最常见的反应为嗜睡，治疗开始明显，继续用药数周后很快适应而此症状消失。②兴奋多动：偶有患者中枢兴奋，多见于儿童和老人。儿童常见易激惹、好斗、多动。③高血浓度可导致眼球震颤，发音障碍及共济失调。④学习能力下降：儿童长期用药可因注意力不集中，记忆力下降而致学习成绩下降。⑤停药反应：突然停药在数天内情绪不稳、嗜睡、震颤、出汗、精神错乱、癫痫发作等。

2. 血液系统　可致巨幼细胞贫血及凝血障碍。用药时要定期检查血象。

3. 过敏反应　少数患者有过敏反应，如皮疹、黄疸、高热、粒细胞缺乏、剥脱性皮炎。如发现立即停药。

4. 骨骼系统　可致骨软化及佝偻病等。用药同时应补充钙片及维生素D。

5. 对有严重的心、肺、肝、肾疾病的患者禁用。

6. 苯巴比妥钠注射剂10%溶液偏碱性（pH为9.7），作注射时用无菌注射用水或生理氯化钠溶液稀释，加入溶媒后需旋转安瓿瓶以助溶解，深部肌内注射。

【常用制剂及用法】

片剂：30mg/片、100mg/片。针剂：0.1g/支、0.2g/支。

给药方法和剂量：成人60～180mg/次，由于半衰期长，故一般每日1次（入睡时用），但如用量较大则宜每日2次。肌内注射0.1～0.2g/次。在治疗癫痫持续状态时可0.2g/次，8～12小时1次。

【药物相互作用】

苯巴比妥可加强其他药物如抗组胺药、镇痛药、麻醉药及其他镇静催眠药等的中枢抑制效果，还能使许多药代谢加快，血浓度减少，如双香豆素、苯妥英钠、保泰松、氯丙嗪等。上述药与苯巴比妥合用，则这些药的半衰期缩短、血中药物浓度降低。某些药物也可能对苯巴比妥代谢有影响，如丙戊酸钠和双硫仑可抑制苯巴比妥的代谢，使后者血浓度升高，甚至产生中毒。卡马西平和单胺氧化酶制剂，也可抑制苯巴比妥代谢，延长药物作用。

## 扑痫酮（Primidone）

【作用特点】

扑痫酮又名去氧苯巴比妥、麦苏林。扑痫酮在体内经肝代谢为苯巴比妥和苯乙基丙二酰胺（PEMA），均有抗癫痫作用，但主要药效是来自其代谢产物苯巴比妥。因此，服用扑痫酮后苯巴比妥的血药浓度比服苯巴比妥为大，疗效也高。一次给药后2～4h血药浓度达高峰。半衰期为6～18h，血内浓度达到稳定状态的时间需4～7天。有效血药浓度为10μg/ml。主要用于强直阵挛性发作、单纯及复杂部分性发作。

【给药方法和剂量】

每片250mg，成人常用量为250mg，每日3次，口服。用药从小剂量开始。一日最高量不超过2g。儿童每日12.5～25mg/kg。当与苯妥英钠合用可加强治疗效果。

【药物相互作用】

扑痫酮不宜与苯巴比妥合用，因两药合用易使苯巴比妥的血浓度达中毒水平。

## 乙琥胺（Ethosuximide）

【作用特点】

乙琥胺又名柴浪丁，能提高脑中GABA的水平，但不能排除其具有加强抑制性神经递质的作用。主要用于小发作，特别是失神小发作，对肌阵挛及婴儿痉挛也有一些效果。对强直性阵挛性发作无效。

【体内过程】

口服在胃肠道吸收完全，达高峰浓度时间为1～4h。在组织内均匀分布，但在脂肪组织内较少。乙琥胺在血浆内与蛋白结合极少，脑脊液内浓度与血浆浓度相似。10%～20%口服量以原型由尿排出，其余以代谢物形式排出。成人半衰期为60h，儿童平均为30h。血浓度达稳态浓度需5～8天。有效血药浓度为40～100mg/ml。

【不良反应和药疗监护须知】

乙琥胺较安全，不良反应少，以胃肠道反应最常见，恶心、呕吐、食欲缺乏等。其次为中枢神经症状，有头晕、乏力、嗜睡、欣快、幻觉及注意力下降等。偶有造血功能障碍等。

【常用制剂和用法】

常用剂型250mg/胶囊，也有5%糖浆。

成人500～1500mg/d，儿童为10～15mg/（kg·d）或5%糖浆5～10ml，分3次服用。肝病、肾病患者及造血功能异常者禁用。治疗期间应注意检查肝功能及血象。

【药物相互作用】

乙琥胺不与蛋白结合，也不诱导肝微粒体酶，故与其他药物的相互作用很少。

## 卡马西平（Carbamazepine）

【作用特点】

本药是亚氨基二苯乙烯的衍生物，作用机制尚未明确。可能与其抑制海马、网状结构、下丘脑和杏仁核的异常放电有关。与苯妥英钠相比，本药抗癫痫作用较广谱。最适合治疗复杂部分性发作，也可用于对其他药无效的强直-阵挛性发作及各种部分性发作。此外，对治疗三叉神经痛的效果优于苯妥英钠。

【体内过程】

卡马西平口服吸收不完全。服药后2～4h血浆浓度达到最高峰，70%与血浆蛋白结合。脑中浓度与血浆中的浓度相等或后者稍高。半衰期为8～14h。其血浆浓度与患者的年龄、剂量大小、有无合用其他药物及治疗长短有关。血浓度达到稳态浓度的时间需要2～4天。约10%以原型从尿中排出。有效血药浓度为4～10μg/ml。

【不良反应和药疗监护须知】

1. 神经系统　头晕、嗜睡、视物模糊、复视或平衡障碍引起共济失调。停药后可消失，对患者应加强护理，如搀扶老人等，老年人易出现精神症状，需注意观察临床表现。

2. 血液系统　较少见粒细胞减少或增多、血小板减少、再生障碍性贫血。在用药期间定期查血象。

3. 胃肠道症状　多见于开始用药的几周内出现食欲缺乏、恶心及呕吐等。

4. 皮肤反应　多在开始用药时出现皮疹（斑丘疹），一般不需停药。剥脱性皮炎较少见，一旦发生需停药。

5. 其他　有报道服用卡马西平可引起水中毒。未见对肝、肾的影响，本药对动物有致畸作用。

【常见剂型和用法】

片剂：0.1g/片、0.2g/片。由小剂量开始，逐渐增加剂量，避免一过性的不良反应。成人每日 0.2～0.4g，维持量 0.6～1.2g，分 3～4 次服用。

【药物相互作用】

苯巴比妥、苯妥英钠、扑米酮能加速卡马西平的代谢，使其在血中浓度降低。最近报道卡马西平可使苯妥英钠血药浓度降低。

## 丙戊酸钠（Sodium Valproate）

【作用特点】

丙戊酸钠又名癫痫灵，主要与增加脑内 GABA 含量有关。本药能竞争性抑制 γ-氨基丁酸转氨酶的活性，从而提高脑内 GABA 的浓度。丙戊酸钠为广谱抗癫痫药。对各种类型癫痫均有不同程度疗效。它是大发作合并小发作时的首选药，对其他药物未能控制的顽固性癫痫亦有效。

【体内过程】

口服吸收快，1～4h 血浆浓度达高峰。90% 与血浆蛋白结合，在肝代谢，由尿排出。半衰期 8～15h，达到稳态血药浓度需 2～4 天。有效血药浓度 50～100μg/ml。

【不良反应和药疗监护须知】

1. 胃肠道反应　食欲缺乏、恶心、呕吐、消化不良、腹痛等。饭后服用可减少不良反应。

2. 体重增加　用此药可见有体重增加，但原因不明。

3. 血液系统　可见血小板减少，也有出现血小板功能异常报道。

4. 肝毒性　可使氨基转移酶升高，减量后可好转。服用此药可加用保肝药。定期检查肝功及血小板。

5. 致畸形　服用丙戊酸钠有动物致畸及癫痫母亲的子女发生畸形的报告，特别是脊柱裂的发生与丙戊酸钠服用有关。妊娠早期禁用。

6. 患者有共济失调时需搀扶。

【制剂和用法】

片剂 200mg/片，糖浆剂 250mg/ml，注射剂 400mg/支。成人每次 0.2～0.4g，一日常用量 1200mg，分 3～4 次服，最大剂量不得超过 1800mg。儿童每日 30～40mg/kg。肝功异常者禁用。

【药物相互作用】

丙戊酸钠与苯巴比妥同时用可增加苯巴比妥的血浓度，因丙戊酸钠抑制苯巴比妥的代谢。丙戊酸钠与苯妥英钠合用时可减少苯妥英钠血浓度，需要时可测定药物血浓度。

> **知识链接**
>
> 每年的2月14日是世界癫痫日,每年6月28日为癫痫关爱日。为什么将2月14号这个充满爱意的一天,定为世界癫痫日呢?这是因为国际抗癫痫联盟为了纪念名叫 Valentine 的科学家,因他为癫痫治疗事业做出过巨大的贡献。而 Valentine 恰好与情人节 Valentine's Day 同名,所以将2月14日定为世界癫痫日。

## 苯二氮䓬类(Benzodiazepines)

属于这一类的药很多,如地西泮、氯氮䓬、硝西泮、氯硝西泮、氟硝西泮、替马西泮。目前常用的有上述前4种。

### 地西泮(Diazepam)

【作用特点】

地西泮又名安定。小剂量地西泮能抑制中脑网状结构中的多突触通路,用中等或大量时能提高电惊厥的阈值。本类药物通过 GABA 系统机制而起到抗癫痫作用。即增强 GABA 能神经的传递。目前主要用于癫痫持续状态及其他类型癫痫的辅助治疗。不良反应主要表现为嗜睡、头晕及乏力,偶有精神错乱、共济失调。静脉注射速度过快可抑制呼吸,故静脉注射时速度要慢,密切观察患者呼吸情况,做好应急准备。

【常用制剂和用法】

片剂:2.5mg/片。针剂:10mg/支。

成人剂量为 2.5mg/次,3 次/日口服,儿童 1 岁以下 1~2.5mg/d,1 岁以上 2.5~10mg/d。治疗癫痫持续状态时,成人首次剂量 10mg 静脉注射。注射速度要慢,约需 3~5min,过快抑制呼吸。儿童为 0.25~0.5μg/kg,或每岁用 1.0~2.0mg,但一次最多不超过 10mg。由于静脉注射维持药效时间不长,应配合肌内注射苯巴比妥维持疗效。也可持续静脉滴注地西泮维持疗效。10% 或 5% 葡萄糖溶液 500ml 加地西泮 40~200mg 静脉滴注维持,于 12h 内缓慢注射。同时检测血糖、钙及其他电解质。

### 硝西泮(Nitrazepam)

【作用特点】

硝西泮又名硝基安定,主要用于全身性失神发作,特别是对肌阵挛发作。但对部分性发作疗效差。半衰期为 7~10h。80% 在胃肠道吸收,14%~20% 由粪便排出。其不良反应为嗜睡、乏力、共济失调等。

【给药方法和剂量】

5mg/片。成人每日 10~30mg,分次口服。婴儿每日 5~10mg,1 岁以上每日 10~15mg 或每日 0.4~1.0mg/kg。

## 氯硝西泮（Clonazepam）

【作用特点】

氯硝西泮又名氯硝安定，治疗癫痫小发作较地西泮为佳，对肌阵挛发作、失神发作，对部分性发作和强直阵挛性发作也有效。口服吸收快。氯硝西泮为高度脂溶性药物，易通过血-脑屏障，服药后20～30min即出现作用，1～2h血中浓度达高峰，持续6～8h。有效血清药物水平为5～50μg/ml。不良反应同地西泮。

【给药方法和剂量】

0.5mg/片、2mg/片、1mg/支。成人维持量4～8mg，最大剂量为12mg/d，分3～4次口服。应用本品应从小剂量开始。儿童剂量为每日0.01～0.03mg/kg，从小剂量开始逐渐增加，不易过快，维持量为每日0.1～0.2mg/kg。静脉注射剂量，成人为1.0～4.0mg，儿童为10～100μg/kg。注射时速度要缓慢。注意观察心搏及呼吸情况。

## 托吡酯（Topiramate）

【作用特点】

托吡酯通过阻滞电压激活性钠通道，提高GABA激活GABA受体及拮抗谷氨酸受体亚型而起到抗癫痫作用。主要用于部分性发作及继发性全面发作、Lennox-Gastaut综合征、婴儿痉挛症等。

【体内过程】

口服吸收快而完全，2h内达峰，生物利用度95%，血浆蛋白结合率为15%，无活性代谢产物，用药后4日达稳态血药浓度，半衰期20～30h，80%以原型从肾排出。

【不良反应】

神经系统：头晕、嗜睡、复视、思维异常、精神错乱、共济失调、注意力不集中等。

胃肠道症状：食欲缺乏、体重下降等。少数人发生肾结石。

【常用制剂和用法】

片剂25mg、100mg。从小剂量开始，逐渐增加到推荐剂量。成人开始剂量为25mg，此后每周增加25mg/d，分2次服。逐渐增加到100～200mg/d。儿童1mg/(kg·d)，以后每周增加1mg/kg，最大剂量为5～9mg/(kg·d)。

【药物相互作用】

对其他抗癫痫药浓度无明显影响，但其他抗癫痫药均可降低托吡酯血药浓度。丙戊酸钠是唯一不影响托吡酯血药浓度的一线药。

## 拉莫三嗪（Lamotrigine）

【作用特点】

拉莫三嗪通过阻滞电压依赖性钠通道，稳定突触前膜起到抗癫痫作用。对各种类型发作均有效，尤其对失神发作、不典型失神发作以及失张力发作疗效最好。

【体内过程】

口服吸收迅速，生物利用度98%，达峰时间为2～3h，半衰期为25～30h。蛋白结合率55%，呈线性药代动力学。90%从肾排出。

【不良反应】
1. 神经系统　头晕、头痛、复视、共济失调等。
2. 胃肠道症状　恶心、消化不良、呕吐等。
3. 血液系统　白细胞、血小板减少。

【常用制剂和用法】
片剂 25mg、50mg、100mg、200mg。成人每日从 25mg 开始，每 1~2 周增加 50~100mg，维持剂量每日 100~200mg。儿童起始剂量 2mg/（kg·d），维持剂量 5~15mg/（kg·d）。

【药物相互作用】
拉莫三嗪不影响其他抗癫痫药的代谢，肝酶诱导剂如卡马西平、苯妥英钠、苯巴比妥等使拉莫三嗪半衰期缩短 14h。丙戊酸钠可抑制其代谢，使半衰期延长 59h。故两者合用时应减少拉莫三嗪用量。

### 抗癫痫药物应用注意事项

癫痫是一种慢性疾病，其病理机制尚不明确，目前所有的药物只能预防或减少癫痫的发作，因此，患者需长期用药，有的甚至是终生用药。在应用抗癫痫药期间应注意以下事项：

1. 根据发作类型合理选药。
2. 单纯性癫痫最好选用一种有效药物，从小剂量开始逐渐增加剂量，达到理想效果后，再给予维持量治疗。对于一种药物难以奏效的癫痫或混合型癫痫患者，需合并用药。但要注意药物间的相互作用和不良反应。
3. 治疗过程中不得突然停药，需逐渐减量至停药。即使症状完全控制，仍需维持药物治疗 2~3 年，以免复发。然而有些患者需要终生用药。
4. 治疗过程中亦不可随意更换药物，如需要换药应采用过渡式换药方式，即在原药基础上加上新药，待其发挥疗效后再逐渐撤去原药。
5. 长期用药的患者，需密切观察和定期进行血、肝、肾功能的检查。如出现严重不良反应，应及时减量或停药。安全范围窄的药物，且血药浓度的个体差异较大，有条件最好监测血药浓度，适时调整药物剂量，达到个体化治疗。
6. 孕妇服用抗癫痫药引起畸胎及死胎概率较高，需慎用。

## 第二节　抗惊厥药

惊厥为一种临床常见症状，表现为全身骨骼肌强烈的不随意性收缩。造成惊厥的原因很多，常见的是脑或脑膜感染、小儿高热、中枢兴奋药中毒、破伤风、子痫及癫痫。常用于抗惊厥药有苯巴比妥、水合氯醛和地西泮等，硫酸镁注射给药也可用于抗惊厥。

### 硫酸镁（Magnesium Sulfate）

硫酸镁口服难吸收，口服常作为盐类泻药，外用热敷具有消炎去肿作用，肌内或静脉注射用药则可产生全身作用，如抗惊厥等。

【药理作用及临床应用】

镁为机体生活必需元素之一,在神经冲动的传递和神经肌肉应激性的维持方面均有重要作用。血浆中的镁离子正常含量为 0.02～0.035mg/ml,低于此浓度,则出现神经及肌肉组织兴奋性升高。体内镁离子与钙离子化学性质相似,但作用相互拮抗,所以镁中毒时,可用钙来解救。注射给药可引起中枢抑制及骨骼肌松弛,可以缓解子痫、破伤风等惊厥。高浓度镁离子对心肌有抑制及扩张外周血管作用,可降低血压,用于治疗高血压危象和高血压脑病。

【常用制剂和用法】

制剂 10%,10ml/支;25%,10ml/支。在抗惊厥时用 10% 或 25% 10ml 肌内注射,还可用 25% 硫酸镁加 5% 葡萄糖溶液稀释至 1% 静脉缓慢滴注。根据病情可重复给药。在子痫时常用 25% 硫酸镁 10～20ml 肌内注射,每日 2～4 次。

【不良反应和药疗监护须知】

镁离子有中枢抑制作用,安全范围小,稍过量可抑制延髓呼吸及血管运动中枢,引起呼吸抑制,血压剧降,甚至呼吸停止死亡。硫酸镁过量中毒,应立即进行人工呼吸,并缓慢静脉注射氯化钙或葡萄糖酸钙以对抗之。肾功能不良者禁用。

硫酸镁需深部肌内注射。静脉注射有一定危险,故注射时应密切观察患者呼吸、血压,若有中毒表现如呼吸抑制、血压剧降现象,可静脉注射 10% 葡萄糖酸钙 10ml 或 10% 氯化钙 10ml 进行解救。用药过程需注意尿量,如果 4h 尿量少于 100ml 时,应缓慢或停止输药。

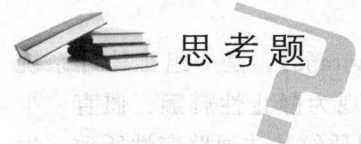
思考题

1. 简述抗癫痫药的作用机制。
2. 试述苯妥英钠的不良反应及其防治。

(包金凤  赵淑清)

# 第十二章 抗帕金森病药

**学习目标**

**掌握：**
1. 抗帕金森病药物的分类。
2. 左旋多巴药理作用及其机制、临床应用、不良反应和药物相互作用。
3. 左旋多巴与左旋多巴增效剂合用的意义。

**熟悉：**
溴隐亭、金刚烷胺的药理作用及临床应用。

**了解：**
苯海索的药理作用及临床应用。

---

帕金森病（Parkinson disease）又称震颤麻痹（paralysis agitans），是一组锥体外系统的变性性疾病，多发生于中老年人，进展缓慢，临床上主要表现为静止性震颤、僵直、少动、姿势反射障碍及自主神经损伤如便秘等。本病系由黑质、黑质纹状体通路变性所致。生化研究发现患者纹状体内多巴胺含量下降，造成多巴胺能神经功能不足。治疗帕金森病的药物大体可分为两类，一类为增加脑内多巴胺含量及多巴胺受体激动剂，另一类是中枢性抗胆碱药物。

**知识链接**

中枢神经系统退行性疾病（neurodegenerative disease）是一组由于中枢神经系统神经元退行性变性、脱失而引起的慢性进行性神经系统疾病的总称。主要包括帕金森病（Parkinson disease，PD）、阿尔茨海默病（Alzheimer disease，AD）、亨廷顿病（Huntington disease，HD）、肌萎缩侧索硬化症（amyotrophic lateral sclerosis，ALS）等。随着社会发展和人口老龄化的出现，本组疾病已成为继心血管疾病和癌症之后，严重影响人类健康的第三位因素。但目前除帕金森病患者通过合理用药可延长其寿命和改善其生活质量外，其他疾病的治疗效果均不理想。

# 第十二章 抗帕金森病药

> **知识链接**
>
> 帕金森病（Parkinson disease，PD）是中老年人常见的中枢神经系统退行性疾病之一，其发病率仅次于AD。根据病因分为原发性和继发性。原发性即PD；继发性如动脉硬化、脑炎后遗症、化学药物中毒引起类似原发性帕金森病的症状，总称为帕金森综合征（Parkinsonism）。
>
> 英国医生James Parkinson 1817年在论文《震颤麻痹论》（An Essay on the Shaking Palsy）中详细描述了帕金森病。我国《黄帝内经》及唐代著名医学家孙思邈在《千金要方》中已有报道。1868年法国医生Charcot JM又补充了一项重要体征——肌强直，明确为一个独立的疾病。为纪念Parkinson，正式命名为帕金森病。19世纪50年代，瑞典科学家Arvid Carlsson确定了PD脑的基本化学改变。他的研究使人们认识到大脑特定部位多巴胺缺乏可导致PD，并推动了该病治疗药物的研制。Arvid Carlsson于2000年获得诺贝尔奖。

## 第一节 补充脑内多巴胺药

### 左旋多巴（Levodopa）

**【药理作用和临床应用】**

1. 治疗帕金森病及帕金森综合征　对前者疗效较后者为佳，本品是目前治疗帕金森病及其综合征的最有效的药物之一。左旋多巴对运动减少及肌肉强直较对震颤效果更好，而运动减少及肌肉强直恰是帕金森病患者致残的重要原因。对轻、中型及较重型疗效更佳，一般疗程两个月以上，多数患者各种症状可减轻一半，连续治疗一年者有效率约75%，6%患者症状可完全消失，疗效多维持3年，3年后仍能维持较满意水平者仅40%，曾主张对于轻症患者，应将本品留待疾病后期使用，近年来不少学者认为左旋多巴药物虽不能控制帕金森病的病理改变，但可使病程进展缓慢，主张早期应用。

2. 治疗肝性脑病　左旋多巴能在脑内进一步转变成去甲肾上腺素，使肝性脑病患者症状暂时缓解，可用于治疗肝性脑病，但不能改善肝功能。

**【体内过程和作用机制】**

左旋多巴是酪氨酸的羟化物，80%在空肠吸收，然后广泛分布于各组织，口服吸收快，空腹1~3h内血中浓度即达最高峰，半衰期个体差异很大，低蛋白食物或空腹服药促进吸收，吸收后通过肝时即大部分被肝内多巴脱羧酶脱去羧基转化为多巴胺。多巴胺本身不易透过血-脑屏障，多在外周形成许多不良反应。左旋多巴自身无药理活性，但可通过血-脑屏障，其药理效应系在进入中枢神经系统后经脱羧后转化为多巴胺，以补充患者的多巴胺不足。左旋多巴仅1%可进入到中枢神经系统，故为补充足够的多巴胺需服较大剂量的左旋多巴。

**【药物不良反应和药疗监护须知】**

药物剂量越大，服药时间越长，不良反应越大，药物的不良反应主要有：

1. 胃肠道反应  约半数患者服药初期常有恶心、呕吐、食欲缺乏，少数长期服药者可见胃肠道出血、胃溃疡、腹泻、便秘、腹胀等症状，上述症状产生除药物对消化系统的直接作用外，还与药物对呕吐中枢的作用有关。应于饭后服药，以减少胃肠道刺激。

2. 心血管系统症状  常见有体位性低血压，少见有心律失常、心绞痛、心肌梗死。其体位性低血压的产生与中枢及外周性降压及降低压力感受器反射作用有关。应嘱咐患者服药后由卧位站起时，动作应缓慢，防止直立性低血压发生。

3. 中枢神经系统症状

（1）多动症：约89.5%的患者出现舞蹈、手足徐动样的不随意动作，减少用药量后症状可减轻，服药3年后多见。

（2）运动功能的波动：有以下几种类型：①剂量终末运动不能。约在前次服药后3h，患者原有的症状再度出现。采用低蛋白饮食，将左旋多巴分成多次小量服用可减少此种不良反应。②"开关"现象。多出现在症状改善及有多动症的患者，为一种双相现象，"开"时表现为正常，"关"时表现为僵直，运动不能，"开"与"关"可迅速交替出现。采用低蛋白饮食，加用脑外脱羧酶抑制剂，将左旋多巴分成多次小剂量服用可改善此现象。③奇相运动不能。又称低张性凝固，表现为当患者遇到障碍物或视野突然缩小，或有本体冲动传入时，加上精神紧张或恐慌，可突然"凝固"不动，患者似钉于地板上，丝毫不能移动，伴肌张力降低，姿势不稳极易跌倒。这种发作十分短暂，并突然恢复，其发生机制不明。④双相多动症。见于连续服用左旋多巴3年以上的一些严重患者，多在前次服药3h以上发生，表现为非常强烈的不自主运动，偶尔达半身投掷的严重程度，头向后倾，上肢呈伸展性肌张力不全，双足疼痛有烧灼感、嗜睡、高声叫喊及重复语言，发作历时30～60min后又转入发作前的僵直、震颤、少动、姿势反射障碍。此症状于减少药量后好转。⑤精神症状。常见失眠、不安或嗜睡、抑郁，亦可出现浑浊、幻觉、妄想、轻躁狂等较严重的精神障碍，服药时间越长精神症状越多，停药后好转。

禁忌证和注意事项：急性或严重精神病、溶血性贫血、青光眼、心血管疾病、内分泌疾患者及孕妇禁用。有消化性溃疡、精神病史、癫痫等疾病的患者慎用。

【常用制剂及用法】

片剂：50mg/片，100mg/片，250mg/片，开始0.25～0.5g/d，分2～3次服用，此后每隔3～4天增加0.125～0.5g/d，维持量为3～6g/d，分3～4次饭后服用，体弱者减半。

【药物相互作用】

1. 单胺氧化酶抑制剂（MAOI）  如盐酸帕吉林等，可延缓多巴胺的降解，加强周围多巴胺的作用，引起血压明显增高，心率加快。

2. 维生素$B_6$  维生素$B_6$是左旋多巴脱羧成为多巴胺过程中的辅酶，可加速左旋多巴在外周脱羧而加重不良反应，减少进入脑内剂量，故不宜与左旋多巴同时使用。

3. 抗精神病药物  吩噻嗪类、丁酰苯类药物及利血平等有阻断中枢多巴胺受体的作用，长期大量应用可出现帕金森综合征和体位性低血压，并使左旋多巴疗效降低。

4. 拟肾上腺素药物  可加重左旋多巴对心血管系统的不良反应。

左旋多巴增效药

【作用特点】

为减少左旋多巴治疗中的不良反应及减少左旋多巴用量，且重型帕金森病患者因纹状体内多巴胺脱羧酶明显减少，左旋多巴不能充分脱羧成多巴胺，故疗效差，为解决上述问题，近年来合成了一些左旋多巴增效剂，其目的是抑制左旋多巴外周脱羧作用，加强多巴胺受体的激动作用及促进多巴胺的释放。除了氨基酸脱羧酶抑制剂苄丝肼与卡比多巴外，目前临床应用的还有单胺氧化酶B抑制药司来吉兰和儿茶酚胺-氧位-甲基转移酶抑制药硝替卡朋、托卡朋等左旋多巴增效剂。

【常用制剂和用法】

1. 苄丝肼（Benserazide） 其与左旋多巴按1∶4混合制成片剂或胶囊，商品名称为美多巴（Madopar），每片含苄丝肼25mg，左旋多巴100mg，开始剂量为1片/次，2次/日，逐渐加量，一般剂量范围为4～8片/日，分4～6次服用。

2. 卡比多巴（Carbidopa，α-甲基多巴） 其与左旋多巴按1∶10或1∶4混合成片剂，商品名称为帕金宁（Sinemet），每片含卡比多巴10mg，左旋多巴100mg，或卡比多巴25mg，左旋多巴250mg，用小剂量时，开始剂量为0.5片/次，3次/日，维持量为初量的3～6倍。每日最大剂量勿超过帕金宁25/250剂型3～4片。

3. 司来吉兰（Selegiline） 又称丙炔苯丙胺（L-deprenyl），是单胺氧化酶B（MAO-B）抑制剂，不但可减少左旋多巴或复方多巴制剂的用量，而且对长期应用左旋多巴或复方多巴制剂引起的剂末运动不能、强直状态等疗效显著，初量2.5mg/d，如无不良反应，1～2日后改为2.5mg/次，2次/日，以后每隔3～5日增加2.5mg，一般每日不超过10mg。

4. 硝替卡朋（Nitecapone） 是儿茶酚胺-氧位-甲基转移酶（COMT）抑制药。左旋多巴主要有两条代谢途径，首先由芳香氨基酸脱羧酶转化为多巴胺，经COMT代谢为3-O-甲基多巴（3-OMD），3-OMD可与左旋多巴竞争转运载体，从而影响左旋多巴进入脑内。因此，抑制COMT即可降低左旋多巴的降解，又可减少3-OMD与左旋多巴竞争进入脑。硝替卡朋抑制COMT作用较强，毒性低，但不易通过血-脑屏障。当与卡比多巴合用时，只抑制外周的COMT，而不影响脑内的COMT。服用150mg硝替卡朋可抑制红细胞和胃、十二指肠内的50％COMT的活性，从而增加左旋多巴生物利用度和增加进入脑内左旋多巴的水平，提高左旋多巴的疗效。类似药物还有托卡朋（Tolcapone）和恩他卡朋（Entacapone）。

## 金刚烷胺（Amantadine）

本品为抗病毒药，后临床发现对帕金森病有效，疗效不如左旋多巴，但优于抗胆碱药，作用快，维持时间短，与左旋多巴联合应用可起到协同作用，使左旋多巴较快达到最适治疗量，对不能耐受大剂量左旋多巴或疗效有波动者可应用本品。金刚烷胺抗帕金森病机制不明，可能与下列机制有关：①降低左旋多巴在脑外的代谢率，促进其进入脑循环。②减少多巴胺的再摄取，促进多巴胺的释放。③直接激动纹状体中残存的完整神经元的多巴胺受体。金刚烷胺不良反应少，常见有头痛、激动、震颤、语言不清、共济失调、眩晕、昏迷、恶心、呕吐、腹痛、腹泻、口干、厌食等胃肠道症状，足踝水肿、下肢网状青斑等，过量发生惊厥。此外，尚可有幻觉、精神错乱、烦躁不安，甚至发生急性意识障碍。脑动脉硬化、癫痫、精神病患者及孕妇禁用。服药期间应避免从事驾驶等需反应机敏的工作。每次剂量为0.1g，每日2～3次。

对服本品患者的药疗监护须注意：①嘱咐患者不要在睡前服药，以免兴奋失眠。②密切观察患者，若下肢发生网状青斑、红斑时应抬高患肢，并及时报告医生，停药后症状可消失。③注意防止患者发生直立性低血压，应嘱咐患者由卧位站起时应动作缓慢，夜间小便应

以坐位排尿为好，避免摔倒。④如有心悸、眩晕等症状发生时，应立即平卧

## 第二节　多巴胺受体激动药

### 溴隐亭（Bromocriptine）

可直接激动多巴胺受体，能通过血-脑屏障，有较强的选择性，不良反应少。本品可减轻帕金森患者的运动不能、强直和震颤。对左旋多巴禁忌、不能耐受或疗效不佳者可使用。与左旋多巴合用能改善剂量终末运动不能及"开关"现象，但两者合用毒性增加，应从小剂量开始，初用1mg，如无不良反应即递增至2.5mg/次，然后以隔日2.5mg的速度递增，直至最佳剂量，每隔6h服1次，最低有效量为30mg/d，平均有效量为50mg/d，最高150mg/d。与左旋多巴共用时，应把左旋多巴通常剂量减去1/3～1/2。本品易从胃肠道吸收，不良反应可见恶心、呕吐、胃肠道出血、低血压、心悸、心律失常、不安、幻觉和复视等。上述反应是可逆的，减量、停药后可缓解。消化系统疾病、心血管系统疾病和精神病患者慎用。

## 第三节　中枢性抗胆碱药

本品具有外周及中枢抗胆碱作用，尤以中枢作用为强，可减低纹状体内乙酰胆碱系统的兴奋性，相应提高多巴胺的效应，以缓解症状，常用的药物有：

1. 苯海索（Benzhexol）　本品是最早的抗帕金森病药物，目前则为左旋多巴的辅助治疗剂，或与金刚烷胺联合应用于病情较轻或不能耐受左旋多巴的患者。本品的不良反应与阿托品相似，以口干、瞳孔散大、视物模糊、头晕、眩晕等多见，少数患者可有精神紊乱、激动、谵妄、幻觉等。青光眼患者禁用。本品为片剂，2mg/片，2～4mg/次，3次/日，可逐渐增至10～20mg/d。

2. 丙环定（Procyclidine）　5mg/片，2.5～5mg/次，3次/日，渐增至15～30mg/d。作用与不良反应基本与苯海索相同。

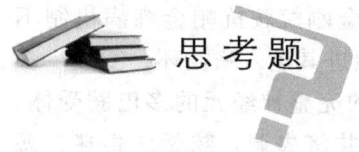

**思考题**

1. 试述左旋多巴抗帕金森病的作用机制、临床应用、不良反应。
2. 左旋多巴与卡比多巴合用的意义是什么？

（包金风　赵淑清）

# 第十三章

# 抗精神失常药

**学习目标**

**掌握：**
氯丙嗪的药理作用特点、临床应用、不良反应和药疗监护须知。
**熟悉：**
抗抑郁药、抗焦虑药作用特点及用途。
**了解：**
心境稳定剂、其他抗精神病药的作用特点及用途。

临床应用于治疗精神失常的药物，目前分为抗精神病药、抗抑郁药、抗焦虑药及心境稳定药四类。

## 第一节 抗精神病药

抗精神病药从 20 世纪 50 年代氯丙嗪问世以来，进展很快，当前把以氯丙嗪、氟哌啶醇为代表的抗精神病药，称为传统抗精神病药和典型抗精神病药。把以利培酮为代表的抗精神病药，称为新型抗精神病药和非典型抗精神病药。

抗精神病药可用于治疗精神分裂症、情感障碍、反应性精神病、各种器质性精神障碍及由躯体疾病引起的精神障碍等。

### 一、典型的抗精神病药

典型的抗精神病药根据其化学结构的不同分为吩噻嗪类、硫杂蒽类、丁酰苯类等，药理作用及临床应用相似。其主要治疗作用是能缓解精神疾病的阳性症状，如幻听、妄想、思维概念紊乱、兴奋、躁动以及强直等行为异常。对于阴性症状，如情感迟钝、淡漠、抽象思维障碍、社交时交谈困难、行为被动等，疗效较差。

**氯丙嗪（Chlorpromazine）**

【药物作用和作用机制】

氯丙嗪又名冬眠灵（Winтермин），有以下几种作用：

1. **抗精神病作用** 精神病患者用药后，可迅速控制兴奋、躁动等行为障碍，如继续用药,可使幻觉、妄想等思维障碍及精神运动兴奋等症状缓解、消失,患者情绪平稳、逐渐地恢复自知力。至今治疗作用机制未明,可能与阻断中枢神经元突触后膜多巴胺受体,降低多巴胺递质的传递功能有关。

### 知识链接

多巴胺通路及生理功能见表13-1。

**表13-1 多巴胺通路及生理功能**

| 脑内多巴胺能神经通路 | 主要生理功能 |
| --- | --- |
| 中脑-边缘系统通路 | 与精神、情绪、思维和行为等高级活动有关;功能亢进则出现精神分裂症 |
| 中脑-皮质通路 | 同上 |
| 黑质-纹状体通路 | 与锥体外系的运动功能有关。正常情况下多巴胺能神经起抑制作用,胆碱能神经起兴奋作用,二者处于平衡协调状态 |
| 结节-漏斗通路 | 与内分泌活动和体温调节等有关 |

2. 镇吐作用 小剂量即可抑制延髓区脑室底部的催吐化学感受器(CTZ),阻断CTZ的多巴胺受体所致,大剂量可直接抑制呕吐中枢,除镇吐外,也能阻止顽固性呃逆。

3. 调节体温 由于可抑制下丘脑的体温调节中枢、具有降低体温的作用,其降温特点不仅使发热时体温下降,也能使正常体温下降,并与环境温度有关。如在高温环境中,也可使体温显著升高。

4. 致痉作用 可使杏仁核的放电活动加强,累及皮质运动区而发生癫痫,因此,有致痉作用,若原有癫痫者服用本药应合并服用抗癫痫药,以便防止诱发癫痫发作。

5. 自主神经系统 氯丙嗪既有外周抗胆碱作用(M受体阻断),还有α受体阻断作用,因此,临床上可表现为扩瞳、视物模糊;排尿困难,严重时引起尿潴留;肠蠕动慢,导致便秘,严重时引起麻痹性肠梗阻。同时可降低血压,血压降低可致反射性心动过速。

6. 内分泌系统 氯丙嗪对下丘脑多巴胺受体有阻滞作用,间接影响垂体前叶内分泌功能,使促性腺激素、促肾上腺皮质激素和生长激素等分泌减少,因此,儿童不应长期用药。氯丙嗪增加催乳素的释放,临床可见乳房增大、泌乳、闭经及性功能障碍等。

【体内过程】

氯丙嗪治疗精神病的作用,可能是阻断中枢性多巴胺受体,抑制脑内多巴胺系统的功能,从而使精神症状缓解。氯丙嗪口服后吸收较快,血药浓度1.5~3h可达高峰,静脉注射后立即达高峰。因肌内注射后药物可直接进入血液循环,生物利用度比口服大10倍,故口服治疗效果不显著时,改用肌内注射可获显效。氯丙嗪的$t_{1/2}$个体差异很大,一般为6h。24h内,约1/3药物以代谢产物的形式随尿排泄。多数仍在体内及脑内蓄积,暂时中断几天药物,对疗效不会产生很大影响。

【临床应用】

1. 治疗精神病 广泛用于精神病的各种症状,如精神运动性兴奋、幻觉妄想状态、各种思维障碍及行为异常等。不应该滥用于神经症的治疗及当做催眠药物使用。

2. 止吐  治疗各种原因如药物（吗啡、洋地黄、四环素），肿瘤放、化疗，尿毒症等引起的中枢性呕吐，也可缓解顽固性呃逆，但对眩晕症所致的呕吐无效。

3. 人工冬眠  常与哌替啶、异丙嗪组成冬眠合剂，配合物理降温，用于人工冬眠，可作为大面积烧伤、严重创伤、感染性休克及小儿高热惊厥等疾病的辅助治疗手段，为患者度过危险期赢得抢救时间。

【不良反应和药疗监护须知】

以氯丙嗪为代表的传统抗精神病药，由于具有抗胆碱能的作用，具有以下不良反应：

1. 精神方面

（1）中枢抑制症状：如出现过度镇静，轻度嗜睡及无力，可不必处理。严重嗜睡应报告医生进行检查及处理。

（2）药源性抑郁状态：在治疗过程中，如发现患者出现无原因的情绪低落、话少等抑郁症状，应及时报告，并密切观察，注意安全，防止发生意外。

（3）意识障碍：在用药1周左右，当增药过快、药量较大或多种药物合用时发生。此时应立即停药，注意水电解质平衡，并由专人护理，防止发生摔伤、伤人等意外。如无并发症，一般1~3天内可好转。

（4）紧张症状群：患者不语不动、吞咽困难、生活不能自理，应及时减药或停药，注意出入量及密切观察生命体征，加强基础护理。

2. 神经系统方面

（1）锥体外系反应：可在服药后几小时出现，也可在数日之后或数周后发生，临床有以下几方面的症状：①震颤麻痹综合征：肌张力强直，尤以双上、下肢明显，走路时小碎步态等。②急性肌张力障碍：为局部肌群的持续性痉挛。如斜颈、口眼歪斜、下颌不能闭合、伸舌和出怪相，眼球上翻凝视，严重时角弓反张、扭转性痉挛等。③静坐不能：患者坐立不安、手足无措、来回踱步或原地踏步、明显的烦躁不安、紧张焦虑等。

（2）迟发性运动障碍：长期（通常用药2年以上）大量服用抗精神病药引起。主要表现为不自主的、有节律的刻板运动，以小肌群为主，如舔舌、咀嚼、歪颌等。应尽早发现，注意观察。不应立即停药，因为症状常在停药或减药时加重，要逐渐减药。

（3）抽搐或癫痫发作：多在用药不久时发生，特别在加药较快，用量较大时发生。注意护理，防止发生癫痫大发作。

3. 代谢及内分泌系统  长期用药，可出现体重增加（肥胖），少数出现血管神经性水肿，应适当减药。女性可发生闭经、溢乳现象，减药或换药可自行好转。男性也可发生乳房发育及溢乳现象，不必处理。

4. 心血管系统  主要有：①体位性低血压：较常见，多发生在年老体弱、进食不佳、原有心血管病的患者，多因α受体阻断所致。在治疗早期，剂量增加过快或者进行肌内注射时，特别在静脉给药时易发生。应重点护理，在用药前应叮嘱患者，用药后要卧床休息半小时，改变体位时不可过猛，动作要缓慢。②心动过速，如超过120次/分钟，可酌情加用地西泮。

5. M受体阻断  引起口干、口苦、鼻塞、视物模糊等，一般减药后逐渐适应。常见便秘，男性有前列腺肥大者可排尿困难或尿潴留。便秘时应多吃蔬菜、水果，并增加运动。如3天仍未排便应服用通便药。

6. 肝不良反应  轻者表现单项氨基转移酶升高。严重者可见黄疸，要立即停药，进行积极保肝治疗。

7. 造血系统　白细胞减少较常见，因此，在用药过程中应定期查血象。如有粒细胞减少，应立即停药。

8. 皮肤及眼的不良反应　主要有：①药疹：为皮肤过敏反应，严重者应立即停药、换药。②光过敏：长期用药者，身体暴露部位易发生日晒红斑、丘疹，严重可有红肿，应嘱患者勿直接日晒，如戴草帽等。③色素沉着：长期大量用药后产生，在身体暴露的部位，如面部、手背、前胸发生紫褐色的色素沉着。④用药后不久即可视物模糊。老年人尤其明显，常被误认为老视，减药或停药后可好转。

9 其他不良反应

（1）撤药反应：虽然氯丙嗪长期应用并无药物依赖性，但突然停药时，可引起烦躁不安、失眠、头痛、出汗、恶心、呕吐、眩晕、腹泻及恐惧等症状，极少数可发生谵妄、幻觉等症状，应逐渐减药，不可突然停药。

（2）局部刺激症状：注射局部可引起疼痛、硬块及无菌性脓肿，因此，必须深部肌内注射，严格消毒，如需多次注射时，应轮换左右侧部位。静脉注射时，可引起血栓性静脉炎，因此，注射时要避免损伤血管内膜，防止漏药，速度要缓慢。

10. 严重不良反应　较少见。恶性综合征：常在药物剂量大、药物剂量变化过快（骤停或骤减）、暑热天气等时发生。主要症状有：严重的肌强直、运动不能，呈现紧张性木僵状态；震颤，高热可达41～42℃，也可发生意识障碍等，如不及时抢救有生命危险。早期发现，十分重要。

11. 过量及急性中毒　常由自杀或误服引起，成人一般死亡率不高。主要表现有：轻症发生嗜睡；重症发生意识障碍、昏迷、瞳孔缩小、心动过速、心律不齐、血压下降；严重者可发生低血压性休克。如不能及时抢救，可发生呼吸、循环衰竭。

【禁忌证】

各种原因引起的中枢神经抑制状态或意识障碍者，严重的心、肝、肾疾病者，急性感染性疾病或发热、血液病及造血功能不良者，严重内分泌疾病者，对氯丙嗪过敏者均应禁用。青光眼患者、老人及孕妇慎用。

【制剂和用法】

片剂：12.5mg/片、25mg/片、50mg/片、100mg/片。一般用量200～600mg/d，2～3次/日，少量时可每晚1次；注射剂有25mg/支、50mg/支；静脉注射时，必须用注射用水40ml或25％葡萄糖溶液40ml稀释。注射速度缓慢，也可用氯丙嗪50～200mg溶于生理氯化钠溶液或5％葡萄糖溶液500ml中静脉滴注，滴注速度为40～60滴/分。

其他类抗精神病药的剂量和用法见表13-2。

表13-2　其他类抗精神病药的剂量和用法

| 药物 | 剂量和用法 |
| --- | --- |
| 奋乃静（Perphenazine） | 片剂：2～4mg/次，3次/日 |
|  | 注射剂：5～10mg/次 |
| 氯奋乃静（Fluphenazine） | 片剂：一次2～10mg，一日2～20mg |
| 三氟拉嗪（Trifluoperazine） | 片剂：一次5～10mg，一日10～30mg |
| 硫利达嗪（Thioridazine） | 兼有抗焦虑和抗抑郁作用 |
|  | 片剂：一次50～100mg，一日200～600mg |

续表

| 药物 | 剂量和用法 |
|---|---|
| 氟哌啶醇（Haloperidol） | 片剂：2～10mg/次，3次/日<br>注射剂：5～10mg/次，2～3次/日 |
| 舒必利（Sulpiride） | 兼有抗焦虑及抗抑郁作用 片剂：200～400mg/d<br>抗精神分裂症 片剂：600～1200mg/d |
| 氯哌噻吨（Clopenthixol） | 片剂：5～40mg/次，1次/日<br>注射剂，10～40mg/次，1次/2周 |
| 氟哌噻吨（Flupentixol） | 片剂：20～40mg/d<br>注射剂：20～40mg/次，每2～4周一次 |
| 五氟利多（Penfluridol） | 片剂：10～40mg/次，1次/周 |

## 二、非典型的抗精神病药

非典型抗精神病药不仅对阳性症状有显著疗效，对阴性症状也有一定的疗效，而且影响认知功能较少，利培酮还可以改善认知功能，因此，非典型抗精神病药已受到广泛的重视。非典型抗精神病药的研制进展很快，目前临床应用的药物有：氯氮平、奥氮平、利培酮、喹硫平、阿立哌唑、齐拉西酮等。非典型抗精神病药的剂量和用法见表13-3。

表13-3 非典型抗精神病药的剂量和用法

| 药物 | 剂量和用法 |
|---|---|
| 利培酮（Risperidone） | 片剂：0.5～3mg/次，1～6mg/d |
| 氯氮平（Clozapine） | 片剂：首次12.5～25mg/d，一般门诊患者25～300mg/d，病房患者100～600mg/d |
| 奥氮平（Olanzapine） | 片剂：10～20mg/d，维持量10mg/d |
| 喹硫平（Quetiapine） | 片剂：150～750mg/d |
| 阿立哌唑（Aripiprazole） | 片剂：首次剂量为5mg，一般用量为10～20mg/d，不得超过30mg/d |
| 齐拉西酮（Ziprasidone） | 片剂：初始20mg/次，视病情可逐渐增加到80mg/次，2次/日餐时口服 |

# 第二节 抗抑郁药

抗抑郁药是用于治疗情绪低落、精神抑郁的药物，多数抗抑郁药对焦虑不安、紧张、恐惧的焦虑状态以及强迫状态也有一定疗效。

按其化学结构以及药理作用不同，临床分为单胺氧化酶抑制剂、三环类及四环类抗抑郁剂、选择性5-HT再摄取抑制剂以及去甲肾上腺素能和5-HT能再摄取抑制剂等。

近年来许多非典型抗精神病药，如利培酮、奥氮平、喹硫平等药，也有改善情绪、抗焦虑的作用，传统的抗精神病药中，如舒必利、硫利达嗪（甲硫达嗪）等药，也常常用作抑郁症的辅助治疗。

## 一、单胺氧化酶抑制药

单胺氧化酶抑制药（MAOI）是20世纪50年代首先发现的抗抑郁药。由于20世纪60年代发现有严重的毒副作用，很快被三环类抗抑郁药所替代。

近年来，由于发现三环类抗抑郁药的不良反应以及难治性抑郁症的疗效不佳，又开始对MAOI药物进行了重新评价和研制，并研制出新药吗氯贝胺（氯苯酰胺），是苯甲酰胺的衍生物。

### 吗氯贝胺（Moclobemide）

【作用特点】

吗氯贝胺为选择性、可逆性MAO-A抑制剂，可减少5-羟色胺、去甲肾上腺素代谢，对单相抑郁、双相抑郁、老年性抑郁均有效，近年来也用于治疗焦虑症、惊恐障碍以及心境恶劣等疾病。治疗抑郁症的疗效相当于丙米嗪，但患者耐受性好。主要不良反应为恶心、头痛、失眠、便秘。富含酪胺的食物（如奶酪、啤酒、发酵食品等）不宜过量食用。

【常用制剂和用法】

片剂：0.1g/片。治疗剂量为150～600mg/d，从小剂量起用，一般2～3次/日，分次服用。胶囊剂：0.1g粒，口服，开始剂量为50～100mg/次，2～3次/日。逐渐增加至150～450mg/d，高量为600mg/d。

## 二、三环类抗抑郁药

自发现三环化合物丙咪嗪具有治疗抑郁症的效果以来，又发现具有抗抑郁作用的丙咪嗪衍生物，统称为三环类抗抑郁药，临床广泛应用。

【体内过程】

三环类抗抑郁药口服吸收快，1～4h达峰值。迅速分布至肝、肾、心、肺及脑组织，约有90%与血浆蛋白结合，药物及其代谢产物主要由肾排出，少数由胆汁和粪便排出。三环类抗抑郁药半衰期长，$t_{1/2}$为10～48h，各种药物的半衰期差别很大。不同的患者服用同等剂量药物时，稳态血浆药浓度可相差10～40倍。

【药理作用和作用机制】

三环抗抑郁药对抑郁症患者产生抗抑郁作用，并出现心情振奋现象，但起效慢，连用2～3周才见效，注射用药也不能加快，故不宜用于应急治疗。本类药物还有镇静作用，可同时治疗抑郁症患者的失眠。由于中枢性抗胆碱作用可引起癫痫发作，外周性M受体阻断可引起口干、便秘、视物模糊、尿潴留等。其作用机制复杂，一般认为本药影响脑内多种神经递质及受体，治疗作用与丙咪嗪抑制突触前膜对去甲肾上腺素和5-羟色胺的再摄取，使突触间隙去甲肾上腺素、5-羟色胺浓度升高而发挥抗抑郁作用有关。

【临床应用】

可治疗各种抑郁症，对焦虑及惊恐发作、强迫状态、贪食症、儿童多动症及遗尿症等也有一定疗效。严重的心、脑血管疾病，肝、肾疾病，青光眼，癫痫，尿潴留，肠麻痹，前列腺肥大患者，孕妇及儿童应禁用。

【不良反应和药疗监护须知】

三环类抗抑郁药的不良反应的发生率及严重程度与剂量及血浆药浓度成正比，也与患者的身体状况,如年龄等有关。轻度不良反应有:口干、便秘、视物模糊、心动过速,轻微震颤等,若可以耐受,不必给予特殊处理。如症状明显可对症治疗。严重不良反应有:

1. 心血管系统  对心脏病患者可产生心律不齐、传导阻滞,严重时发生室颤或心脏骤停。要定期查心电图,每日查血压、脉搏、密切观察。

2. 神经精神方面  主要有:①三环类抗抑郁药可诱发躁狂状态。也可使精神分裂症的症状活跃,大剂量丙咪嗪可引起幻觉。轻度时可有:失眠或嗜睡的症状。②阿托品样危象:服用丙咪嗪时,可出现震颤、瞳孔放大、面色苍白、心动过速、胸闷、恐怖及濒死感,一般持续十余分钟。此时,有心血管疾病的老人可发生心肌损害,甚至发生猝死。③震颤、抽搐、癫痫发作:以阿米替林及氯米帕明较多见,多塞平较少见。较大剂量或合并苯二氮䓬类药物,可发生意识障碍,尤以老年人多见。

3. 其他不良反应  主要有:①粒细胞减少:较少见,但却是十分严重,因此,应特别加以注意密切观察。一旦发现,立即停药。②代谢内分泌系统:体重增加、性功能障碍较常见,闭经及男性乳房增大较少见。③青光眼加剧病情,应禁用。④氨基转移酶升高、黄疸较少见。

4. 过量及急性中毒  过量及急性中毒常见的原因为自杀及误服,抢救不及时、处理不当可死亡。

【药物相互作用】

很多药物均与三环类抗抑郁药有相互作用,有些具有一定危险性。

1. 三环类抗抑郁剂与单胺氧化酶抑制剂合用,轻者引起兴奋、活动过多,严重者可有出汗、肌肉抽搐、肌强直、心动过速、意识障碍,甚至死亡,因此,两类药物不可合并应用。

2. 拟交感胺类药物相互作用,可产生严重的高血压反应,有一定的危险。

3. 与巴比妥类、乙醇及口服避孕药并用时,会降低抗抑郁疗效;与吩噻嗪类药物并用可加强抗抑郁作用。

【常用制剂和用法】

1. 丙米嗪(Imipramine)  片剂:12.5mg/片、25mg/片。从25mg/d开始服用,逐渐增加,剂量范围50~200mg/d,由于可有失眠不良反应,多在早、午服用。

2. 阿米替林(Amitriptyline)  片剂:5mg/片。一般口服常用量50~250mg/d,一般从25~50mg开始服用。

3. 多塞平(Doxepin)  片剂:25mg/片。开始剂量为25~50mg,渐增至75~100mg/d,最大剂量不超过300mg/d,由于嗜睡作用明显,一般分次服用时白天量少,晚上量多些。

4. 氯米帕明(Clomipramine)  片剂:10mg/片、25mg/片。开始用量小,10~25mg/d,老人常从10mg起用,渐增至75~100mg/d,最大剂量不超过200~250mg/d。

### 三、四环类抗抑郁药

四环类抗抑郁剂主要有马普替林和米安色林。

#### 马普替林(Maprotiline)

【作用特点】

马普替林为四环结构,而药理作用与三环类相似,为去甲肾上腺素摄取选择性抑制剂,很少有5-HT能作用,有强抗组胺和弱抗胆碱能作用。镇静作用较强,因抗胆碱能作用轻。其疗效与丙咪嗪、阿米替林、多塞平相似。不良反应轻,主要有口干、眩晕、视物模糊、嗜睡、便秘、心动过速、体重增加。皮疹较多见，严重者可有剥脱性皮炎。剂量大时偶有癫痫发作，因此，剂量不可过大。有肝肾损害、青光眼病史、排尿障碍、伴有甲状腺功能亢进症或同时服用甲状腺制剂者，有体位性低血压、轻躁狂或躁狂发作、心脏病者及老年人慎用，酒精、催眠药等药物所致急性中毒者禁用。

【常用制剂和用法】

片剂：10mg/片、25mg/片，口服，从 25mg 开始，首先于晚间用药，渐增至 100～250mg/d，维持量为 50mg/晚。与 MAOI 换药时，应间隔 2 周才可应用。

### 米安色林（Mianserin）

【作用特点】

米安色林不阻滞去甲肾上腺素、5-羟色胺、多巴胺摄取，而是通过阻断抑制突触前 $\alpha_2$ 受体，产生镇静、抗抑郁和抗焦虑作用，对抑郁心境、焦虑不安、自杀观念及失眠均有疗效。与三环类抗抑郁药比较，除毒蕈碱样作用较轻外，心脏不良反应发生较少，其余相同。不良反应有轻度躁狂、癫痫发作、低血压、关节痛、水肿、男性乳房发育，还可见肝功能损害，偶有造血功能损害，引起白细胞减少，应定期检查血象。躁狂症患者禁用。

【常用制剂和用法】

片剂：10mg/片、20mg/片、30mg/片。口服，20mg～30mg/d，渐增至 90mg/d，分次服或睡前顿服。

## 四、选择性 5-羟色胺再摄取抑制药

选择性 5-羟色胺再摄取抑制药（SSRIs）目前已成为治疗抑郁症的首选药物。此类药物通过选择性阻滞突触间隙 5-羟色胺的再摄取，使 5-羟色胺增多，起到治疗抑郁症的疗效。

当前常用的药物有氟西汀、帕罗西汀、舍曲林、西酞普兰和氟伏沙明，号称"五朵金花"。近年又有艾司西酞普兰问世。

此类药物疗效与三环类抗抑郁药大致相似，但是不良反应及安全性优于三环类，而且服法方便，依从性好，利于推广使用。

此类药物不良反应大致相近，常见的有胃肠道反应如恶心、食欲缺乏、腹泻、头痛、口干、多汗、兴奋、失眠、焦虑、性功能障碍（如性欲减低、射精延迟）等。与 MAOI 合用时，常发生 5-羟色胺综合征，表现为恶心、体温升高、精神错乱、自主神经系统功能紊乱、震颤、肌强直、痉挛，严重时可昏迷、死亡。因此，与 MAOI 换用必须间隔至少 2 周，氟西汀需要间隔 5～7 周。

### 氟西汀（Fluoxetine）

【作用特点】

氟西汀又名百优解（Prozac）、优克，为选择性 5-羟色胺再摄取抑制剂，适用于各种抑郁症，也适用于焦虑症、强迫症。主要不良反应在治疗后 1 周内明显，表现为胃肠道症状（如恶心、食欲缺乏）、口干、多汗、乏力，少数患者可有焦虑、兴奋、失眠，也有患者出现白天嗜睡现象。如不良反应明显者和老年患者在第一周应减半量服用。肝、肾功能不全者慎用，儿童、孕妇、哺乳妇女及有药物过敏史者、癫痫病史者应禁用。此药与单胺氧化酶（MAOI）合用，可产生激越、精神错乱、共济失调、发热、多汗等症状，因此不可合用。

停用氟西汀 5~7 周后方可换用甲胺氧化酶。

**【常用制剂和用法】**

胶囊剂：20mg/粒。片剂：10mg/片、20mg/片。起始剂量 20mg，1 次/日，早晨饭后服用。渐增至有效治疗剂量 20~40mg；维持量 20mg，1 次/日或 1 次/2~3 日。

### 帕罗西汀（Paroxetine）

帕罗西汀又名赛乐特，为高效的选择性 5-羟色胺再摄取抑制剂，治疗抑郁症疗效快。一般在第二周起效。其适应证为抑郁症、焦虑症、强迫症等。不良反应轻微、短暂，多数患者可以耐受。主要有恶心、头痛、口干、多汗等，少数可有震颤等，减药或停药应缓慢，以防止发生撤药反应。长期用药可有体重增加的不良反应。其治疗剂量为 20~50mg/d，起始剂量为 20mg/d，老人可减半，早餐后或晚上给药，1 次/日，加量应缓慢，每次加 10mg，间隔 1 周应用。

### 舍曲林（Sertraline）

舍曲林又名左洛复（Zoloft），与其他选择性 5-羟色胺再摄取抑制剂相比，与常用处方药的相互作用极少为其优点。半衰期为 1 天，在一天之中的早或晚均可服用。不良反应轻微，未发现对心、脑血管病患者有明显不良反应，适合老年人服用。一般用量为每日 50mg，少数严重患者可加至 100mg/d。见效较快（1 周左右）。

### 西酞普兰（Citalopram）

西酞普兰又名喜普妙（Cipramil），抗胆碱能不良反应较小，常见的不良反应有恶心、多汗、口干、头痛等，一般开始剂量为 20mg/d，病情严重时，可增至 40~60mg/d，老年人血药浓度比年轻人高约 100%，因此，老年人应减半服用。

### 氟伏沙明（Fluvoxamine）

临床上常用于抑郁症及相关症状和强迫症的治疗。大剂量服用时可有嗜睡，少数妇女有催乳素水平增高。常用制剂为片剂：50mg/片，常用剂量为 100~200mg/d，分次服用或晚上顿服；最高剂量不超过 300mg/d。此药治疗抑郁症时剂量较小（50~100mg/d），治疗强迫症时较多（100~200mg/d）。

### 艾司西酞普兰（Escitalopram）

艾司西酞普兰是西酞普兰的 S-异构体，此药可以同时结合于 5-羟色胺转运体的基本位点和异构位点，临床研究显示此药不仅起效较快，而且疗效也有提高，成为 SSPI 类"五朵金花"的另一朵金花。艾司西酞普兰的不良反应与西酞普兰相似，早期可能出现恶心、出汗、口干、头痛和睡眠障碍，若出现失眠、静坐不能，应给予辅助镇静剂治疗。肝功能不全以及癫痫患者应慎用。常用制剂为片剂，10mg/片。起始剂量 10mg，1 次/日，早餐后顿服，缓慢加量，最大剂量 20mg/d，如需停药，应逐渐减量，预防发生撤药症状。

## 五、5-羟色胺及去甲肾上腺素再摄取抑制药

5-羟色胺及去甲肾上腺素再摄取抑制药（SNRI）主要有文拉法辛和度洛西汀。

## 文拉法辛（Venlafaxine）

**【作用特点】**

此药起效快，用药早期可见胃肠道不良反应、恶心、食欲缺乏、口干、便秘；中枢神经系统异常可见眩晕、嗜睡、梦魇、失眠；其他不良反应有出汗、性功能异常、无力、震颤。肝、肾功能损害者应慎用，有躁狂史、癫痫史、高血压、青光眼、皮肤和黏膜易出血的患者慎用，禁与MAOI合用。

**【常用制剂和用法】**

胶囊剂：25mg/粒，每日75mg，可分3次服用，逐渐加大剂量至75mg/次，2次/日；缓释胶囊：75mg/粒、150mg/粒，1次/日，可从75mg/d起用，逐渐加量，最大剂量为300mg/d。

## 度洛西汀（Duloxetine）

**【作用特点】**

此药对抑郁、焦虑以及对躯体症状的疼痛缓解有一定的疗效。常见不良反应有恶心、口干和便秘、出汗、无力及嗜睡。此药禁与MAOI、SSRI、三环类抗抑郁药、锂制剂合用，与抗心律失常药、酚噻嗪类等药慎用。对肝、肾功能不全、酗酒、高血压、青光眼、糖尿病患者、孕妇、老人、儿童、有药物过敏史者应慎用，对有自杀现象者，在用药期间应密切观察病情变化，严防自杀。

**【常用制剂和用法】**

胶囊剂：20mg/粒、30mg/粒、60mg/粒。根据精神疾病用药指南推荐的用法及用量为20～40mg/d，分两次服用或早餐后顿服。

### 六、5-羟色胺受体拮抗药和再摄取抑制药

5-羟色胺受体拮抗药和再摄取抑制药（SARI）有奈法唑酮和曲唑酮。目前，奈法唑酮在我国尚未应用，仅介绍曲唑酮。

## 曲唑酮（Trazodone）

**【作用特点】**

曲唑酮又名美抒玉（Mesyvel），为三唑吡啶的衍生物，由于可以抑制5-羟色胺的回收，对抑郁症状有效，由于能阻断$H_1$受体、镇静及嗜睡作用较强，能有效地改善睡眠，同时有抗焦虑作用。可以用来戒断药物依赖（如苯二氮䓬类等）时的替代药物。不良反应可能发生嗜睡、乏力、头痛、头晕、失眠、紧张、视物模糊、口干、便秘及震颤。少见有体位性低血压、心动过速；罕见的有肌肉骨骼疼痛、阴茎异常勃起。曲唑酮不可与MAOI合用，如需换药，应间隔2周停药期。

**【常用制剂和用法】**

片剂：50mg/片。治疗失眠时50mg/晚，于睡前1～2h服用；治疗焦虑时，早、中午各25～50mg，晚50～100mg；治疗抑郁时200～300mg/d；戒断药物依赖时50～150mg/d。治疗抑郁症时，应从小剂量开始，逐渐加量，每隔3～4天加量50mg。

### 七、去甲肾上腺素及特异性5-羟色胺能抗抑郁药

去甲肾上腺素及特异性5-羟色胺能抗抑郁药（NaSSA）主要有米氮平。

## 米氮平（Mirtazapine）

**【作用特点】**

又名瑞美隆（Remeron），适用于抑郁症的发作。主要不良反应为食欲亢进、体重增加、嗜睡、镇静、头晕、乏力。少见的有体位性低血压、躁狂症、惊厥发作、震颤、水肿、氨基转移酶或胆固醇升高，罕见骨髓抑制（粒细胞减少、血小板减少等）。肝、肾功能不全、癫痫，意识障碍，心脏病，青光眼，低血压，排尿困难以及糖尿病患者应慎用。精神分裂症患者应慎用。

**【常用制剂和用法】**

片剂：30mg/片。首次剂量15mg，晚间一次服用，可逐渐加量，最大剂量45mg/d，可分次或晚间一次服用。与MAOI之间换药，应有2周的停药间隔。

### 八、选择性去甲肾上腺素再摄取抑制药

选择性去甲肾上腺素再摄取抑制药（NRI）有瑞波西汀。

## 瑞波西汀（Reboxetine）

**【作用特点】**

瑞波西汀通过对去甲肾上腺素再摄取选择性阻滞，提高中枢内去甲肾上腺素的活性，从而改善患者的情绪。不良反应有口干、便秘、失眠、阴茎勃起功能障碍、排尿困难、心率加快、静坐不能、眩晕或体位性低血压。青光眼、前列腺增生、低血压、心脏病患者，妊娠、哺乳期妇女禁用此药；肝、肾功能不全，癫痫病史，双相情感障碍患者以及老年人慎用，儿童不宜服用。此药不宜与MAOI类药物、SSRI、三环类抗抑郁药、抗心律失常药、红霉素、氟康唑等唑类抗真菌药、锂剂以及降压药等药物联合应用，应密切注意！

**【常用制剂和用法】**

片剂：4mg/片。口服，8mg/d，分2次服用，用药2~3周逐渐起效，如疗效不明显，3~4周后可增至12mg/d，分3次服用，每日最大剂量不得超过12mg。

### 九、复方制剂

## 氟哌噻吨/美利曲辛（Flupentixol/Melitracen）

**【作用特点】**

为抗精神病药氟哌噻吨与抗抑郁药美利曲辛的复方制剂，具有抗抑郁及抗焦虑作用，还有一定的振奋作用。不良反应较轻，口干、不安及震颤少见。晚间服用可引起失眠。心肌梗死、束支传导阻滞、青光眼、急性酒精中毒、巴比妥类及其他活性物质中毒患者，兴奋或活动过多的患者禁用此药。此药与MAOI之间需有2周间隔用药期。

**【常用制剂和用法】**

片剂：0.5mg/片，3mg/片，5mg/片。早晨及中午各一片，老年人通常早晨服1片即可，严重病例可早晨服用2片。此药不宜在晚间服用，应在中午以前服药，不应晚于下午4点。

## 第三节　心境稳定药

心境稳定药过去称为抗躁狂药,由于躁狂发作是异常而持续的心境高涨,伴有夸大及易激惹症状,治疗躁狂发作的药物,统称为心境稳定药。典型的心境稳定药为锂盐制剂,其次为抗惊厥药、非典型抗精神病药以及苯二氮䓬类药物。

### 一、典型心境稳定药

碳酸锂（Lithium Carbonate）

碳酸锂为一种心境稳定剂,是治疗躁狂发作的首选药物,总有效率约70%。

【药理作用和作用机制】

碳酸锂的药理作用与锂离子有关,治疗剂量时,对正常人的精神活动无影响,而对躁狂症状的患者有显著抗躁狂作用。

锂可能通过抑制脑内肾上腺素的释放,促进膜对肾上腺素再摄取,降低突触间隙肾上腺素浓度而产生作用。作用机制主要有:①长期应用时可能出现脑电图异常波形,可能与锂对中枢神经的非特异性毒性作用有关。因此,监测脑电图可以作为本药神经毒性的一个指标,可早期发现中毒。②锂对心电图的影响,主要表现为T波低平或倒置。与低钾血症的改变相似,可能是锂在心肌内置换了钾,而使细胞内钾相对缺乏所致。③锂对甲状腺激素的生成、释放和利用有抑制作用,可引起体重增加。④临床可见多尿、烦渴症状,少数患者出现尿崩症状。可能机制为锂对肾环化酶有抑制作用。间接影响了抗利尿素对肾小管再吸收功能的调节。

【体内过程】

锂的化学性质活泼,以锂盐的形式存在,常用的是碳酸锂,只有口服制剂,胃肠道吸收很快,口服30min至2h达峰值。6～8h完全吸收,持续用药时,半衰期为18～36h。锂在体内各组织中分布以肾最高,肌肉、骨骼及肝其次,脑中最低,通过血-脑屏障较慢,因此疗效慢。中毒后,血锂下降速度快,但临床症状恢复较慢可能与此有关。锂可自由通过胎盘组织进入胎儿体内,也可通过乳汁分泌,所以孕妇及乳母应禁用。锂从肾排泄达95%,排出峰在服药后1～2h,24h排出50%～75%,肾病患者由于肾小球滤过率下降或者缺钠,可导致锂排出量减少,血锂浓度升高,可引起锂盐中毒,老年人,特别是肾功能不全者应慎用,或者减少用量。

【临床应用】

主要用于治疗躁狂发作,是首选药,特别对双相型疗效好,维持治疗有预防复发的作用。急慢性肾病、肾衰竭、心力衰竭、缺钠或低盐饮食患者,妊娠早期应禁用;帕金森病、癫痫患者应在密切监护下慎用;糖尿病、甲状腺功能减退症、老年性白内障等疾病患者慎用。

【不良反应和药疗监护须知】

1. 主要不良反应　长期应用碳酸锂治疗不产生耐受性和依赖性,也无戒断反应。主要不良反应主要有:①神经系统:可出现疲乏、无力及嗜睡等症状,少数患者有记忆力下降、理解力减退或自我感觉不佳等主诉。5%～15%的患者有震颤,可能是中毒的早期症状,不应忽视,要密切观察。②常有恶心、呕吐、厌食、上腹部不适感或腹泻等。如呕吐、腹泻次数多也应注意,可能是中毒先兆,立即检测血锂,依据检测结果减药或停药。③常见心电图 T 波改变,是可逆性的,停药后可恢复正常。血压下降是中毒的症状之一,应立即抢救处理。④体重增加,偶见面部及下肢水肿,一般不必处理,但需检查有无其他原因。长期用药可引起甲状腺功能减退,也有少数妇女发生甲状腺肿,停药后可恢复。⑤多尿、烦渴。严重者发生肾源性尿崩症,应立即减药或停药。⑥其他:锂盐可引起白细胞增高,停药后可恢复正常。还可引起脱发、皮疹,可加重银屑病病情,因此,银屑病等皮肤病患者应慎用。

2. 锂中毒 剂量过大或加药过快,未注意到早期不良反应;未进行血锂浓度监测,发热、腹泻等都可导致锂中毒。中毒症状:①早期症状:反复发生呕吐或腹泻,手由细颤变粗颤、明显无力、烦躁不安等。应注意锂的中毒症状与不良反应之间并无严格的分界线,因此,必须严密观察。②中毒症状:表现为程度不等的意识障碍,可伴有口齿不清、反射亢进、共济失调,进一步恶化时,血压下降、心律失常、昏迷、少尿或无尿。由于锂盐中毒尚无特效解毒药物,而且治疗剂量也可能导致中毒,因此,及时发现至关重要。锂中毒时主要的措施是立即停药和促使过多的锂排出体外。主要可输氯化钠液加速锂排出,钠离子可促使锂排出,碳酸氢钠、甘露醇等也可应用。严重时应进行血液透析治疗。

【常用制剂和用法】

锂盐有枸橼酸锂、醋酸锂等,临床常用碳酸锂。常用制剂为片剂:250mg/片。急性躁狂发作时治疗量为 750~2000mg/d,老人不超过 1000mg/d。维持量为 500~600mg/d。

## 二、其他心境稳定药

其他常用心境稳定药见表 13-4。

表 13-4 其他常用心境稳定药

| 药物 | 常用药物 |
| --- | --- |
| 1. 抗惊厥药 | 丙戊酸钠、卡马西平、拉莫三嗪、托吡酯 |
| 2. 抗精神病药 | 奥氮平、氯氮平、喹硫平、利培酮 |
| 3. 苯二氮䓬类药物 | 劳拉西泮、氯硝西泮 |

# 第四节 抗焦虑药

人们在预感到危险即将降临时,都会产生一种焦虑不安、紧张恐惧的情绪,这是正常的焦虑反应,是防御反应。当发生焦虑症、抑郁症、器质性精神障碍以及躯体疾病时,都可能发生病理性焦虑状态。

焦虑状态的主要症状表现为焦虑不安、忧心忡忡、紧张害怕,担心不幸即将来临、心烦意乱、坐立不安、严重时来回走动,甚至搓手顿足,可伴有肌肉紧张感及震颤等,常伴有如心悸、心动过速、气促、面部潮红或苍白、出冷汗、口干、恶心、腹痛、腹泻、尿频等症状,男性可有阳痿、早泄,女性可有月经紊乱等。对于焦虑状态心理治疗非常重要。

抗焦虑药主要有苯二氮䓬类、氮杂螺环癸烷双酮类,以及各类抗抑郁药,如 SSRI、SNRI、SARI、TCA、MAOI 类均可作为抗焦虑药的辅助治疗药物。此外,氟哌噻吨/美利曲辛、羟嗪，以及β受体阻滞药阿替洛尔、普萘洛尔及纳多洛尔对治疗焦虑障碍也有一定功效。

## 一、苯二氮䓬类

劳拉西泮（罗拉）：一般每日 2~3 次，1.5~2mg/d，病情严重者可加至每次 1~2mg，每日不超过 6mg，老年人应酌情减量。

奥沙西泮：起始剂量 15~30mg/d，可分次服用，维持剂量 30~90mg/d，分次服用，奥沙西泮的镇静作用比罗拉略强，因此，应在白天小量服用，入睡可加大剂量，在驾车的司机出车前应慎用此药。

阿普唑仑：初始剂量可 0.2~0.4mg，2~3 次/日，维持剂量 0.8~4mg/d，镇静作用强，老年人应酌情减量。

地西泮（安定）：初始剂量 2.5~5mg/d，可分 3 次服用，因半衰期较长，应小剂量服用。

## 二、氮杂螺环癸烷双酮类

### 丁螺酮（Buspirone）

【作用特点】

丁螺酮对 $5-HT_{1A}$ 受体有选择性亲和力，对 $5-HT_{2A}$ 受体亲和力弱，对突触前 $5-HT_{1A}$ 自调受体的激动作用为减少中枢背缝核 $5-HT$ 能放电，从而发挥抗焦虑作用。适用于广泛性焦虑症，与苯二氮䓬类药物同样有效，但发生疗效的时间比苯二氮䓬类较缓慢，起效需 2~3 周。有可能出现眩晕、头痛、头晕、耳鸣、兴奋等不良反应，故应在上午或中午服用，不应晚于下午 4 时，防止失眠。肝、肾功能不全者慎用，肝功能衰竭及癫痫患者禁用。

【常用制剂和用法】

片剂：5mg/片。口服，从 5mg 起用，每日 2 次（早、中午各一次）根据用药不良反应，可逐渐加大剂量，可每 2~3 天加 5mg，最大剂量为 60mg/d，老年人醇情减量。

### 坦度螺酮（Tandospirone）

与丁螺酮的适应证相似，坦度螺酮有可能出现嗜睡、步态蹒跚、恶心、乏力、情绪不佳、食欲缺乏等不良反应，少数人可有氨基转移酶升高。器质性脑功能障碍，呼吸功能衰竭，心、肝、肾功能障碍患者，老年人慎用。用法为 10mg/次，应根据患者年龄、症状及不良反应适当增减剂量，老人起始剂量也可以 5mg 起始，最大剂量 60mg/d。

## 三、抗抑郁药

SSRI 中，氟西汀在服用后，早期的不良反应中可能出现焦虑症状加重及失眠等，疗效出现较慢，故已较少在临床应用于辅助治疗焦虑障碍。帕罗西汀、舍曲林、西酞普兰及艾司西酞普兰，较多地应用于辅助治疗焦虑障碍，用法及用量与抗抑郁治疗相似。

β受体阻滞药中，阿替洛尔的用量为 50~100mg/d；纳多洛尔的用量为 40~80mg，在需要时给药；普萘洛尔在需要时用量为 40mg。此类药物的适应证为非广泛性社会性社交焦虑障碍，其临床效果仅限于缓解自主神经症状，如出汗、震颤，应间断用药，症状缓解，患者恢复自信后，应停药。不良反应为可能产生心血管作用（多心动过缓、低血压、心力衰竭等），支气管痉挛、疲劳、失眠、情绪低落、按量服药不良反应较轻。对有哮喘、慢性阻塞性肺病、糖尿病患者应慎用。

总之，目前临床上常用的抗焦虑药以苯二氮䓬类为首选，起效快，疗效肯定，应注意防止发生耐药性及依赖性，其次经常使用各种抗抑郁剂辅助治疗，疗效也较好，应加以细致选择，预防不良反应。

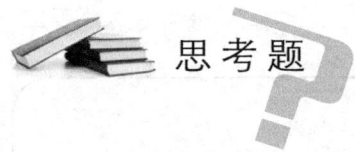
思考题

1. 氯丙嗪过量或中毒所致的血压下降为什么不能用肾上腺素急救？
2. 如何防治氯丙嗪引起的锥体外系反应？
3. 比较各类抗抑郁药的作用特点。

（杨丽珠　赵友文）

# 第十四章

# 脑功能改善药

> **学习目标**
>
> **掌握：**
> 脑功能改善药的作用特点、不良反应及药疗监护须知。

老年性痴呆症分为原发性痴呆症、血管性痴呆症和混合性痴呆，前者又称为阿尔茨海默病（Alzheimer disease，AD）。阿尔茨海默病主要表现为进行性认知和记忆障碍，并伴有行为和情感异常。发病机制尚不明确，主要病理特征为脑脊髓神经元细胞发生退行性病变。目前 AD 尚无十分有效的治疗方法，可用胆碱酯酶抑制药、M 受体激动药、促进脑代谢药物等进行治疗。其中胆碱酯酶抑制药疗效肯定，应用较为广泛。

> **知识链接**
>
> **阿尔茨海默病**
>
> 阿尔茨海默病（AD）是引起老年性痴呆最主要的原因，约占老年性痴呆患者的 70%。发病率与年龄高度相关，在 65 岁人群为 5%，在 95 岁人群则高达 90%。随着人类寿命的延长和社会人口老龄化的进展，患者的数量和比例会持续增高，将给家庭和社会带来沉重的负担。目前尚无十分有效的治疗方法，晚期、重症患者基本无药可治，而早期或轻中度患者可用脑功能改善药治疗。

## 第一节 胆碱酯酶抑制药

### 多奈哌齐（Donepezil）

又名安理中，用于轻度至中度 AD 患者，具有剂量小、毒性低等优点。

**【体内过程】**

口服吸收良好，生物利用度为 100%，血药浓度达峰时间为 3～4h。血浆蛋白结合率为

96%，$t_{1/2}$ 为 70~80h。代谢产物主要经肾排出。

【药理作用与临床应用】

多奈哌齐为第二代可逆性 AChE 抑制药，对中枢胆碱酯酶有更高的选择性和专属性，能明显抑制脑组织中的胆碱酯酶的活性，提高乙酰胆碱的含量，能改善 AD 患者的认知能力和临床综合能力。适用于轻、中度阿尔茨海默病，对 AD 伴有的记忆力减退等症状有一定的改善作用。

【不良反应和药疗监护须知】

1. 胃肠道症状　常见恶心、呕吐、腹痛、腹泻、便秘、胃肠道出血等。消化性溃疡患者慎用。

2. 全身反应　常见有流感样胸痛、牙痛等。

3. 神经系统反应　眩晕、失眠、易激惹、癫痫。减量或停止治疗。

4. 心血管系统　心动过缓，患有病态窦房结综合征或其他室上性心脏传导疾病患者需尤其注意，严重心血管疾病患者禁用。

5. 其他　肌肉痉挛、尿失禁、乏力、疼痛。

【药物相互作用】

拟胆碱药或其他胆碱酯酶抑制药可加重多奈哌齐的不良反应，应避免合用。与抗胆碱药有拮抗作用，不宜联用。

【常用制剂和用法】

片剂：5mg。用法用量：一次 5~10mg，1 次/晚。

## 卡巴拉汀（Rivastigmine）

【体内过程】

又名利凡斯的明、艾斯能。口服后吸收迅速而完全，容易透过血-脑脊液屏障。血药浓度达峰时间约 1h，血浆半衰期约 1.4~1.7h，主要经肾排出。

【药理作用与临床应用】

利凡斯的明是一种氨基甲酸类脑选择性乙酰胆碱酯酶抑制剂，通过延缓胆碱神经元对释放乙酰胆碱的降解，从而促进胆碱能神经传导。本药可以改善阿尔茨海默病患者胆碱能介导的认知功能障碍，还可减慢淀粉样蛋白 β-淀粉样前体蛋白（APP）片段的形成，而淀粉样斑块是阿尔茨海默病的主要病理特征之一。适用于治疗轻、中度阿尔茨海默病性痴呆。

【不良反应和药疗监护须知】

1. 胃肠道反应　常见恶心、呕吐、腹泻、食欲缺乏、消化不良等。溃疡病患者慎用。

2. 神经系统反应　常见眩晕、头痛、困倦、疲劳、无力、震颤、激动、失眠、精神错乱、抑郁等。正在使用其他拟胆碱和抗胆碱药的患者慎用。

3. 泌尿生殖系统　常见泌尿道感染，偶见尿失禁。尿道梗阻和痉挛者慎用。

【常用制剂和用法】

胶囊剂：1.5mg/粒、3mg/粒、4.5mg/粒。起始剂量：1.5mg/次，2 次/日。递增剂量：如患者服用至少 4 周以后对此剂量耐受良好，可增至 3mg/次，2 次/日；当患者继续服用至少 4 周以后对此剂量耐受良好，可逐渐增加至 4.5~6mg/次，2 次/日，均与早、晚餐同服。

### 加兰他敏（Galanthamine）

**【作用特点】**

加兰他敏属第二代 AChE 抑制药，对神经元中的胆碱酯酶有高度选择性，且有一定的中枢拟胆碱作用，具有神经保护功能。适用于治疗轻、中度阿尔茨海默病，临床有效率为 50%～60%，有可能成为治疗阿尔茨海默病的首选药。

**【常用制剂和用法】**

片剂：8mg/片。起始剂量为 4mg/次，2次/日，服用 4 周，建议早餐与晚餐同服；维持剂量：初始为 8mg/次，2次/日，至少维持 4 周，医生对患者进行综合评价后最高推荐剂量可提高到 12mg/次，2次/日。

### 石杉碱甲（Huperzine A）

**【作用特点】**

石杉碱甲作为强效、可逆性 AChE 抑制药，用于老年性记忆功能减退及老年痴呆患者，改善其记忆和认知能力。

**【常用制剂和用法】**

片剂：50μg/片。口服 0.1～0.2mg/次，2次/日，日剂量不超过 0.45mg。

## 第二节　M 受体激动药

### 占诺美林（Xanomeline）

口服易吸收，易通过血-脑脊液屏障，大脑皮质和纹状体摄取率较高。能选择性激动 $M_1$ 受体，可明显改善 AD 患者的认知功能和行为能力。本品具有安全、耐受性好且不良反应较轻等优点。由于口服高剂量易引起胃肠和心血管方面的不良反应，现拟改为皮肤给药。

## 第三节　改善脑代谢或脑循环的药物

吡拉西坦（Piracetam）、茴拉西坦（Aniracetam）、双氢麦角碱（Dihydroergotoxine）、尼麦角林（Nicergoline）银杏叶制剂等药物能加快脑血液循环，加强脑细胞的新陈代谢，增加氧和葡萄糖的利用，从而改善阿尔茨海默病患者的记忆功能。

### 吡拉西坦

**【体内过程】**

口服很快从消化道吸收，易通过血-脑脊液屏障和胎盘屏障。口服后，30～45min 血药浓度达到峰值，血浆蛋白结合率 30%，半衰期 $t_{1/2}$ 为 5～6h。吡拉西坦口服后不能由肝分解，以原型形式从尿液和粪便中排泄。

【药理作用与临床应用】

吡拉西坦为脑代谢改善药,属于 γ-氨基丁酸的环形衍生物。能促进脑内 ATP 合成,可促进乙酰胆碱合成并增强神经兴奋的传导,具有促进脑内代谢作用。可以对抗由物理因素、化学因素所致的脑功能损伤。对缺氧所致的逆行性健忘有改进作用。可以增强记忆,提高学习能力。适用于急、慢性脑血管病,脑外伤,各种中毒性脑病等多种原因所致的记忆减退及轻、中度脑功能障碍。也可用于儿童智能发育迟缓。

【不良反应和药疗监护须知】

1. 消化道反应　常见恶心、腹部不适、食欲缺乏、腹胀、腹痛等,症状的轻重与服药剂量直接相关。

2. 中枢神经系统反应　包括兴奋、易激动、头晕、头痛和失眠等,但症状轻微,且与服用剂量大小无关。停药后以上症状消失。

3. 其他　偶见轻度肝功能损害,表现为轻度氨基转移酶升高,但与药物剂量无关。肝、肾功能障碍者慎用并应适当减少剂量;本品易通过胎盘屏障,孕妇禁用。

【常用制剂和用法】

片剂:0.4g/片。口服,每次 0.8~1.6g,3 次/日,4~8 周为一个疗程。儿童用量减半。

## 第四节　其他脑功能改善药

### 一、神经营养因子

神经营养因子属基因工程药物,包括神经生长因子(NGF)、脑源性神经营养因子(BDNF)、成纤维细胞生长因子(BFGF)和神经营养素等,是一类能促进神经系统发育和维持神经系统功能的蛋白质。同时具有保护和促进神经元生长、分化、存活、修复损伤以及延缓中枢神经退行性病变等作用,有望成为新的抗阿尔茨海默病药。

### 二、神经保护药

主要是钙通道阻滞药,如尼莫地平。因为 $Ca^{2+}$ 的超载,可导致线粒体膜破坏和过度活化蛋白激酶、磷脂酶,触发神经细胞的凋亡。此类药物能抑制 $Ca^{2+}$ 内流,起到保护神经的作用。

### 三、抗炎及抗淀粉样蛋白治疗药

淀粉样 β 蛋白的病理变化为大脑皮质萎缩,伴有淀粉样 β 蛋白(Aβ)沉积、神经元纤维缠结、记忆性神经元数目减少以及老年斑形成。Aβ 是老年斑沉积中的主要成分,是各种原因诱发 AD 的共同通路,是 Aβ 形成和发展的关键因素。Aβ 可与位于细胞表面的高度糖基化终产物结合,并介导粤月与细胞黏附,引发细胞毒性。因此,减少 Aβ 的生成也是阻断 AD 进程的有效手段。应用多奈哌齐(Donepezil)、卡巴拉汀(Rivastigmine)等和静脉输注免疫球蛋白能阻止 β 淀粉样蛋白(Aβ)的产生,并促进 Aβ 代谢,降低大脑皮质 Aβ 沉积物,改善轻、中度 AD 患者的认知和行为能力。合用非类固醇消炎镇痛药治疗,有助于防止淀粉样蛋白的产生。

### 四、抗氧化治疗药

衰老过程中，神经元细胞膜上的不饱和脂肪酸被氧化可产生大量自由基，氧自由基造成的氧化应激，能促进 Tau 蛋白的异常磷酸化，导致神经纤维缠结，进而促使 AD 的形成。本类药物主要有维生素 C（Vitamin C）、维生素 E（Vitamin E）、艾地苯醌（Idebenone）、褪黑素（Melatonin）等，通过消除自由基和活性氧，或阻止其形成，从而保护神经细胞不被损伤，是一种安全、有效的治疗方法。此类药物不良反应少，相对安全性高。

思考题

1. 列举治疗阿尔茨海默病的药物的分类、作用环节及代表性药物。
2. 应用多奈哌齐治疗阿尔茨海默病时应注意哪些事项？

（杨丽珠）

# 第十五章

# 麻醉性镇痛药

**学习目标**

**掌握：**
1. 吗啡的药理作用、临床应用、不良反应和药疗监护须知。
2. 哌替啶的作用特点、临床应用、不良反应和药疗监护须知。

**熟悉：**
可待因的作用特点、临床应用、主要不良反应。

**了解：**
其他镇痛药、阿片受体拮抗剂的作用特点。

疼痛是很多疾病的常见症状，常同时伴有不愉快的情绪反应，剧烈疼痛可导致患者生理功能紊乱，如失眠、焦虑等，甚至可引起疼痛性休克，及时使用镇痛药对症治疗是很有必要的。麻醉性镇痛药是指在不影响患者的神智和意识条件下，能选择性产生止痛作用的一类药物，它同时能减轻疼痛引起的不愉快情绪反应。本类药镇痛作用强，但反复使用易成瘾，一旦停药会产生戒断症状，故又称为成瘾性镇痛药，临床必须严格管理，控制使用。

> **知识链接**
>
> **麻醉药品**
>
> 麻醉药品是指连续使用后易产生生理依赖性（成瘾性）的药品。包括阿片类、吗啡类、可卡因类及原卫生部指定的其他易成瘾的毒性药品。其生产、运输、经营及储存均要严格按照国务院颁布的《麻醉药品和精神药品管理条例》执行。麻醉药品只能用于医疗、科研和教学需要。本章药物喷他佐辛除外，其他药物均为麻醉药品。

## 第一节 药物分类和作用机制

### 一、分类

常用麻醉性镇痛药可分为天然阿片生物碱（如吗啡、可待因等）和人工合成镇痛药（如哌替啶、喷他佐辛、芬太尼等）两大类。

### 二、作用机制

本类药物通过与中枢神经系统的阿片受体结合而产生镇痛效应。中枢神经系统内广泛存在阿片受体，各种镇痛药与阿片受体的亲和力和它们的镇痛效应之间呈现高度相关性。阿片受体不仅存在于中枢，也存在于回肠及输精管等部位。吗啡类药物产生效应都是通过与不同部位阿片受体结合而发挥作用的。近年来通过对阿片受体的深入研究，又将阿片受体分为四种亚型，即 $\mu$、$\kappa$、$\sigma$ 和 $\delta$ 受体，其中 $\mu$ 受体与吗啡类制剂的亲和力较高，被激动后可产生镇痛、呼吸抑制和欣快感，也与成瘾有关。激动 $\kappa$ 受体可产生镇静、镇痛和缩瞳作用。$\sigma$ 受体与内啡肽等内源性阿片样物质亲和力较高，喷他佐辛等药物激动受体后可出现烦躁不安、妄想、呼吸兴奋等症状（表 15-1）。

表 15-1 阿片受体亚型激动时效应及有关药物的作用比较

| 受体亚型 | $\mu$ 受体 | $\kappa$ 受体 | $\delta$ 受体 |
| --- | --- | --- | --- |
| 效应 | 镇痛 | 镇痛 | 烦躁不安 |
|  | （脊髓以上水平） | （脊髓水平） | 幻觉，焦虑 |
|  | 呼吸抑制欣快感 | 缩瞳 | 血管运动中枢兴奋 |
|  | 成瘾 | 镇静 | 呼吸兴奋 |
| 激动剂 | 吗啡哌替啶等 | 吗啡 | 喷他佐辛烯丙吗啡 |
|  |  | 哌替啶 |  |
|  |  | 喷他佐辛 |  |
| 部分激动剂 | 喷他佐辛 |  |  |
|  | 烯丙吗啡 |  |  |
| 拮抗剂 | 纳洛酮 | 纳洛酮 | 纳洛酮 |

脑内有阿片受体的存在，必然脑内有相应的内源性配基。在阿片受体被发现不久，就从脑内分离出两个具有吗啡样活性的五肽物质，即甲硫氨酸-脑啡肽和亮氨酸-脑啡肽，这些物质在脑内的分布与阿片受体一致，它能选择性与阿片受体结合产生效应。继后又从垂体处分离出 $\beta$-内啡肽、$\alpha$-内啡肽和 $\gamma$-内啡肽等，它们与脑啡肽有相似作用。

## 第二节 阿片生物碱类镇痛药

### 吗啡（Morphine）

吗啡是阿片（鸦片）所含主要生物碱，含量约为 10%。阿片是植物罂粟未成熟蒴果的白色乳状浆汁的干燥物，初为棕色胶状，经脱水而成为粉末。阿片含有20多种生物碱，从化学结构上可分为吗啡类和异喹啉两类。前者如吗啡、可待因，具有镇痛作用；后者如罂粟碱，具有平滑肌松弛作用。

【药理作用和作用机制】

吗啡能与各部位阿片受体结合，产生多种药理作用。

1. 作用于中枢神经系统

(1) 镇痛作用和用途：用小剂量吗啡5～10mg就可产生明显的镇痛作用，吗啡对各种疼痛均有效，对钝痛作用比锐痛显著。同时也产生镇静、欣快感和改善情绪的效应，消除因疼痛引起的焦虑不安和恐惧等。一次给药镇痛作用可维持4～5h，欣快感可使人陶醉在自我欢乐之中，这也是反复追求用药和引起成瘾的原因之一。本类药物常用于急性剧烈疼痛，如严重创伤、烧伤等，也可用于心肌梗死和晚期癌症剧痛。因吗啡对平滑肌有兴奋作用，用于内脏绞痛时，需和解痉药如阿托品合用。为避免耐受性和成瘾性，开始用量宜从小剂量开始，逐渐增加以找到最佳有效剂量。目前主张复合用药，常与解热镇痛药、抗组胺药或羟嗪等合用，既能增强镇痛效应，又减少不良反应。

(2) 呼吸抑制：吗啡抑制脑干呼吸中枢，产生强而持久的呼吸抑制作用，治疗量吗啡作用呼吸中枢的阿片受体，可使呼吸中枢对$CO_2$敏感性降低，抑制呼吸中枢使呼吸频率减慢，肺潮气量降低，中毒量可使呼吸频率降至每分钟3～4次，最终导致呼吸停止，故吗啡不用于分娩止痛。

(3) 镇咳作用：吗啡抑制延髓咳嗽中枢产生很强的镇咳作用，与吗啡作用于延脑孤束核阿片受体有关。由于易成瘾，临床极少采用。

(4) 缩瞳作用：吗啡激动中脑动眼神经中枢部位的阿片受体，产生缩瞳作用，中毒剂量可使瞳孔缩呈针尖大小，是吗啡中毒特征之一。

(5) 催吐作用：吗啡兴奋延脑催吐化学感受器（CTZ），引起恶心、呕吐，可用氯丙嗪对抗。

2. 作用于心血管系统　治疗量无明显影响。大剂量吗啡对延髓血管运动中枢产生抑制作用，使外周血管扩张，引起血压下降，还可因引起体内组胺释放而致血压明显降低。大出血和血容量减少的患者应慎用，以防止低血容量性休克或体位性低血压的发生。此外，注射大剂量吗啡对呼吸中枢有抑制作用，可致缺氧和血液内$CO_2$分压增高，导致脑血管扩张、颅内压增高。脑外伤、颅内占位性病变和颅内压增高的患者不宜选用吗啡类药物止痛。

3. 作用于平滑肌　吗啡对消化道和其他平滑肌都有兴奋作用，它可提高胃肠道平滑肌和括约肌的张力，使蠕动减少和推动性节律收缩明显减弱，加上能抑制消化液的分泌，造成食物在消化道内停留时间延长，食物消化慢，水分吸收多，引起大便干燥和便秘。临床常用阿片酊剂（内含吗啡）止泻。吗啡对Oddi括约肌有收缩作用，可阻止胆汁分泌，使胆道压力上升，引起上腹部不适，诱发胆绞痛。故胆绞痛患者不能单用吗啡止痛，而应并用解痉药如阿托品。吗啡能提高输尿管平滑肌和膀胱括约肌张力，导致尿潴留。大剂量吗啡使支气管平滑肌收缩并有拮抗催产素的作用，故支气管哮喘、肺源性心脏病患者和临产前、哺乳期妇女均禁用。

【临床应用】

1. 镇痛　吗啡对各种疼痛都有效，但因易成瘾，故仅用于其他镇痛药无效的严重创伤、烧伤等引起的急性锐痛。对心肌梗死引起的剧痛，若血压正常可用吗啡止痛，同时还能使患者镇静、消除焦虑情绪和扩张外周血管，降低外周阻力，减轻心脏负担，有利于治疗。

2. 心源性哮喘　这是由于左心力衰竭引起的症状，表现为因急性肺水肿而导致缺氧和$CO_2$蓄积，产生呼吸困难。$CO_2$的蓄积又可刺激呼吸中枢兴奋，使患者有呼吸急促、憋气和喘息现象。对心源性哮喘的治疗，除应用强心苷、氨茶碱和吸氧外，小剂量的吗啡（5mg）可产生良好效果。吗啡抑制呼吸中枢可降低呼吸中枢对$CO_2$的敏感性，使呼吸变慢、加深，增加换气量，减轻喘息症状。同时由于吗啡扩张外周血管，降低外周阻力和对中枢的镇静作用，均有利于消除患者焦虑情绪，并能减轻心脏负荷，有利于病情的改善。其他原因引起的肺水肿也可应用小剂量吗啡治疗。

3. 止泻　适用于急慢性消耗性腹泻，可减轻症状，一般选用阿片酊或复方樟脑酊。对有感染者应加用抗菌药。

【体内过程】

吗啡可经口、鼻黏膜（滴鼻）、肺（吸入）及注射（皮下和肌内注射）等途径给药，吸收迅速，但口服和静脉注射后，部分药物很快被肝代谢，效果不佳，故常采用皮下或肌内注射。皮下注射本品 30min 后，可有 60% 被吸收，60～90min 作用达高峰，维持 3～4h，$t_{1/2}$约 2.5～3h。吗啡还可通过胎盘和乳汁影响胎儿和乳儿，影响新生儿和婴儿的呼吸，应予以注意。吗啡约 60%～70% 在体内经肝代谢消除，约 20% 原型由肾排泄，小量随胆汁排出，一般给药 24h 后大部分药物可排出体外。

【不良反应和药疗监护须知】

对吗啡产生过敏反应者少见，常见不良反应有下述几种。

1. 不良反应　治疗量可引起恶心、呕吐、排尿困难、呼吸抑制和便秘等。

2. 急性中毒　剂量过大可引起昏迷，呼吸高度抑制，瞳孔呈针尖大小，发绀，血压下降，尿少及脊髓兴奋，腱反射亢进等，不及时抢救可死于呼吸麻痹。抢救措施主要是对症治疗，常用呼吸兴奋药、人工呼吸、输液、吸氧等。同时选用吗啡对抗剂纳洛酮、烯丙吗啡对维持呼吸循环功能也很重要。

3. 耐受性　吗啡易产生耐受性，开始用量宜选小剂量（约半个治疗量），逐渐加大以找到最佳有效剂量，各种止痛药交替使用，可延缓耐受性发生。

4. 成瘾性（慢性中毒）　治疗量每日 3 次，连续用药 1～2 周就可能产生成瘾，引起精神依赖和身体依赖，一旦停药会出现戒断症状，表现为烦躁不安、失眠、打哈欠、流涕、肌肉痛、震颤、盗汗、腹绞痛、呕吐、瞳孔散大甚至虚脱等。成瘾后患者不择手段地追求继续用药，危害极大。

5. 禁忌证　禁用于分娩止痛。哺乳期妇女和婴儿禁用。支气管哮喘、多痰咳嗽、肺源性心脏病、颅内压增高、痢疾、消化道和泌尿道阻塞性疾病及严重肝功能障碍患者，禁用吗啡类药物。

【常用制剂和用法】

片剂：5mg/片、10mg/片。常用治疗量为每日 5～10mg，皮下或肌内注射给药。盐酸吗啡注射液 10mg/ml，5～15mg/次，皮下注射。极量：皮下注射 20mg/次，60mg/d。复方樟脑酊（每 100ml 内含阿片酊 5ml，还含有樟脑、苯甲酸、八角茴香油等），用于治疗腹痛、腹泻及镇咳，2～5ml/次，3 次/日。

## 可待因（Codeine）

可待因为阿片所含生物碱之一，又称甲基吗啡，进入体内后脱去第三位甲基，转为吗啡而起作用。其药理作用与吗啡相似，但比吗啡弱，镇痛作用只有吗啡的 1/12，镇咳和呼吸抑制作用为 1/3～1/4，无明显镇静作用，恶心、呕吐、降压、便秘等作用均较轻。临床主要用于镇咳、镇痛，与阿司匹林合用可增强止痛效果。可待因为中枢性镇咳药镇咳时不宜单用，否则会使痰更不易排出而引起胸闷感（见第二十七章）。本品口服易吸收，经肝代谢为无活性成分由肾排出，可待因产生欣快感和成瘾性虽比吗啡弱，但久用也能成瘾，并与吗啡之间有交叉成瘾性。用量超出 60mg 后易产生烦躁不安、兴奋等现象。

【常用制剂和用法】

片剂：15mg/片、30mg/片，每次 15～30mg，3 次/日。极量，口服 0.1g/次，0.25g/d。注射剂：15mg/支、30mg/支，肌内注射。

## 第三节　人工合成镇痛药

本类药物通过与体内阿片受体结合产生镇痛作用，作用比吗啡快，成瘾性较小。

### 哌替啶（Pethidine）

本品又称杜冷丁（Dolantin），为苯基哌啶的衍生物，是目前临床最常用的人工合成镇痛药。口服易吸收，1～2h 血药浓度达峰值，皮下或肌内注射后吸收更迅速，故临床最常用注射给药。因皮下注射有刺激性，多选肌内注射，起效快，给药 10min 后出现镇静镇痛作用，1～2h 达高峰，维持 2～4h，在血液中蛋白结合率约为 60%，本药可通过胎盘进入胎儿体内，也可由乳汁排出影响乳儿，药物经肝代谢后由肾排出。

【药理作用和作用机制】

哌替啶也是通过与脑内阿片受体结合产生效应，其作用与吗啡相似，但较弱。

1. 作用于中枢神经系统　哌替啶镇痛作用约为吗啡的 1/10，用治疗量 50～100mg 产生镇静和镇痛作用，10%～20% 患者可出现欣快感，治疗量对呼吸抑制作用较弱。本药可产生恶心、呕吐、眩晕，站立时眩晕更明显，此反应可能与药物增加前庭器官敏感性和扩张血管有关，镇咳作用很弱，无实际意义。临床用于治疗癌症剧痛和各种原因引起的疼痛及手术后内脏痛。也用于麻醉前给药，使患者安静，解除紧张。本品可替代吗啡用于治疗心源性哮喘，它也是人工冬眠合剂成分之一，用于人工冬眠治疗。

2. 作用于心血管系统　与吗啡作用相同但较弱，扩张外周血管引起血压下降，剂量大时可引起体位性低血压，而脑血管扩张可使颅压升高。

3. 平滑肌作用　较弱且短暂，不引起便秘，无止泻作用，用于内脏绞痛时仍需和解痉药合用。

4. 哌替啶　对妊娠后期的子宫正常收缩无影响，也无抗催产素作用，故可用于分娩止痛。但应选择在估计 2～4h 内胎儿不会分娩的情况下使用，避免引起新生儿窒息发生。

【临床应用】

1. 镇痛　作用虽比吗啡弱，但成瘾性也较轻，因此，临床常选用。哌替啶对各种剧痛都有效，但对慢性钝痛不宜使用，因易成瘾。新生儿对本药极敏感，故产妇临产前 2～4h 内不宜使用，避免发生新生儿呼吸抑制。

2. 麻醉前给药　哌替啶使患者镇静，用后可消除患者手术前的紧张、恐惧情绪，可减少麻醉药用量。

3. 人工冬眠　本品常与氯丙嗪、异丙嗪合用，组成冬眠合剂，用于人工冬眠疗法。其中氯丙嗪虽可增强哌替啶的镇静作用，但也使后者呼吸抑制和降压作用增强，故用合剂后能引起血压降低、心动过速和呼吸抑制等，应予注意。对年老体弱者、婴幼儿和呼吸功能不良者，在应用冬眠合剂时，可不加哌替啶。

4. 心源性哮喘和肺水肿　可代替吗啡应用，但疗效并不比吗啡好。

【不良反应和禁忌证】

哌替啶在治疗量时可引起恶心、呕吐、眩晕、心率过速和体位性低血压，反复用药易产生耐受性，连续用药两周可成瘾，故临床需控制使用。由于本品仍有轻度呼吸抑制作用，久用可使体内 $CO_2$ 堆积，导致脑血管扩张，颅内压升高，因此，脑外伤和颅内疑有占位性病变时禁用。支气管哮喘和慢性阻塞性肺部疾患，肺功能差者也禁用。年老体弱和2岁以下婴幼儿慎用。过大剂量中毒表现为呼吸深度抑制和昏迷；也可见因哌替啶的体内代谢产物去甲哌替啶蓄积而引起中枢兴奋，心跳加快、谵妄，甚至惊厥。用纳洛酮不能抗其惊厥症状，可选用巴比妥类药物对症治疗。故本药不宜长期使用。

【常用制剂和用法】

注射剂：50mg/ml、100mg/2ml。一般采用肌内注射或皮下给药，每次 25～100mg，极量 150mg/次，每隔 1～4h 重复给药 1 次。

## 喷他佐辛（Pentazocine）

【作用特点】

喷他佐辛又名镇痛新，是阿片受体部分激动剂，单用时与阿片受体结合可产生吗啡样效应，但与吗啡合用时又能产生拮抗而减弱吗啡的作用。其镇痛作用为吗啡的 1/3，呼吸抑制作用为吗啡的 1/2，其他作用更弱。一般给药 15min 后开始作用，持续 2～3h，口服 1h 后起效，维持 4～5h。对平滑肌作用弱，大剂量可引起血压升高，心率加快，喷他佐辛还能升高血浆中儿茶酚胺含量，本药可用于各种慢性剧痛。不良反应有眩晕、恶心、出汗等。大剂量除可引起呼吸抑制、血压升高外，还可引起焦虑、睡眠障碍、幻觉等反应，纳洛酮可对抗其呼吸抑制作用。成瘾性很小是喷他佐辛的优点，目前已列入非麻醉药品，可不受控制使用。喷他佐辛可通过胎盘到达胎儿体内。本药主要在肝内代谢。其代谢速率个体差异大。

【常用制剂和用法】

片剂：25mg/片，50mg/片，每次 25～50mg。乳酸喷他佐辛注射剂：30mg/ml，每次 30mg，皮下或肌内注射。

## 芬太尼（Fentanyl）

【作用特点】

本品为短效镇痛剂，作用较吗啡强 80～100 倍。一次肌内注射 0.1mg（相当吗啡治疗量的 1％），作用迅速，15min 后显效，维持 1～2h，可用于各种剧痛。在临床上与氟哌啶醇合用作静脉麻醉，产生安定、镇痛作用。不良反应有眩晕、恶心呕吐，肌肉抽搐或肌强直现象，静脉注射过快可产生呼吸抑制，禁用于支气管哮喘、脑损伤或脑肿瘤引起的昏迷及 2 岁以下小儿。本品成瘾性较小。

【常用制剂和用法】

注射剂：0.1mg/ml，每次 0.05～0.1mg，皮下或肌内注射。

## 罗痛定（Rotundine）

【作用特点】

本品为中草药元胡（延胡索）的生物碱之一，可从防己科植物金不换的根中提取，现已可人工合成。镇痛作用比哌替啶弱，对慢性持续性疼痛和内脏钝痛效果好，口服易吸收，给药后 15min 产生药效，持续 2～5h，对创伤及手术后剧痛效差，常用于内脏钝痛、头痛、月经痛、分娩止痛等，比解热镇痛药作用强，本品还有镇静催眠作用。不良反应偶见眩晕、恶心、乏力等。无成瘾性，过量应用可产生呼吸抑制作用。

【常用制剂和用法】

片剂：30mg/片，每次 60～120mg，3 次/日。硫酸罗痛定注射液：60mg/2ml，每次 60mg，皮下注射。

## 二氢埃托啡（Dihydroetorphine）

【作用特点】

是我国研制成的强效阿片受体激动剂，镇痛作用强但成瘾性也强。本药镇痛作用出现较快，一般肌内注射 10μg，5～15min 产生镇痛作用，可维持 4～6h，临床用于创伤性疼痛、癌症晚期及手术止痛。二氢埃托啡对平滑肌有松弛作用，对呼吸抑制，使呼吸频率减慢，每分钟呼吸容量减少，故对颅脑外伤、呼吸困难患者应慎用。目前资料证实二氢埃托啡的精神依赖性远较吗啡强，长期应用易产生成瘾，故 1996 年以来对本品已限产。过量中毒可引起呼吸抑制、昏迷，宜采用纳洛酮或烯丙吗啡迅速解救。

【常用制剂和用法】

注射液：10μg/ml、20μg/ml，每次 10～20μg，肌内注射或静脉注射。舌下含片：20μg/片、40μg/片，每次 20～40μg，舌下含服。

## 美沙酮（Methadone）

【作用特点】

本品为人工合成的镇痛药，亦是阿片受体激动剂。其作用特点是口服给药镇痛作用较强，反复用药有明显的镇静、呼吸抑制、缩瞳、镇咳等作用与吗啡相似，对平滑肌有兴奋作用，可致便秘，但比吗啡弱，久用产生耐受性或成瘾均较吗啡轻。主要应用于手术后、晚期癌症或分娩止痛，也用于戒毒的辅助治疗。

【常用制剂和用法】

片剂：2.5mg/片，口服，成人 5～10mg/次，3 次/日；小儿 0.7mg/（kg·d），分 4～6 次服。注射剂：5mg/ml，肌内注射或皮下注射，每次 2.5～5mg，极量每次 10mg，每日 20mg。

> **知识链接**
>
> **癌痛三阶梯用药原则**
>
> 轻度疼痛：主要选用解热镇痛药，如阿司匹林、对乙酰氨基酚、吲哚美辛等。
> 中度疼痛：主要选用弱阿片类药物，如可待因、曲马多。
> 重度疼痛：主要选用强阿片类药物，如吗啡、哌替啶、芬太尼、美沙酮等。

## 第四节 阿片受体拮抗药

### 纳洛酮（Naloxone）

【作用特点】

化学结构与吗啡相似，纳洛酮与阿片受体的亲和力比吗啡和脑啡肽都强，但无内在活性。小剂量应用能迅速翻转阿片类药物的作用，解除呼吸抑制并使血压上升。对阿片类成瘾者应用纳洛酮后能立即出现戒断症状。

【常用制剂和用法】

注射剂：0.4mg/ml，肌内或静脉注射，0.4～0.8mg/次或 0.01mg/kg，根据病情可重复给药。

### 烯丙吗啡（Nalorphine）

【作用特点】

本药与阿片受体有较强亲和力，同时有弱的内在活性，属阿片受体部分激动剂，单独用有一定镇痛效应，不成瘾，但合用时有对抗阿片类或其他镇痛药的镇痛、呼吸抑制及欣快感等作用，并且也能使阿片类和其他镇痛药成瘾者出现戒断症状。因不良反较重，如眩晕、嗜睡、出汗、精神症状等，本药仅用于阿片类和其他镇痛药中毒时作解救药用。

【常用制剂和用法】

注射剂：5mg/ml，10mg/ml，每次 5～10mg，肌内注射或静脉注射。

## 第五节 麻醉性镇痛药护理须知

1. 应严格按照麻醉品管理条例的规定保管和使用本类药物。
2. 每次给药间隔时间至少 4h，间隔太短易引起蓄积中毒或成瘾，反复用药更需注意掌握用药间隔时间。
3. 如需继续用本类药时，应有医师新的处方。
4. 用药过程密切观察患者成瘾性和耐受性的发生，并注意观察早期中毒症状，例如呼吸抑制（10～12 次/分）、瞳孔缩小、嗜睡不醒等，出现这些症状应及时停药并报告医生。

5. 若用药过程出现腹胀、便秘等不良反应，应鼓励患者多食粗粮，多饮水，并可用些缓泻剂。

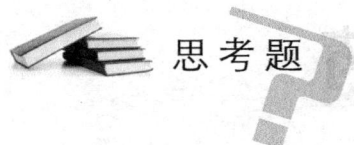思考题

1. 吗啡（或哌替啶）用于内脏绞痛时为何需与解痉药如阿托品合用？
2. 为什么吗啡和哌替啶可用于治疗心源性哮喘，但却禁用于支气管哮喘？
3. 哌替啶与吗啡相比较有哪些优点？

（杨丽珠）

# 第十六章

# 解热镇痛抗炎药

**学习目标**

**掌握：**
阿司匹林的药理作用、临床应用、不良反应和药疗监护须知。
**熟悉：**
乙酰氨基酚、吲哚美辛、布洛芬、尼美舒利的作用特点及不良反应和药疗监护须知。
**了解：**
常用解热镇痛抗炎药复方制剂的组成成分及作用。

解热镇痛抗炎药是一类具有解热、镇痛，而且大多数还有抗炎、抗风湿作用的药物。它们化学结构虽不同，但药理作用、作用机制和用途等都有很多共性。故先将其共同作用叙述如下。

### 知识链接

#### 前列腺素（PG）的作用

致热：中枢 PG 合成和释放增多，可致体温调定点提高，体温升高，导致机体发热。

致痛：PG 本身具有一定的致痛作用，同时还显著提高痛觉神经末梢对其他致痛物质的敏感性（称痛觉增敏）。

致炎：PG 参与炎症反应，使血管扩张，通透性增加，引起局部充血、水肿和疼痛；还能协同和增强缓激肽等致痛、致炎物质的作用。

1. 解热作用　解热镇痛药能使发热患者的体温下降或恢复正常，但对正常体温没有影响。本类药物能抑制前列腺素合成酶（环加氧酶），以减少前列腺素的生物合成，致使体温中枢兴奋性降低，同时伴有血管扩张和出汗，增加散热而发挥解热作用，解热镇痛药只能对症治疗。高热时消耗体力并有头痛、失眠等症状，特别是小儿高热易引起惊厥甚至昏迷，适当选用退热药是必要的。但热型常是诊断疾病的线索，如疟疾、结核病、回归热等病的热型有益于诊断;同时发热本身也是机体的一种防御反应,可见白细胞升高,吞噬细胞功能增强,抗体增加等。因此,注意不要滥用解热药,尤其对老年人、体弱者或血压低者用量宜减小,因用药后散热、多汗,易引起虚脱,对极度虚弱和血压低者,用药同时应注意补液和保温等措施。

2. 镇痛作用　解热镇痛药的镇痛作用不同于吗啡类强镇痛药,它对创伤性剧痛和内脏绞痛无效,而对常见的慢性钝痛如头痛、牙痛、关节痛、神经痛、月经痛等效果好。止痛作用中等,约为可待因的1/10,久用不易成瘾,也不引起呼吸抑制,故临床广泛应用。本类药物镇痛作用部位主要在外周,即神经末梢的痛觉感受器,与药物抑制神经末梢部位前列腺素合成有关。

> **知识链接**
>
> **疼痛的类型与药物的选用**
>
> 锐痛:又称快痛。其特点是感觉清晰、尖锐、定位明确的刺痛,如严重烧伤、创伤、手术所引起的急性锐痛,应选用麻醉性镇痛药如吗啡、哌替啶。
>
> 钝痛:又称慢痛。其特点是定位模糊的烧灼痛,多为炎性疼痛,如头痛、牙痛、神经痛、关节痛、肌肉痛,应选用解热镇痛抗炎药如阿司匹林。
>
> 绞痛:为内脏平滑肌过度活动或痉挛所指的疼痛,多为内脏痛或深部组织痛,疼痛性质不易描述,定位差,可引起情绪变化和内脏及躯体反应。如胃肠绞痛,应选用解痉药如阿托品、山莨菪碱。

3. 抗炎抗风湿作用　大多数解热镇痛药都有抗炎、抗风湿作用,即药物能使炎症的红、肿、热、痛反应减轻或消退,其抗炎作用亦是与抑制外周前列腺素合成有关。

## 第一节　药物分类

按化学结构的不同,可将解热镇痛药分为以下四类:
(1) 水杨酸类:常用药有水杨酸钠和阿司匹林。
(2) 苯胺类:对乙酰氨基酚(扑热息痛)、非那西丁等。
(3) 吡唑酮类:保泰松、氨基比林等。
(4) 抗炎有机酸类:吲哚美辛、氯芬那酸、布洛芬和吡罗昔康等。

## 第二节　常用药物

### 阿司匹林(Aspirin)

**【药理作用和体内过程】**

本药又名乙酰水杨酸(Acetylsalicylic Acid),除了具有解热、镇痛和抗炎抗风湿作用外,还有抑制血小板聚集作用。口服后在胃和小肠上部吸收,其吸收速率和程度依赖于胃肠的pH，2h后血药浓度达高峰，在吸收过程中能被存于胃肠黏膜、血浆、红细胞及肝中的酯酶迅速分解为水杨酸，并以盐的形式分布到全身各组织器官。也能渗透入关节腔和脑脊液起作用，并能进入乳汁和胎盘。阿司匹林主要经肝代谢后由肾排出，也有部分原型由肾排出。排出量与尿pH有很大关系，尿呈碱性时可排出85%以上，而尿呈酸性时仅排出5%左右，因此，酸性尿有利于本药在肾小管内再吸收，而使血药浓度维持长久，增强疗效；而尿呈碱性时，增加药物的排泄，有利药物中毒的解救。水杨酸消除半衰期与用药剂量有关，小剂量时$t_{1/2}$为2～3h，大剂量时为15～30h，剂量超过3g/d时，易引起中毒症状如水杨酸反应。

【临床应用】

1. 解热、镇痛、抗炎、抗风湿　疗效迅速、作用较强，常配成复方应用，用于发热、头痛、肌肉痛、神经痛、关节痛等治疗。也用于治疗风湿性关节炎及急性风湿热，成人剂量3～5g/d可明显改善症状。

2. 影响血栓形成　阿司匹林抑制血小板聚集作用与其抑制前列腺素合成酶作用有关，通过抑制环氧酶，使血栓素（$TXA_2$）的合成受到抑制，从而抑制血小板聚集，结果延长出血时间，引起凝血障碍。临床采用小剂量（50mg/d）用于防止血栓形成。常选作预防手术后的血栓形成和心肌梗死发生。

### 知识链接

#### 阿司匹林新用途

1. 防治糖尿病及其并发症。
2. 治疗胆道蛔虫。
3. 防治老年性脑卒中和阿尔茨海默病。
4. 预防结（直）肠癌。
5. 防治艾滋病。
6. 治疗白内障。
7. 降压保胎作用等。

【不良反应和药疗监护须知】

1. 胃肠道反应　最为常见，由于药物呈酸性，口服可直接刺激胃黏膜引起上腹部不适，表现为恶心、呕吐、食欲缺乏等，大剂量服用可引起消化道出血或溃疡形成，除药物刺激作用外，还可能与本药抑制前列腺素合成有关，近年来研究证明前列腺素对胃黏膜有保护作用，胃部的前列腺素合成减少，可引起胃酸分泌增加和局部血流量减少，故胃溃疡患者禁用阿司匹林。临床选用肠溶片可减轻药物对胃的刺激作用，另外饭后服药及适当同服抗酸药都可减轻本药的胃肠道反应。

2. 凝血障碍　阿司匹林抑制血小板聚集，可延长出血时间，大剂量服药（3g/d以上）还能抑制凝血酶原的合成而导致出血倾向，此时可用维生素K防治，凡有严重肝病、血友病和维生素K缺乏症者，禁用阿司匹林，有出血倾向和近期脑出血史者也应禁用。为避免手术中出血过多，大手术前一周应停用本类药。长期大剂量应用阿司匹林者应密切观察有无瘀斑或黏膜等情况。

3. 过敏反应　少数人对阿司匹林有过敏反应，可引起荨麻疹、血管神经性水肿、哮喘甚至过敏性休克。哮喘常在服药 20min 至 2h 内发生，可用肾上腺素和抗组胺药物治疗，有哮喘病史者应禁用阿司匹林及其复方制剂。在应用阿司匹林等药前，应询问患者有无过敏史。

4. 水杨酸反应　应用大剂量阿司匹林，5g/d 以上，特别是长期应用，易发生水杨酸盐中毒症状，称为水杨酸反应，表现为头痛、眩晕、恶心呕吐、耳鸣耳聋、听力下降、视力减退，甚至精神失常、酸碱平衡失调和出血等。严重中毒应立即停药和给予对症治疗，静脉滴入碳酸氢钠溶液以碱化尿液，可加速水杨酸盐自尿排泄。

5. 瑞氏综合征（Reye syndrome）　对患病毒性感染伴有发热的青少年，服阿司匹林有发生瑞氏综合征的危险。此症虽少见，但可致死。表现开始有短期发热，随之可出现惊厥、频繁呕吐、颅内压增高与昏迷等，也可有一过性肝功能异常，可能与本类药抑制体内干扰素形成、机体抗病毒能力下降有关。故水痘、流行性感冒等病毒感染者慎用本药。

【常用制剂和用法】

片剂：0.3g/片、0.5g/片，一般用量 0.3~0.6g/次，3 次/日，饭后服。抗风湿时用量宜加大，每日 3g，分数次服，症状控制后逐步减量。

【药物相互作用】

1. 阿司匹林与血浆蛋白的结合率并不高，但在体内经肝水解变成水杨酸盐后，与血浆蛋白结合率能高达 80%~90%，可与一些药物竞争和白蛋白的结合，产生相互作用（表 16-1）。

表 16-1　阿司匹林与其他药物的相互作用

| 药物 | 与血浆蛋白结合率 | 相互作用产生的后果 |
| --- | --- | --- |
| 双香豆素 | 99% | 易引起出血 |
| 甲苯磺丁脲 | 88% | 引起低血糖反应 |
| 肾上腺皮质激素 | 90% | 使激素作用增强，更易诱发消化性溃疡 |

2. 阿司匹林与甲氨蝶呤合用，可阻碍此药从肾小管排泄而使其毒性增大，并增加对消化道黏膜和肝、肾的损害。呋塞米（速尿）可使水杨酸排泄减少，易蓄积，发生水杨酸反应。

## 对乙酰氨基酚（Paracetamol）

【作用特点】

本品又称扑热息痛或醋氨酚（Acetaminophen），它是非那西丁（Phenacetin）在体内的代谢产物，有解热镇痛作用，但无抗风湿作用。作用缓和持久，强度与阿司匹林相似，但对胃肠道刺激较小，不引起凝血障碍。口服易吸收，服后 30~60min 血药浓度达高峰，在肝内代谢，约 80% 与葡萄糖醛酸结合失活，17% 转为羟基化代谢产物，最后经肾排出，用量过大时，其羟基化代谢产物能氧化血红蛋白，形成高铁血红蛋白血症，使组织缺氧、发绀及溶血性贫血。长期使用对肝损害较重，可引起急性肝坏死。长期使用还可导致肾损害，引起肾乳头坏死和间质性肾炎、血小板减少等。偶见过敏反应，如皮疹。严重者伴有药物热及黏膜损害。长期服药可产生依赖性，需注意。

【常用制剂和用法】

片剂：0.5g/片，3次/日，0.5g/次。解热镇痛药的复方配伍中常含有本药，应注意其不良反应的发生。

## 保泰松（Phenylbutazone）和羟基保泰松（Oxyphenbutazone）

【作用特点】

化学结构属吡唑酮类。本药解热作用不强，但消炎、抗风湿作用强，临床主要用以治疗风湿和类风湿病，口服迅速吸收，血浆蛋白结合率为98％，作用维持较久，$t_{1/2}$约为72h，药物经肝代谢由肾排出，代谢产物中的γ羟基保泰松无活性，但可促进尿酸排泄，能用以治疗痛风。保泰松毒性大，口服有刺激性，常见消化道反应，如上腹部不适，恶心、呕吐，大剂量可诱发溃疡甚至溃疡出血，溃疡患者禁用。本药能促使肾小管对氯化钠及水的再吸收，久用可引起水钠潴留，组织水肿，故用药时应忌盐。高血压、心功能不全者禁用。偶见有皮疹、剥脱性皮炎、粒细胞减少和肝肾损害发生，故肝、肾功能不全者禁用。羟基保泰松的作用、用途和不良反应与保泰松相似，但无促进尿酸排出的作用，胃肠道反应也较轻。

【常用制剂和用法】

保泰松片：0.1g/片，0.1～0.2g/次，3次/日，等症状好转后改为1次/日。羟基保泰松片：0.1g/片，用法同保泰松。

## 吲哚美辛（Indometacin）

【作用特点】

又名消炎痛，属有机酸类，解热镇痛和抗风湿作用均比阿司匹林强。主要用于风湿性关节炎、类风湿关节炎、关节强直性脊椎炎、骨关节炎等疾病，也可用于急性痛风。由于其不良反应多见，故不用作首选用药。常见不良反应有恶心、呕吐、食欲缺乏、腹痛、腹泻，诱发和加重溃疡症状；中枢反应可见头痛、眩晕、精神失常等。偶见造血功能抑制、肝损害及过敏反应如皮疹、哮喘等，与阿司匹林有交叉过敏现象，饭后服药可减少一些不良反应。消化性溃疡、肝病、癫痫、精神失常等疾病患者及孕妇、儿童禁用本品。

【常用制剂和用法】

胶囊剂：25mg/片，2～3次/日，25mg/次，应从小剂量开始，每周可增加25mg，达到每日总量100～150mg。

## 布洛芬（Ibuprofen）

【作用特点】

又名异丁苯丙酸，有解热、镇痛、抗风湿作用，临床主要用于抗风湿治疗，药效并不比阿司匹林强，由于不良反应较少，临床常选用治疗风湿和类风湿性关节炎。常见不良反应有轻度消化不良、氨基转移酶升高、皮疹、头痛，偶见溃疡病情加重、视物模糊等，出现视力障碍者应立即停药。

【常用制剂和用法】

片剂：0.2g/片，3次/日，1～2片/次，进餐中间服药可减少不良反应。

## 氯芬那酸（Clofenamic Acid）

【作用特点】

又名氯灭酸、抗风湿灵，作用比阿司匹林强，不宜长期服用，因偶可见骨髓抑制反应。

若连续用药以1周为宜。主要用于风湿性关节炎和类风湿关节炎，常见不良反应有头痛、头晕及胃肠道反应等。

**【常用制剂】**

片剂：0.2g/片，3次/日，1～2片/次。

## 吡罗昔康（Piroxicam）

**【作用特点】**

又名炎痛喜康。本品属苯噻嗪类，对风湿性关节炎有疗效，镇痛作用显著，口服易吸收，在体内半衰期长，每日服药一次即可，不良反应较少。

**【常用制剂和用法】**

片剂（糖衣片）：10mg/片、20mg/片，10～20mg/次，口服。

## 第三节 解热镇痛抗炎药的复方配伍

为增强疗效，减少不良反应，解热镇痛抗炎药常与收缩鼻黏膜血管药（如伪麻黄碱），镇咳药（如右美沙芬、二氧丙嗪、氯哌斯汀），抗组胺药（如氯苯那敏、苯海拉明），中枢兴奋药（如咖啡因）等制成复方制剂，常用于缓解感冒引起的发热、头痛、鼻塞、流涕、全身肌肉酸痛及咳嗽等症状。常用解热镇痛抗炎药复方制剂及主要组成成分见表16-2。

表16-2 常用解热镇痛抗炎药复方制剂及主要组成成分

| 药品名称（商品名） | 成分与含量（mg/片或胶囊） ||||||||||| 其他 |
|---|---|---|---|---|---|---|---|---|---|---|---|
| | 解热镇痛药 | 缩血管药 | 镇咳药 ||| 抗过敏药 || 中枢兴奋药 | 抗病毒药 || |
| | 对乙酰氨基酚 | 伪麻黄碱 | 右美沙芬 | 二氧丙嗪 | 氯哌斯汀 | 氯苯那敏 | 苯海拉明 | 咖啡因 | 金刚烷胺 | 板蓝根 | |
| 复方阿司匹林片 | 226.8 | | | | | | | 35 | | | 非那西丁162 |
| 复方氯苯那敏片 | 2268 | | | | | | | 32.4 | | | 同上 |
| 泰诺胶囊 | 325 | 30 | 15 | | | 2 | | | | | |
| 达诺胶囊 | 325 | 30 | 15 | | | | | | | | |
| 白加黑片 | | | | | | | | | | | |
| 　白片 | 325 | 030 | 15 | | | | | | | | |
| 　夜片 | 325 | 30 | 15 | | | 25 | | | | | |
| 快克胶囊 | 250 | | | 2 | | | | 15 | 100 | | 人工牛黄10 |
| 氨咖黄敏 | 250 | | | | | | | 15 | | | 同上 |
| 康必得片 | 50 | | 0.5 | | | | | | | 125 | 葡萄糖酸锌35 |
| 臣功再欣颗粒剂 | 布洛芬150 | | | | | 2 | | | | | 同上100 |
| 力克舒胶囊 | 150 | 15 | | | 6 | 1.25 | | 12.5 | | | 菠萝蛋白酶1.6万U |

1. 阿司匹林与氯丙嗪在降温作用及临床应用上有何不同？
2. 列举解热镇痛抗炎药复方制剂的组成成分及药理作用。

（杨丽珠）

# 第十七章 中枢兴奋药

## 学习目标

**掌握：**
咖啡因的药理作用、临床应用、不良反应和药疗监护须知。
**熟悉：**
尼可刹米、洛贝林的作用特点和临床应用。
**了解：**
其他中枢兴奋药的作用特点及临床应用。

## 第一节 概 述

凡能提高中枢神经系统功能活动的药物统称中枢兴奋药。在中枢神经系统处于抑制状态时，这类药物的作用就更为显著。临床常用作治疗呼吸衰竭，使呼吸中枢兴奋，故又称为呼吸兴奋药。本类药物对血管运动中枢也有不同程度的兴奋作用，改善循环，但其升压作用并不强。虽然中枢兴奋药对整个中枢神经系统都有兴奋作用，但由于剂量大小和作用部位不同（图17-1），其作用强弱和选择性也有所不同，根据药物作用部位可将本类药物分为四类：

（1）大脑兴奋药或称精神兴奋药：药物作用主要表现提高大脑皮质的兴奋性，如咖啡因类。

（2）脑干兴奋药：主要对延髓、中脑部位有选择性兴奋作用，特点是兴奋延髓呼吸中枢和血管运动中枢，如尼可刹米（可拉明）、二甲弗林（回苏灵）、戊四氮等。

（3）脊髓兴奋药：其特点是能选择性兴奋脊髓部位，提高脊髓反射功能，大剂量可引起强直性痉挛。常用作治疗轻瘫、神经麻痹等症，如士的宁（马钱子碱）等。

（4）反射性延髓兴奋药：通过颈动脉体和主动脉体的化学感受器，反射性引起延髓呼吸中枢兴奋，如洛贝林（山梗菜碱）。

上述各类药物随着剂量增大而中枢兴奋作用增强，兴奋范围也随之扩大，过量时可引起中枢神经系统各部位广泛兴奋而导致惊厥。在临床急救中常需反复给药、应注意控制给药的间隔时间和用量，对昏迷患者，药物达到改善呼吸循环即可停用，让患者慢慢自然苏醒，而不要靠中枢兴奋药来达到使患者苏醒的程度，因为这样易造成用药过量引起惊厥的危险。

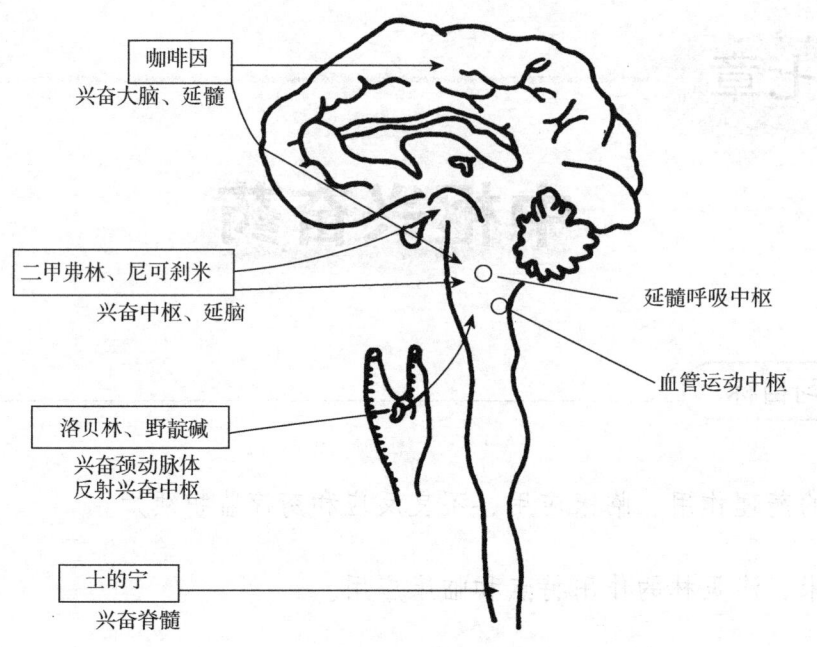

图 17-1　常用中枢兴奋药的主要作用部位

## 第二节　常用药物

### 咖啡因（Caffeine）

咖啡因是咖啡豆、可可豆和茶叶中含有的主要生物碱，茶叶中还含有茶碱，化学结构均属黄嘌呤类，茶碱与咖啡因化学结构相似，水溶性低，因而用其复合物如安钠咖（苯甲酸钠咖啡因）和氨茶碱制剂，使溶解度提高，可制成注射液供临床使用。

【药理作用和作用机制】

咖啡因类药物对许多器官系统都有相似的药理作用，只是强弱不同，如表 17-1 所示。

表 17-1　咖啡因类药物作用比较

| 药物 | 中枢兴奋 | 心脏兴奋 | 平滑肌松弛 | 利尿作用 | 骨骼肌兴奋 |
|---|---|---|---|---|---|
| 咖啡因 | +++ | + | + | + | +++ |
| 茶碱 | ++ | +++ | +++ | +++ | ++ |
| 可可碱 | + | ++ | ++ | ++ | + |

由表 17-1 中见咖啡因的中枢兴奋作用最强，茶碱次之，咖啡因对中枢产生兴奋作用的顺序是皮质先兴奋，其次延髓，在大剂量时可兴奋中枢其他部位及脊髓，甚至引起惊厥。小剂量咖啡因 50～200mg（相当 1～2 杯咖啡或茶水）就能兴奋大脑皮质，使思维活跃、消除瞌睡、减少疲劳、提高精神、促进工作效率。较大剂量（超过 250mg）的咖啡因也可直接兴奋延脑呼吸中枢，使呼吸中枢对 $CO_2$ 的敏感性增加，呼吸加快加深，换气量增加，血液中

$CO_2$ 分压下降，同时使血管运动中枢兴奋，血压上升。咖啡因对心脏的直接兴奋作用及血管扩张等外周作用，与其兴奋延髓迷走神经中枢而产生心率减慢和血管运动中枢兴奋血压上升的作用相对抗，在中枢和外周的双重作用下，常以外周作用占优势，所以治疗量时咖啡因作用可表现为心收缩力加强、输出量增加、心率呈减慢、稍快或不变，血管扩张，结果对血压影响不大或稍有上升。此外咖啡因可直接兴奋骨骼肌，增加收缩力，减少疲劳，其他还有利尿、增加基础代谢率和促进新陈代谢等效应。咖啡因类药物的作用机制归纳有两方面，一是通过抑制细胞内磷酸二酯酶的活性，从而提高细胞内 cAMP 的含量，产生一系列效应；另一是咖啡因提高了肌细胞内钙离子浓度。咖啡因进入肌细胞后可降低细胞膜或肌质与钙离子的结合，并促使钙离子由肌浆网释放出来，使细胞内游离钙离子的浓度大增，从而提高心肌和骨骼肌的收缩力。大剂量咖啡因与单胺氧化酶抑制剂合用可引起高血压危象。

【临床应用】

1. 提神　咖啡因兴奋皮质，饮后可使精神振奋，消除睡意，促进工作效率。
2. 对抗中枢抑制状态　如因严重传染病、镇静催眠药过量等引起昏迷、呼吸和循环抑制时，可肌内注射安钠咖解救。
3. 治疗头痛　咖啡因与麦角胺配伍可治疗偏头痛，与解热镇痛药组成复方，治疗一般头痛效好。
4. 茶碱的外周作用较强，常用于哮喘和慢性阻塞性肺疾病，也用于急性左心心力衰竭和肺水肿的辅助治疗。

【体内过程】

咖啡因不论口服、注射或直肠给药，均迅速吸收，但吸收不规则，吸收率取决于剂量和给药途径。口服 1～2h 后血浓度可达高峰。咖啡因 $t_{1/2}$ 为 3.5h，与血浆蛋白的结合率低（咖啡因约 17%，茶碱 20%）。本药脂溶性高，易通过血-脑屏障，也可通过胎盘进入胎儿体循环。在肝内被迅速代谢，代谢产物甲基尿酸和甲基黄嘌呤经肾排出，约 10% 以原型由尿排出。

【不良反应和药疗监护须知】

咖啡因毒性较低，不良反应少见，但用量超过 1g 则会出现急躁、不安、神经过敏、震颤、失眠、心动过速和头痛等症状。中毒剂量可兴奋脊髓，引起惊厥。口服对胃有刺激性，可使胃液分泌增加，并有恶心、呕吐等不良反应，大剂量能造成消化性溃疡，有溃疡史者应少饮含咖啡因的饮料，以免刺激胃酸分泌。须注意咖啡因久用后能产生精神依赖，停药后会出现兴奋和头痛等症状。

【常用制剂和用法】

注射剂：0.25g/ml，0.5g/ml，每次 0.25～0.5g，皮下注射、肌内注射或静脉缓慢注射，以肌内注射常用。极量每次 0.8g，3g/d；口服对胃肠道有刺激性，引起恶心、呕吐等不良反应，常与其他药物配伍成复方制剂，如复方阿司匹林片（APC 片）、去痛片均含有咖啡因成分。本品不易溶于水，与苯甲酸钠制成复盐易溶于水，并促进吸收。

## 哌甲酯（Methylphenidate）

【作用特点】

本品又名利他林（Ritalin），为人工合成，属氮杂环乙烷衍生物，化学结构与苯丙胺相似。哌甲酯属一类轻度精神兴奋药。对中枢兴奋作用比咖啡因略强，大剂量时也会引起惊厥。本类药主要用于治疗小儿多动症，疗效优于苯丙胺，是治疗此病的最佳药物之一。哌甲酯也用来改善抑郁症患者的情绪，也可治疗困倦、嗜睡和小儿遗尿症等，因它能使皮质处于活跃状态，故易被尿意唤醒。哌甲酯和洛贝林、二甲弗林联用，称为呼吸三联针，应用于治疗各种原因引起的中枢性呼吸衰竭。

【不良反应和药疗监护须知】

哌甲酯主要不良反应为食欲缺乏、抑郁或焦虑、失眠、心悸、口干等。大剂量可引起血压明显上升，心率加快、头痛、共济失调，甚至惊厥。长期用药可引起精神依赖和成瘾，需注意预防，高血压患者禁用。

## 知识链接

### 精神药品的管理

本类药物中哌甲酯属于第一类精神药品，咖啡因属于第二类精神药品。精神药品应当设立专库或者专柜储存，并实行双人双锁管理、专用帐册登记。

【常用制剂和用法】

片剂：5mg/片、10mg/片、20mg/片。成人口服用量10mg/次，2～3次/日，肌内注射或皮下注射10mg/次，1～3次/日。小儿多动症治疗量开始每日0.25mg/kg，以后每周增一倍剂量，若无明显不良反应可增至每日2mg/kg，在早、中餐时服药，避免晚饭服药引起失眠。

## 甲氯芬酯（Meclofenoxate）

【作用特点】

又称氯酯醒、遗尿丁，为人工合成药，易溶于水，本药能兴奋大脑皮质、改善脑功能、促进脑细胞代谢、增加对糖类的利用。据报道甲氯芬酯对动物的神经细胞及心肌细胞中的脂褐质有消除作用，可抗老延年，减慢衰老速度，对老年记忆力丧失有疗效，临床常用于脑外伤昏迷、老年性痴呆、酒精中毒、新生儿窒息、儿童精神迟钝和遗尿症等疾病的治疗。

【常用制剂和用法】

片剂：0.1g/片，0.1～0.2g/次，3次/日。粉针剂：0.25g/支，临用时用缓冲液配成5%～10%溶液，肌内注射0.25g/支，必要时可每隔2h用药一次。

## 尼可刹米（Nikethamide）

【作用特点】

又名可拉明（Coramine），为人工合成品，本药主要通过直接兴奋延髓呼吸中枢，也可通过刺激颈动脉体和主动脉体的化学感受器，反射性地兴奋呼吸中枢，使呼吸加快加深，并能提高呼吸中枢对$CO_2$的敏感性，呼吸中枢处于抑制状态时作用更为明显，是目前临床常用的呼吸兴奋药。它对血管运动中枢也有一定兴奋作用，对大脑和脊髓的兴奋性较弱。尼可刹米作用时间短暂，一次静脉给药只能维持5～10min，故需反复给药以维持疗效。本药毒性小，较安全，但剂量过大也可引起血压升高、心悸、心律失常、肌颤甚至惊厥发生，可及时静脉注射地西泮解救。本品可用于治疗各种原因引起的呼吸抑制，对肺源性心脏病引起的呼吸衰竭疗效较好，但对巴比妥类药物中毒所致呼吸抑制疗效较差。

【常用制剂和用法】

注射剂：0.25g/ml、0.375g/1.5ml、0.5g/2ml，0.25~0.5g/次，皮下、肌内注射或静脉注射给药，必要时间隔1~2h后重复给药，极量1.25g/次，与其他中枢兴奋药交替使用为宜。

## 二甲弗林（Dimefline）

【作用特点】

又名回苏林。本药对呼吸中枢有较强的直接兴奋作用，比尼可刹米约100倍，作用迅速，能明显改善呼吸状态，增加肺换气量和降低动脉$CO_2$分压。常用于严重感染和各种中枢抑制药中毒所致的呼吸抑制，但维持时间短，过量较易引起肌肉抽搐或惊厥，小儿更易发生，需加注意。有惊厥史者慎用，孕妇禁用。

【常用制剂和用法】

注射剂：8mg/2ml，肌内注射8mg/次，静脉注射或静脉滴注8~16mg/次，用5%葡萄糖溶液或生理氯化钠溶液稀释后缓慢静脉注射，同时应严密观察患者反应。

## 洛贝林（Lobeline）

【作用特点】

本品是北美山梗菜中所含的主要生物碱，它对呼吸中枢无直接兴奋作用，而是通过刺激颈动脉体和主动脉体的化学感受器反射性地兴奋呼吸中枢，同时也能兴奋迷走神经和血管运动中枢。作用快而弱，维持时间短，一次给药可维持0.5h，由于安全范围大，故较少引起惊厥。临床常用于新生儿窒息或CO中毒，也常用于小儿感染所致呼吸衰竭，但据报道也有对本药疗效持可疑者。不良反应主要表现为用量较大时因兴奋迷走神经中枢而致恶心、呕吐、心动过缓、传导阻滞。更大剂量可因兴奋交感神经而致肾上腺素能神经递质大量释放，引起心动过速，严重时也可引起惊厥。

【常用制剂和用法】

注射剂：3mg/ml、5mg/ml、10mg/ml，3~10mg/次，皮下或肌内注射，必要时每隔0.5h可重复一次，静脉注射每次3mg，极量20mg/次。

## 多沙普仑（Doxapram）

【作用特点】

多沙普仑作用强，起效快，安全范围大，疗效确实，为目前较为理想的呼吸兴奋药。小剂量时，通过颈动脉体化学感受器反射性兴奋呼吸中枢；较大剂量时，直接兴奋延髓呼吸中枢，使潮气量加大，呼吸频率增快有限；大剂量时，可兴奋脊髓及脑干，但对大脑皮质似无影响。临床主要用于麻醉药和中枢抑制药引起的中枢过度抑制、急性肺通气不全。过量可引起心律失常、惊厥等。

【常用制剂和用法】

注射剂：20mg/ml、100mg/5ml。静脉注射：按体重一次0.5~1.0mg/kg，不超过1.5mg/kg，如需重复给药，至少间隔5min。每小时用量不宜超过300mg。静脉滴注：按体重一次 0.5~1.0mg/kg，临用前加葡萄糖氯化钠注射液稀释后静脉滴注，直至获得疗效，总量不超过一日 3g。

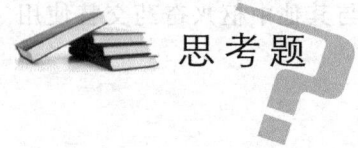

1. 中枢兴奋药有哪几类？各有哪些代表药物？
2. 应用咖啡因时应注意哪些不良反应？药疗监护事项有哪些？

（杨丽珠）

# 第十八章

# 治疗慢性心力衰竭药

**学习目标**

**掌握：**
强心苷类药物的作用机制、体内过程、临床应用、不良反应及其防治、药疗监护须知。

**熟悉：**
本章药物的分类、代表药物及作用机制。

**了解：**
慢性心力衰竭治疗药物的主要作用。

慢性心力衰竭是在心脏有适当的回心血量的情况下心排出量相对或绝对不足引起的一系列临床综合征。其基本病因是心肌收缩力降低、心脏负荷加重及心室舒张期顺应性降低。因此，心功能不全的药物治疗主要在于：①应用正性肌力药物，加强心肌收缩力；②应用血管扩张剂和利尿剂，减轻心脏前后负荷，并改善心室舒张期顺应性；③阻止或逆转心室重构、肥厚，防止和延缓心室重塑的进展。目前治疗慢性心力衰竭的药物主要包括强心苷和非苷类强心药物、血管扩张剂、肾素血管紧张素醛固酮系统抑制剂、利尿剂、β受体阻断药。

## 第一节 正性肌力药物

### 一、强心苷

**【药理作用和作用机制】**

强心苷（Cardiac Glycosides）是具有强心作用的苷类，主要从植物中提取，常用的药物有地高辛和洋地黄毒苷。治疗心力衰竭主要基于以下作用：

1. 正性肌力 治疗量强心苷可选择性作用于心脏，使其收缩力加强，心输出量增多。主要特点是加快心肌收缩速度，相对延长心室舒张期，从而增加心肌供血及静脉回心血量。对衰竭心脏，由于心输出量增加，心室容积减小，室壁张力下降，从而降低心肌耗氧。其正性肌力的作用机制，目前认为是它们能增加心肌细胞内游离$Ca^{2+}$浓度，强心苷与心肌细胞膜上的$Na^+$，$K^+$-ATP酶结合，抑制了此酶对$Na^+/K^+$转运的功能，使细胞内$Na^+$增加，降低了膜内外$Na^+$浓度梯度，进而通过$Na^+/Ca^{2+}$双向交换，使$Ca^{2+}$外流减少或$Ca^{2+}$内流增加，最终导致心肌细胞内可利用 $Ca^{2+}$ 增多，因而心肌收缩力加强。

2. **负性频率** 强心苷可使心力衰竭患者过快的心率明显减慢。因此，相对延长心室舒张期，增加冠状动脉回流，增加心肌血液和营养物质供应。此作用是前述正性肌力作用的结果，由于心肌收缩力加强，心输出量增加，反射性兴奋迷走神经而使心率减慢，进一步降低心肌耗氧量。

上述作用特点是强心苷类治疗心功能不全的重要依据，也是某些拟交感类正性肌力药所不具备的条件。

3. **对电生理特性的影响** 强心苷因间接兴奋迷走神经和直接对心肌细胞的作用而产生不同的影响（表 18-1）。在心房颤动和心房扑动的治疗中具有重要意义。

表 18-1 强心苷对心肌的电生理作用

| 电生理特性 | 窦房结 | 心房 | 房室结 | 浦肯野纤维 | 心室 |
| --- | --- | --- | --- | --- | --- |
| 自律性 | ↓ | ↓ | | ↑ | |
| 传导速度 | 稍↑（↓） | ↓ | ↓ | | 稍↑（↓） |
| 有效不应期 | | ↓ | 稍↑ | ↓ | ↓ |

↑：增加。↓：下降。（↓）：中毒时下降。

4. 强心苷对心力衰竭患者尚有利尿作用和对神经系统的影响，中毒量可引起中枢兴奋症状和明显增强交感神经活性。

【体内过程】

常用强心苷类制剂主要有四种，它们的化学性质相似，仅在作用强度及药动学方面存在某些差异（表 18-2）。

表 18-2 几种常用强心苷体内过程的比较

| 药物 | 吸收率 | 蛋白结合 | 肝肠循环 | 生物转化 | 肾排出 | 血浆 $t_{1/2}$（h） |
| --- | --- | --- | --- | --- | --- | --- |
| 洋地黄毒苷 | 90%～100% | 97% | 27% | 30%～70% | 10% | 120～168 |
| 地高辛 | 60%～85% | <30% | 6.8% | 5%～10% | 60%～90% | 33～36 |
| 毛花苷 C（西地兰） | 20%～40% | 5% | 少 | 极少 | 90%～100% | 23 |
| 毒毛花苷 K | 2%～5% | 5% | 少 | 0 | 90%～100% | 12～19 |

另外，必须指出：①地高辛的生物利用度个体差异大，地高辛大部分以原型由肾排泄，故肾功能不全及老年肾功能减退时易发生蓄积中毒。②洋地黄毒苷主要经肝代谢，少量原型经肾排泄，消除缓慢，半衰期长，易蓄积。

【临床应用】

1. **充血性心力衰竭** 对伴有心房颤动或心室率加快的心力衰竭疗效最好；对风湿性或高血压性心脏病及慢性冠心病引起的心力衰竭，疗效较好；对甲状腺功能亢进症、严重贫血和维生素 $B_1$ 缺乏症等心肌能量障碍的心力衰竭疗效较差；对心肌炎等心肌严重损伤及肺源性心脏病所致心力衰竭，疗效差且易致中毒；对伴有机械阻塞性病变，如缩窄性心包炎、重度二尖瓣狭窄等无效。

2. **心房颤动、心房扑动和室上性阵发性心动过速** 心房颤动的主要危害在于心房过多冲动可能下传到心室引起心室率加快，心室不能有效地泵出血液，强心苷治疗房颤目的不在于停止心房颤动而是通过抑制房室结传导作用而减慢心室率，避免循环障碍，用于非紧急状态患者。心房扑动的冲动虽然较少，但较强，易传入心室，故心室率较快且难于控制，强心苷通过缩短心房肌的有效不应期，使心房扑动变为心房颤动，继而发挥治疗心房颤动的作用，此时，若停用强心苷，部分患者可恢复窦性心律。另外，强心苷还可通过增强迷走神经的功能，减慢房室传导而终止室上性阵发性心动过速。

【制剂和用法】

1. 常用强心苷类制剂的作用时间及剂量（表18-3）。

表18-3 常用强心苷类作用时间及剂量

| 药物 | 给药方法 | 起效时间 min | 达峰时间 (h) | 完全消失 (d) | 每日消除体存量的% | 全效量 (mg) | 维持量 (mg) |
|---|---|---|---|---|---|---|---|
| 洋地黄毒苷 | 口服 | 120～240 | 8～14 | 14～21 | 15～20 | 0.7～1.2 | 0.03～0.1 |
| 地高辛 | 口服 | 60～120 | 4～8 | 3～6 | 33 | 1.0～1.5 | 0.125～0.5 |
| 毛花苷C | 静脉注射 | 5～30 | 1～2 | 3～6 | 33 | 0.8～1.2 | 0.1 |
| 毒毛花苷K | 静脉注射 | 5～15 | 0.5～2 | 1～3 |  | 0.25～0.5 | — |

2. 给药方法

（1）全效量法：即先在短期内给予能充分发挥效应，而不致中毒的剂量，使达"洋地黄化"，即全效量。然后再给予维持量，以补充每日排出的药量而维持疗效，全效量分为速给法及缓给法两种。速给法：适用于病情紧急，两周内未用过强心苷者，在24h内达全效量。毛花苷C：首次0.4～0.8mg，以25%葡萄糖溶液稀释后缓慢静脉注射，以后每2～4h重复注射0.2～0.4mg，直至全效量。毒毛花苷K：首次0.125～0.5mg，以25%葡萄糖溶液20ml稀释后缓慢静脉注射，必要时2～4h后可重复一次，以达全效量。

缓给法：适用于病情不急的病例，于3～4天内达全效量。地高辛：首次口服0.25～0.5mg，以后每6～8h给0.25mg，直至全效量。洋地黄毒苷：每次口服0.1mg，每日3～4次，直到全效量。

维持量：达全效量后，每日应使用一定剂量以维持疗效。地高辛、洋地黄毒苷均能口服，作用持久，均适用于维持给药。

（2）每日维持量法：近年来证明，对病情不紧急或两周内用过强心苷者，不必先给予全效量，而是采用无负荷量的维持量法，可减少中毒发生率。此法采用地高辛0.25mg/d。6～7日可达稳态血浓度。洋地黄毒苷因半衰期过长而不适用。

【不良反应和药疗监护须知】

强心苷类药物，治疗安全范围窄，个体差异大，中毒症状与心力衰竭症状不易区别。因此，毒性反应发生率高。

1. **毒性反应**

（1）胃肠道反应：有厌食、恶心、呕吐、腹痛和腹泻等。恶心、呕吐是由于强心苷兴奋了延髓的催吐化学感受区。应注意与心力衰竭引起的胃肠道症状相鉴别。胃肠道反应常为强心苷中毒先兆。

（2）神经系统反应：可有头痛、头晕、疲倦、失眠、谵妄等。此外，还可见视觉障碍如黄视、绿视、视物模糊等，可能与强心苷分布于视网膜有关。视觉异常为停药指征之一。

（3）心脏反应：是最危险的毒性反应，主要表现为各种类型的心律失常。

1）快速型心律失常：室性期前收缩，二联律，三联律，房性、房室结性、室性心动过速，甚至室颤。是因为中毒量强心苷高度抑制 $Na^+$，$K^+$-ATP 酶，细胞内严重失钾而使最大舒张电位负值变小，自律性增高。频发室性期前收缩，二联律、三联律为停药指征。

2）房室传导阻滞：强心苷可引起不同程度的传导阻滞，也是因为强心苷高度抑制 $Na^+$，$K^+$-ATP 酶，细胞内失钾，静息膜电位负值变小，从而使动作电位 O 相斜率降低，导致传导阻滞。

3）窦性心动过缓：因强心苷降低窦房结的自律性引起，若心率低于 60 次/分，为停药指征。

2. 强心苷中毒的预防

（1）剂量个体化，应用时应根据患者的具体情况随时调整剂量。

（2）注意避免促发中毒的各种因素，有助于中毒的早期诊断，注意严密观察临床表现。

（3）必要时监测血药浓度。地高辛血浆浓度在 3ng/ml，及洋地黄毒苷在 45ng/ml 以上，可认为是中毒。

> **知识链接**
>
> 强心苷中毒的易促因素见表18-4。
>
> **表18-4 强心苷中毒的易促因素**
>
> | 易促因素 | 作用 |
> | --- | --- |
> | 1. 电解质紊乱 | |
> | 低血钾、高血钙、低血镁、酸血症 | 促进浦氏纤维的自发除极 |
> | 碱血症 | 延缓强心苷中毒的恢复时间 |
> | 2. 生理、病理状态 | |
> | 老年人 | 肌肉少，表观分布容积小；肾功能减退，地高辛消除慢 |
> | 甲状腺功能低下 | 代谢率低、消除慢 |
> | 肝、肾功能不全，肺源性心脏病 | 心肌缺氧、促进心肌细胞失钾 |
> | 严重心肌损害 | |
> | 3. 药物因素 | |
> | 丙胺太林 | 减弱肠蠕动，地高辛吸收增加 |
> | 排钾利尿药、皮质激素、胰岛素 | 可致低血钾 |
> | 抗生素 | 如四环素、红霉素等抑制肠道细菌水解地高辛，使地高辛吸收增加 |
> | 奎尼丁、维拉帕米、胺碘酮 | 使地高辛血药浓度升高 |
> | 拟肾上腺素药 | 提高心肌自律性 |
> | 普萘洛尔、利血平 | 使心动过缓、加重传导阻滞，并抑制心肌 |

3. **强心苷中毒的治疗** 轻度中毒者,及时停用强心苷及排钾利尿药,中毒症状可自行消失。严重者,可采取如下措施:

对快速型心律失常可给予下列药物:①氯化钾:口服,1g/次,4h 一次,重症者可将氯化钾 1.5～3.0g 溶于 5%葡萄糖溶液 500～1000ml 中,以 1ml/min 的速度静脉滴注,因 $K^+$ 能抑制传导,对伴有严重传导阻滞者忌用。②苯妥英钠:对治疗频发室性期前收缩,二联律、三联律及室性心动过速有明显疗效。③利多卡因:可治疗重症室性心动过速和室颤。对心动过缓和传导阻滞:可应用阿托品治疗。

近年来,国内外已开始成功地应用强心苷抗体 Fab 片段治疗强心苷中毒。

4. **禁忌证** 下述情况禁用强心苷:房室传导阻滞,室性心律失常,病态窦房结综合征和预激综合征,梗阻性心肌病,主动脉瘤,严重心力衰竭。

5. **药疗监护须知**

(1) 开始治疗期,应仔细了解患者的症状,体征。血电解质。肝、肾功能,心电图表现,体重,心率和节律(应数满 1min 的脉率和心率)。采取低钠饮食,控制体重。

(2) 强心苷的治疗安全范围很窄,一旦中毒可能造成致命的危险。密切观察中毒的其他早期症状:如出现疲倦、恶心、呕吐,视觉障碍、心前区痛、心悸等,当心室率突然由慢增至 120 次/分以上,或低于 60 次/分或出现心律失常应立即告知医生并停药。注意对于儿童,房性心律失常则是较可靠的中毒征兆。而恶心、呕吐及神经系统和视觉障碍的中毒症状很少见。

(3) 警惕低钾的各种症状:如嗜睡、感觉异常、肌无力、反射减弱、直立性低血压、厌食等。对合用排钾利尿药的患者尤需注意,必要时,可考虑口服氯化钾液或给患者高钾食物如橙汁、香蕉等。

(4) 严格按处方给药,且应在每日同一时间给药,鼓励患者采取自我监测,并告知患者不可因忘服而自行加倍补服,因为两次剂量间隔太近,易产生蓄积中毒。不可突然停药。

(5) 不可随意加用其他药物,如需加用,需经医师同意

(6) 早产儿和新生儿对强心苷特别敏感,"洋地黄化",需非常小心。

## 二、非苷类正性肌力药

主要包括磷酸二酯酶抑制剂(双吡啶类衍生物和咪唑类衍生物),钙增敏剂和拟交感类药物。在 20 世纪 70 年代,曾经对这些药物抱有很大希望,但以后的临床试验表明,长期口服这些药物反而增加患者的病死率,主要与这些药物对神经体液的激活作用有关。因此,这些药物的口服制剂已经被淘汰,只有静脉制剂仍沿用于临床,可短期静脉给药治疗难治性心力衰竭。

### (一)磷酸二酯酶抑制剂

目前在国内应用于临床的仅有氨力农和米力农。通过抑制心肌和血管平滑肌内的磷酸二酯酶,使组织中的 cAMP 水平升高,增加心肌细胞对钙的摄取、增强血管平滑肌细胞内 $Na^+$、$K^+$-ATP 酶的活性而分别发挥其正性肌力作用和对外周血管的扩张作用。两种药物具有相同的药理作用,兼具正性肌力和血管扩张作用,而米力农的作用强度约为氨力农的 10～15 倍。两种药物具有类似的不良反应:氨基转移酶升高,心律失常,血压下降,血小板减少和粒细胞缺乏。用于顽固性心力衰竭及对强心苷、利尿药和血管扩张药无效者。

## 氨力农（Amrinone）

**【作用特点】**

心力衰竭患者用此药后，可使心输出量增加，左室充盈压及外周血管阻力降低，心功能改善，不引起心率和血压的改变。但本品长期应用，不良反应发生率高，本品可导致室上性和室性心律失常。对心房扑动和颤动的患者需先用洋地黄控制心室率，预防房室传导加速引起的心室率增快。患者合并低血钾时更易出现心律失常，需要注意监护。临床现已少用。

**【制剂和用法】**

片剂：每片100mg。针剂：每支50mg（2ml），100mg（2ml）。口服：每次100～200mg，每日3次，每日最大量600mg。静脉滴注：每次0.5～3mg/kg，速度为6～10μg/（kg·min），每日最大量10mg/kg。

## 米力农（Milrinone）

是氨力农的第二代产品，作用比氨力农更强，与氨力农有相似的作用及血流动力学效应，口服给药无严重不良反应，过量时可有低血压，心动过速。适宜短期静脉给药治疗急性心力衰竭。口服：30mg/d（2.5～7.5mg/次，4～6h一次）。静脉滴注：12.5～75μg/kg。

### （二）β受体激动剂

本类药主要包括：①选择性$β_1$受体激动剂：多巴酚丁胺、普瑞特罗。②$β_1$和$β_2$受体激动剂：吡布特罗。③选择性$β_2$受体激动剂：沙丁胺醇、特布他林。④多巴胺受体激动剂：多巴胺、异波帕胺等。

## 多巴酚丁胺（Dobutamine）

激动心肌$β_1$受体，有明显正性肌力作用，提高衰竭心脏的心脏指数，增加心排血量，但不明显增加心率。主要用于强心苷反应不佳的严重左室功能不全，并伴有心脏指数低而左室充盈压高的患者，此药可增加心肌耗氧而诱发心绞痛和心律失常。禁用于肥厚型心肌病患者。

## 异波帕胺（Ibopamine）

新合成的选择性$β_1$受体激动药，其化学结构为非儿茶酚胺类，激动DA受体和$β_1$受体。口服有效，静脉给药后，其正性肌力作用大于正性频率作用，不影响动脉血压。临床用于中、重度心力衰竭（口服，10～20mg/d），可改善心排出量、心搏出量、射血分数等指标，对急性心肌梗死所致的心力衰竭以及心源性休克的作用，可能比异丙肾上腺素优越，但有心动过速等不良反应。

异波帕胺可作为洋地黄的辅助药或替代药。在应用洋地黄和利尿药常规治疗基础上加用本品，一般能改善重症充血性心力衰竭者症状，减少劳累性呼吸困难和心绞痛。尤其对用洋地黄治疗后有心动过缓而心力衰竭尚未控制的急、慢性心力衰竭者合适。对原有房室传导阻滞而伴有心力衰竭者不宜用洋地黄者比较适宜。

### （三）钙增敏剂

## 左西孟旦（Levosimendan）

**【药理作用和作用机制】**

具有扩血管和正性肌力作用。通过与肌钙蛋白C结合增加收缩蛋白对细胞内钙离子的敏感性。促进 ATP 敏感的钾通道的开放，有扩张冠状动脉和外周血管，改善顿抑心肌的功能作用。可减轻缺血并纠正血流动力学紊乱，适用于心力衰竭、心肌缺血后心肌顿抑、围术期心功能不全的治疗。

【不良反应和药疗监护须知】

不良反应较少，偶见由于血管扩张引起的反射性心率加快，心率加快呈剂量依赖性，血管扩张后还可引起头痛、眩晕、恶心等。大剂量可增加心律失常的发生率，且呈剂量依赖性。用药期间注意监测血压及心率。

【制剂和用法】

针剂：12.5mg (5ml)，25mg (10ml)。静脉：$0.1\sim0.2\mu g/min$。

---

**知识链接**

**抗心力衰竭药物治疗进展**

(1) 人重组脑钠肽 (rhBNP)：如奈西立肽 (Nesiritide)，具有排钠利尿、抑制交感神经系统、扩张血管等作用，适用于急性失代偿期心力衰竭。

(2) 伊伐雷定 (Ivabradine)：首个选择性特异性窦房结 $I_f$ 电流抑制剂，对心脏内传导、心肌收缩或心室复极化无影响，且无 β 受体拮抗药的不良反应或反跳现象。

(3) AVPS 受体拮抗药 (托伐坦，Tolvaptan)：通过结合血管加压素 $V_2$ 受体，减少水的重吸收，因不增加排钠而优于利尿药，因此，可用于治疗伴有低钠血症的心力衰竭。

---

# 第二节　肾素血管紧张素醛固酮系统抑制药

近年来，一些大型临床试验证明，血管紧张素转化酶抑制药（ACEI）可缓解心力衰竭患者的临床症状，并可降低死亡率和改善预后。基础研究也表明，ACEI 可起到逆转左室肥厚、防止心室重构（ventricular remodeling）的作用。

## 一、血管紧张素 I 转化酶抑制药

【药理作用及机制】

1. 减少血管紧张素 II（AngII）生成，改善血流动力学　血管紧张素 I 转化酶抑制药（ACEI）抑制循环及组织中的血管紧张素 I（AngI）向血管紧张素 II（AngII）的转化，降低血及组织中的 AngII 浓度，并通过减少缓激肽的降解而增强缓激肽活性及缓激肽介导的前列腺素生产，发挥扩血管作用，从而舒张静脉和动脉，降低心脏前、后负荷，也可降低室壁肌张力，改善心舒张功能。

2. 抑制心肌及血管的肥厚和增生　心力衰竭长期发展可出现心肌肥大、心肌纤维化，同时伴有左心室结构和功能的衰退，加剧心脏收缩和舒张功能障碍。ACEI 类药物通过降低心力衰竭患者神经-体液代偿机制的不利影响，改善心室重塑。临床研究证实早期足量 ACEI 应用除可缓解症状，还能阻止或逆转心室重构、肥厚，延缓心力衰竭进展。

**【临床应用】**

ACEI 是当代慢性心力衰竭治疗的首选药。常用有卡托普利、贝那普利、培哚普利、雷米普利、咪达普利、赖诺普利等。各种 ACEI 对心力衰竭患者的症状、死亡率或疾病进展的作用无明显差异。临床用于消除、缓解慢性心力衰竭（chronic heart failure，CHF）患者症状，有效防止和逆转心肌肥厚，降低病死率。可与利尿剂、地高辛合用治疗心力衰竭。

**【不良反应及药疗监护须知】**

低血压、咳嗽、肾功能一过性恶化、高血钾、血管性水肿等。有威胁生命的不良反应（血管性水肿和无尿性肾衰竭），妊娠妇女及 ACEI 过敏者应禁用；低血压、双侧肾动脉狭窄、血肌酐明显升高（>265μmol/L）、高钾血症（$K^+$>5.5mmol/L）者慎用。非甾体类抗炎药会阻断 ACEI 的疗效并加重其不良反应，应避免使用。

## 二、血管紧张素Ⅱ受体拮抗药

氯沙坦（Losartan）与厄贝沙坦（Irbesartan）

**【药理作用及应用】**

血管紧张素受体拮抗剂已被列为慢性心力衰竭治疗的首选药物之一。此类药物可选择性地与血管紧张素Ⅱ受体中的 $AT_1$ 相结合，阻断血管紧张素Ⅱ介导的血管收缩，水钠潴留，醛固酮分泌。从而降低血压，达到心、肾保护作用，同时又可避免 ACEI 的不良反应。此类药物不良反应少，主要有高钾血症、低血压，血管神经性水肿罕见。

常用药物如氯沙坦（科素亚）、缬沙坦（代文）等，药物的应用、不良反应及药疗监护见第二十一章抗高血压药物。

# 第三节　利尿药

利尿药是心力衰竭治疗中改善症状的基石，是心力衰竭治疗中唯一能够控制体液潴留的药物，但不能作为单一治疗。利尿药主要通过抑制肾小管特定部位钠或氯的重吸收，遏制心力衰竭时的钠潴留，减少静脉回流而减轻肺淤血，降低心脏前负荷而改善心功能。常用的有作用于髓袢的袢利尿剂，如呋塞米；作用于远曲肾小管的噻嗪类利尿剂，如氯噻嗪和氯噻酮；以及保钾利尿剂，如螺内酯、氨苯蝶啶、阿米洛利。这类药物的主要不良反应有电解质紊乱和神经内分泌系统紊乱。

呋塞米、依他尼酸、布美他尼、托拉塞米、氢氯噻嗪、螺内酯、氨苯蝶啶、阿米洛利等药物的不良反应及药疗监护见第二十三章利尿药和脱水药。

# 第四节　血管扩张药

使用血管扩张药治疗心力衰竭是近年来的一大进展，它明显改善了难治性心力衰竭的治疗效果和预后。它们主要通过下面一些作用产生疗效。

（1）扩张小动脉，使外周血管阻力即心脏后负荷降低而增加心输出量。

（2）扩张小静脉，使回心血量减少，降低左室舒张末压而减轻心脏前负荷。

(3) 改善左室舒张期顺应性。心力衰竭时，左室舒张末压的增高大于左室舒张末容积的增高，表明左室舒张末期顺应性降低。血管扩张剂可降低左室舒张末压，心肌的收缩与舒张更趋向于一致。

血管扩张剂主要用于对正性肌力药和利尿药无效的心力衰竭。

【常用药物】

1. 硝酸酯类　扩张静脉，降低前负荷，也略扩张小动脉，降低后负荷。硝酸甘油静脉滴注 $10\mu g/min$，可每隔 5～10min 增加 5～10$\mu g$/min。适用于冠心病、肺楔压增加的慢性心力衰竭患者。

2. 硝普钠　能扩张小静脉和小动脉，使心脏前、后负荷下降，对急性心肌梗死及高血压所致慢性心力衰竭效果较好。静脉滴注开始 $12.5\mu g/min$，每 5～10min 增加 5～10$\mu g$。

3. 肼屈嗪　舒张小动脉，降低后负荷，用药后心输出量增加，血压不变或略降，不引起反射性心率加快，一般口服 10～50mg/次，3～4 次/日。适用于肾衰竭或不耐受 ACEI 的慢性心力衰竭患者。

4. 哌唑嗪　舒张静脉和动脉，用药后心输出量增加，对缺血性心脏病的慢性心力衰竭效果显著。口服首剂 0.5mg，以后每 6h 1mg。

5. 硝苯地平　舒张动脉较强，降低后负荷显著，能增加心输出量。但由于对受损心脏可能发生抑制作用，一般不用作慢性心力衰竭的常用药。

## 第五节　β受体阻断药

近年来，β受体阻断药的应用是临床治疗慢性心力衰竭的重要进展。传统观点认为β受体阻断药因具有负性肌力作用，一般禁用于慢性心力衰竭。自 1975 年 Waagstein 首次报道用β受体阻断药治疗慢性心力衰竭以来，大量细胞分子生物学和药理学的基础研究，包括一系列临床试验证实了这类药物对慢性心力衰竭有肯定的作用，其降低心力衰竭患者死亡率及心血管危险性已得到循证医学的证实。用于心力衰竭的β受体药阻断有心脏选择性的$\beta_1$受体药阻断，如美托洛尔、比索洛尔；兼有$\beta_1$、$\beta_2$和$\alpha_1$受体阻断作用的制剂，如卡维地洛。

【药理作用】

1. 抑制交感神经过度兴奋和上调β受体　交感神经兴奋会引起儿茶酚胺类物质过量释放，对心肌造成严重损坏。β受体阻断药通过阻断心脏β受体，拮抗交感神经对心脏的作用。另外，上调衰竭心肌β受体的数量和恢复其信号传导能力，可以增强心肌收缩力，改善心功能。

2. 抑制肾素血管紧张素系统（RAS）的激活　β受体阻断药抑制 RAS，从而减少肾素、血管紧张素的释放，扩张血管，减少水钠潴留，减轻心脏的前、后负荷和心肌耗氧量，可以改善心肌缺血和心室的舒张功能。

3. 抗心律失常　β受体阻断药有明显的抗恶性心律失常作用，从而降低慢性心力衰竭患者的病死率和猝死率。

4. 抗心肌和血管增生、重构作用　对抗慢性心力衰竭时过度升高的儿茶酚胺对心肌和血管平滑肌的毒性，产生抗增生及抗氧自由基等作用。

【临床应用】

β受体阻断药适用于 NYHA 心功能分级 Ⅱ～Ⅲ 级者，以扩张型心肌病引起的心力衰竭最为适宜。当用常规药物治疗慢性心力衰竭无效时，可选用β受体阻断药。

【禁忌证】严重心动过缓、第二度及以上房室传导阻滞、严重周围血管疾病（如雷诺病）、重度急性心力衰竭及支气管痉挛性疾病。

> **知识链接**
>
> 雷诺现象（Raynaud phenomenon）是指因受寒冷或紧张的刺激后，肢端细动脉痉挛，使手指（足趾）皮肤突然苍白，相继出现皮肤变紫、变红，伴局部发冷、感觉异常和疼痛等短暂的临床现象。常反复发作，可以是原发的，即其中约半数患者病因不明，称为雷诺病（Raynaud disease）。也可以是继发的，即出现于其他已明确诊断的疾病者，称为雷诺现象。

【注意事项】

1. 必须与常规药物如地高辛、利尿药合用，从小剂量起始，慎重调整剂量，逐渐增加达最大耐受剂量并长期维持。密切观察患者反应，以患者能够耐受为宜。

2. 适宜长期治疗用药（因为一般心功能改善的平均起效时间为 3 个月），不能用于抢救、治疗急性失代偿性慢性心力衰竭患者。

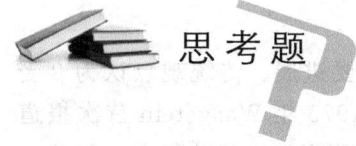

思考题

1. 治疗慢性心力衰竭的药物有哪几类？
2. 简述强心苷对心脏的作用、作用机制、不良反应及中毒的防治措施。

（李湘萍）

# 第十九章

# 抗心律失常药

**学习目标**

**掌握：**
抗心律失常药物的分类。
**熟悉：**
常用抗心律失常药物奎尼丁、利多卡因、普罗帕酮、普萘洛尔、胺碘酮及维拉帕米的临床应用、不良反应及药疗监护须知。

正常人的心脏以窦房结的自律性最高，在迷走神经和交感神经的双重支配下以每分钟 60~100 次的频率发放冲动，通过心脏的传导系统，使心脏有正常的节律。当心脏冲动的频率、节律、起源部位、传导速度与激动次序发生异常时，即产生了心律失常。心律失常按其发生时心率的快慢可分为快速型和缓慢型两大类。药物治疗缓慢心律失常一般选用增强心肌自律性和（或）加速传导的药物，如拟交感神经药（异丙肾上腺素等）、迷走神经抑制药物（阿托品）。治疗快速心律失常则选用减慢传导和延长不应期的药物，如迷走神经兴奋剂（洋地黄制剂）、拟交感神经药间接兴奋迷走神经（甲氧明、去氧肾上腺素）或抗心律失常药物。本章所述抗心律失常药是治疗快速型心律失常的药物。治疗缓慢型心律失常的药物如阿托品和异丙肾上腺素，分别见抗胆碱药和拟肾上腺素药。

## 第一节 抗心律失常药的分类

治疗快速型心律失常的药物，分类方法很多。根据药物对心肌细胞的电生理效应及作用机制，将抗心律失常药分为四类，其中Ⅰ类又分 A、B、C 三个亚类（表 19-1）。

表 19-1 抗心律失常药的分类

| 类别 | 药物 | 作用机制 |
| --- | --- | --- |
| Ⅰ类 钠通道阻滞剂 | | 阻滞快钠通道，抑制除极时 $Na^+$ 内流 |
| | Ia 奎尼丁、普鲁卡因胺 | 减慢传导速度，延长动作电位时程和有效不应期 |
| | Ib 利多卡因、苯妥英钠 | 缩短动作电位时程，相对延长有效不应期 |
| | Ic 普罗帕酮、恩卡尼 | 减慢传导速度，轻度延长动作电位时程 |

续表

| 类别 | 药物 | 作用机制 |
|---|---|---|
| Ⅱ类 β受体阻断药 | 普萘洛尔，美托洛尔 | 阻断心脏β受体，减慢传导速度，延长动作电位时程 |
| Ⅲ类 延长动作电位时程药 | 胺碘酮，索他洛尔 | 阻断$K^+$电流，延长动作电位时程，延缓膜复极化 |
| Ⅳ类 钙通道阻滞药 | 维拉帕米，地尔硫䓬 | 阻断慢钙通道，减慢传导速度，延长不应期 |

## 第二节 临床常用的抗心律失常药

### 一、Ⅰ类抗心律失常药

#### (一) Ⅰa类

奎尼丁（Quinidine）

【药物作用及作用机制】

奎尼丁是典型的Ⅰa类代表药。通过抑制$Na^+$内流而降低心肌的自律性、传导性和收缩力，延长心肌的动作电位时程和不应期，减少异位节律点冲动的形成，可使单向传导阻滞变为双向传导阻滞，消除折返激动形成的心律失常。本药对窦房结和房室结有直接的抑制作用，此外，尚有抗胆碱及α受体阻断作用。

> **知识链接**
>
> 折返激动：指冲动经传导通路折回原处而反复运行的现象，单个折返引起期前收缩，连续折返则引起阵发性心动过速、扑动或颤动。

【临床应用】

奎尼丁是广谱抗心律失常药，用于房性或室性期前收缩、阵发性室上性心动过速、心房颤动及心房扑动、危及生命的室性心律失常的复律，以及复律后窦律的维持。但是目前对心房颤动及心房扑动，多用电复律术，在电复律前后使用本药可提高电复律的成功率、安全性及防止心律失常复发。

> **知识链接**
>
> 广谱抗心律失常药是指对多种类型的心律失常，如房性、室上性和室性快速型心律失常均有疗效的药物。

【制剂和用法】

片剂：0.2g/片。维持量为口服0.2g/次，2～3次/日，或遵医嘱。

【不良反应和药疗监护须知】

1. 不良反应

（1）心血管系统反应：引起低血压，窦性心动过缓甚至窦性停搏、房室传导阻滞等。严重者可出现 Q-T 间期延长与尖端扭转型室速。偶可发生奎尼丁晕厥。

（2）金鸡纳反应：患者可有恶心、呕吐、腹泻、耳鸣、听力减退、视物模糊等，严重时可产生心律失常。一般与血浆奎尼丁浓度升高有关，可通过减少给药量预防和治疗。

> **知识链接**
>
> 奎尼丁为茜草科植物金鸡纳树及其同属植物的树皮中的主要生物碱，是奎宁的异构体。金鸡纳树皮提取的药物，可能会有金鸡纳反应。此反应与水杨酸反应大致相似，有耳鸣、头痛、恶心、呕吐、视力听力减退等症状，严重者产生暂时性耳聋，停药后常可恢复。

（3）过敏反应：可出现血小板减少、药物热、皮疹等反应。

（4）动脉栓塞：用奎尼丁纠正房颤后，使心房收缩有力，增加心房内附壁血栓脱落机会，可造成动脉栓塞。若栓塞在脑等重要器官，可引起严重后果。

（5）药物的相互作用：本药与地高辛合用应减少地高辛用量。与普萘洛尔、维拉帕米、西咪替丁合用时应减少本药剂量。与扩血管药或降压药合用时，可引起严重的低血压。

（6）心力衰竭，低血压，肝、肾功能不全患者及老年人应慎用。第三度房室传导阻滞、洋地黄中毒及高钾血症等疾病患者禁用。

2. 药疗监护须知

（1）服用本药时，应监测患者的血压、心率和心电图。告知患者，服药期间应缓慢改变体位，避免发生体位性低血压。若出现低血压，应立即报告。

（2）为减少胃肠道刺激症状，应嘱患者在餐中或餐后服药。如发生呕吐、腹泻现象应报告医生并及时补充水分和电解质，因为腹泻引起的低钾血症会加重奎尼丁的尖端扭转型室速。

（3）告知患者发冷、发热或身上有瘀斑、皮疹时，应及时报告医生。

## 普鲁卡因胺（Procainamide）

【作用特点】

抗心律失常作用与奎尼丁相似，但对心室作用较强，抗胆碱作用和减弱心肌收缩力较弱。本药口服吸收快，大部经肾排出，少量在肝内代谢。本品也可静脉注射给药。主要用于治疗室性心律失常，如室性期前收缩、阵发性室性心动过速等，也用于预激综合征房颤合并快速心室率。目前，临床已较少应用。常见不良反应为胃肠道刺激和过敏反应，如厌食、呕吐、皮疹、药热及白细胞减少等。给药前要询问患者既往有无普鲁卡因胺或普鲁卡因的过敏史。静脉滴注时，应控制滴注速度并密切监测血压和心电图的变化。长时间使用普鲁卡因胺时，注意患者有无皮肤的色素沉着、脱屑、脱发等表现，并及时报告医生。本品剂量过大或静脉注射过快可产生心律失常及血压明显下降等。长期应用可引起红斑狼疮样综合征。禁忌证同奎尼丁。

【制剂和用法】

片剂：0.125g/片，0.25g/片。首次剂量 0.5～1.0g/次，以后 1～3g/d，分 2～3 次服，每日总量不超过 3g。心律失常控制后，改为 0.25g/次，4 次/日。

注射剂：每支 0.1g（1ml）；0.2g（2ml）。0.25～0.5g/次，必要时静脉滴注，取注射剂 0.5g 以 5% 葡萄糖溶液 200ml 稀释，滴速 2～6mg/min。

（二）Ⅰb 类

## 利多卡因（Lidocaine）

【药物作用及作用机制】

本品在低剂量时，可降低心室肌和浦氏纤维的自律性，而具有抗室性心率失常作用；治疗量时对正常心肌细胞的传导系统和心肌的收缩无明显影响。在心肌梗死区内，利多卡因阻滞钠离子通道，使传导速度减慢，防止折返激动发生。相反，如细胞外低血钾或心肌受损部分去极时，因利多卡因促进第三相 $K^+$ 外流，引起超极化，从而改善传导，消除折返激动。

【临床应用】

主要用于室性心律失常，适用于危急病例。为防治各种急性快速型室性心律失常的首选药。对于急性心肌梗死并发室性期前收缩或室性心动过速的患者，利多卡因为首选药物之一。

【制剂和用法】

注射剂：0.1g/5ml，0.4g/20ml。静脉注射 1～2mg/kg，在 2～5min 内注射完毕，每 5～10min 重复一次，直至期前收缩消失或总量已达 300mg。心律失常纠正后，继续以 1～4mg/min 的速度静脉滴注维持（100mg 加入 5% 葡萄糖溶液 100ml，滴注 1～3ml/min），一般不超过 24h。然后改用其他口服药维持治疗。

【不良反应和药疗监护须知】

1. 不良反应

（1）中枢神经系统：可引起嗜睡、感觉异常、肌肉震颤等，静脉注射过快或剂量过大可引起呼吸抑制或昏迷等。

（2）心血管系统：可引起低血压及心动过缓。血药浓度过高，可引起心房传导速度减慢、房室传导阻滞以及抑制心肌收缩力和心输出量下降。

（3）偶有过敏反应。

（4）与肝药酶抑制剂合用时，易引起本药蓄积中毒。与肝药酶诱导剂合用，加速代谢，作用减弱。

（5）对局部麻醉药过敏者禁用。阿-斯综合征（急性心源性脑缺血综合征）、预激综合征、严重心传导阻滞（包括窦房、房室及心室内传导阻滞）患者禁用。孕妇和小儿一般忌用。

2. 药疗监护须知

（1）用药前，应询问对利多卡因局麻药有无过敏史，有无预激综合征或严重心脏传导阻滞。

（2）核对药物标签，应是"供心律失常用注射剂"，这种注射剂不含防腐剂和肾上腺素，此两种物质常易引起心律失常。

（3）用药过程应监测心率、血压、呼吸和心电图，并备有抢救设备。发现心电图波形异常或出现其他类型的心律失常时应立即报告医生。

（4）静脉给药过程中，还应观察患者的神志、感觉和四肢活动情况，发现异常及时报告医生。

## 苯妥英钠（Phenytoin Sodium）

【作用特点】

本品的抗心律失常作用机制基本同利多卡因。本品口服较肌内注射吸收好，主要经肝代谢，存在肝肠循环，经肾排出。临床上主要用于治疗室性心律失常，为洋地黄中毒时引起的快速型心律失常的首选药。静脉注射速度过快可引起心律失常，如窦性心动过缓、窦性停搏、低血压、呼吸抑制等。严重心功能不全、重度房室传导阻滞患者及孕妇禁用。

【制剂和用法】

成人口服：每次 0.1～0.4g，一日 1～2 次。静脉注射：100mg 缓慢静脉注射 2～3min，根据需要每 10～15min 重复一次至心律失常中止，或出现不良反应为止，总量不超过 500mg。

## 美西律（Mexiletine）

【作用特点】

本品又名慢心律，作用机制与利多卡因类似，降低心肌细胞的传导速度，缩短有效不应期。对于心脏传导系统正常者，美西律对心脏冲动的产生和传导作用不大。本品口服吸收好，作用时间长，主要在肝代谢，约 10% 经肾排出。美西律用于治疗急、慢性室性快速性心律失常，尤其是 Q-T 间期延长者。不良反应有恶心、呕吐、震颤等。大剂量可出现血压下降、房室传导阻滞等。肝病患者慎用，禁忌证与利多卡因相似。

【制剂和用法】

片剂：50mg/片、100mg/片。150～200mg/次，3～4 次/日。

（三）Ic 类

## 普罗帕酮（Propafenone）

【作用特点】

本品又名心律平，属广谱抗心律失常药，降低浦肯野纤维及心室肌自律性，明显减慢传导速度，延长动作电位时程和不应期，有 β 受体阻断和阻滞 $Ca^{2+}$ 通道作用。本药首过效应明显，生物利用度低，主要在肝代谢，由肾排出。个体差异大。用于室性期前收缩、室上性心动过速和室性心动过速等。

【制剂和用法】

片剂：25mg/片，50mg/片。口服负荷量 600～900mg，维持量 100～200mg/次，2 次/日。

注射剂：35mg/ml，静脉注射 70mg，5min 注完，或在 1 次静脉注射后，按 20～40mg/h 继以静脉滴注。

【不良反应和药疗监护须知】

不良反应主要有恶心、呕吐、头痛、头晕、口唇麻木、低血压和房室传导阻滞等，尚可引起粒细胞减少和红斑狼疮样综合征。严重心力衰竭、低血压、心脏传导阻滞及支气管哮喘患者忌用。孕妇和哺乳期妇女慎用。

本药有局麻作用，应嘱患者在餐中或餐后吞服，不得嚼碎。告知患者服用本药可能产生的不良反应，如出现不良反应向医生报告。

## 二、Ⅱ类抗心律失常药

为 β 受体阻断药，此类药除竞争阻断心脏 β 受体外，还可阻滞 $Na^+$ 通道，促进 $K^+$ 外流，缩短复极过程的效应，大剂量具膜稳定作用，可降低自律性，减慢传导速度，适于治疗与交感神经兴奋性增高有关的心律失常。主要用于治疗室上性心律失常。常用的β受体阻断药有普萘洛尔（Propranolol）、阿替洛尔（Atenolol）和醋丁洛尔（Acebutolol）等。

### 三、Ⅲ类抗心律失常药

为延长动作电位时间药。

#### 胺碘酮（Amiodarone）

【药物作用及作用机制】

胺碘酮又名乙胺碘呋酮、可达龙，为Ⅲ类抗心律失常药的代表药物，为广谱抗心律失常药，其主要电生理效应是通过阻断$K^+$电流，延长各部心肌组织的动作电位及有效不应期，有利于消除折返激动。此外还具有抑制快钠离子通道的作用，减慢传导速度，减低窦房结自律性。且具轻度Ⅰ类及Ⅳ类抗心律失常药性质。本品延迟心肌的复极时间，通过延长心房肌、心室肌、房室结和浦肯野纤维的动作电位时程和不应期，以及减慢心房肌和浦肯野纤维的传导速度达到抗心律失常的作用。

【临床应用】

口服适用于房性期前收缩及室性期前收缩；对反复性阵发性室上性心动过速、心房颤动、心房扑动、室性心动过速及心室颤动可防止反复发作，也可防止预激综合征伴室上性心律失常的发作及心房颤动或心房扑动电转复后的维持治疗。静脉注射适用于阵发性室上性心动过速，尤其是伴有预激综合征者，也可用于经利多卡因治疗无效的室性心动过速。

【制剂和用法】

片剂：200mg/片；负荷量为600mg/d，分3次服用，共用8～10天；维持量为100～400mg/d，每日一次。注射剂：150mg/2ml；静脉注射，以150mg加于25%葡萄糖溶液20ml中推注（按3mg/kg计算）。静脉滴注，按每次5mg/kg给予或以450～600mg加于5%葡萄糖溶液500ml中静脉滴注。

【不良反应和药疗监护须知】

1. 不良反应

（1）最严重心外毒性作用为肺间质纤维化（300mg/d以下很少发生），氨基转移酶升高，偶致肝硬化。

（2）神经系统反应有头痛、失眠及周围神经损害。角膜褐色微粒沉着，一般不影响视力。

（3）本药含有碘，长期应用可致甲状腺功能紊乱，导致甲状腺功能亢进或功能降低。

（4）心脏方面：很少致心律失常。

（5）便秘。尤其是罹患冠心病伴心律失常的老年人，便秘往往会加重冠心病及心律失常。

（6）下列情况应禁用：①甲状腺功能异常或有既往史者；②碘过敏者；③第二度或第三度房室传导阻滞，双束支传导阻滞（除非已有起搏器）；④病态窦房结综合征。

2. 药疗监护须知

（1）告知患者用药后可能发生的不良反应，如患者有感觉异常、震颤、皮肤及角膜上有色素沉积时应及时告诉医生。并嘱患者避免在日光下暴晒。

（2）服用胺碘酮后易出现便秘，对于老年人特别是冠心病患者应注意观察患者的大便情况，如有便秘出现应及时通知医生，给予相应通便治疗。

（3）用药期间应监测患者的心电图、血压和肝功能等。

### 溴苄铵（Bretylium）

**【作用特点】**

为Ⅲ类抗心律失常药，主要作用见表19-1。此外尚可抑制交感神经末梢释放去甲肾上腺素提高室颤阈，通过增加心肌对血中儿茶酚胺类物质的敏感性增加心肌收缩力。

本药口服不易吸收，较少应用。故需注射给药，$t_{1/2}$为6～10h，主要以原型由肾排出。用于其他抗心律失常药无效的室性心动过速和心室颤动。国外应用较多，国内暂无药。

**【制剂和用法】**

片剂：100mg/片。注射剂：250mg/2ml。口服100～300mg/次，3次/日。肌内注射250mg/次，4次/日。静脉注射3～5mg/kg，溶于5%葡萄糖溶液20～40ml，在10～20min内注完。

**【不良反应和药疗监护须知】**

不良反应有低血压、腮腺肿痛及恶心、呕吐等。用药期间应监测患者的心电图和血压。注射时，患者应卧位，避免血压下降突然晕倒。告知患者产生体位性低血压的可能性，用药期间应缓慢改变体位。肌内注射给药应变换注射部位，以免局部肌肉萎缩、坏死。

## 四、Ⅳ类抗心律失常药

为钙通道阻滞药。

### 维拉帕米（Verapamil）

**【作用特点】**

本药又名异博定，为慢钙通道阻滞药，减慢房室结传导速度，延长动作电位的不应期。口服吸收好，但首过效应明显，其生物利用度仅10%～20%。主要经肝代谢的产物仍有药理活性。由肾排出。用于室上性和房室结折返激动引起的心律失常、房性扑动和房性颤动时减慢心率。其他特点见钙拮抗剂。

**【制剂和用法】**

片剂：40mg/片。口服40～120mg/次，3次/日。注射剂：5mg/2ml。静脉注射5～10mg/次，溶于5%葡萄糖溶液20～40ml，2～3min注射完；静脉滴注5～10mg/h，一日总量不超过50～100mg。

**【不良反应和药疗监护须知】**

偶有消化系统反应及头痛、头晕等。静脉注射过快可引起低血压、房室传导阻滞及心力衰竭等。与β受体阻断药、奎尼丁、普鲁卡因胺等抑制心脏的药物合用，可加强负性肌力、负性频率和负性传导作用，甚至引起心脏停搏，忌合用。与地高辛合用时，可使后者的清除率降低，半衰期延长，易引起地高辛中毒，故联合用药时，应适当减少地高辛用量。低血压、重度房室传导阻滞、严重心力衰竭、心源性休克患者禁用。老年人慎用。

本品应在室温下避光保存，不要冷冻。用药期间，特别是与可产生心血管反应的药物合用时要经常监测患者的心率和心电图。静脉注射时，注射速度要慢。

## 地尔硫䓬（Diltiazem）

**【作用特点】**

为广谱抗心律失常药，作用与维拉帕米相似，但作用弱。口服吸收快，15min 起效，生物利用度约为 45%。经肝代谢，由肾排出。主要用于快速型室上性心律失常。

**【制剂和用法】**

片剂：30mg/片，口服 30～60mg/次，3～4 次/日。

**【不良反应和药疗监护须知】**

详见第二十章第三节内容。

### 五、其他

## 腺苷（Adenosine）

**【作用特点】**

腺苷全称腺嘌呤核苷，通过作用于分布在窦房结、心房肌和房室结上的腺苷受体发挥作用。其电生理效应为缩短心房肌和房室结的动作电位时程，明显延缓房室传导，延长房室结不应期，迅速产生抗心律失常作用。本品静脉注射后，迅速被组织细胞摄取，并被腺苷脱氨酶代谢为肌苷，因此，在血浆中停留时间很短，$t_{1/2}$ 仅数秒。

腺苷是美国食品药品监督管理局（FDA）批准的转复阵发性室上性心动过速的一线药物；心力衰竭、严重低血压者及新生儿均适用。

**【制剂和用法】**

3～6mg，2s 内静脉注射。2min 内不终止，可再以 6～12mg，2s 内静脉注射。

**【不良反应和药疗监护须知】**

1. 颜面潮红，头痛，呼吸困难，胸部压迫感，通常持续时间小于 1min。
2. 心血管系统可见短暂的窦性停搏、室性期前收缩或短阵性室性心动过速，多可自行终止。
3. 双嘧达莫（潘生丁）能阻断腺苷的摄取，从而使其作用增强。对正在服用这些药物的患者，应选用其他药物治疗心律失常。
4. 给药时，应监测患者的呼吸、血压和心电图。

思考题

1. 利多卡因抗心律失常机制是什么？临床应用有哪些？
2. Ⅰ类抗心律失常药物对离子转运的影响及相应的电生理效应是什么？
3. 胺碘酮的临床应用及药疗监护须知各有哪些？

（李湘萍）

# 第二十章 抗心绞痛药

**学习目标**

**掌握：**
1. 硝酸甘油、普萘洛尔抗心绞痛的作用、作用机制、临床应用、不良反应和药疗监护须知。
2. 两类药物合用的药理学基础。

**熟悉：**
硝酸异山梨酯、钙通道阻滞药的作用及作用特点。

**了解：**
抗心绞痛药物的分类及主要代表药物。

心绞痛是由于冠状动脉供血不足，心肌急剧并暂时性地缺血和缺氧所引起的临床综合征。其典型表现为胸骨后或左心前区阵发性绞痛或闷痛。是冠状动脉粥样硬化性心脏病（冠心病）的常见临床类型，若不及时救治可发展为急性心肌梗死。

心绞痛的主要病理生理机制是心肌需氧与供氧的失衡，导致心肌暂时性缺血、缺氧引起疼痛。可分为稳定型和不稳定型心绞痛（含变异型心绞痛），前者继发于冠状动脉粥样硬化性病变，致使冠脉血流量减少，剧烈运动或情绪激动时，心肌耗氧量增多诱发心绞痛，变异型心绞痛则多由冠状动脉痉挛引起。

抗心绞痛药主要通过减少心肌工作（减慢心率、降低心室壁张力、减弱心肌收缩力）及减少心肌耗氧量或扩张冠状动脉增加心肌供血供氧，从而达到治疗目的。目前临床上常用的以改善缺血、减轻症状为目的的抗心绞痛药物有：硝酸酯类、β受体阻断药及钙通道阻滞药等。

## 第一节 硝酸酯类药

硝酸酯类为抗心绞痛的常用药物，有短效作用的硝酸甘油及长效作用的硝酸异山梨酯（消心痛）和单硝酸异山梨酯等，该类药物既可用于发作期缓解心绞痛，又可用于缓解期减少心绞痛发作和增加运动耐量。

## 硝酸甘油 (Nitroglycerin)

硝酸甘油是硝酸酯类的代表药,用于抗心绞痛已有100多年的历史,由于具有起效快、疗效肯定、使用经济、方便等优点,至今仍是抗心绞痛最常用的药物。

硝酸甘油口服易受首过消除等影响,生物利用度仅为8%。因其脂溶性高,常舌下含化给药,经口腔黏膜迅速吸收,1～2min起效,3～10min作用达高峰,疗效维持20～30min。硝酸甘油也可经皮肤吸收,用2%硝酸甘油软膏或贴膜剂睡前涂抹在前臂皮肤或贴在胸前皮肤,30min生效,持续时间可达4～8h。

【药理作用】

硝酸甘油的基本作用是松弛平滑肌,尤其对血管平滑肌的作用最明显。

1. 降低心肌耗氧量　小剂量的硝酸甘油即可明显扩张静脉血管,特别是较大的静脉血管,使回心血量减少,降低了心脏的前负荷,使心腔容积变小,心室壁张力降低,心肌耗氧量减少。较大剂量的硝酸甘油也可显著舒张动脉血管,特别是较大的动脉血管,使外周阻力降低,心脏后负荷减轻,从而降低了左室内压和心室壁张力,降低心肌耗氧量。

2. 扩张冠状动脉,增加缺血区的血液灌注　硝酸甘油选择性扩张较大的心外膜血管、输送血管和侧支血管,尤其在冠状动脉痉挛时更为明显,而对阻力血管作用弱。当冠状动脉因粥样硬化或痉挛而发生狭窄时,缺血区的阻力血管因缺氧呈被动舒张状态而阻力降低。这样,非缺血区阻力就比缺血区大,应用硝酸甘油后,将使血流从非缺血区的输送血管经侧支血管流向缺血区,增加缺血区的血液供应。

3. 降低左室充盈压,增加心内膜供血　硝酸甘油能扩张动脉、静脉血管,降低左心室舒张末期压力,舒张心外膜血管及侧支血管,使血液易从心外膜向心内膜下缺血区流动,从而增加缺血区的供血。

4. 减少血小板聚集　硝酸甘油本身及释放的一氧化氮(NO),都能抑制血小板聚集和黏附,具有抗血栓形成作用。

【临床应用】

1. 心绞痛　舌下含服可迅速缓解各型心绞痛,是稳定型心绞痛的首选药物。预防发作可用其油膏或贴膜敷于胸部和背部。

2. 急性心肌梗死　能减少心肌耗氧量,并增加缺血区供血及尚有抗血小板聚集和黏附作用,使梗死面积缩小。

3. 心功能不全　降低心脏前、后负荷,治疗重度和难治性心功能不全。

【不良反应和药疗监护须知】

1. 不良反应　常见不良反应是血管扩张引起的搏动性头痛,颈部和面部皮肤潮红。偶见体位性低血压引起的晕厥。颅内压增高及青光眼患者忌用,因硝酸甘油能扩张眼内血管使眼压增高。大剂量可引起高铁血红蛋白血症。硝酸甘油连续应用易产生耐受性,停药后1～2周可恢复。为防止耐受性的产生,现主张心绞痛患者用小剂量间断给药。

2. 药疗监护须知

(1) 服药前应告诉患者可能出现搏动性头痛及面颈部皮肤潮红,继续用药数日后可自行消失。为避免体位性低血压引起的晕厥,应平卧用药。

(2) 指导患者用药,一旦心绞痛发作马上取坐位或半卧位用药,将药片放于舌下,逐渐溶解,不可嚼服或吞服。含服1片硝酸甘油后,若心绞痛未能缓解,5min后可再用一次,若仍不能缓解应立即到医院就诊。

(3) 药物应放置患者和家属都知道的地方,以备急用,应储存在棕褐色的密闭的小玻璃瓶中,防止受潮受热,保存期为 6 个月。如含服药物时无舌尖麻刺烧灼感,说明已失效,不宜再使用。

(4) 软膏剂或膏药型为长效药,作用时间较长。在躯干、前胸、上腹部或上肢干燥无毛发处,应将软膏在皮肤上均匀地涂一薄层,纱布盖好,胶布固定,并且经常变位置,以防局部刺激引起炎症。

(5) 静脉滴注硝酸甘油注意事项:①在用药前及用药中应监测血压、脉搏和面部情况,一般 15~30min 测量一次,根据变化情况调整点滴速度,需停药时应逐渐减量,避免反跳现象。②掌握好给药速度,一般将硝酸甘油 1~2mg 溶于 5% 葡萄糖溶液 100ml 中,以每分钟 10~20 滴速度滴入,大约每分钟输入硝酸甘油 10~20μg。③硝酸甘油易挥发,应核对有效期,静脉滴注时应采取"现用现配,分次少量"的方法配制液体。输液瓶和莫菲管要用玻璃容器或特殊胶管,须用黑布或黑纸包裹,药液要避光。

(6) 外出时随身携带药物(不要放在内衣口袋)及用药证明卡片,以便发作时,其他人可帮助给药,保存一份用药记录(发作次数、疼痛程度、原因及药物不良反应)。

(7) 告诉患者有关冠心病的自我护理知识,防止情绪激动,突然剧烈体力活动,要忌烟及兴奋性饮料等。

硝酸异山梨酯(Isosorbide Dinitrate)、单硝酸异山梨酯(Isosorbide Mononitrate)等起效慢,作用维持时间较长可用于预防心绞痛发作。见硝酸酯类药物作用比较表(表 20-1)。

表 20-1 硝酸酯类药物作用比较

| 药物 | 给药途径 | 一次用量(mg) | 起效(min) | 持续时间(min) | 给药次数(次/日) |
|---|---|---|---|---|---|
| 硝酸甘油 | 舌下 | 0.3~0.6 | 1~2 | 20~40 | |
| 硝酸异山梨酯 | 舌下 | 5~10 | 2~3 | 60~120 | 3 |
|  | 口服 | 10 | 15~30 | 120~240 | 3 |
| 单硝酸异山梨酯 | 口服 | 10~20 | 15 | 480 | 2~3 |

根据心绞痛发作的病情,可选择不同的硝酸酯类药物,如缓解急性发作,多采用硝酸甘油舌下含服;对发作频繁的重症心绞痛患者,首选硝酸甘油静脉滴注;预防发作,则选用硝酸异山梨酯或单硝酸异山梨酯口服,也可选用硝酸甘油贴剂等。

【制剂和用法】

硝酸甘油片剂:0.3mg/片,0.6mg/片。舌下含化 0.3mg~0.6mg/次,极量一日 2mg。

2% 硝酸甘油软膏:0.2g、1.0g。以涂于前胸或上腹部皮肤上,面积为 2.5~5.0cm,每隔 3~4 小时一次,作为心绞痛定时发作者的预防用药。

硝酸甘油针剂:10mg/支,溶于 5% 葡萄糖溶液或 0.9% 的生理氯化钠溶液中,稀释后作静脉滴注用。

硝酸甘油喷雾剂:每瓶 200 次用量,0.4mg/次,对口腔喷 1~2 次。

硝酸甘油缓释片(胶囊):2.5mg/囊,1 囊/次,2 次/日。

硝酸甘油膜剂：25mg/10cm²。贴膜是以每平方厘米恒速释放出硝酸甘油，所以剂量大小与接触面积有关，疗效可保持24h，除去药膜，1h内血药浓度迅速下降。

硝酸异山梨酯片剂：2.5mg/片，5mg/片，10mg/片。缓解心绞痛，舌下含化，5mg/次；预防心绞痛，口服，5～10mg/次，2次/日。

缓释片：20mg/片或胶囊，20mg/次，2次/日。

单硝酸异山梨酯片剂：20mg/片，10～30mg/次，2～3次/日，口服。缓释片：40mg/片，40mg/次，2次/日。

## 第二节 β受体阻断药

β受体阻断药如普萘洛尔、吲哚洛尔、噻吗洛尔及选择性 $\beta_1$ 受体阻断药如阿替洛尔、美托洛尔、醋丁洛尔等均可用于心绞痛，以普萘洛尔为例介绍如下：

### 普萘洛尔（Propranolol）

【药理作用】

1. 降低心肌耗氧量　心绞痛发作时，心肌局部和血中儿茶酚胺含量均显著增加，使心肌收缩力增强、心率加快，血管收缩，左心室后负荷增加，从而使心肌耗氧量增加。同时心率加快，心室舒张时间相对缩短，使冠状动脉血液灌注减少，加重了心肌的缺氧。普萘洛尔通过阻断心脏 $\beta_1$ 受体，使心率减慢，心肌收缩力减弱，血压降低等，减少心脏做功，降低心肌耗氧量。

2. 改善缺血区心肌的供血供氧　普萘洛尔阻断心脏 $\beta_1$ 受体，使心率减慢，舒张期延长，有利于血液从心外膜血管流向易缺血的心内膜下区域；同时心肌耗氧量减少，通过冠状血管的自身调节机制，非缺血区血管阻力相对增高，促使血液向缺血区已舒张的阻力血管流动，从而增加缺血区的供血。

3. 改善心肌代谢　提高组织对氧的利用率，保证心肌能量供应。

【临床应用】

治疗稳定型及不稳定型心绞痛，可减少发作次数，对硝酸酯类不敏感或疗效差的稳定型心绞痛有效，对伴有高血压、心率快或心律失常者更适用。普萘洛尔对变异型心绞痛无效甚至使症状加重，病情恶化，可能是β受体被阻断，α受体活性相对增高，致外周血管和冠状动脉收缩。

> **知识链接**
>
> 变异型心绞痛：特征为静息心绞痛，表现为一过性ST段动态改变（抬高），是不稳定型心绞痛的一种特殊类型，其发病机制为冠状动脉痉挛，常在夜间或休息时发作。其特点是疼痛与心肌需氧增加无明显关系，与冠状动脉血流储备量的减少有关，疼痛时间长且重，不易为硝酸甘油缓解。

【不良反应和药疗监护须知】

1. 常见的不良反应为恶心、呕吐或轻度腹泻等。支气管哮喘、心动过缓、房室传导阻滞、心功能不全患者禁用β受体阻断药。

2. 药疗监护须知

(1) 对长期服此药的患者，应嘱咐患者不能随意骤然停药、漏服，否则会引起心绞痛加剧、血压骤升或心肌梗死（详见第十章）。

(2) 用药过程中检测心率、血压和心电图等。

(3) 因食物能延缓普萘洛尔吸收，故应在饭前服用。应劝告患者服用本药应戒烟，以免降低药效。

### 阿替洛尔（Atenolol）和美托洛尔（Metoprolol）

阿替洛尔又名氨酰心安。阿替洛尔和美托洛尔均为选择性心脏$\beta_1$受体阻断剂，作用与普萘洛尔相似。对支气管影响小，但哮喘患者应慎用。

【制剂和用法】

普萘洛尔片剂：10mg/片，10mg/次，3～4次/日，因个体差异大应从小量开始，逐渐增加剂量，可增至80～240mg/d，与硝酸酯类合用可纠正缺点，即对抗硝酸酯类引起反射性心率增加和心收缩力增强作用；也可缩小普萘洛尔引起心容积增大和心室射血时间延长，协同降低心肌耗氧量，但注意两者均可降低血压。

阿替洛尔片剂：50mg/片，50～100mg/次，1次/日。

美托洛尔片剂：50mg/片，100mg/片，2～3次/日。注意事项参见普萘洛尔。

> **知识链接**
>
> 富马酸比索洛尔（Bisoprolol Fumarate）：属高选择性$\beta_1$受体拮抗药，在治疗剂量范围内，没有明显的膜稳定作用或内在拟交感作用。对$\beta_1$受体的选择性是阿替洛尔的4倍，为美托洛尔的5～10倍。
>
> 不良反应类似其他$\beta_1$受体拮抗剂，由于本药是高选择性$\beta_1$受体拮抗剂，对呼吸道反应以及糖、脂代谢的影响较美托洛尔小，使用也更安全。但在大剂量使用时，由于对$\beta_2$受体的作用增强，此时应特别加强监测呼吸功能和心率、血压，定期检查血糖、血脂。本品在合用心肌抑制剂（尤其是维拉帕米和地尔硫䓬）或影响房室传导时慎用。

## 第三节 钙通道阻滞药

钙通道阻滞药通过阻滞钙内流，对缺血心肌发挥保护作用，是临床预防和治疗心绞痛的常用药，特别是对变异型心绞痛疗效最好。因其兼有抗心律失常及降压作用，所以常用于心肌缺血伴有高血压或心律失常的治疗。常用的药物有硝苯地平（Nifedipine）、维拉帕米（Verapamil）、地尔硫䓬（Diltiazem）等。

> **知识链接**
>
> 　　维拉帕米（Verapamil）又称异搏定，为非二氢吡啶类钙通道阻滞药，可用于治疗心绞痛，同时有抗心律失常作用。特别适用于兼有冠心病、高血压的心律失常患者。其不良反应及禁忌证与硝苯地平相似。肝功能不全者禁用。洋地黄中毒时，绝对禁用本品静脉注射。与β受体阻断药合用，易引起低血压、心动过缓、传导阻滞，甚至停搏。患者若出现严重低血压、反射性心动过速，应该考虑药物过量，及时通知医生。服药后如患者持续主诉有皮肤反应，应报告医生考虑停药。
>
> 　　地尔硫䓬（Diltiazem）：苯噻氮䓬类钙通道阻滞药剂。直接减慢心率的作用较强，可减轻心脏工作负荷及减少心肌耗氧量，解除冠脉痉挛。可用于室上性心律失常，典型心绞痛、变异型心绞痛，对轻度及中度高血压也有较好疗效。尤其适用于老年患者。不良反应和禁忌证与硝苯地平类同，其发生率较低。

**【药理作用】**

1. 降低心肌耗氧量　钙通道阻滞药通过阻滞钙内流，使心肌收缩力减弱，心率减慢，心肌耗氧量减少；同时松弛血管平滑肌，扩张外周血管，使心脏后负荷减轻，也使心肌耗氧量减少。对心脏的抑制作用以维拉帕米最强，地尔硫䓬次之，硝苯地平最弱；扩张血管作用硝苯地平较强，可引起反射性心率加快，使心肌耗氧量增加，维拉帕米、地尔硫䓬等作用较弱。钙通道阻滞药的作用比较见表20-2。

2. 扩张冠状动脉，改善缺血区供血　钙通道阻滞药扩张冠状动脉的输送血管、侧支血管及小阻力血管，尤其对处于痉挛状态的血管有显著的解除痉挛作用，从而增加缺血区的血液供应。

3. 保护缺血心肌细胞　心肌缺血时，细胞膜对$Ca^{2+}$通透性增加，细胞内过多的$Ca^{2+}$聚集，促进细胞死亡。$Ca^{2+}$通道阻滞药能减轻心肌细胞内钙的超负荷，保护线粒体结构和功能，使缺血心肌得以存活。对急性心肌梗死者，能缩小梗死范围。

4. 抑制血小板聚集　钙通道阻滞药阻滞$Ca^{2+}$内流，降低血小板内$Ca^{2+}$浓度，从而抑制血小板聚集。

表20-2　钙通道阻滞药的作用比较

| 药物 | 心收缩力 | 心率 | 扩张外周血管 | 冠状血管扩张 | 房室传导 |
| --- | --- | --- | --- | --- | --- |
| 硝苯地平 | 0 | ↑ | ↑↑ | ↑↑ | 0 |
| 维拉帕米 | ↓↓ | ↓ | ↑↑ | ↑↑↑ | ↓↓↓ |
| 地尔硫䓬 | ↓ | ↓↓ | ↑ | ↑↑↑ | ↓↓ |

**【临床应用】**

1. 心绞痛　对冠状动脉痉挛引起的变异型心绞痛最为有效，也可用于稳定型及不稳定型心绞痛。因硝苯地平可引起心率加快，有增加心肌缺血的危险，与β受体阻断药合用更为安全，二者合用对降低心肌耗氧量起协同作用，β受体阻断药可消除钙通道阻滞药引起的反射性心率加快，后者可抵消前者的收缩血管作用。

本类药物对支气管平滑肌不但无收缩作用,且具有一定程度的扩张作用,故对伴有哮喘和阻塞性肺疾病患者更适用。因本类药物还能扩张外周血管,故可用于伴有外周血管痉挛性疾病的心绞痛者。

2. 急性心肌梗死　钙通道阻滞药对急性心肌梗死能促进侧支循环,缩小梗死面积。

【不良反应和药疗监护须知】

1. 本类药物不良反应与其扩张血管和心肌抑制作用相关,表现为颜面潮红、头痛、恶心、反射性心率加快,严重者有低血压、心功能抑制(只见维拉帕米和地尔硫䓬)、关节水肿等。妊娠和哺乳期妇女禁用(详见第十九章抗心律失常药)。

2. 药疗监护须知

(1) 钙通道阻滞药治疗心绞痛时应监测血压和心率,控制好剂量和给药时间,以防血压过低。

(2) 服药期间不要饮用含乙醇的饮料,以防发生眩晕及低血压。

(3) 使用地尔硫䓬和维拉帕米的患者心率低于50次/分时,应警惕可能发生心力衰竭。

(4) 本类药物与β受体阻断药合用,具有协同作用,但易引起低血压,心肌梗死等,需加注意。

【制剂和用法】

硝苯地平片:10mg/片,10～20mg/次,3次/日,舌下含服或口服。缓释片,20mg/次,1～2次/日。

维拉帕米片:40mg/片,开始40～80mg/次,3次/日,渐增加至240～360mg/d。

地尔硫䓬片:30mg/片,30～60mg/次,3次/日。

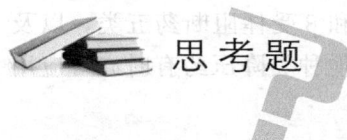

思考题

1. 硝酸酯类和β受体阻断药抗心绞痛的机制是什么?
2. 硝酸甘油的主要不良反应有哪些?注意事项有哪些?
3. 硝酸酯类与β受体阻断药合用治疗心绞痛的药理学基础及注意事项有哪些?
4. 硝苯地平治疗变异型心绞痛的药理基础是什么?

(李湘萍)

# 第二十一章

# 抗高血压药

**学习目标**

**掌握：**
1. 利尿药、钙通道阻滞药、血管紧张素转化酶抑制药和血管紧张素受体阻断药、β受体阻断药的作用、作用机制及临床应用。
2. 临床常用各类降压药物的代表药的作用特点、不良反应和药疗监护须知。

**熟悉：**
1. 降压药物的分类及代表药。
2. 其他类型降压药的作用及应用特点。

高血压是一种严重危害大众身体健康的疾病，我国15岁及以上人群高血压患病率为24%，每5名成人中至少有1人患高血压。常用降压药物包括钙通道阻滞药、血管紧张素转换酶抑制药（ACEI）、血管紧张素受体拮抗药（ARB）、利尿药和β受体阻断药五类，以及由上述药物组成的固定配比复方制剂。此外，α受体阻继药或其他种类降压药有时亦可应用于某些高血压人群。

**知识链接**

高血压的药物降压治疗应采取以下原则：

（1）小剂量：初始治疗时通常应采用较小的有效治疗剂量，并根据需要，逐步增加剂量。

（2）尽量应用长效制剂：尽可能使用一天一次给药而有持续24h降压作用的长效药物，以有效控制夜间血压与晨峰血压，更有效预防心脑血管并发症发生。

（3）联合用药：增加降压效果不增加不良反应，血压≥160/100mmHg的患者，初始即可采用小剂量两种药联合治疗，或用小剂量固定复方制剂。

（4）个体化：根据患者具体情况、耐受性，以及个人意愿或长期承受能力，选择适合患者的降压药物。

## 第一节 利尿药

### 一、噻嗪类

噻嗪类利尿药主要适用于老年高血压、单纯收缩期高血压及伴有充血性心力衰竭的高血压。

#### 氢氯噻嗪（Hydrochlorothiazide）

【药理作用和作用机制】

降压作用温和而持久，对立位和卧位均有降压作用，长期应用无明显耐受性，且能对抗长期应用其他降压药引起的钠水潴留，作为基础降压药，可加强其他降压药的作用。早期降压机制是通过排钠利尿造成体内钠水负平衡，使细胞外液和血容量减少所致。长期应用血压仍可持续降低的机制是由于早期的利尿排钠造成血管平滑肌细胞内的钠减少，$Na^+$、$Ca^{2+}$交换减少，使细胞内 $Ca^{2+}$ 含量降低，导致血管平滑肌舒张而降压。

【临床应用】

用于各种类型的高血压，可单独应用于轻度高血压，或作为基础降压药与其他降压药配合使用，特别适用于老年高血压、单纯收缩期高血压及伴有充血性心力衰竭的高血压。也用于心力衰竭的治疗。

【制剂和用法】

片剂：25mg。降压治疗：初始剂量 6.25～12.5mg/d，一次口服，可用到 25mg/d。

【不良反应和药疗监护须知】

1. 不良反应

(1) 一般不良反应有乏力、眩晕、头痛等。

(2) 长期用药可引起血钾、血氯、血钠和血镁降低。血尿酸、血糖及血脂等升高。

(3) 老年人对该药降压作用与电解质改变较敏感，应密切观察肾功能变化。

(4) 交叉过敏：与磺胺类药物、呋塞米、布美他尼、碳酸酐酶抑制剂有交叉过敏。

(5) 血液方面：少见中性粒细胞减少、血小板减少性紫癜等。

2. 禁忌证　对本药及磺胺类药物过敏者、痛风患者禁用。下列情况慎用：①肾功能减退者；②糖尿病；③高尿酸血症者；④妊娠妇女，其可引起胎盘缺血，有致胎儿生长发育不良的危险；⑤严重肝功能损害者；⑥高钙血症；⑦低钠血症；⑧红斑狼疮（可加重病情或诱发活动）；⑨胰腺炎。

3. 药疗监护须知

(1) 监测血电解质：该类药物长期服用，可引起水、电解质紊乱。若出现口干、烦渴、恶心、呕吐、疲乏无力或心律不齐等症状时要警惕电解质紊乱，应及时检测电解质。这种情况在老年患者尤其注意。

(2) 监测血糖：本药可使糖耐量降低，血糖升高，故应指导患者定期随访血糖。

(3) 监测血尿酸水平：本类药物会干扰肾小管排泄尿酸，少数可诱发痛风发作。故有痛风史的患者应该禁用本类药物。另外应指导患者尤其是肾功能减退者监测血尿酸水平。

(4) 与 β 受体阻断药合用时，对血脂、血糖及尿酸的影响增强，应注意监测。

(5) 因突然停药可引起水钠潴留，应指导患者缓慢停药。

(6) 每日用药 1 次,应在早晨给药,以免夜间排尿次数增多,影响睡眠,反而不利于控制血压。

### 吲哒帕胺（Indapamide）

【作用特点】

本品又名钠催离、寿比山,是一种磺胺类利尿剂。通过抑制肾远曲小管对钠的重吸收而发挥作用;同时具有钙通道阻滞作用,可通过降低外周血管阻力而降压。小剂量降压,大剂量时利尿作用。本品口服吸收快而完全,1~2h 血药浓度达高峰。生物利用度为 93%,血浆蛋白结合率大于 71%。$t_{1/2}$ 为 18h。在肝代谢,大部分经肾排除。临床可用于各种类型的高血压,可单独应用于轻度高血压,或作为基础降压药与其他降压药配合使用,特别适用于老年高血压、单纯收缩期高血压及伴有充血性心力衰竭的高血压。

【不良反应】

不良反应呈剂量依赖性。肝功能受损的患者可能会发生肝性脑病。可出现过敏反应,偶见恶心、便秘、眩晕、感觉异常、头痛、口干等。部分患者出现低钾血症。血尿酸、血糖和血钙升高极罕见。禁忌证同氢氯噻嗪。

【制剂和用法】

片剂:2.5mg/片。胶囊:2.5mg/片。缓释片:1.5mg。降压治疗:0.625~2.5mg/d,一次口服。

## 二、袢利尿药

### 托拉塞米（Torasemide）

【作用特点】

本品又名伊迈格、特苏尼注射液,是高效髓袢利尿剂。作用于髓袢升支粗段对 $Cl^-$、$Na^+$ 的重吸收而发挥利尿及排钠作用,从而发挥降压作用。与呋塞米相比,本品利尿作用起效快、作用持续时间长、排钾作用弱,10~20mg 托拉塞米的利尿作用相当于 40mg 呋塞米、1mg 布美他尼。

【制剂和用法】

注射剂:每支 10mg,20mg。片剂:每片 2.5mg,5mg,20mg。口服治疗高血压时,2.5~5mg/d。静脉注射利尿时,每次 10~20mg,间隔 2h 可再给予。

# 第二节 β受体阻断药

### 美托洛尔（Metoprolol）

【药理作用和作用机制】

本品又名倍他乐克,属心脏选择性 β 受体阻断药,通过以下几个方面发挥降压作用:①阻断心脏 $β_1$ 受体,降低心排血量。②抑制肾素释放,降低血浆肾素浓度。③阻断中枢 β 受体,降低外周交感活性。④减少去甲肾上腺素释放以及促进前列环素生成。本药能降低心脏的自律性,同时有膜稳定作用,可用于治疗心律失常。通过阻断 β 受体,降低心肌耗氧量，有效治疗心绞痛。

**【临床应用】** 可单独或与其他降压药联合应用治疗各种类型的高血压，特别适用于伴有心绞痛、心肌梗死后、快速心律失常、充血性心力衰竭的高血压患者。用于心力衰竭、心绞痛、心律失常的治疗。

**【制剂和用法】**

片剂：每片25mg，50mg。注射剂：5mg/5ml。

高血压时口服给药，50～100mg/d，分2次服用，应从低剂量起给药，根据病情逐渐增加至最适合剂量。静脉注射用药：每次5mg，稀释后缓慢注射，必要时5～10min重复1次，但总量不宜超过15mg。用于心律失常及心力衰竭的治疗见其他章节。

**【不良反应和药疗监护须知】**

1. 不良反应

(1) 心脏方面主要包括窦性心动过缓、房室传导阻滞、低血压，诱发及加重心力衰竭；可加重哮喘与慢性阻塞性肺疾病的病情。

(2) 其他：因该药能通过血-脑屏障，脑脊液中的浓度约为血浓度的70%，可引起眩晕、头痛、疲倦、失眠、多梦、抑郁，大剂量时可引起血糖、血脂代谢紊乱。

(3) 慢性阻塞性肺疾病、周围血管疾病、糖代谢紊乱者慎用。

2. 禁忌证 对本品过敏者，心源性休克、第二～三度房室传导阻滞、病态窦房结综合征、支气管哮喘者禁用。

3. 药疗监护须知

(1) 心动过缓：服用本药可引起心率减慢，这是很多患者最关心或担忧的问题。一般若无明显不适时，静息心率在55次/分是可接受的。应耐心向其解释，消除顾虑。

(2) 呼吸道反应：虽然本药是选择性β受体阻断药，但是哮喘仍属禁忌证。因此，在使用本药前应详细询问病史，尤其是在早年患有哮喘但此后多年没有发作的患者，服用本药仍有可能使哮喘复发的机会增加。非活动期的COPD已不是本药的绝对禁忌证，但是此类患者在服用时仍应密切监测呼吸道症状、体征。

(3) 药物加量和减量：本药的加量和减量均应逐步进行，尤其在患者合并心力衰竭时。在加量过程中，应密切注意患者的心率和血压；有时候患者主诉倦怠乏力可能提示药物已经过量。本药减量速度过快可能引起血压的反跳，所以不能突然停药。在合并心绞痛的患者，突然停药可能发生心绞痛恶化，甚至出现心肌梗死或室性心律失常。

(4) 药物合用：本药在和其他影响心率的药物，如胺碘酮、地高辛等合用时，应特别注意心率的变化，因为这些药均会导致心动过缓。

(5) 对糖脂代谢的影响：本药对血糖、血脂的影响较小，但是若与利尿药合用时，此不良作用会加强，因此，应监测血糖和血脂。

## 比索洛尔（Bisoprolol）

**【作用特点】**

本品商品名康忻、博苏，属高选择性$\beta_1$受体阻断药，无膜稳定和内在拟交感作用。其与$\beta_1$受体的亲和力比$\beta_2$受体大11～34倍，对支气管平滑肌也有一定程度的阻滞作用；降压机制同美托洛尔。临床应用同美托洛尔。不良反应及禁忌证类似其他$\beta_1$受体阻断药，与剂量相关。本药是高选择性$\beta_1$受体阻断药，对呼吸道以及糖、脂代谢的影响较美托洛尔小，使用也更安全。但在大剂量使用时，由于对 $β_2$ 受体的作用增强，此时应特别加强监测呼吸道症状和心率、血压，积极随访血糖、血脂。

【制剂和用法】

片剂：每片 2.5mg，5mg，10mg。初始剂量是 5mg/d，1 次口服，剂量可增加至 10mg，如必要可加到 20mg。对有支气管痉挛的患者初始剂量可为 2.5mg。

## 卡维地洛（Carvedilol）

【药理作用和作用机制】

本药又名达利全、络德。为 $α_1$、β 受体阻断药，其阻滞 β 受体作用较强。选择性阻滞 $α_1$ 肾上腺素能受体而扩张血管，也发挥 β 受体阻滞作用（减慢心率、抑制心肌收缩力、减少心排血量），使血压降低。本药还有抗心律失常作用和减轻心绞痛作用。本品无内在拟交感活性，具有膜稳定性。其代谢产物具有抗氧化特性。

【制剂和用法】

片剂：每片 6.25mg，25mg。抗高血压治疗：12.5～50mg/d，分 2 次服用，建议从小剂量开始给药，根据病情需要逐渐增加剂量。

【不良反应和药疗监护须知】

1. 不良反应

（1）中枢神经系统：偶尔发生轻度头晕、头痛、乏力，特别在治疗早期。抑郁、睡眠障碍、感觉异常罕见。

（2）心血管系统：可有心动过缓、直立性低血压，很少有晕厥。可使原有的间歇性跛行或有雷诺现象的患者症状加重。

（3）呼吸系统：可诱发哮喘和 COPD。

（4）消化系统：胃肠不适偶见，便秘和呕吐不常见。

（5）皮肤：可出现皮肤反应，个别患者可出现荨麻疹、瘙痒、扁平苔藓样皮肤反应。亦可能会发生银屑样皮肤损害或使原有的病情加重。

（6）生化和血液系统：偶见血清氨基转移酶升高，血小板减少，白细胞减少。

（7）内分泌系统：可加重糖尿病患者病情。

（8）其他：偶见四肢疼痛。口干、排尿障碍、性功能减退、视觉障碍及眼部刺激感罕见。可有眼干症状。

2. 禁忌证　同美托洛尔。

3. 药疗监护须知

（1）因本药为非选择性阻断 β 受体，有支气管哮喘、慢性阻塞性肺疾病者不能应用，有支气管痉挛倾向的患者或在治疗中发现任何支气管痉挛的证据，均应及时减少其用量。

（2）停用本药时要逐渐减量至完全停用（1～2 周），突然停药会导致血压反跳及心脏缺血加重。

（3）该药可能会增加过敏的机会或导致过敏反应加重，正在接受脱敏治疗的患者应慎用。

（4）余参见美托洛尔相关内容。

## 第三节　血管紧张素转换酶抑制药

血管紧张素转换酶抑制药（ACEI）是近年来发展最为迅速的一类药物。降压作用是通过抑制血管紧张素转换酶，使血管紧张素Ⅱ生成减少，缓激肽降解减少，两者均有利于血管扩张，血压降低。本类药物对各种程度高血压均有一定降压作用。

### 卡托普利（Captopril）

【药理作用和作用机制】

本品又名巯甲丙脯酸、开搏通，为第一个含巯基的血管紧张素转换酶抑制药，通过抑制血管紧张素Ⅰ转化为血管紧张素Ⅱ，减少血管紧张素Ⅱ的生成，从而抑制血管收缩，并减少醛固酮的分泌。还能抑制缓激肽酶Ⅱ，使激肽蓄积，以及增加前列腺素及其代谢产物生成，以使血管扩张，血压下降。其降压特点有：①降压同时不伴有反射性心率加快，不产生体位性低血压，心排出量不变或略增加；②不减少心、脑、肾等重要脏器血流量；③长期应用不易引起电解质紊乱；④可扩张冠状动脉，改善心功能；⑤长期应用无耐受性。

【临床应用】

适用于各种类型高血压，特别是伴有心肌梗死后、心力衰竭、糖尿病、肾病及蛋白尿的高血压患者。可单独应用或与其他降压药合用。

【制剂和用法】

片剂：每片12.5mg，25mg，50mg，100mg。

口服给药，25～100mg/d，分2～3次口服。应从低剂量给药，根据血压情况增加剂量。

【不良反应和药疗监护须知】

1. 不良反应

（1）肾损害：可有肾功能不全（血尿素氮和肌酐升高）和蛋白尿，尤其在治疗3～9个月发生，多在大剂量或先前有肾功能不全时发生。

（2）高钾血症：常发生在肾功能不全的患者身上。

（3）血管神经性水肿：是一种非常严重的不良反应，可以有全身水肿及喉头水肿，呼吸困难。

（4）干咳：较常见，与缓激肽蓄积有关。

（5）其他：皮疹、味觉异常、眩晕、头痛、心悸、粒细胞减少。

2. 禁忌证　对本药或对其他ACEI过敏、严重肾功能不全、高钾血症、双侧肾动脉狭窄者，孕妇禁用。单侧肾动脉狭窄、心脏瓣膜重度狭窄者慎用。

3. 药疗监护须知

（1）干咳是服用本药最常见的不良反应，大部分患者可以耐受。对出现干咳的患者要耐心劝说，加强心理护理，不能耐受者考虑换药。

（2）血管神经性水肿虽然不常见，但可能致命，应加强警惕，出现后应立即停药，可给予1∶1000的肾上腺素0.3～0.5ml皮下注射。

（3）ACEI有致畸作用，应指导妊娠者避免服用。

（4）对于有轻度肾功能不全者，服用本药一定要监测肾功能和血钾。

## 依那普利(Enalapril)

**【作用特点】**

本药又名悦宁定、依那林,为化学合成的前体药,含羧基的血管紧张素转换酶抑制药,其经肝脱酯化为有活性的依那普利拉后发挥作用,作用机制与卡托普利基本一致,但比卡托普利作用时间长。口服迅速吸收,不受饮食的影响。临床应用同卡托普利。与其他降压药特别是利尿剂合用,降压作用明显增强,但与保钾利尿剂合用应注意监测血钾。

**【制剂和用法】**

片剂:每片5mg,10mg,20mg。起始剂量为5~10mg,2次/日,常用维持剂量为10~20mg,2次/日。根据患者病情,最大剂量为40mg/d。

## 第四节 血管紧张素Ⅱ受体拮抗药

### 氯沙坦(Losartan)

**【药理作用和作用机制】**

本品又名科素亚,为一种新型非肽类血管紧张素Ⅱ受体($AT_1$型)拮抗药,与$AT_1$受体的结合具有高亲和性、高选择性和高特异性。本药通过可逆性、竞争性阻断$AT_1$受体与血管紧张素Ⅱ结合,抑制血管紧张素Ⅱ的血管收缩及醛固酮分泌作用,使肾素-血管紧张素活性减弱而起到抗高血压作用。本药还可具有抗心力衰竭、保护肾及血管内皮、抗心血管重构作用。

**【临床应用】**

治疗各种类型的高血压,特别适合于伴有糖尿病、蛋白尿、左心室肥厚、服用ACEI咳嗽的高血压患者,可单用或与其他抗高血压药合用。可应用于心力衰竭的治疗。

**【制剂和用法】**

片剂:50mg,100mg。开始剂量为50mg,1次/日。根据血压情况调整剂量,一般间隔时间至少1周。一日最大剂量推荐为100mg,再增加剂量临床效应并不相应增加。对于低血容量与利尿药合用的患者,开始用量为25mg/d。

**【不良反应和药疗监护须知】**

1. 本药耐受性良好,不良反应轻微而且短暂,一般不需终止治疗。

(1)肾损害:肾功能不全(血尿素氮和肌酐升高)和蛋白尿,多在大剂量或先前有肾功能不全时发生。

(2)高钾血症:常发生在肾功能不全的患者身上。

(3)血管神经性水肿:虽然少见,但是一种非常严重的不良反应,可以有全身水肿及喉头水肿,呼吸困难。

(4)其他:可有皮疹、疲乏、眩晕、头痛、心悸、腹泻、失眠、咳嗽、粒细胞减少。

2. 禁忌证 对本药或对其他血管紧张素受体拮抗药过敏、严重肾功能不全、高钾血症、双侧肾动脉狭窄者、孕妇禁用。单侧肾动脉狭窄、心脏瓣膜重度狭窄者慎用。

**3. 药疗监护须知**

（1）本药要服用 3～6 周才能达到最大降压效应，在应用初期难以显著而迅速地降低血压，应向患者说明上述情况，消除疑虑。

（2）本药的血管性水肿发生少见，但若发现患者出现呼吸困难或面部、舌或声门的水肿，应立即通知医生，予以停药。

（3）若患者出现低血压与心动过速，可能出现药物过量，应及时报告医生，予以减量或停药。

（4）轻度肾功能不全者服药后需定期监测血肌酐。

（5）与保钾利尿剂、补钾药或含钾药物合用，可使血钾升高，需定期监测血钾水平。

（6）严重缺钠和（或）血容量不足的患者用本药治疗偶可出现症状性低血压，治疗前应先予以纠正。

> **知识链接**
>
> 氯沙坦钾/氢氯噻嗪：又称海捷亚，是血管紧张素Ⅱ受体（$AT_1$ 型）拮抗药，和噻嗪类利尿药制成复方制剂。两药有协同降压作用，较两种成分单独降压作用更强。氢氯噻嗪可引起低钾、尿酸升高，而氯沙坦有减少钾排泄和轻度促尿酸排泄作用，两药合用可减少低钾或高钾的发生，减轻高尿酸血症。口服吸收良好，治疗高血压的最大效应出现在第 3 周至第 6 周。

## 第五节　钙通道阻滞药

### 硝苯地平（Nifedipine）

**【药理作用和作用机制】**

本品又名拜新同、欣然、心痛定、益心平，为二氢吡啶类钙通道阻滞药，通过干扰钙离子内流，降低心肌或血管平滑肌细胞内的钙离子水平，从而改变心肌收缩性和血管张力，血管扩张，降低血压。此外，本药可扩张冠状动脉，可缓解心绞痛。

**【临床应用】**

适用于各种类型的高血压，特别是老年高血压，单纯收缩期高血压，伴有周围血管病、妊娠、心绞痛、颈动脉粥样硬化的高血压。对顽固性、重度高血压也有较好疗效。

**【体内过程】**

硝苯地平普通片剂，口服吸收好，15min 起效，1～2h 作用达高峰，作用持续 4～8h；舌下给药 2～3min 起效，20min 达到高峰。硝苯地平缓释片口服达峰时间 2.5～5h，半衰期 7h，降压持续 12h。硝苯地平控释片采用"胃肠道治疗系统"控释技术，使血药浓度保持平稳，降压持续时间大于 24h。

**【制剂和用法】**

普通片剂：每片 10mg。由于普通片剂降压时间持续短，不推荐其长期用于治疗高血压，在高血压急症,可口服或舌下含服 10～20mg 进行治疗,如果疗效不好,可在 30min 后重复给药 1 次。控释片:30mg。30mg～60mg/d,晨起 1 次口服。缓释片:10mg,20mg。20～40mg/d,分 2 次口服。

【不良反应和药疗监护须知】

1. 不良反应 一般短暂而温和,通常发生在治疗开始阶段,大多数反应与剂量有关。

(1) 面部潮红、心悸、心动过速,主要因为动脉扩张所致。

(2) 踝、足、小腿水肿较多见,反应短暂,用利尿剂可减轻。

(3) 有牙龈炎或牙周炎的患者,可能会引起轻度的牙龈增生。

(4) 少数患者有胸痛、皮疹、瘙痒、便秘。

2. 禁忌证 对本药或其他钙通道阻滞药过敏、严重主动脉瓣狭窄、低血压、心源性休克者禁用。

3. 药疗监护须知

(1) 本药的普通片剂即速效制剂不宜用于高血压的长期治疗,口服本药治疗高血压急症时,应监测血压。

(2) 本药的缓释或控释剂型应整片服用,指导患者勿掰开或嚼碎,否则可能引起血压明显降低或上、下波动。

(3) 用药后应观察患者在降压后是否有反射性交感兴奋、心率加快甚至心绞痛。必要时加用 β 受体阻断药控制心率。

(4) 长期使用该药不宜骤停,以免发生反跳现象。

(5) 下肢肿胀也是很常见的不良反应,常引起患者的疑虑。应告知患者这种现象与药物本身的扩张血管特性有关,而非肾功能损害引起。加用利尿药可能减轻症状。

(6) 指导患者保持良好的口腔卫生,可以降低牙龈增生发生率及其严重性。

## 氨氯地平(Amlodipine)

【作用特点】

本品又名络活喜、施慧达、压氏达,为第三代钙通道阻滞药,也是目前唯一分子本身长效的钙道阻滞药。它的半衰期长达 35～50h,因此,不需要使用缓释或控释剂型,就可以做到每日服用一次,24h 平稳控制血压,并且它的疗效不受患者胃肠道功能和食物的影响,也可以和绝大多数药物一起服用,还可以掰成两半服用,口服治疗起效缓慢、吸收完全。另外,由于它的作用持续时间很长,患者偶尔漏服一次不会造成血压升高。药理学效应与硝苯地平相似。本药对血管有较高选择性,可舒张冠状动脉和全身血管,增加冠脉血流量,降低血压。在体内有较弱的负性肌力作用,对人体窦房结和房室结无影响。具有抗高血压和心绞痛作用。可因动脉扩张而头痛、面红、心悸、头晕、头痛及水肿,大多数反应与剂量有关。可见腹痛、恶心、便秘、消化不良、牙龈增生、尿频、排尿困难、关节痛、脱发、皮肤变色、荨麻疹。血液系统可有血小板、白细胞减少。有氨基转移酶升高的报道。服药后如患者持续主诉有皮肤反应,应报告医生考虑停药。患者若出现严重低血压、反射性心动过速,应该考虑已出现药物过量,及时通知医生。

【制剂和用法】

片剂:2.5mg,5mg,10mg。起始剂量为一次 5mg,一日 1 次。最大剂量不超过一次 10mg。建议剂量调整不短于 1～2 周。本药最大降压效应出现在用药 4 周后。

## 尼群地平（Nitrendipine）

**【作用特点】**

本品为二氢吡啶类钙通道阻滞药，结构与硝苯地平相似。本药对血管有较高选择性，可舒张包括冠状动脉在内的全身血管，作用以降低舒张压为主。对静脉的扩张作用较弱。口服吸收良好，服药 30min 后收缩压开始下降，60min 后舒张压开始下降。在肝内代谢，主要经肾排泄。不良反应多为血管扩张的结果，在降压时可有反射性心动过速，由此可诱发心绞痛，多数不良反应轻微，不影响治疗。

**【制剂和用法】**

片剂：10mg，20mg。20～40mg/d，分 2 次口服。

## 第六节　其他类型降压药物

### 一、α 受体阻断药

选择性 $\alpha_1$ 受体阻断药通过对突触后 $\alpha_1$ 受体阻断，对抗去甲肾上腺素的动静脉收缩作用，使血管扩张，血压下降。

## 哌唑嗪（Prazosin）

**【药理作用】**

本品又名脉宁平。药物选择性阻断血管平滑肌 $\alpha_1$ 受体，扩张小动脉及静脉血管，使外周血管阻力降低，血压下降，降压作用中等偏强，作用较快，舒张压下降更明显。其降压作用有以下特点：①降压同时无反射性心率加快；②降压时对肾血流量和肾小球滤过率影响不明显，不提高肾素水平；③长期应用可改善血脂代谢；④阻断前列腺突触后膜上的 $\alpha_1$ 受体，改善轻、中度良性前列腺增生引起的排尿困难症状。

哌唑嗪口服吸收良好，30min 起效，血药浓度 1～2h 达峰值，$t_{1/2}$ 为 2～4h，作用可持续 6～10h。大部分经肝代谢，首关消除显著。

**【临床应用】**

主要适用于轻、中度高血压及伴有肾功能不全、高脂血症或前列腺肥大的患者。与利尿药和 β 受体阻断药合用可提高疗效。

**【制剂和用法】**

胶囊或片剂：1mg/粒（片）。1mg/次，3 次/日，首次 0.5mg/次，从小剂量开始逐渐增加。至出现满意疗效的最低量为宜。

**【不良反应和药疗监护须知】**

1. 不良反应

（1）首剂现象：部分患者首次用药 30～90min 左右，尤其在直立、饥饿、低钠时易出现严重的体位性低血压、晕厥、心悸，甚至意识丧失等，此称"首剂现象"。若首次用量减为 0.5mg，临睡前服用，可避免此反应发生。

（2）一般不良反应：常见口干、鼻塞、头晕、头痛、嗜睡、无力、心悸、恶心等，减少剂量可逐渐减轻。严重心脏病、精神病史者慎用,有活动性肝疾病及过敏者禁用本品。

2. 药疗须知

(1) 患者首次服药后的1～2.5h内应密切观察首剂现象,如遇此现象发生,可立即将患者置于仰卧位,报告医生。

(2) 长期服用哌唑嗪,降压作用减弱,应及时调整用药方案。

## 多沙唑嗪(Doxazosin)

【药理作用和作用机制】

本品又名络欣平、可多华,为选择性 $\alpha_1$ 受体阻断药,通过阻滞突触后 $\alpha_1$ 肾上腺素受体而引起周围血管扩张,减小外周阻力,从而降低血压。本药的 $\alpha_1$ 受体阻滞作用可使膀胱颈和前列腺平滑肌松弛,故可用于治疗良性前列腺增生。此外,本药可轻度降低总胆固醇、低密度脂蛋白及三酰甘油(甘油三酯),刺激脂蛋白酶活性和减少胆固醇吸收率。

【临床应用】

多与其他降压药合用治疗原发性高血压。特别适用于伴有前列腺增生的高血压。

【制剂和用法】

片剂:1mg,2mg,4mg,8mg。口服,1～16mg/d,一次口服。初始剂量为1mg,如无不适,第二天可用2mg/d,根据临床反应调整剂量,调整剂量的间隔以1～2周为宜,剂量超过4mg易引起体位性低血压。如停药数日,应按初始方案重新开始用药。

【不良反应和药疗监护须知】

1. 不良反应  有直立性低血压(很少伴有晕厥)、头晕、头痛、乏力、虚弱、体位性头晕、眩晕、水肿、嗜睡、恶心和鼻炎。个别有尿失禁报道。

> **知识链接**
>
> 直立性低血压是指突然站立时血压急剧下降,引起内环境稳定受损。见于15%～20%的老年人。其患病率随年龄、患心血管病和基础血压的增高而增多。直立性低血压最常见的原因可能是应用了某些药物,例如用吩噻嗪、三环类抗抑郁药、抗焦虑药和抗高血压药。后者包括中枢作用(例如甲基多巴和可乐定)和周围作用(例如哌唑嗪、肼屈嗪和多沙唑嗪等)的制剂。

2. 禁忌证  对本药或其他同类药过敏者,服用本药后发生严重低血压、近期发生心肌梗死者禁用。肝功能受损者慎用。

3. 药疗监护须知

(1) 服用本药患者若出现头晕、头痛、疲劳、嗜睡、直立性低血压,应考虑药物过量,严重者可出现休克或死亡。因立即监测血压,将患者置于卧位,取头低位。通知医生,以立即补液、升压治疗,严重者应立即用活性炭洗胃。血液透析不能将其排出体外。

(2) 为减少直立性低血压反应,首剂及增量后的第一剂,都应指导患者在睡前服用。患者在刚开始服用本药或增加剂量时,应避免突然改变姿势或活动。

(3) 加用其他抗高血压药物时,应减少本药剂量并重新确定最佳剂量。

(4) 虽然本药引起阴茎异常勃起少见,但出现后宜立即通知医生及时处理,以免导致永久阳痿。

(5) 用药后不宜从事驾驶或机械操作工作。

## 二、中枢降压药

### 可乐定(Clonidine)

【药理作用和作用机制】

本品又名可乐宁、氯压定,为中枢性 $\alpha_2$ 受体激动剂。作用机制:药物激活延髓突触后膜 $\alpha_2$ 受体,使中枢交感冲动传出减少,周围血管阻力降低,心率减慢;同时激活周围血管 $\alpha_2$ 受体,使儿茶酚胺释放减少,降低血压。本药还能减少房水生成,从而降低眼压;通过阻滞血管运动反射用于治疗偏头痛;抑制脑内 $\alpha$ 受体活性还有利于戒断阿片瘾。另外,可乐定还具有中枢镇静、抑制胃肠道腺体分泌的作用。

【临床应用】

用于治疗高血压、高血压急症。临床常作为二、三线降压药,与其他降压药联用可明显提高疗效。

【制剂和用法】

片剂:0.075mg,0.15mg。注射液:0.15mg。口服给药,成人开始剂量为一次 0.075~0.15mg,2~3 次/日,常用维持剂量为 0.3~0.9mg。静脉用药,常用 0.15mg,加入葡萄糖溶液缓慢注射,24h 内总量不宜超过 0.6mg。

【不良反应和药疗监护须知】

1. 不良反应 大多数不良反应轻微且连续治疗后有减轻趋势。最常见的(与剂量有关)有口干、嗜睡、头晕、便秘和镇静。极少数患者可有虚弱、疲劳、头痛、直立性症状、神经质和情绪激动、精神抑郁、皮疹、恶心呕吐、厌食、性欲减退等。

脑血管病、冠心病、病态窦房结综合征、周围血管病、精神抑郁、慢性肾功能障碍者慎用。对本药过敏者禁用。

2. 药疗监护须知

(1) 患者若从事高空作业或驾驶机动车辆,不宜服用本药。

(2) 静脉注射时,在产生降压作用前可有短暂升压现象,应注意监测血压。

(3) 长期用药可因液体潴留及血容量扩充出现耐药性,而使降压作用减弱。与利尿剂合用可减少耐药性并增加疗效。

(4) 应指导患者不要突然停药或连续漏服药物,因可发生反跳性血压增高。告知患者如需停药,应遵医嘱在 1~2 周内逐渐减量,并同时用其他药物降压治疗。若因手术必须停用本药时,应在术前 4~6h 停药,术中静脉滴注其他降压药。

(5) 如果出现心动过缓、嗜睡、烦躁、疲乏、反射减弱或消失、恶心、呕吐、心律失常,应考虑可能是药物过量的征象,应监测血压,嘱患者平卧并抬高床脚,通知医生对症处理。

## 三、直接扩张血管药物

### 硝普钠（Sodium Nitroprusside）

**【药理作用和作用机制】**

本药是强有力的速效血管扩张药，对动静脉平滑肌均有直接扩张作用，使周围血管阻力降低，产生降压作用。扩张血管作用还能减低心脏前、后负荷，改善心排血量，缓解心力衰竭症状。

**【临床应用】**

用于治疗高血压急症，如恶性高血压、高血压危象、高血压脑病、嗜铬细胞瘤手术前后阵发性高血压等的紧急降压。也用于麻醉期间控制性降压。

> **知识链接**
>
> 高血压急症：是指原发性或继发性高血压患者，在某些诱因作用下，血压突然急剧升高，一般超过180/120mmHg，伴有进行性心、脑、肾等重要靶器官功能不全的表现。
>
> 恶性高血压：少数患者病情迅速进展，血压明显增高，舒张压可达130mmHg以上，眼底出血和视盘水肿可造成视力急剧减退甚至失明。患者的心、脑、肾损害出现迅速，预后不佳，多死于肾衰竭、脑卒中或心力衰竭。
>
> 高血压危象：是指患者在短期内血压明显升高，并出现头痛、烦躁、心悸、恶心、视物模糊等征象，收缩压可达260mmHg，舒张压可达120mmHg以上。
>
> 高血压脑病：是指在血压突然或短期内明显升高的同时，出现中枢神经系统功能障碍，表现为严重头痛、呕吐、神志改变，严重者可发生抽搐、昏迷。其原因主要为血压过高引起脑血管调节异常，脑灌注过多，造成脑水肿。

**【体内过程】**

静脉滴注后立即达血药浓度峰值（水平随剂量而定），并在5min内起效，停药后作用可维持5~15min。在红细胞内代谢为氰化物，后者在肝代谢为无扩血管活性的硫氰酸盐。半衰期为4~7天，经肾从尿中排出。若剂量太大，血中的代谢产物硫氰酸盐过高易发生中毒。

**【制剂和用法】**

注射剂：50mg。降压的开始剂量为0.5μg/（kg·min），根据疗效逐渐以0.5μg/（kg·min）递增，常用维持剂量为3μg/（kg·min），极量为10μg/（kg·min）。

**【不良反应和药疗监护须知】**

1. 短期适量应用本药不易发生不良反应。毒性反应主要由代谢产物（氰化物和硫氰酸盐）引起。主要不良反应是低血压。长期输注期间，硫氰酸盐中毒可出现视物模糊、眩晕、头痛、恶心、呕吐、气短、谵妄、意识丧失等，氰化物中毒可出现皮肤粉红色、呼吸浅快、瞳孔散大、心音遥远、低血压、昏迷等。本药另可引起冠脉窃血、动脉血氧分压下降、皮疹、甲状腺功能减退、血小板减少等。

2. 禁忌证　对本药过敏者，代偿性高血压（如伴动静脉分流或主动脉缩窄的高血压）、先天性视神经萎缩、烟草中毒性弱视者禁用。严重肝、肾功能不全者，老年人慎用。

3. 药疗监护须知

（1）应用本药期间应积极监测血压和心率，尤其在使用开始调整剂量时。静脉滴注结束撤药时也应监测血压，缓慢停药，并及时服用口服降压药巩固疗效。

（2）应用本药时偶可出现明显耐药性，这可能是中毒的先兆征象，此时不应盲目进一步加快滴速，而应减慢滴速使其消失。

（3）以 10μg/（kg·min）滴速给药 10min 以上后，若疗效仍不理想，为避免中毒反应，应考虑停药，改用或加用其他降压药物。

（4）滴注时应避光，新鲜配制，一次配制后应在 4h 内使用，溶液变色应立即停用。

（5）用药 72h 以上，应每日测定血中硫氰酸盐浓度。若出现氰化物中毒，应停药并吸入亚硝酸异戊酯，或静脉滴注亚硝酸钠或硫代硫酸钠。

（6）为合理控制血压，最好使用输液泵，以便精确调节滴速。抬高床头可增加降压效果。为防止药液外渗产生局部刺激，推荐中心静脉滴注。

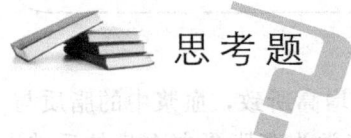

思考题

1. 临床常用的抗高血压药有哪几类？举出每类代表药。
2. 简述卡托普利的降压机制、临床应用、药疗监护须知。
3. 硝苯地平的降压作用特点是什么？常见不良反应有哪些？
4. 简述普萘洛尔的降压机制、主要适应证及注意事项。
5. 简述利尿药的降压机制及其应用。
6. 抗高血压药物的降压治疗原则是什么？

（李湘萍）

# 第二十二章 血脂调节药

 **学习目标**

**掌握：**
HMG-CoA 还原酶抑制剂及苯氧酸类调血脂药的作用特点、不良反应。
**熟悉：**
考来烯胺的作用特点及不良反应。
**了解：**
烟酸及其他类调血脂药的特点及不良反应。

高脂血症是由于脂肪代谢或运转异常使血浆一种或多种脂质增高所致，血浆中的脂质与蛋白质结合成水溶性脂蛋白，才能在血循环中运转，故高脂血症常为高脂蛋白血症的反映。血浆中主要脂蛋白有乳糜微粒（CM）、极低密度脂蛋白（VLDL）、低密度脂蛋白（LDL）、中密度脂蛋白（IDL）及高密度脂蛋白。血脂异常分类有多种方法，现介绍两种：①根据血浆脂蛋白在电泳的表现，高脂蛋白血症表型可分为 5 型（表 22-1）；②按是否继发于全身性疾病又分为原发性及继发性，原发性是属于遗传性脂蛋白代谢缺陷，继发性常见糖尿病、甲状腺功能减退症、饮酒、肾病综合征等。

高脂蛋白血症可促进动脉粥样硬化，常是冠心病、脑血管病、肾动脉硬化等的主要致病因素，故积极控制高脂血症、降低血胆固醇浓度，能显著降低冠心病、脑血管病发病率及病死率。治疗高脂血症应以控制饮食及加强体育锻炼、戒烟戒酒为主的综合治疗，饮食治疗是首要基本措施，应长期坚持；积极体育活动也很重要，可使体重减轻，继之降低血脂，若效果不佳，才辅以药物。

调节血脂药主要目的是提高高密度脂蛋白，降低胆固醇和三酰甘油（甘油三酯），以减轻或防止动脉粥样硬化形成。

表 22-1 高脂蛋白血症的类型

| 分型 | 发病率 | 血浆中升高成分 | |
|---|---|---|---|
| | | 脂蛋白 | 脂质种类 |
| Ⅰ | 最少见 | 乳糜微粒（CM） | 三酰甘油 |
| Ⅱa | 较常见 | LDL | 胆固醇 |

续表

| 分型 | 发病率 | 血浆中升高成分 | |
|---|---|---|---|
| | | 脂蛋白 | 脂质种类 |
| Ⅱb | 较常见 | LDL 和 VLDL | 胆固醇＋三酰甘油 |
| Ⅲ | 少见 | VLDL | 三酰甘油＋胆固醇 |
| Ⅳ | 最常见 | VLDL | 三酰甘油 |
| Ⅴ | 少见 | VLDL＋CM | 三酰甘油＋胆固醇 |

临床常用的降血脂药物有以下几种。

## 一、树脂类

### 考来烯胺（Cholestyramine）

**【作用特点】**

考来烯胺又名消胆胺、降脂树脂Ⅰ号，是碱性阴离子交换树脂的氯化物，亲水而不溶于水。

口服考来烯胺不被吸收，在肠道内发挥离子交换作用，以氯离子换取胆酸，结合成不被吸收的螯合物，随粪便排出。这样胆汁酸排出增多，比正常多达 3~15 倍，使肝肠循环受抑制。树脂通过与胆汁酸结合降低外源性胆固醇的吸收。同时增加肝中内源性胆固醇的代谢，降低 LDL 水平并降低胆固醇的浓度；长期用药对三酰甘油影响小，一般不降低其血浓度。临床主要治疗Ⅱa型高脂蛋白血症。12~16g/d 可降低胆固醇、低密度脂蛋白，可与烟酸或洛伐他汀合用。

**【不良反应】**

主要为胃肠道反应，如腹胀、恶心、便秘，偶见腹泻、腹痛、黑便。长期大剂量（30g/d）易导致脂肪吸收不良。

**【制剂及用法】**

粉剂或胶囊，口服粉剂 4~5g，每日 3 次。

**【相互作用】**

树脂在肠道内能结合多种药物，如苯巴比妥、双香豆素类、洋地黄制剂等，影响药物吸收，若合并用药需在应用树脂前 1h 或用药后 4h 服用。

同类药物有考来替泊（Colestipol），作用类似考来烯胺。

## 二、烟酸类

### 烟酸（Nicotinic Acid）

**【作用特点】**

烟酸是水溶性维生素，属 B 族维生素之一。具有降脂作用。

烟酸可抑制脂肪组织的脂解，大剂量烟酸降低血浆中游离脂肪酸（FFA）浓度，从而使肝中三酰甘油的合成减少，降低 VLDL 的产生，依次降低 IDL 和 LDL，同时还可轻度或中等度升高 HDL，具有抗动脉粥样硬化及冠心病的作用。

【临床应用】

可用于除Ⅰ型外的各种类型的高脂蛋白血症的辅助治疗,降低 VLDL 和 LDL。每日 3.0g 烟酸能降低血浆三酰甘油含量的 26%,长期用药,降低血浆胆固醇 10%。

同类药物烟酰胺(Nicotinamide)无降脂作用。烟酸肌醇酯(Inositol Nicotinate)药理作用类似烟酸。

【不良反应及药疗监护须知】

烟酸有扩张血管作用,初次用药可引起面红、皮肤瘙痒、头痛等不良反应,用药数周后反应减轻。大剂量刺激胃肠道可诱发恶心、呕吐、腹痛及加重溃疡病,偶见肝功能损害,表现为黄疸、血浆氨基转移酶升高等;还可引起高血糖、降低糖耐量;升高血中尿酸浓度,诱发痛风。用药期间定期查肝功能、血尿酸、血糖,消化性溃疡患者慎用。

【制剂及用法】

1. 烟酸　口服:开始 0.1g/次,每日 3 次,逐渐增加剂量 1~2g/次,每日 3 次。
2. 阿昔莫司　口服:每次 0.25g,每日 2~3 次。

### 三、苯氧酸类

#### 氯贝丁酯（Clofibrate）

【作用特点】

本品又名氯贝特、安妥明,能增加脂蛋白脂酶的活性,使 VLDL 及三酰甘油分解为脂肪酸及甘油,增加被外周组织摄取、利用,明显降低 VLDL 和三酰甘油的浓度,同时氯贝丁酯抑制胆固醇和三酰甘油的合成,增加 LDL 降解,轻度降低 LDL 及胆固醇的浓度,增加固醇类排出。

主要用于治疗Ⅲ、Ⅳ、Ⅴ型高脂蛋白血症。孕妇、哺乳妇女及肾功能不全者禁用。

【不良反应】

氯贝丁酯毒性较低,偶见恶心、腹胀、腹泻、乏力、脱发、体重增加,少数患者出现肌痛、肌挛缩、阳痿、性欲减退、血浆氨基转移酶升高及胆石症。

【制剂及用法】

口服,每次 250~500mg,每日 3~4 次。

【药物相互作用】

因氯贝丁酯具有抑制血小板聚集而产生的抗凝血作用,与双香豆素类药物合用需减量 1/3~1/2。

#### 吉非贝齐（Gemfibrozil）

本药又名诺衡（Lopid）,为氯贝丁酯的同类物,药理作用及不良反应类似于氯贝丁酯,降脂作用强于氯贝丁酯,明显降低 VLDL 和三酰甘油浓度,同时升高血浆 HDL 浓度。主要用于治疗Ⅳ型高脂蛋白血症。最常见的吉非贝齐的不良反应是胃肠道症状,偶见肝功能异常,慎用于胆道疾病患者,严重肝、肾疾病时禁用,与抗凝药合用,应降低抗凝药的剂量。用法:每日 300~600mg,分两次服用。

非诺贝特（Fenofibrate,普鲁脂芬,立平脂,力平之）,环丙贝特（Ciprofibrate）,利贝特（Lifibrate,新安妥明）,苯扎贝特（Bezafibrate,必降脂）都属于苯氧酸类,作用特点及不良反应类似氯贝丁酯，作用均强于氯贝丁酯。

### 四、3-羟基-3-甲基戊二酰辅酶A还原酶抑制剂类

3-羟基-3-甲基戊二酰辅酶A（HMG-CoA）还原酶抑制剂是近年来新发现的治疗高胆固醇血症的药物，开始从真菌培养物中分离，有美伐他汀和洛伐他汀，人工将美伐他汀羟基化形成西伐他汀，甲基化形成普伐他汀，都是非常有效的降胆固醇的药物。

#### 洛伐他汀（Lovastatin）

本品又名美降脂（Mevinolin），从土曲霉菌株分离而得，口服后分解，从无活性变成有活性的羟基酸，是有效的HMG-CoA还原酶抑制剂。

【作用特点】

HMG-CoA还原酶抑制剂是HMG-CoA还原酶特异的竞争性抑制剂，抑制该酶的活性就阻断了肝胆固醇的合成，肝细胞内胆固醇含量下降，从而代偿性刺激肝细胞表面LDL受体合成加速，增加肝细胞膜LDL受体表达的数目及活性增加，加速循环血中VLDL、LDL的清除，最终降低LDL血浆浓度。此外还伴随VLDL的下降，三酰甘油浓度下降，以及HDL浓度升高。临床用于治疗各种原发或继发性高胆固醇血症，可作为一线治疗药物。有时可作为二线药物与烟酸、降脂树脂及苯氧酸类合用。不宜用于高三酰甘油型（Ⅰ、Ⅳ、Ⅴ）。

【不良反应】

少数患者有消化不良、恶心、腹痛、腹泻或便秘、头晕、头痛，长期大量应用氨基转移酶可升高，停药后恢复正常；极少数患者发生肌肉疼痛、触痛伴血清肌酸磷酸激酶暂时升高，严重者可引起横纹肌溶解、急性肾衰竭。对本药过敏、活动性肝病者，孕妇、哺乳期妇女禁用本药。

【制剂及用法】

片剂：每片20mg，开始剂量为20mg，每晚一次，晚餐服疗效好（胆固醇合成多发生于午夜至凌晨5时），可逐渐增加剂量，最大剂量80mg/d。

其他同类药物如辛伐他汀（Simvastatin，舒降脂）降脂作用强于洛伐他汀，药理作用及不良反应类似洛伐他汀。另有普伐他汀（对降低胆固醇作用明显，且作用较强，对三酰甘油无作用）、西立伐他汀、阿托伐他汀（有效降低胆固醇及三酰甘油作用）等同类药物。

> **知识链接**
>
> HMG-CoA还原酶抑制剂简称他汀类，作用为抑制胆固醇在体内生成。此类药物经过大量的临床试验证实，对治疗老年人，妇女，合并糖尿病、高血压等疾病的高危患者及预防缺血性脑卒中均有益。他汀类一般是安全的，最严重的不良反应是肌病（横纹肌溶解症），是一种罕见的潜在威胁生命的反应，最开始的症状是肌肉无力、疼痛，重者可导致急性肾衰竭。因此，很重要的一点是要识别发生肌病较高危的一些人群，如年龄大于80岁，特别是女性；个体弱小者；围术期者；伴多系统疾病者；多种药物使用者，特别是与吉非贝齐、大环内酯类抗生素、咪唑类抗真菌药等合用时。另外，饮用大量西柚汁、嗜酒者等亦是肌病高危人群。对上述患者要求避免使用他汀类药物。

## 五、其他降脂药物

### 普罗布考（Probucol）

该药是人工合成的亲脂性抗氧化剂，作用机制在于抑制胆固醇的早期合成，但不影响合成的晚期，同时轻度抑制食物中胆固醇的吸收，并促进胆汁酸的排泄，因此，能够降低血浆胆固醇的浓度，主要用于治疗Ⅱa型高脂蛋白血症，本药亲脂性高，可在脂肪组织存积数月，用药1～3个月可降低血浆胆固醇12%～18%，常见不良反应有胃肠道症状。用量500mg，2次/日，早晚餐时同服。

不饱和脂肪酸（多烯脂肪酸）：常用药物有海鱼油（多烯康胶囊）为从海洋鱼类中提取的鱼油制剂，其成分为不饱和脂肪酸，占70%，维生素E占1%，作用机制在于不饱和脂肪酸代替食物中的饱和脂肪酸与胆固醇结合成酯，加速胆固醇的转运降解，因而减少胆固醇的含量；观察其有降低血浆胆固醇和三酰甘油浓度，升高HDL浓度的作用（不良反应为鱼腥味、胃肠道反应等）。

右旋甲状腺素钠（Sodium Dextrothyroxine）为天然甲状腺素的异构体。通过刺激肝合成LDL受体，对高胆固醇血症患者可降低LDL浓度约20%。主要用于年轻的、无冠心病的高胆固醇血症患者。不良反应有出汗、心悸、震颤、失眠等。

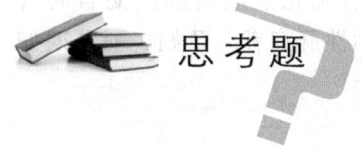

## 思考题

1. 简述调血脂药的分类，并各举一例。
2. 简述HMG-CoA还原酶抑制剂的临床应用及主要不良反应。

（沈云帼　姚景鹏）

# 第二十三章

# 利尿药和脱水药

**学习目标**

**掌握：**
呋塞米、氢氯噻嗪、螺内酯的作用特点、机制、临床应用、主要不良反应及药疗监护须知。

**熟悉：**
1. 利尿药物按利尿效能和作用部位的分类及其主要利尿机制。
2. 氨苯蝶啶作用特点、利尿机制、临床应用、不良反应。

**了解：**
常用脱水药（又称渗透性利尿药）甘露醇、山梨醇和高渗葡萄糖溶液（50%）的作用特点、临床应用和不良反应。

## 第一节 利尿药

尿的生成过程包括肾小球滤过、肾小管和集合管的重吸收和分泌。机体对尿生成的调节就是通过影响尿生成的这三个基本过程实现的。正常成人每日由肾小球滤过的液体（原尿）约180L，但终尿量仅1.5L左右。约有99%的原尿在肾小管和集合管被重吸收。如果药物能使原尿重吸收减少，就可使尿量大量增加。利尿药是直接作用于肾，抑制肾小管对水和电解质的重吸收，产生利尿、消肿、降压的作用。临床上用于治疗各种原因引起的水肿、心力衰竭和高血压等。常用的利尿药大多数是通过抑制肾小管和集合管重吸收而起利尿作用的，按利尿效能和作用部位分为高效、中效、低效利尿药三类。

### 一、高效利尿药

**呋塞米（Furosemide）**

【药物作用和作用机制】

呋塞米又名呋喃苯胺酸、速尿，利尿作用强、迅速且短暂。作用机制主要是：①利尿作用：抑制髓袢升支的 $Na^+$-$K^+$-$2Cl^-$ 共同转运载体，促进 $Na^+$、$K^+$、$Cl^-$ 和水分大量排出，而排 $Cl^-$ 大于排 $Na^+$ 量，故可引起低氯性碱中毒及低钾血症。还可促进肾素的释放，进而使醛固酮分泌增多，促进远曲小管 $Na^+$-$K^+$ 交换，进一步使 $K^+$ 排泄增多。②影响血流动力学：抑制前列腺素分解酶的活性，使前列腺素 $E_2$ 含量增高，从而扩张肾血管，降低肾血管阻力，增加肾血流量，尤其是皮质深部血流量，这在本药的利尿作用中具有重要意义，也是本药用于预防急性肾衰竭的理论基础。③通过抑制髓袢对 $Ca^{2+}$、$Mg^{2+}$ 的重吸收而增加 $Ca^{2+}$、$Mg^{2+}$ 的排泄。

【临床应用】

1. 严重水肿　呋塞米可用于心、肝及肾性水肿的治疗，尤其是对其他利尿药无效的严重水肿。

2. 急性肺水肿和脑水肿　因强大的利尿作用，可使血容量降低，回心血量减少，左心室充盈压降低。另一方面还能扩张小动脉，降低外周阻力，减轻左心室后负荷，从而迅速消除由左心衰竭引起的肺水肿。另外，此药利尿作用强，血液浓缩，血浆渗透压增高，有助于消除脑水肿。

3. 肾衰竭　在急性肾衰竭的少尿期，静脉注射本药可降低肾血管阻力，增加肾皮质的血流量，提高肾小球滤过率，使尿量增加。大剂量治疗慢性肾衰竭也可产生明显的利尿作用。

4. 加速毒物排泄　由于此药强大的利尿作用，可促使毒物随尿排出，故可用于药物中毒的解救。

5. 其他　可作为高血压危象的辅助治疗及高钙血症治疗。

【不良反应和药疗监护须知】

1. 常见不良反应

（1）水电解质紊乱：过度利尿可造成水和电解质丢失，主要表现为低血容量、低血钾、低血钠和低氯性碱中毒。尤与洋地黄同时应用治疗心力衰竭时，对低钾血症者易诱发洋地黄中毒，肝硬化者时易诱发肝性脑病。应注意补充钾盐，或与留钾利尿药合用以防止低钾血症。

（2）耳毒性：引起耳鸣、耳聋、眩晕，大量快速静脉注射时更易发生。呈剂量依赖性，可能与药物引起内耳淋巴液电解质成分改变而损伤耳蜗管基底膜毛细胞有关。应避免和其他具有耳毒性的药物（如氨基苷类抗生素）配伍。肾能不全患者使用该药更易发生此毒性。

（3）高尿酸血症：与尿酸竞争有机酸分泌机制，使肾排泄尿酸减少，导致高尿酸血症，从而诱发痛风。

### 知识链接

尿酸是人体嘌呤代谢的产物。人体嘌呤来源有两种，内源性为自身合成或核酸降解（约 600mg/d），约占体内总尿酸量的 80%；外源性为摄入嘌呤饮食（大约 100mg/d），约占体内总尿酸量的 20%。在正常状态，体内尿酸池为 1200mg，每天产生尿酸约 750mg，排出 800~1000mg，30% 从肠道和胆道排泄，70% 经肾排泄。肾是尿酸排泄的重要器官，如果肾肌酐清除率降低 5%~20%，就可导致高尿酸血症。正常情况下，人体每天尿酸的产生和排泄基本上保持动态平衡，凡是影响血尿酸生成和（或）排泄的因素均可导致血尿酸水平增高。

（4）其他：可引起恶心、呕吐、腹胀、上腹疼、胃肠道出血等胃肠道反应。少数发生粒细胞、血小板减少、溶血性贫血等。

2. 药疗监护须知

（1）做好用药前护理：提前准备好便器和计量器，方便患者排尿及记录尿量，取得患者及家属配合，应按排上午给药，以避免或减少夜尿。

（2）记录出入量、体重，观察水肿的体征变化。

（3）密切观察电解质紊乱症状：如低钾血症，可出现恶心、呕吐、腹胀、肌无力及心律失常等；低钠血症表现为肌无力、下肢痉挛、口干等。出现以上症状时应及时报告医生，并检测血清 $K^+$、$Na^+$、$Cl^-$ 等电解质浓度。

（4）用药期间增加高钾食物（如香蕉、苹果、橘汁、梨、干枣、西红柿等），限制含钠食物摄入。口服药物可与牛奶同服，以减轻胃肠道反应。

（5）同时用洋地黄，注意观察心率、心律，避免发生洋地黄毒性反应。

（6）肝病患者应用本品需特别注意，因本品所致电解质过度丢失（特别是 $K^+$）易诱发肝性脑病，严重肝功能不全者慎用。

（7）治疗高血压时，要密切监测患者血压、脉搏。因排尿量过多易产生脱水及血压降低，引起体位性低血压。

（8）本药刺激性大，静脉注射时应稀释后缓慢注入，注射过快导致心律失常，不宜与其他药物混合注射。肌内注射可产生疼痛，能自行消失。

【制剂及用法】

片剂：20mg/片，20mg/次，1～3次/日。注射剂：20mg/支，20mg/次，肌内注射或稀释后缓慢静脉注射。

## 依他尼酸（Etacrynic Acid）

本品又名利尿酸，为强效利尿剂，其作用及作用机制与呋塞米相同。临床主要用于充血性心力衰竭、急性肺水肿、肾性水肿、肝硬化腹水、肝癌腹水、血吸虫病腹水、脑水肿及其他水肿。不良反应与呋塞米相同，耳毒性较甚。本品不宜皮下注射或肌内注射，因易引起严重的局部反应。若静脉注射，第二次注射时应更换注射部位，以免发生血栓性静脉炎。本品不能与血制品或全血混用。片剂：25mg，50mg。每次25mg，每日1～3次，一日剂量不宜超过100mg。粉针剂（钠盐）：25mg。注射液（钠盐）：25mg/2ml，临用前以5%葡萄糖注射液或生理氯化钠溶液50ml稀释后缓慢静脉滴注或静脉注射，每次25～50mg，24h内用完。

## 布美他尼（Bumetanide）

本品又名丁尿胺、丁苯氧酸，其作用及应用与呋塞米相似，作用较呋塞米强，临床主要作为呋塞米代用品，用于顽固性水肿、急性肺水肿、肾衰竭用呋塞米无效时。不良反应少，耳毒性最小，听力有缺陷及急性肾衰竭者宜选用。片剂：1mg/片。注射剂：0.5mg/ml。口服：2mg/次，1～3次/日。静脉注射：0.5～1.0mg/次。

## 二、中效利尿药

### 氢氯噻嗪（Hydrochlorothiazide）

**【药物作用及作用机制】**

本品又名双氢克尿噻，是临床广泛应用的一类口服利尿药和降压药。

1. 利尿作用　作用部位主要在远曲小管近端，抑制对 $Na^+$、$Cl^-$ 的共同转运载体，使 $Na^+$、$Cl^-$ 重吸收减少，尿量增多，尿中排出 $Na^+$、$Cl^-$ 外，因 $Na^+$-$K^+$ 交换增加，$K^+$ 的排泄也增多，长期应用可引起低钾血症。

2. 降压作用　较弱，常与其他降压药合用，可增强降压效果、减少不良反应（见第二十一章）。

另外，本品还有抗利尿和轻度抗碳酸酐酶作用。

**【临床应用】**

1. 水肿　用于各种原因引起的水肿，对心源性水肿效果较好，对肾性水肿的疗效与肾功能损害程度有关，损害轻者效果好，反之效果差。

2. 高血压　为常用抗高血压药的基础药物之一。

3. 尿崩症。

**【不良反应和药疗监护须知】**

1. 不良反应

（1）水、电解质紊乱：多见低钾血症。采用间歇方法即服药3～4天，停药3～4天可减少电解质紊乱。合用留钾利尿药可防治低钾血症。

（2）高尿酸血症：可竞争性抑制尿酸分泌，可使尿酸排出减少，而引起高尿酸血症，痛风患者慎用。

（3）高血糖、高脂血症：因可抑制胰岛素分泌及葡萄糖的利用，糖尿病患者慎用。又可升高血三酰甘油，低密度脂蛋白和胆固醇等，故高脂血症患者不宜使用。长期用药应监测血尿酸和血糖。

2. 药疗监护须知　参见呋塞米及第二十一章。

**【制剂和用法】**

片剂：25mg/片，25～50mg/次，2～3次/日。

## 三、低效利尿药

### 螺内酯（Spironolactone）

**【药物作用及作用机制】**

本品又名安体舒通，是人工合成的抗醛固酮药，主要作用于远曲小管和集合管。化学结构与醛固酮相似，与醛固酮竞争远曲小管及集合管细胞质内的醛固酮受体，干扰醛固酮调节的 $Na^+$-$K^+$ 交换机制，抑制 $Na^+$-$K^+$ 交换，减少 $Na^+$ 再吸收和 $K^+$ 的分泌，促使尿量增加，尿中 $Na^+$、$Cl^-$ 排出增加，而 $K^+$ 排出减少，也称留钾利尿药。本品仅在体内醛固酮增多时，才能发挥作用。此药作用弱，起效慢，持续久。一般与其他利尿药合用，可加强利尿作用，或对抗其他利尿药的低血钾反应。

> **知识链接**
>
> 醛固酮是调节细胞外液容量和电解质的激素,醛固酮的分泌,是通过肾素-血管紧张素系统实现的。当细胞外液容量下降时,刺激肾小球旁细胞分泌肾素,激活肾素-血管紧张素-醛固酮系统、醛固酮分泌增加,使肾重吸收钠离子增加,进而引起水重吸收增加,细胞外液容量增多;相反,细胞外液容量增多时,通过上述相反的机制,使醛固酮分泌减少,肾重吸收钠离子和水减少,细胞外液容量下降。血钠降低,血钾升高同样刺激肾上腺皮质,使醛固酮分泌增加。

【临床应用】

主要用于伴有醛固酮升高的水肿,如肝硬化、肾病综合征、慢性充血性心力衰竭。也可用于原发性醛固酮增多症。

【不良反应和药疗监护须知】

1. 不良反应

(1) 中枢神经系统:少数患者可出现头痛、嗜睡、意识错乱、疲乏(并有体重迅速下降)等。

(2) 内分泌:有性激素样作用,可引起妇女多毛症、月经紊乱、男性乳房发育,停药后可消失。

(3) 胃肠道:腹痛、恶心、呕吐、厌食、腹泻。

(4) 其他:皮疹,水电失衡(特别是高钾、低钠),血尿素氮升高,长期应用可引起高钾血症,对肾功能不全及高钾血症者禁用。因其可干扰叶酸代谢致巨幼细胞贫血、全血细胞减少、舌炎等。

2. 药疗监护须知

(1) 告诉患者利尿作用需服药后1天才起效,2~3天达高峰,停药后仍持续5~6天,以使患者注意。性功能紊乱、性激素样作用及性功能障碍的患者,要向其说明此种表现为药物不良反应,停药后可自行消失,以减少患者焦虑。

(2) 与食物同服可加强吸收,药片可压碎服用。嘱服用此药有嗜睡症状的患者不要驾车,高空作业或操作有危险的机器。

(3) 此药为留钾利尿药,故服用时不必补钾,且应少食含钾丰富的食物。长期应用此药的患者注意观察高钾血症的临床表现,如心率减慢、心律失常、嗜睡、极度疲乏等,并观察高血钾的心电图改变。

(4) 肝硬化腹水患者每日测体重并观察疗效,必要时每日测量腹围。还应注意精神状况如有意识改变、昏睡、迟钝等应及时报告医生。低钠表现为口干、口渴、腹痉挛痛、嗜睡、昏睡等。

(5) 对本药过敏可引起粒细胞缺乏、血小板减少症,故用药期间随时注意血象变化。

【制剂及用法】

胶囊:20mg/粒,20mg/次,2~3次/日。

## 氨苯蝶啶(Triamterene)和阿米洛利(Amiloride)

【药物作用和作用机制】

氨苯蝶啶和阿米洛利的作用部位与螺内酯相同,直接抑制远曲小管和集合管皮质段对

$Na^+$ 的重吸收，减少 $K^+$ 分泌。其留钾排钠作用与螺内酯相似，但不是醛固酮的拮抗剂，用药后一般不必补充钾盐。阿米洛利是目前最强的留钾利尿药。两药口服吸收快，作用持续时间可超过 10h，经肾排泄。

【临床应用】

1. 常与其他利尿药合用治疗各种顽固性水肿，并能对抗其他利尿药的排 $K^+$ 作用。
2. 氨苯蝶啶能促进尿酸排泄，可用于痛风患者的利尿。

【制剂和用法】

氨苯蝶啶：50mg/片，50~100mg/次，2~3 次/日。阿米洛利：5mg/片，5~10mg/次，2 次/日。

【不良反应和药疗监护须知】

两药不良反应小，偶见嗜睡、恶心、呕吐、腹泻和皮疹。长期应用可出现高钾血症，肾功能不良者更易发生，高钾血症患者禁用。药疗须知参见螺内酯。

### 乙酰唑胺（Acetazolamide）

【药物特点和应用】

本药又名醋唑磺胺（Diamox），为碳酸酐酶抑制剂。主要抑制肾小管上皮细胞的碳酸酐酶，使 $H_2CO_3$ 形成减少，$H^+$ 的产生减少，$H^+$-$Na^+$ 交换减少，导致利尿。作用弱，且长期服用产生耐受性，目前很少单独用于利尿。此外，本品还可通过抑制睫状体细胞的碳酸酐酶，使房水的生成减少，降低眼内压，可用于治疗青光眼。用法：0.25g/片，0.25~0.5g/次，2~3 次/日。

【不良反应和药疗监护须知】

1. 不良反应　常见不良反应为困倦、面部和四肢麻木感，久用可导致代谢性酸中毒及粒细胞缺乏。
2. 药疗监护须知

（1）治疗青光眼时，避免强光刺激，若患者诉眼疼，可能是药物无效，应及早报告医生，闭角性青光眼患者禁用。

（2）告诉患者如有麻木、刺痛或其他感觉异常、嗜睡、出血、发热、皮肤有皮疹或发痒时，应及时报告医生；用药期间不应从事需集中注意力的工作（如驾车、高空作业等），以免发生意外。

## 第二节　脱水药

脱水药是一类能迅速提高血浆渗透压，使组织脱水的药物，因有渗透性利尿作用，又称为渗透性利尿药。具有共同特性：①静脉注射后不易从血管透入组织；②易经肾小球滤过；③不易被肾小管再吸收；④体内不被代谢或少被代谢。

### 甘露醇（Mannitol）

【药物特点和应用】

本品为 20% 的单糖，在体内不被代谢，经肾小球滤过，几乎不被肾小管再吸收，可增加近曲小管的渗透压（即高渗作用），导致水和电解质经肾排出，起到脱水和利尿作用；静脉注射时，可迅速提高血浆渗透压，使组织间液水分向血浆转移，从而减少了脑脊液和房水，使颅压和眼压降低；此外，甘露醇还可通过增加血容量及扩张肾血管而增加肾血流量和肾小球滤过率；抑制髓袢升支对 $Na^+$、$Cl^-$ 重吸收，干扰髓质高渗的形成，使集合管对水的重吸收减少，排出大量低渗尿。静脉注射后 10min 起效，2～3h 达高峰。持续 6～8h。临床用于：①脑肿瘤、脑外伤、脑组织炎症及缺氧等引起的脑水肿，是安全、有效地降低颅内压的首选药。青光眼患者术前应用可以短时降低眼内压，以利手术。②预防急性肾衰竭：在严重创伤、出血、休克等情况下，可能出现急性肾衰竭。此时应用甘露醇，在肾小管液中发生渗透效应，阻止水分再吸收，维持足够的尿量；且使肾小管内有害物质被稀释，保护肾小管免于坏死，预防急性肾衰竭。

【不良反应和药疗监护须知】

1. 不良反应　少见，注射过快可引起一过性头痛、眩晕和视物模糊。可使血容量迅速增加，心功能不全及急性肺水肿患者禁用。

2. 药疗监护须知

（1）因注射液浓度高，在室温较低时易析出结晶，用前对光仔细检查，如见有结晶析出可将制剂瓶放在 80℃ 热水中浸泡、震摇，待结晶溶解消失后再用。

（2）应用脱水剂过程中，应密切观察出入量，测每小时尿量，并做好记录。观察水、电解质紊乱的症状和体征，并监测血清电解质水平。

（3）密切观察血压、脉搏、呼吸，防止出现心功能不全。对心脏病患者、老年患者及小儿更需注意体征变化。

（4）静脉注射或滴注时，宜用大号针头，250ml 液体应在 20～30min 内静脉注射完毕，静脉注射过快，可引起一过性头痛、视物模糊、眩晕、畏寒等，但注射速度过慢影响治疗效果。

（5）静脉注射避免药液外漏，药物渗至皮下可引起水肿或组织坏死。不能与其他药物混合静脉滴注，严禁肌内或皮下注射。

【制剂和用法】

20%甘露醇注射液：20g/100ml，50g/250ml，1～2g·kg/次，必要时每 4～6h 重复一次。一般先静脉注入 100ml，在 3～5min 内注完，而后改为静脉滴注 10ml/min，使其在血液中迅速达到所需浓度。

## 山梨醇（Sorbitol）

山梨醇是甘露醇的同分异构体。其作用、应用及不良反应等均与甘露醇相似。进入人体后一部分在肝内转化为果糖，故作用较甘露醇弱。25%山梨醇注射液：62.5g/250ml。用法、用量同甘露醇。

【不良反应及药疗监护须知】

见甘露醇。

## 葡萄糖（Glucose）

50%高渗葡萄糖注射液也具有脱水及渗透性利尿作用，但葡萄糖可部分地从血管弥散进入组织中，并易被代谢利用，故作用弱而不持久。脑水肿时可用 50%葡萄糖溶液 40～60ml/

次，每 4～6h 静脉注射一次。主要用于脑水肿和急性肺水肿。因可进入脑脊液使颅内压回升引起反跳现象，可与甘露醇交替作用，防止"反跳"。

思考题

1. 常用利尿药的分类有哪些？各类利尿药的主要作用部位是什么？
2. 简述呋塞米的利尿作用特点、临床应用和药疗监护须知。
3. 简述氢氯噻嗪的利尿作用特点、临床应用和药疗监护须知。
4. 脱水药的共同特点是什么？常用的脱水药有哪些？

（李湘萍）

# 第二十四章

# 作用于血液和造血系统药物

**学习目标**

**掌握：**
1. 抗凝血药肝素、双香豆素的作用机制、临床应用、不良反应及药疗监护须知。
2. 掌握止血药维生素 K 的作用机制、临床应用及用药注意事项。
3. 掌握纤维蛋白溶解药、抗血小板药的临床应用。

**熟悉：**
抗贫血药铁制剂、叶酸的临床应用。

**了解：**
红细胞生成素、促白细胞增生药的药疗监护须知。

## 第一节 抗贫血药

临床常见的贫血多为以下 3 种。

1. **缺铁性贫血** 由于体内贮存铁缺乏所致，是我国最常见的贫血类型，引起此型贫血的原因多见于慢性失血（如月经量过多、溃疡病出血、钩虫病），其次是铁需要量增加而摄入不足（如婴幼儿、青少年发育期、月经期哺乳妇女）或胃肠道吸收铁不良（如胃大部切除、萎缩性胃炎、慢性腹泻）。呈小细胞性贫血。

2. **巨幼细胞贫血** 由于叶酸和（或）维生素 $B_{12}$ 缺乏所致，我国叶酸缺乏较多见，维生素 $B_{12}$ 缺乏少见，罕见恶性贫血（内因子缺乏），呈大细胞性贫血。

以上两种贫血是由于造血物质缺乏引起，治疗后贫血易纠正，疗效好。

3. **再生障碍性贫血（再障）** 由于骨髓造血组织减少引起造血功能障碍，病因、发病机制尚不清楚，目前多数学者认为发病与免疫异常有关。红细胞为正常细胞正常色素性。目前治疗本病慢性型（非重型）多选雄激素，急性型（重型）多选免疫抑制剂如抗淋巴细胞球蛋白。此疾病属造血功能障碍所致，其他疾病也可引起造血功能障碍，如白血病致贫血需治疗原发病，肾功能不全引起肾性贫血，可用红细胞生成素治疗，疗效较好。

此外，还有溶血性、失血性贫血，溶血性贫血治疗多无有效抗贫血药；慢性失血所致贫血治疗同缺铁性贫血，急性失血多需要输血治疗。

本节抗贫血药重点叙述铁剂、叶酸、维生素 $B_{12}$、雄激素及红细胞生成素5种，前3种药是补充造血物质，且在贫血纠正后必须针对病因进行治疗，才能彻底治愈贫血。后两种分别是再生障碍性贫血、肾性贫血治疗主要药物。

## 铁制剂

铁（Iron）是机体构成血红蛋白、肌红蛋白、某些组织酶的重要成分，人体的铁来源于食物，含铁量较丰富的食物有肉类、肝、蛋黄、豆类等，乳类含铁极低，婴儿喂养牛奶时应注意搭配蛋黄。普通饮食每天含铁量为10～15mg，其中约10%被吸收，缺铁性贫血患者吸收率可升至20%～30%。

【药物作用和作用机制】

缺铁性贫血时体内贮存铁缺乏，血红蛋白合成不足，红细胞生长受到障碍，铁是红细胞成熟阶段合成血红素的必需物质。铁转运到骨髓即进入有核红细胞线粒体，与原卟啉结合形成血红素，再与珠蛋白结合形成血红蛋白，促进红细胞发育成熟。

【临床应用】

铁剂治疗缺铁性贫血效果极佳，特别是对慢性失血、妊娠哺乳期妇女、婴幼儿喂养不当患者更为明显。用药后不久一般症状迅速改善，5～10天网织红细胞出现高峰，随后血红蛋白增加，约2个月恢复正常，体内贮存铁补足尚需小剂量铁剂口服3～6个月。缺铁性贫血患者血红蛋白正常后，一定要针对病因治疗，否则仍可复发。

【体内过程】铁在体内代谢过程可分成三步：①胃酸及还原物如维生素C将有机三价铁转变为无机二价铁；②十二指肠、空肠上段为铁主要吸收部位，吸收量根据机体需要决定，部分二价铁被肠黏膜上皮细胞吸收，与去铁蛋白结合成为铁蛋白并贮存在细胞内；大部分二价铁通过肠黏膜进入血流；③入血的二价铁变成三价铁与血浆 $\beta_1$ 球蛋白结合，形成转运铁蛋白复合体，将铁运到利用场所（骨髓、肌红蛋白等）及贮存场所（肝、脾、骨髓）。口服铁剂在体内吸收过程与上述情况相同，注射铁剂直接进入第三步。

【不良反应及药疗监护须知】

1. 铁剂对胃肠道有刺激作用，常易引起恶心、呕吐、上腹不适、腹泻，三价铁比二价铁更明显。临床多选用硫酸亚铁，为减轻胃肠反应，患者服用铁剂要从小量开始，并饭后半小时服用，即减轻反应又可促进吸收，服铁剂时忌饮茶水，以免茶叶中鞣酸与铁结合发生沉淀。

2. 服用铁剂后可引致黑色或褐绿色粪便，不是消化道出血，应向患者说明；液体铁剂要用无毒塑料管吸服，以免铁液染蚀牙齿，服药后应立即漱口。

3. 铁剂有时引起便秘，可能是铁剂与刺激肠蠕动物——硫化氢结合而减弱肠运动，便秘明显可食蜂蜜以缓解。

4. 铁剂进入体内过量，可致铁中毒，轻者恶心、呕吐，重者休克、昏迷死亡。嘱患者使用铁剂期间，需定期检查血红蛋白。小儿误食硫酸亚铁糖衣片1g以上可致急性中毒，2g以上可能引起死亡，注意铁剂药应放在有锁柜内，妥为保管，以免小儿误食。

5. 影响铁剂吸收物质

（1）促进铁吸收物：胃酸、维生素C、果糖等。口服铁剂可同时服用稀盐酸及食用含维生素C多的水果及蔬菜。

（2）减少铁吸收物：胃酸缺乏、抗酸药、多钙、多磷酸盐食物、口服避孕药、茶叶或某些含鞣酸植物均使铁盐沉淀，铁与四环素类形成络合物相互减少吸收。

6. 注射铁剂时少数患者可发生注射局部肿、痛，或出现轻度过敏反应如头晕、头痛、发热、荨麻疹、关节痛，偶有过敏性休克。注射前要检查肌肉局部有无结节、硬块、压痛，若存在要及时理疗、热敷以促进吸收。注射后 0.5～1h 内要注意观察患者是否有不适症状。

【制剂及用法】

## 硫酸亚铁（Ferrous Sulfate）

临床上最为常用，口服在胃肠道吸收率高，不良反应轻，一般用糖衣片，避免亚铁被氧化。0.3g/片，0.3～0.2/次，3 次/日，饭后服。

## 枸橼酸铁铵（Ferric Ammonium Citrate）

易溶于水，可配成溶液或糖浆，对胃肠刺激轻微，供成人、儿童使用。10%糖浆剂或 10%溶液：成人剂量 5～10ml/次，3 次/日；儿童每日 1～2ml/kg，分 3 次饭后服用，服用时要用无毒塑料管吸服，服后立即漱口。

## 右旋糖酐铁（Iron Dextran）

为注射铁剂，适用于严重贫血又急待纠正缺铁的患者，或不能耐受口服铁剂或铁剂吸收不良（如胃大部切除、慢性腹泻）者。严重肝、肾损害者禁用。要行臀部深层肌内注射，含铁 50mg/2ml，2ml/d，总量按以下公式计算：每提高血红蛋白 1g/dl，需给右旋糖酐铁 300mg，还需加上补充贮存铁 500mg。

铁总剂量（mg）＝300×（15g/dl－患者的血红蛋白 g/dl）＋500

## 叶酸（Folic Acid）

叶酸属于维生素 B 族的一种，其来源与铁相似，必须从食物中获得。叶酸广泛存在动植物中，以绿叶蔬菜、酵母、肝、肾组织中含量较多，不耐热，食物烹煮后常可损失 50%以上。叶酸在肠道吸收后主要贮存在肝，贮存量仅够体内 4 个月使用。因此，饮食中要不断补充，否则易出现缺乏。

【药物作用和作用机制】

食物中叶酸和叶酸制剂主要在小肠上部吸收，吸收后迅速被还原为四氢叶酸，该物是 DNA 合成过程中的重要辅酶。四氢叶酸参与下列生化反应：①嘌呤核苷酸合成；②促进某些氨基酸的互变；③尿嘧啶脱氧核苷酸形成胸腺嘧啶脱氧核苷酸，后者是细胞合成 DNA 的关键物质。当叶酸缺乏时，上述生化反应均受影响，特别是第三种生化反应受阻，结果导致 DNA 合成障碍，蛋白质合成受影响，血细胞核内 DNA 合成速度减慢，胞浆内 RNA 合成不受影响，故形成血细胞体积大而核发育较幼稚的状态，造成巨幼细胞贫血。

【临床应用】

叶酸可治疗各种原因引起的巨幼细胞贫血，如由于偏食、营养不良、婴幼儿喂养不当等所致的摄入不足；需要量增加如妊娠、哺乳期妇女、长期发热者等；药物性叶酸缺乏症临床上不少见，如治疗白血病时，使用大剂量甲氨蝶呤，易造成急性叶酸缺乏，可引起严重广泛口腔黏膜溃疡，需要紧急处理应给予亚叶酸钙肌内注射。恶性贫血需与维生素 $B_{12}$ 合用。

叶酸无不良反应,治疗巨幼细胞贫血患者伴有慢性感染时,药量应适当增加,以保证疗效。

【体内需要及体内过程】

正常人体每日约需要叶酸 50~100μg,孕妇、哺乳期妇女、发热患者所需量大大增多,每日饮食需提供 300~400μg,才可防止叶酸缺乏。人工合成叶酸口服吸收较好,服药后 1h 可达血药浓度高峰,主要从尿液排出。

【制剂及用法】

叶酸(Folic Acid,FA):片剂 5mg/片,口服 5~10mg/次,3 次/日。肌内注射 15mg/ml,15~30mg/次,1 次/日。

亚叶酸钙(Calcium Folinate):注射剂 3mg/ml,3~6mg/次,1 次/日,肌内注射。本制剂可直接提供四氢叶酸适用于肝硬化及叶酸对抗药所致叶酸缺乏。

【药物相互作用】

巴比妥类、苯妥英钠、口服避孕药、氯霉素等可降低叶酸药效。叶酸又可加速苯妥英钠代谢,并降低血药浓度,影响癫痫治疗效果。

## 维生素 $B_{12}$

维生素 $B_{12}$(简称 $B_{12}$)是一种含钴的维生素,人体维生素 $B_{12}$ 来源完全取之于食物、动物肝、肾、心、肌肉组织,蛋、乳含维生素 $B_{12}$ 丰富,蔬菜中含量极少。

【药物作用和作用机制】

1. 维生素 $B_{12}$ 在体内具有辅酶活性,是 5-甲基四氢叶酸转为活化型四氢叶酸的必须辅助物,活化型四氢叶酸进一步促使 DNA 合成,同时维生素 $B_{12}$ 可促进四氢叶酸循环利用。维生素 $B_{12}$ 缺乏可导致叶酸缺乏。

2. 维生素 $B_{12}$ 参与甲基丙二酰辅酶 A 转变为琥珀酰辅酶 A,后者可进入三羧循环。维生素 $B_{12}$ 缺乏时上述转变受阻,会形成异常脂肪酸,并进入中枢神经系统细胞膜,维生素 $B_{12}$ 缺乏引起神经损害可能与此有关。

【临床应用】

1. 维生素 $B_{12}$ 治疗内因子缺乏症(如恶性贫血、胃切除后、回肠炎)或某些巨幼细胞贫血(当叶酸效果不佳时应加用维生素 $B_{12}$)。

2. 维生素 $B_{12}$ 也用于神经炎或神经萎缩、肝疾病或白细胞减少等疾病的辅助治疗。

3. 口服维生素 $B_{12}$ 片剂在饭后服用可增加吸收,因食物可促进内因子分泌。

【体内过程】

食物中维生素 $B_{12}$ 或口服维生素 $B_{12}$ 在胃中必须与胃黏膜壁细胞分泌的内因子结合成复合物,使之免于在消化过程中遭受破坏,进入回肠被吸收体内。维生素 $B_{12}$ 吸收后主要在肝贮存,其贮存量够用 3~6 年。维生素 $B_{12}$ 肌内注射吸收迅速,约 1h 达血浓度高峰。

【不良反应和药疗监护须知】

应用维生素 $B_{12}$ 偶见过敏反应,如皮疹、药物热,严重者可发生过敏性休克。注射维生素 $B_{12}$ 后应该注意观察患者药物反应,当发现过敏反应时,应立即停药,给予抗过敏或抗休克治疗。维生素 $B_{12}$ 可促进 $K^+$ 进入细胞内,低钾血症及使用强心苷的患者,应注意补钾。

【制剂及用法】

维生素 $B_{12}$(Vitamine $B_{12}$,氰钴铵):注射剂 100μg/ml,500μg/ml,肌内注射 100μg/

次，1次/日；500μg/次，每周2次。恶性贫血需长期治疗，每月一次肌内注射500μg即可。口服25mg/片，25mg/次，3次/日。无内因子缺乏者可口服维生素$B_{12}$。

【相互作用】

与考来烯胺、苯乙双胍（降糖灵）、对氨基水杨酸、口服避孕药合用或饮酒，易减少维生素$B_{12}$的吸收。

## 雄激素类药

天然雄激素主要是睾丸间质细胞分泌的睾酮，目前睾酮已能人工合成，并进一步合成新的衍生物如司坦唑醇（康力龙）等。

【药物作用及作用机制】

1. 改善骨髓造血功能：可能主要通过促进肾分泌促红细胞生成素，或直接刺激骨髓造血功能。

2. 促进男性性征及生殖器官发育，并有抗雌激素作用及促进蛋白质合成。

【临床应用】

1. 目前临床对再生障碍性贫血的治疗仍以雄激素为首选药物，常用丙酸睾酮，成人剂量50~100mg，肌内注射，1次/日，连续3个月以上网织红细胞计数无上升趋势，则可认为无效。口服合成衍生物如司坦唑醇（康力龙）或美雄酮（大力补），部分患者效果不错。

2. 子宫功能性出血　丙酸睾酮可对抗雌激素使子宫平滑肌及其血管收缩、内膜萎缩而止血。

3. 睾丸功能不全　用丙酸睾酮替代治疗。

【体内过程】

丙酸睾酮为油剂，肌内注射后，不易进入水性体液中，故吸收缓慢。甲睾酮（甲基睾丸素）不易被肝破坏，口服有效。

【不良反应和药疗监护须知】

1. 再生障碍性贫血患者长期应用雄激素可发生痤疮、声音变粗、闭经等男性化现象，或男性性欲亢进，一般不影响治疗，但在使用前应向患者说明。治疗有效者可逐渐减量，药量减少或停药不良反应会减轻或消失。

2. 丙酸睾酮注射剂为油质，长期每天注射局部肌肉易出现肿块或脓肿，因此，要注意不同部位深部肌内注射，发现硬块应及时理疗。

3. 人工合成衍生药物如司坦唑醇（康力龙）、美雄酮（大力补），这些药的优点是可以口服、男性化表现轻，对部分丙酸睾酮无效患者仍有效，但对肝功能损害重，在治疗中一定要定期检查肝功能。

【制剂及用法】

丙酸睾酮（Testosterone Propionate）：注射剂50mg/ml，油溶液，50~100mg/次，1次/日，肌内注射。

司坦唑醇（Stanozolol）：片剂2mg/片，2mg/次，2~3次/日。

美雄酮（Methandienone）：片剂5mg/片，5~10mg/次，2~3次/日。

## 重组人促红素（Recombinant Human Erythropoietin）

肾能产生红细胞生成素，肾衰竭时产生减少是肾性贫血的主要原因，现已用基因工程方法合成红细胞生成素，称为重组人促红素（商品名为怡泼津、利血宝、宁红欣等）。

【作用特点】

重组人促红素能刺激骨髓红系祖细胞分化、增殖和成熟，增加红细胞数量及提高血红蛋白水平。主要用于慢性肾衰竭所致肾性贫血的治疗，包括非透析及透析患者。

【不良反应及药疗监护须知】

1. 重组人促红素可引起高血压，并随剂量增加而加重，可促进血栓形成及发生过敏反应。

2. 治疗期间定期检查血细胞比容和血清铁，监测血压、观察有无血栓形成，若血压增高或有血栓形成迹象，应向医生报告。

3. 对妊娠、哺乳期妇女不主张使用，不能控制的高血压患者禁用，有血栓栓塞史、过敏史者慎用。

【制剂及用法】

肾性贫血：怡泼津每次皮下注射 50～100U/kg，一周 3 次；利血宝 3000IU/次，一周 3 次，缓慢静脉注射，贫血情况改善后要减量。血细胞比容增加到 30%～35% 较合适，不可超过 35%。

附：抗淋巴细胞球蛋白

【作用特点】

为较强免疫抑制剂，可抗人类 T 淋巴细胞，抑制细胞免疫。主要用于重型再生障碍性贫血的治疗。

【不良反应及药疗监护须知】

1. 抗淋巴细胞球蛋白可见发热、寒战、血清样反应，如皮肤反应、关节炎、低血压，严重可发生过敏性休克。

2. 用药前必须做过敏试验（1∶1000 药液 0.1ml）。

3. 为预防血清反应，用该药同时要加用糖皮质激素，且直到停药后 2～3 周，才能逐渐停糖皮质激素。

4. 定期查血常规。

【制剂及用药】

针剂：100mg/5ml，按每日 0.5mg/kg 体重给药，静脉滴注，持续 8～10h，5 天一个疗程。

## 第二节 促白细胞增生药

促白细胞增生药是治疗各种原因引起的白细胞减少（末梢血白细胞 $<4\times10^9/L$），粒细胞减少或缺乏（末梢血粒细胞 $<1.5\times10^9/L$，缺乏时粒细胞 $<0.5\times10^9/L$）的药物。现分述临床常用药物如下：

### 碳酸锂（Lithium Carbonate）

【作用特点】

本品能刺激肺组织产生集落刺激因子，使骨髓内粒细胞生成增多。主要用于各种肿瘤化疗或放疗所致的白细胞减少，对再生障碍性贫血引起的白细胞减少也有一定疗效。

【不良反应及药疗监护须知】

1. 常见不良反应有恶心、呕吐、双手震颤；少见不良反应有精神萎靡、口齿不清、乏力等；视物不清、抽搐罕见。

2. 摄入食盐量减少时，易使锂在体内滞留；与碘化钾并用可诱发甲状腺功能减退。

3. 高龄、孕妇、哺乳期妇女不宜应用；肾功能不全者禁用。

【制剂及用法】

片剂：0.25mg，口服每次250mg，每日3次。

## 维生素 $B_4$

【作用特点】

本品又称腺嘌呤、6-氨基嘌呤，是核酸组成的成分，参与体内RNA和DNA合成，有刺激白细胞增生的作用。主要治疗各种原因引起的白细胞、粒细胞减少，特别是肿瘤化疗、放疗所致白细胞减少。

【不良反应及药疗监护须知】

1. 注射剂型为粉末，其溶媒为磷酸氢二钠缓冲液，溶解后缓慢注射，不能与其他药物混合注射。

2. 本药为核酸的组成部分，与肿瘤化疗药并用时，应注意是否有促进肿瘤发展的可能。

【制剂及用法】

片剂：10mg、25mg。

粉针剂：每支20mg（附磷酸氢二钠缓冲液）。

复方维生素 $B_4$ 注射液：每支5ml，内含维生素 $B_4$ 10mg，安络血（卡络柳钠）5mg，用于防治白细胞减少等。

复方维生素 $B_4$ 片：含量、用途同复方维生素 $B_4$ 片。

## 鲨肝醇（Batilol）

【作用特点】

能升高由于放射线引起的巨核细胞和粒细胞减少，还可延长生存期。主要用于白细胞减少，放疗所致的白细胞减少疗效更佳。

【不良反应及药疗监护须知】

本药服用期应定期复查白细胞数。

【制剂及用法】

片剂：50mg；每日50～150mg，分3次口服，连用4～6周为一个疗程。

## 重组人粒-巨噬细胞集落刺激因子

【作用特点】

本品又称生白能，为一种调节造血白细胞功能的蛋白质，能刺激粒系和单核细胞增殖与分化，使成熟细胞数目增多，且提高白细胞功能。临床用于治疗骨髓受抑制或骨髓衰竭引起的白细胞减少，还可防治白细胞减少所致的感染。

【不良反应及药疗监护须知】

1. 发热、皮疹较常见，少见低血压、恶心、胸痛、骨痛和腹泻，罕见变态反应性支气管痉挛、心力衰竭、心律不齐等。

2. 本药不能与化疗药物同时应用，对本品成分有过敏史者及自身免疫性血小板减少性紫癜的患者禁用。

3. 孕期、哺乳期妇女及儿科患者慎用。

【制剂及用法】

粉针剂：150μg，300μg，700μg。

皮下注射：①肿瘤化疗后引起白细胞减少，每次5~10μg/kg，一日1次，可连续用7~10日。②再生障碍性贫血：每次3μg/kg，一日1次。

静脉滴注：骨髓移植每日5~10μg/kg，滴注4~6h。

## 重组人粒细胞集落刺激因子

又称促白细胞生成素、惠尔血、吉粒芬。

【作用特点】

本品是利用重组DNA技术制成，能刺激中性粒细胞的干细胞增殖与分化，并增强成熟中性粒细胞功能。主要用于严重粒细胞减少和缺乏症，以及抗肿瘤药物治疗后引起骨髓抑制患者。

【不良反应及药疗监护须知】

1. 可见轻度至中度骨痛，偶见皮疹、皮肤潮红、恶心、呕吐、胸部、关节疼痛，头痛，发热等；还可见肝功能异常，一般在停药后可恢复。用药中要监测血压。

2. 对本药过敏者、髓性白血病血中仍有明显未成熟细胞者禁用。孕期、哺乳期妇女、儿童慎用。

3. 对治疗化疗药物引起的白细胞减少时，必须在停止化疗后1~3日才能使用。

4. 本药仅用5％葡萄糖稀释，不可与其他注射液混用，静脉滴注速度宜缓慢。

【制剂及用法】

注射剂：吉粒芬或惠尔血（1ml）75μg，150μg，300μg。

皮下或静脉注射：开始剂量为2~5μg/(kg·d)，用5％葡萄糖注射液稀释，依据中性粒细胞数增升情况调整剂量。

# 第三节　影响血凝过程的药物

正常人体具有完整的凝血系统和抗凝血系统，现分别简述如下。凝血系统包括凝血和止血过程：

止血过程：当血管损伤后，局部小血管反射性收缩，血小板黏附聚集在受损血管内膜胶原纤维上，并逐渐形成血小板血栓。受损组织释放组织因子及血液流经胶原纤维接触后，使第Ⅻ凝血因子被激活引起内外源凝血过程，最后形成血凝块达到止血目的。止血过程包括血管收缩、血小板量和（或）质、血液凝固，这三个要素缺少任何一个都会发生出血。

凝血过程：人体内具有许多凝血因子，凝血过程是通过内源性（血管内膜粗糙面激活Ⅻ因子）、外源性（组织损伤释放组织因子）两个途径，和三个阶段即凝血活酶形成、凝血酶及纤维蛋白形成而完成，其中任一凝血因子缺乏或受到抑制，凝血功能即发生障碍引起出血。

抗凝血系统：包括：①抗凝血酶Ⅲ（AT-Ⅲ）最主要抗凝血物质，它可直接使凝血酶失去活性；②纤维蛋白溶解系统中，纤溶酶原经过活化素等激活后，转化为纤溶酶，后者可将纤维蛋白或纤维蛋白原溶解为不凝血的纤维蛋白降解产物（FDP）。

以上看出人体存在凝血与抗凝血保持动态平衡的一对系统，才能维持血液在血管内循环流动，供应全身组织、细胞氧和营养物质。当这对系统平衡遭到破坏，人体会产生血栓、栓塞、出血性疾病并表现各种出血症状和体征，故使用抗凝药、止血药可对这类疾病或病理状态进行防治。

## 一、止血药

是指可使出血停止或减少出血的药物，包括促进血液的凝固、抑制纤维蛋白溶解及作用于血管的药物，还有局部止血药。

### 维生素 K（Vitamine K）

维生素 $K_1$ 在自然界中来源于番茄、绿叶蔬菜如菠菜等。维生素 $K_2$ 由人体肠道细菌如大肠杆菌合成。维生素 $K_3$、$K_4$ 为人工合成。以上四种维生素 K 主要成分为甲萘醌。

【药物作用和作用机制】

维生素 K 作为 γ-羧化酶的辅酶，主要参与肝内合成的凝血因子 Ⅱ、Ⅶ、Ⅸ 和 Ⅹ 的活化，维生素 K 缺乏时，肝内合成的以上四种凝血因子的前体不能被活化，从而造成凝血障碍、凝血酶原时间延长，皮肤、黏膜可发生出血等。

【临床应用】

临床常对以下患者（胆汁缺乏、肠内少菌或凝血酶原减少）进行防治：

1. 阻塞性黄疸、胆瘘患者。
2. 早产儿、新生儿出血者或长期应用广谱抗菌药有维生素 K 缺乏症表现者。
3. 香豆素类和水杨酸类药物造成凝血酶原过低者。

【体内过程】

维生素 $K_1$、$K_2$ 为脂溶性，需要胆汁协助吸收，而维生素 $K_3$、$K_4$ 是水溶性，不需胆汁协助即可吸收。维生素 $K_1$ 作用快，持续时间长，常采用肌内注射，严重出血可静脉注射。维生素 $K_3$、$K_4$ 多采用口服。

【不良反应和药疗监护须知】

1. $K_1$ 若静脉注射速度过快，可产生颜面潮红、出汗、血压突降或发生休克，故一般临床多采用 $K_1$ 肌内注射。$K_1$ 遇光易分解，操作时应注意避光。
2. 口服维生素 $K_3$、$K_4$ 易引起恶心、呕吐，嘱患者饭后服用，以减轻对胃肠刺激。
3. 较大剂量维生素 K（30mg/次）可致新生儿溶血性贫血、高胆红素血症，对红细胞缺乏葡萄糖-6-磷酸脱氢酶（G6PD）的成人也可诱发急性溶血。注意使用维生素 K 每次剂量要适宜，不可超过 30mg。
4. 小剂量维生素 K 一般可恢复凝血酶原时间，使用维生素 K 时应经常测定凝血酶原时间，严防过量，过量时可诱发血栓栓塞并发症。
5. 维生素 K 过量出现毒性反应时，可用香豆素类（或肝素）解救。

【制剂和用法】

1. 维生素 $K_1$　注射剂 10mg/ml，10～20mg/次，肌内注射。
2. 维生素 $K_3$　注射剂：4mg/支，4mg/次，1～3次/日，肌内注射。片剂：2mg/片，

2~4mg/次，3次/日。

3. 维生素$K_4$　仅口服：片剂2mg/片或4mg/片，2~4mg/次，2~3次/日。

【相互作用】

1. 维生素$K_3$注射液忌与下列注射药配伍（可发生变色或沉淀）：硫喷妥钠、环磷酰胺、垂体后叶素、水解蛋白、盐酸万古霉素、青霉素钠、异丙嗪、氯丙嗪等。

2. 与口服抗凝药并用，抗凝药物的效果减弱。

## 氨甲苯酸（Aminomethylbenzoic Acid）

【作用特点】

本药又名对羧基苄胺、止血芳酸，能抑制纤溶酶激活因子，使纤溶酶原不能转变为纤溶酶，从而避免纤维蛋白或纤维蛋白原的溶解，可达止血效果。临床多用于产后出血及前列腺、肝、胰、肺等脏器手术后的出血，因为以上脏器内存在大量纤溶酶原激活因子。

【不良反应和药疗监护须知】

1. 本药应用过量可能形成血栓，甚至诱发心肌梗死，使用时剂量不可过大，有血栓形成倾向者禁用。

2. 本药能迅速通过胎盘进入胎儿，故产前不宜应用。

3. 泌尿科手术后或肾功能不全者慎用，由于本药可抑制尿激酶，肾盂、输尿管有形成凝血块的可能。

4. 静脉注射或滴注速度要慢，以防发生低血压、心动过缓或其他心律失常。

【制剂和用法】

对羧基苄胺注射剂0.1g/10ml，静脉注射或滴注，0.1~0.3g/次，每日不超过0.6g。

## 氨基己酸（Aminocaproic Acid）

本药药理作用及临床应用与氨甲苯酸相同，止血效力小于氨甲苯酸，但临床应用较多。肾功能不全者慎用，有血栓形成倾向者禁用。

【制剂和用法】

氨基己酸注射剂2g/10ml静脉注射或滴注，1次4~8g，8~12g/d。

## 氨甲环酸（Tranexamic Acid）

本药又名凝血酸、止血环酸、抗血纤溶环酸，药理作用及临床应用与氨甲苯酸相同，止血效力强于氨甲苯酸。

【不良反应及药疗监护须知】

使用过程会有头痛、头晕、胸闷、嗜睡或消化道反应如恶心、呕吐、食欲缺乏等，待停药后对症治疗症状可消失。

【制剂和用法】

氨甲环酸注射剂0.25g/5ml，静脉注射或滴注0.25g/次，1~2次/日。

## 酚磺乙胺（Etamsylate）

【作用特点】

本品可增强血小板黏附功能，降低毛细血管通透性，使毛细血管壁抵抗力增强。临床多用于手术前后预防出血及血管壁通透性增加所致的出血，如过敏性紫癜。

【制剂和用法】

酚磺乙胺注射剂 0.25g/ml、0.5g/2ml，一次 0.25～0.5g，2～3 次/日，肌内注射或静脉注射，静脉注射时要稀释后滴注。

## 卡巴克络（Carbazochrome）

【作用特点】

本品又名安特诺新、肾上腺色腙安络血，是肾上腺素缩氨脲与水杨酸钠的复合物，但本药无类交感神经作用，不影响血压、心率。止血作用可能是加强毛细血管壁抵抗力，减少其通透性，还能增进断裂的毛细血管端的回缩作用。临床主要用于血小板减少性紫癜、过敏性紫癜、鼻出血、视网膜出血、咯血、血尿等。

【制剂及用法】

卡巴克络注射剂 5mg/ml，一次 5～10mg，2～3 次/日。肌内注射，本药为白色水溶液，若变为棕红色不得使用。

## 垂体后叶素（Pituitrin）

【作用特点】

本药从牛、猪垂体后叶中提取，内含催产素和加压素，该药能使血管收缩（特别对小动脉及毛细血管）及子宫收缩。临床多用于呼吸道咯血及肝硬化食管静脉曲张破裂出血及产后子宫出血过多。

【不良反应及药疗监护须知】

1. 高血压、冠心病及癫痫患者禁用。

2. 合并妊娠中毒症、肺源性心脏病患者忌用。

3. 偶见面色苍白、心悸、出汗胸闷、腹痛等过敏反应表现，若发生应即刻停药，给予抗过敏处理。

【制剂及用法】

垂体后叶素注射剂 5U/ml，10U/ml，一次 10U 静脉注射加生理氯化钠溶液或葡萄糖溶液 20ml 缓慢注射；静脉滴注加在 5% 葡萄糖溶液 100～500ml 中。必要时 6～8h 可重复一次。

## 凝血酶（Thrombin）

【作用特点】

从猪血中提取获得的白色或微黄冻干粉末，易溶于生理氯化钠溶液，凝血酶促进纤维蛋白原转化为纤维蛋白，适用于微血管出血及实质性脏器出血。目前常作为临床局部止血，如外伤、手术、烧伤、耳、鼻、喉、口腔、妇产科等部位出血的止血。

【不良反应及药疗监护须知】

1. 本药严禁静脉、肌内或皮下注射，否则可导致血栓、局部组织坏死。局部止血时，用灭菌生理氯化钠溶液溶解成溶液喷雾或敷于创面。

2. 本药为蛋白质，少数情况可出现过敏反应、荨麻疹、低血压等，此时应立即停药，给予抗过敏处理。

3. 溶解状态的凝血酶很快失去活性，故使用时应临时配制。

4. 凝血酶遇热、酸、碱或重金属盐类可使活性下降而失效，使用时应注意避免。

## 可溶性纤维素钠贴膏（Cellulose Sodium Plasters）

【作用特点】

本药又名止血宁，为白色或微黄色织物片，无臭无味，不溶解在乙醇、丙醇或其他有机溶剂中，在水中膨胀并溶解成透明胶体溶液，故接触血液可大量吸收血液中水分，膨化形成黏体堵塞毛细血管裂口，同时本药接触血小板可促使血小板黏附、聚集，并有激活凝血因子作用，止血快、效果明显，是临床应用广泛的局部止血药，可直接用于体表和体腔内创面手术止血。对凝血障碍者仍有效，对人体无任何毒副作用。

使用注意事项：①凡接触本药的器具和手套均需干燥，外伤创面必须先清创消毒后再使用本药；②本药不能代替外科手术结扎止血；③包装袋破损时禁止使用。

【制剂和用法】

规格：5cm×5cm，5cm×10cm，10cm×10cm，10cm×20cm。

创面用纱布吸干后，按创面大小选取本药，再视出血量决定敷1～3层于创面，稍加压，使药片完全黏附于出血部位。

## 二、抗凝血药

本类药是指能降低血液凝稠度、阻止血栓形成或使已形成的血栓溶解的药物，包括能减少多种凝血因子、制止纤维蛋白形成的药物如肝素、香豆素类，以及促进纤维蛋白溶解（溶栓）的药物如链激酶、尿激酶及组织纤溶酶原激活剂等。

## 肝素（Heparin）

本药最初从肝中获得，故名肝素。目前使用肝素多从猪、牛的肺、肠黏膜中提取。肝素是由葡萄糖胺、葡糖醛酸等构成的黏多糖硫酸酯，主要存在于肥大细胞中。

【药理作用和作用机制】

肝素在体内体外均有抗凝作用，其机制是由于肝素能激活血浆中抗凝血酶Ⅲ（AT-Ⅲ），AT-Ⅲ能与凝血因子Ⅱ、Ⅸa、Ⅹa、Ⅺa、Ⅻa发生缓慢的化学性结合，并形成稳定的复合物，使其失去活性。一般静脉注射后10min，血液凝固时间、凝血酶原时间都会延长。肝素作用依赖于AT-Ⅲ，故体内缺乏抗凝血酶Ⅲ者，肝素抗凝作用较差。

【临床应用】

1. 肝素主要防治血栓形成和栓塞性疾病，如已形成静脉血栓的患者，给予肝素治疗可预防肺栓塞发生，也常用于心肌梗死、脑血管栓塞患者。

2. 各种原因引起的弥散性血管内凝血（disseminated intravascular coagulation，DIC），临床多早期采用肝素治疗，以防止纤维蛋白原和其他凝血因子的消耗，预防继发性出血。

3. 心导管检查、体外循环、血液透析等操作过程均需要采用肝素抗凝。

【体内过程】

肝素是高极性大分子化合物，不易通过生物膜，消化道不吸收，一般临床多使用静脉滴注、静脉注射，静脉注射后在血液内均匀分布在血细胞及血浆中，在常规治疗量下半衰期为1～1.5h，因剂量增加，其半衰期可延长。肝素在肝内代谢，尿中排泄。

【不良反应及药疗监护须知】

1. 肝素过量可致自发性出血，表现黏膜出血、关节积血等，出血严重时，可缓慢静脉注射肝素特殊解毒剂硫酸鱼精蛋白，后者与肝素结合成稳定复合物使肝素失活。鱼精蛋白 1mg 可中和 100U 肝素，对鱼精蛋白过敏者慎用。亦可输全血及血浆补充凝血因子。

2. 使用肝素期间要定期测凝血时间、凝血酶原时间、血小板，并观察皮肤及黏膜（口腔、鼻腔、消化道、泌尿道）有无出血及尿、便颜色。

3. 偶有过敏反应如寒战、发热、荨麻疹、哮喘等，发现后要及时停药，并应给予抗过敏处理。

4. 对肝素过敏，有出血倾向，血友病，血小板减少症，严重高血压，消化性溃疡，肝、肾功能不全等疾病患者禁用肝素。

【制剂及用法】

肝素针剂 12 500U/ml，500～6000U/次，5％葡萄糖溶液或生理氯化钠溶液稀释后静脉注射或静脉滴注，3～4h 一次，总量为 25 000U/d。

【相互作用】

1. 使用肝素时不要与口服抗凝剂、双嘧达莫（潘生丁）、阿司匹林、丙磺舒、右旋糖酐等药合用，上述药物有增强抗凝甚至诱发出血的可能。

2. 肝素静脉滴注或静脉注射时忌与下列注射液混合使用：卡那霉素、庆大霉素、硫酸链霉素、青霉素钾（青霉素钠）、新生霉素、万古霉素、哌替啶、异丙嗪、四环素类等，以上药物可使肝素作用减弱或抵消。

> **知识链接**
>
> 低分子量肝素（Low Molecular Weight Heparin，LMWH）指分子量低于 6500 的肝素，LMWH 可选择性对抗凝血因子 $X_a$ 的活性，而对凝血酶及其他凝血因子影响小。与肝素相比，LMWH 致出血作用减弱，临床应用同肝素。作用时间长，皮下注射每日只需 1～2 次。临床常用制剂有依诺肝素（Enoxaparin）、达肝素钠（Dalteparin Sodium）及洛莫肝素（Lomoparin）。

## 香豆素类（Coumarins）

香豆素类为口服抗凝药，本类药物有双香豆素、新抗凝、华法林、新双香豆素。

【药理作用和作用机制】

香豆素类药理作用相似，仅作用快慢及强弱有所不同。由于香豆素类化学结构与维生素 K 相似，竞争性干扰维生素 K 参与凝血因子 Ⅱ、Ⅶ、Ⅸ、Ⅹ 的活化，对已活化的四种凝血因子无影响，需等待原有凝血因子耗竭后才出现抗凝作用，一般口服香豆素类 12～24h 后才发挥作用，停药后凝血因子需恢复到正常水平作用才消失，故作用维持时间长，香豆素类在体外无效。

【临床应用】

该类药应用与肝素相似，主要用于防治血栓栓塞性疾病。优点是口服有效，发挥作用慢而持久，故轻症血栓性疾病或需要长期预防血栓形成性疾病可以应用。治疗急性血栓时先应用肝素治疗，再用香豆素类药物维持治疗。

【体内过程】

华法林（Warfarin）口服后吸收快且完全，主要在肝中代谢，由肾排出，药物活性半衰期为40h，作用维持2～5日；醋硝香豆素大部分以原型形式经肾排出；双香豆素口服吸收慢且不规则，经肝代谢从尿液中排出。

【不良反应及药疗监护须知】

1. 用量过大易引起出血，严重者可致脑出血，故给药2日后开始每天监测凝血酶原时间，一般控制在正常时间的2倍左右，若发生出血应即刻停药，给予大量维生素K对抗或输血。长期服用者必须每周查2～3次凝血酶原时间。

2. 少数患者可有荨麻疹、脱发、恶心、呕吐、粒细胞缺乏等不良反应，较重反应者应立即停药，并给予对症治疗。

3. 对充血性心力衰竭，肝、肾功能不全，糖尿病，维生素K缺乏，过敏性疾病等疾病患者，使用口服抗凝剂要慎重。

> **知识链接**
>
> 凝血酶原时间（prothrombin time，PT）是指在缺乏血小板的血浆中加入过量的组织因子（兔脑渗出液）后，凝血酶原转化为凝血酶，导致血浆凝固所需的时间。正常值为12～14s（PT时间有争议，有不同的定值规定，大约在11～16s之间），PT超过正常对照3s以上者有临床意义。国际标准化比率（international normalized ratio，INR），正常值为0.8～1.5。应用香豆素类的患者PT一般控制在18～24s较好，INR控制在2～3较好。

【制剂及用法】

常用口服抗凝剂见表24-1。

表24-1 常用口服抗凝剂

| 药物 | 制剂 | 剂量和用法（口服） | 作用时间 | |
|---|---|---|---|---|
| | | | 开始（h） | 持续（天） |
| 华法林（Warfarin） | 片剂 3mg 5mg | 首次6～20mg，维持量每日2～5mg | 2～8 | 4～5 |
| 醋硝香豆素（新抗凝）（Acenocoumarol） | 片剂 4mg | 第1天16～28mg，维持量每日2～10mg | 12～24 | 1.5～2 |
| 双香豆素（Dicoumarol） | 片剂 50mg | 第1天0.1g，2～3次，第2天1～2次。维持量每日0.05～0.1g/d | 12～24 | 4～6 |
| 双香豆乙酯（新双香豆素）（Ethyl Biscoumacetate） | 片剂 0.1g 0.2g | 首日0.6～0.9g，分2～3次口服，以后每日0.3～0.6g，分2～3次口服 | 8～12 | 2～3 |

【相互作用】

1. 巴比妥类、苯妥英钠、利福平等药能促进肝微粒体酶活性,加速香豆素类代谢而降低抗凝作用。

2. 口服大量广谱抗生素(抑制肠道细菌,使维生素 K 生成减少)、阿司匹林、吲哚美辛、保泰松、双嘧达莫等均可使香豆素类药物抗凝作用增强。

## 枸橼酸钠 (Sodium Citrate)

由于枸橼酸钠中的酸根与钙离子形成难以解离的可溶性络合物,使血液中钙离子浓度降低,产生抗凝作用。仅适用于体外抗凝,如输血时每 100ml 全血中加入 2.5% 枸橼酸钠溶液 10ml,以使血液不凝固。

## 溶栓剂:链激酶、尿激酶、组织纤溶酶原激活剂

链激酶(Streptokinase)是从溶血性链球菌培养液中提取。尿激酶(Urokinase)则是由人尿中分离获得。组织纤溶酶原激活剂(Tissue Plasminogen Activator,t-PA)在不少器官中存在,目前已从子宫等组织中提取,1984 年用 DNA 重组技术合成 t-PA,t-PA 主要在肝中代谢,溶栓活性半衰期约 3min,不良反应小,为较好的第二代溶栓药。

【药理作用和作用机制】

链激酶、尿激酶及组织纤溶酶原激活剂均能使纤维蛋白溶解酶原激活,转化为纤维蛋白溶解酶,水解纤维蛋白及纤维蛋白原,导致血栓溶解。t-PA 在纤维蛋白存在时激活纤溶酶原的作用比激活循环血中纤溶酶原快数百倍,故 t-PA 可选择性激活与纤维蛋白结合的纤溶酶原,一般引起出血并发症少见。

【临床应用】

本类药主要用于治疗血栓栓塞性疾病。临床主要治疗新鲜形成的动、静脉内血栓及栓塞,促进血栓溶解。如深部静脉血栓、急性肺栓塞、急性心肌梗死等。早期急性心肌梗死可采用静脉或直接冠脉注射溶栓药,后者效果更佳。

【不良反应及药疗监护须知】

1. 溶栓药主要不良反应是易引起出血,可表现为皮肤、黏膜出血、血尿、小量呕血、咯血,给予对症治疗即可减轻;大量咯血或消化道大出血应即刻停药,并用特效解毒剂氨基己酸、氨甲苯酸或输新鲜全血。故使用本类药物期间必须定期监测凝血时间和凝血酶原时间。

2. 少数患者可出现过敏反应,表现为荨麻疹、发热、皮疹等,其中以链激酶(因具有高度抗原性)更易引起严重过敏反应,但罕见过敏性休克。若发生过敏反应应停药并给予抗过敏处理。临床常在用链激酶前半小时给予异丙嗪 25mg,肌内注射,并给予少量地塞米松(2.5~5mg)同时滴注,可防止引起寒战、发热等反应。

3. 不可肌内注射给药,否则可发生红肿,静脉注射后穿刺部位要加压。本类药物不得用酸性液体稀释,现用现配。溶解后存放易使药物活性减弱而降低药效。

【制剂及用法】

链激酶:10 万 U/支、20 万 U/支。首剂:75 万 U 加入 5% 葡萄糖溶液 100ml(或生理氯化钠溶液),30min 内滴完,以后每小时 10 万 U 连续静脉注射共 24h。直接注入冠状动脉 2000~4000U/min,至少持续 1h。

尿激酶：5万U/支、10万U/支、20万U/支，50～150万U加入5％葡萄糖溶液100ml（或0.9％氯化钠溶液）于30～60min内均匀输入。剂量可依体重进行调整。直接冠状动脉注入，6000U/min，至少持续1h。

组织型纤溶酶原激活因子：新型血栓溶解剂，用于静脉或冠状动脉内注射，对血栓溶解有高度选择性，很少引起全身性出血，剂量0.75mg/kg，静脉滴注持续30～120min。通过心导管给药时用量减半。

### 三、抗血小板聚集药

本类药是指抑制血小板聚集防止血栓形成的药物。抗血小板聚集药最常用药物为阿司匹林（Aspirin，乙酰水杨酸），该药有解热镇痛、抗风湿作用，又具有抗血栓形成作用。此类药物还有双嘧达莫（Dipyridamole，潘生丁），盐酸噻氯匹定（Ticlopidine Hydrochloride，抵克立得）等。

【药理作用和作用机制】

阿司匹林对胶原、二磷酸腺苷（ADP）、抗原抗体复合物或某些病毒和细菌引起的血小板聚集有明显抑制作用，其原理是抑制环氧酶减少血栓烷$A_2$（$TXA_2$）的产生。$TXA_2$具有强烈促进血小板聚集的作用。小剂量的阿司匹林上述作用明显。双嘧达莫对ADP、胶原引起血小板黏附、聚集有抑制作用，其机制为抑制磷酸二酯酶活性，可减少cAMP（环化腺苷酸）的分解，cAMP含量增多可抑制血小板聚集。

盐酸噻氯匹定具有抗血小板黏附和聚集作用，其机制是该药与血小板膜上的纤维蛋白原受体相互作用，抑制纤维蛋白原与血小板膜上受体结合，抑制血小板聚集，起到预防血栓形成和发展的作用。

【临床应用】

本类药多用于防治心、脑血栓形成或血栓栓塞性疾病。阿司匹林、双嘧达莫临床常用于防治心肌梗死和心绞痛，预防性用药多采取长期每天小量服用。急性心肌梗死溶栓治疗常同时口服阿司匹林。盐酸噻氯匹定为进口药，价钱昂贵，临床多用于预防血栓形成和栓塞性疾病。

【体内过程】

口服小剂量阿司匹林（1g以下）水解生成水杨酸量较少，此时血浆水杨酸半衰期为2～3h，大剂量（＞1g）半衰期为15～30h。

【不良反应及药疗监护须知】

1. 阿司匹林小剂量服用对胃黏膜刺激不明显，饭后服用较适宜，消化性溃疡者要慎用。
2. 少数患者对阿司匹林有过敏反应，出现荨麻疹、哮喘，严重者出现过敏性休克，可用肾上腺素和抗组胺药物治疗。哮喘患者禁用。
3. 盐酸噻氯匹定偶可引起消化道反应如恶心、腹泻，少见引起白细胞减少。使用时要定期查白细胞。

【制剂和用法】

1. 阿司匹林 片剂：0.3g/片，0.5g/片。50～300mg/d口服。
2. 双嘧达莫 25～50mg/次，3次/日口服。
3. 盐酸噻氯匹啶 250mg/次，1～2次/日口服。

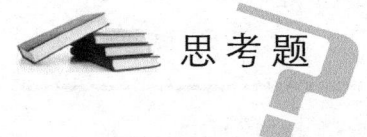 思考题

1. 比较肝素、华法林抗凝作用的特点、作用机制及不良反应解救。
2. 简述阿司匹林、噻氯匹啶的临床应用。
3. 简述维生素 K 的临床应用和药疗监护须知。

(王瑞婷　姚景鹏)

# 第二十五章

# 治疗消化性溃疡和胃炎药物

**学习目标**

**掌握：**
1. 抗酸药的药理作用；抑制胃酸分泌药的种类，两类药物的药理作用；黏膜保护药的药理作用。
2. 碳酸氢钠、氢氧化铝、铝碳酸镁的不良反应和药疗监护；雷尼替丁、法莫替丁、奥美拉唑的不良反应和药疗监护；枸橼酸铋钾、硫糖铝的不良反应和药疗监护须知。

**熟悉：**
抗酸药、$H_2$受体抑制药、质子泵抑制药、黏膜保护药几大类药物中代表药物的临床应用和药物相互作用。

**了解：**
治疗消化性溃疡和胃炎药物。

消化性溃疡、胃炎是常见病，其发生机制是复杂和多因素的。与损害因素（胃酸、胃蛋白酶等）增强和保护因素（黏液、黏膜屏障等）削弱等有关，遗传和环境因素也可影响其二者的动态平衡，从而发生消化性溃疡。临床常用药物有抗酸药、胃酸分泌抑制剂（$H_2$受体阻断药和$H^+$泵抑制剂等）和黏膜保护药（硫糖铝、胶体铋）等；前列腺素（$PGE_2$、$PGI_2$）对胃黏膜细胞有较大的保护作用，抗消化性溃疡疗效与$H_2$受体阻断药相似。

## 一、抗酸药

抗酸药又称为胃酸中和药，主要分为吸收性（碳酸氢钠）和非吸收性（三硅酸镁、氢氧化铝凝胶）两类。为弱碱性药物，能中和胃酸，升高胃内pH，减弱或解除胃酸和胃蛋白酶（pH7～8时失活）对胃黏膜溃疡面的腐蚀和刺激作用，缓解疼痛、促进溃疡愈合。本类药物通过降低胃内的酸度，促进血小板聚集、加速凝血，因此，有利于止血和预防再次出血。抗酸药仅能中和胃酸，不能调节胃酸分泌，部分药物还可能激惹幽门窦释放胃泌素，产生继发性胃酸分泌增多，因此，本类药物不是治疗消化性溃疡的首选药物，临床应用应注意合理用药。

临床主要用于治疗消化性溃疡、反流性食管炎等。抗酸药空腹服用迅速进入十二指肠，药效仅维持30min；若餐后1h服用，因餐后胃排空速度减慢，药效可维持3～4h，故应在每餐后 1h 及睡前服药，睡前服抗酸药，可中和夜间休息时所分泌的大量胃酸。

## 碳酸氢钠（Sodium Bicarbonate）

【作用特点】

本药又名小苏打、重碳酸钠，口服后能迅速中和胃中过剩的胃酸，减轻疼痛，但作用时间较短，口服易吸收，能碱化尿液。与磺胺类药物合用可防止尿中析出磺胺结晶，且尿液碱化可使有机磷自肾小管重吸收减少，该作用对苯巴比妥、阿司匹林等的中毒解救有一定价值。

【不良反应和药疗监护须知】

(1) 口服后中和胃酸时产生大量 $CO_2$，增加胃内压力、产生胃扩张，可有嗳气，并刺激溃疡面，病情严重的胃溃疡患者可引起胃穿孔；胃内压和 pH 升高还能刺激胃幽门部，反射性地引起胃泌素释放，导致继发性胃酸分泌增多；且长期大量使用可引起碱血症。

(2) 充血性心力衰竭、水肿、肾衰竭患者酸中毒时使用本药应慎重。

(3) 静脉滴注时由于迅速碱化作用，对低钙血症患者可能产生阵发性抽搐，对缺钾患者可能产生低钾血症的症状，则应补钾、钙或停用本药。

【药物相互作用】

(1) 不宜与胃蛋白酶合剂、维生素 C 等酸性药物合用，可使各药的疗效降低。

(2) 不宜与重酒石酸间羟胺、庆大霉素、四环素、肾上腺素、多巴酚丁胺、苯妥英钠、钙盐等同一瓶内静脉滴注，可产生沉淀或分解反应。

【常用制剂和用法】

碳酸氢钠：口服 0.5～1.0g/次，3 次/日，饭前服用，静脉滴注 5% 溶液 100～200ml，用于代谢性酸血症，各种原因酸中毒，也可用于高钾血症。复方碳酸氢钠片（苏打明片、苏打薄荷片）每片含碳酸氢钠 0.25～0.35g，薄荷油、糖少许，有健胃抗酸作用，每次 1～4 片，3 次/日，饭前服。

大黄苏打片：每片含碳酸氢钠及大黄粉各 0.15g，薄荷油适量，有抗酸健胃作用，用于胃酸过多、食欲缺乏、消化不良等，每次 1～3 片，3 次/日，饭前服。

## 氢氧化铝（Aluminum Hydroxide）

【作用特点】

本药抗酸作用弱而缓慢，但持久，在胃内形成凝胶，有收敛止血、吸附胃蛋白酶、保护溃疡面作用，不引起碱中毒，主治消化性溃疡、反流性食管炎、上消化道出血等，由于铝离子在肠内与磷酸盐结合成不溶解的磷酸铝，自粪便排出，故尿毒症患者服用大量氢氧化铝后可减少磷酸盐吸收，减轻酸血症。

【不良反应和药疗监护须知】

(1) 可引起便秘（长期便秘者慎用），严重时可引起肠梗阻，预防便秘时可与三硅酸镁或氧化镁交替服用。

(2) 极少量铝在胃内转变为可溶性氯化铝被吸收，并从尿液中排出，肾功能不全者可能会导致血中铝离子浓度增高，引起痴呆等中枢神经系统病变，肾功能不全者忌用或慎用。

(3) 本品影响磷吸收，骨折和低磷血症的患者不宜使用。

(4) 胃出血患者宜用凝胶剂。

(5) 片剂宜嚼碎服用，混悬剂应将药液混匀再服用。

【药物相互作用】

(1) 本药与四环素类形成络合物而影响吸收，故不宜合用。

(2) 可通过多种机制干扰地高辛、华法林、双香豆素、奎宁、奎尼丁、氯丙嗪、普萘洛尔、吲哚美辛、异烟肼、维生素及巴比妥类的吸收或消除，影响疗效，尽量避免同时使用。

【常用制剂和用法】

氢氧化铝凝胶 10～15ml/次，3～4 次/日，饭前 1h 和睡前服，严重者可加倍用量。复方氢氧化铝片（胃舒平）含干燥氢氧化铝胶 0.245g，三硅酸镁 0.105g，颠茄浸膏 0.0026g，每次 2～4 片，3～4 次/日，饭前半小时或胃痛发作时嚼碎后服。

## 铝碳酸镁（Hydrotalcite）

【作用特点】

本品又称碱式铝碳酸镁、达喜、胃达喜、泰德、他尔特，抗酸作用迅速、持久，可吸附胃蛋白酶，因此，可抑制胃蛋白酶活性，利于溃疡面修复。还能结合胆汁酸和吸附溶血磷脂酰胆碱，防止对胃黏膜的损伤和破坏，还可刺激胃黏膜使前列腺素 $E_2$ 合成增加，从而增强胃黏膜的屏障功能。由于含铝、镁两种金属离子，从而相互抵消了便秘和腹泻的不良反应。本品不溶于水，口服后不被胃肠道吸收，体内无各种成分的蓄积。用于胃及十二指肠溃疡，反流性食管炎，急、慢性胃炎等，也用于胃酸过多引起的消化道症状的对症治疗。

【不良反应和药疗监护须知】

可出现胃肠道不适、消化不良、呕吐、大便次数增多甚至腹泻，但轻微，停药会好转。对胃肠道蠕动功能不良和严重肝功能障碍者慎用；对低磷低盐血症、胃酸缺乏、结肠及回肠造口术，原因不明的胃肠出血、阑尾炎、溃疡性结肠炎和憩室炎、慢性腹泻及肠梗阻患者禁用。

【常用制剂和用法】

咀嚼片：每片 0.5g，每次 1.0g，3 次/日，饭后 1h 服用，胃溃疡患者 8 周为一个疗程，十二指肠球部溃疡患者 6 周为一个疗程。

## 氧化镁（Magnesium Oxide）

抗酸作用较碳酸氢钠强，缓慢而持久，不产生二氧化碳。与胃酸作用生成氯化镁放出镁离子，刺激肠道蠕动，具有轻泻作用，适用于伴有便秘的胃酸过多症、胃及十二指肠溃疡患者，对不伴便秘者产生轻泻作用，可同时服用碳酸钙纠正。用于消化性溃疡患者，每次 0.2～1.0g，3 次/日。用于缓泻：每次 3g，3 次/日。片剂：每片 0.2g。

肾功能不全者服后可产生潴留性中毒，如证实为高镁血症可静脉注射钙盐对抗。对肾功能不全者禁用或慎用本药。因本药可干扰四环素类药物的吸收，故应避免与四环素类药物同时服用。

## 三硅酸镁（Magnesium Trisilicate）

抗酸作用弱而慢，但持久，有吸附、保护和轻泻作用。每片 0.3g，每次 0.3～0.9g，3 次/日。

## 碳酸钙（Calcium Carbonate）

中和胃酸速度与本药制剂颗粒大小和结晶结构有关，抗酸作用强而快，且持久，不引起酸碱失衡，服碳酸钙2g，正常人吸收9%～16%，胃酸缺乏患者吸收<2%，消化性溃疡患者吸收11%～37%，食物和脂肪可降低钙吸收。0.5g/片，0.5～2.0g/次，3次/日。

碳酸钙中和胃酸产生氯化钙，约10%被吸收，可发生高钙血症，故不应长期、大量服用。碳酸钙可降低毒蕈碱药、氟化物、铁、吩噻嗪类、磷酸盐、奎尼丁和四环素等药物的生物利用度。

## 胃得乐（Veytalo Tablet）

本药具有调节胃酸过多、收敛及保护溃疡作用，治疗消化性溃疡、胃炎、神经性消化不良症等，服后症状改善较快，但疗程过短易复发，所以应坚持较长疗程，约3个月左右。

本药为复方制剂，每片含碱式碳酸铋0.175g，碳酸镁0.2g，碳酸氢钠0.1g，大黄0.0125g，口服每次2～4片，一日3次，饭后嚼碎服用，长期服用，待症状改善后可酌情减量。胃酸缺乏者禁用，服后大便呈黑色为正常情况。

## 二、胃酸分泌抑制药

### （一）$H_2$受体拮抗药

本类药物通过阻断胃壁细胞组胺$H_2$受体而抑制胃酸分泌，可以抑制基础和夜间的胃酸分泌，是治疗消化性溃疡的重要药物。目前，本类药物共有四代，第一代的代表药物是西咪替丁，第二代的代表药物是雷尼替丁，第三代的代表药物是法莫替丁，第四代的代表药物是尼扎替丁。

## 西咪替丁（Cimetidine）

**【体内过程】**

本药又称甲氰咪胍、泰胃美，口服300mg后迅速由小肠吸收，0.5h即达有效血浓度（0.5μg/ml），90min达峰浓度，有效血浓度可保持4h，口服生物利用度约为70%，肌肉与静脉注射生物利用度基本相同，可达90%～100%。血浆蛋白结合率为15%～20%，$t_{1/2}$约为2h（肾功能不全者$t_{1/2}$明显延长，应减量或调整给药时间），广泛分布于全身组织，44%～70%以原型从尿中排出，12h可排除口服量的80%～90%。

**【药理作用和作用机制】**

西咪替丁主要作用于壁细胞上的$H_2$受体，起竞争性抑制组胺作用，从而抑制基础胃酸分泌，也抑制组胺、五肽胃泌素、咖啡因、胰岛素和食物等刺激引起的胃酸分泌，并使其酸度降低，抑制饭后、白天和晚上胃酸分泌，但不影响胃排空作用。对因化学刺激引起的腐蚀性胃炎有预防和保护作用，对应激性溃疡和上消化道出血也有明显疗效，且具有抗雄性激素作用，对治疗多毛症有一定价值。

**【临床应用】**

消化性溃疡患者服药1周后症状缓解或消失，停药后易复发，目前认为长期服药或每日400～800mg，或反复、足量短期疗法可显著降低复发率。以一次300mg，每日4次，4周为一个疗程。治疗胃溃疡疗效不如十二指肠溃疡，对上消化道出血、胃酸过多症有效。

【不良反应和药疗监护须知】

1. 不良反应

（1）消化系统反应：较常见的有腹胀、腹泻、口苦、口干，偶见严重肝炎、肝坏死、肝脂肪变性等。

（2）造血系统反应：对骨髓有一定抑制作用，少数患者有白细胞降低和中性粒细胞降低，血小板减少，自身免疫性溶血性贫血，再生障碍性贫血，用药期间应定期查血象。

（3）神经精神系统反应：常见头晕、头痛、乏力和嗜睡等。

2. 药疗监护须知

（1）本药可通过胎盘屏障，不宜用于孕妇、哺乳期妇女。

（2）突然停药可引起慢性消化性溃疡穿孔，故疗程结束后尚须维持用药，每晚400mg，连用3个月。

（3）不宜用于急性胰腺炎，用药期间定期查肝、肾功能。

【药物相互作用】

1. 不能与抗酸药同时服药，因可使本药血浓度降低，如必须与抗酸剂合用，两者应至少间隔1h，若与甲氧氯普胺合用，本药剂量应适当增加。

2. 与硫糖铝合用可使其疗效降低，因硫糖铝需经胃酸水解后才发挥作用，本品抑制胃酸。

【常用制剂和用法】

片剂：0.2g，0.8g/d。胶囊：0.2g。注射液：0.2g（2ml）。

口服：每次200mg，一日3次，饭后服，400mg，睡前服，4~6周为一个疗程。或每次400mg，一日2次，3个月为一个疗程。每次800mg，夜间服1次，8周为一个疗程，愈合率95%，此种服药法不影响白天胃酸改变，符合人体生理特征。200~600mg，用葡萄糖溶液或生理氯化钠溶液稀释后静脉滴注。200mg加入葡萄糖溶液或生理氯化钠溶液20ml，静脉缓慢注射，每4~6h一次。一日不超过2g。

## 雷尼替丁（Ranitidine）

【作用特点】

本药又名呋喃硝胺、胃安太、善胃得，为选择性组胺 $H_2$ 受体拮抗剂，作用比西咪替丁强5~8倍，对消化性溃疡疗效高，具有速效、长效特点，不良反应小而安全。作用持续12h，口服生物利用度为50%，$t_{1/2}$为2~2.7h，较西咪替丁长。大部以原型经肾排泄。主治十二指肠溃疡、胃溃疡、术后溃疡、反流性食管炎及Zollinger-Ellison综合征等，静脉用药可治上消化道出血。

【不良反应及药疗监护须知】

1. 静脉滴注后部分患者感面热、头晕、恶心、出汗及胃刺激，约持续10min自行消失，有时在静脉滴注部位出现瘙痒、发红，约1h消失。

2. 可有焦虑、兴奋、健忘等，对严重肾功能不全者，药物排泄慢，应调节用量。

3. 对肝有一定毒性，停药后可恢复。

4. 长期应用可降低维生素 $B_{12}$ 吸收，引起维生素 $B_{12}$ 缺乏。

5. 孕妇及8岁以下儿童禁用。

【常用制剂和用法】

片剂：每片150mg。胶囊剂：每胶囊150mg。注射液：每支50mg，每次50mg稀释后静脉滴注。口服：每次150mg，一日2次（早、晚各一次）。维持量：每日150mg，饭前服。

【药物相互作用】

1. 与普鲁卡因胺合用，可使普鲁卡因胺的清除率降低。

2. 与代谢受肝血流量影响大的药物（普萘洛尔、利多卡因等）合用，可延缓这类药物的作用。

## 法莫替丁（Famotidine）

【作用特点】

本药又名胃舒达、高舒达，抑制胃酸强度比西咪替丁强30～100倍，比雷尼替丁强6～8倍，作用时间较西咪替丁和雷尼替丁长约30%，口服后2～3h血药浓度达高峰，$t_{1/2}$为2.7～4.2h，生物利用度30%～40%。本药在体内分布广泛，不通过胎盘屏障，80%以原型自尿排出。

【不良反应】

不良反应少，常见头痛、头晕、便秘、腹泻，偶见皮疹、荨麻疹（停药会渐好转）、白细胞减少，氨基转移酶升高等，停药后恢复。罕见腹部胀满、食欲缺乏、心率增加、血压上升、颜面潮红、月经不调等。本药应排除胃肠肿瘤后再用药。对肝、肾功能不全，有药物过敏史者慎用或禁用。孕妇慎用、哺乳妇女使用时应停止授乳。

【常用制剂和用法】

片剂：每片20mg。注射液：每支20mg（2ml）。口服200mg/次，一日2次（早餐后，晚餐后或临睡前），静脉注射或静脉滴注20mg（溶于生理氯化钠溶液或葡萄糖溶液20ml，或更多量液体稀释后用），缓慢注射，静脉注射不少于3min，静脉滴注不少于30min，一日2次。维持治疗时每日20mg/次，睡前服药。

口服用于胃、十二指肠溃疡，吻合口溃疡，反流性食管炎。口服或静脉用药治疗上消化道出血（消化性溃疡、急性应激性溃疡、出血性胃炎所引起）等疾病。

（二）质子泵抑制剂

胃壁细胞分泌酸是通过膜泵方式，此膜泵为$H^+$，$K^+$-ATP酶，与已知的$Na^+$，$K^+$-ATP酶相同，以$H^+$对$K^+$交换，将细胞内$H^+$泵出。质子泵抑制剂不可逆地使泵分子失活，只有当新的泵分子合成并插入到细胞膜上后，胃酸分泌才重新开始。因此，该类药物抑制胃酸的作用强而持久，同时可以使胃蛋白酶的分泌减少。该类药物作用与胃酸分泌的最后一个环节，因此，无论是否存在其他刺激胃酸分泌的因素，本类药物均可以有效抑制胃酸的分泌。本类药物还具有抑制幽门螺杆菌的作用。质子泵抑制剂容易在酸性环境中被降解，为避免这种情况，研制了胶囊剂、肠溶片等多种制剂。目前认为这类药物是治疗消化性溃疡最新型的药物，具体药物有奥美拉唑、兰索拉唑、潘妥拉唑等，用药4～8周，愈合率可达85%～100%。

## 奥美拉唑（Omeprazole）

【作用特点】

本品又名洛赛克，是典型质子泵抑制剂，口服，每日30mg，1周后可抑制胃酸分泌70%～80%，随着胃酸分泌量的明显下降，胃内pH值迅速升高。停药后3～4天胃酸分泌可恢复到原有水平口服后经小肠吸收，主要分布于胃肠道。血浆半衰期30～60min，通常单剂量生物利用度约35%，多剂量生物利用度约60%，主要在肝代谢，以代谢物的形式经尿排泄。

奥美拉唑对十二指肠溃疡的治愈率明显高于 $H_2$ 受体拮抗剂，且复发率低。本药起效迅速，每日服用 1 次即能抑制胃酸分泌，作用可持续约 24h 以上。可用于治疗消化性溃疡、Zollinger-Ellison 综合征、反流性食管炎等。

【不良反应和药疗监护须知】

常见的不良反应有头痛、恶心、呕吐、腹胀、腹痛、腹泻、便秘等，停药后消失。偶见血清氨基转移酶（ALT、AST）升高、皮疹、眩晕、嗜睡、失眠等反应，停药后可消失。孕妇、哺乳期妇女及肝、肾功能不全者慎用。长期应用可能导致维生素 $B_{12}$ 缺乏，连续服用超过 3 年者应监测血清维生素 $B_{12}$ 水平。胶囊剂不可咀嚼，不可倾出内容物。

【常用制剂和用法】

胶囊剂：每粒 20mg，用于治疗消化性溃疡、反流性食管炎，每日早晨吞服 20mg。对用其他药物治疗不愈的患者，每日早晨吞服 40mg。治疗十二指肠溃疡 2～4 周为一个疗程，治疗胃溃疡和反流性食管炎 4～8 周为一个疗程。

【药物相互作用】

本品具有药酶抑制作用，可延缓经肝氧化代谢药物在体内的消除，如地西泮（安定）、苯妥英钠、华法林、双香豆素、硝苯地平等，当本品与上述药物一起使用时，应酌情减少上述药物的用量，因其 $t_{1/2}$ 可因合用本品而延长。

## 兰索拉唑（Lansoprazole）

【作用特点】

本制剂又名达克普隆（Takepron），主要是通过抑制胃黏膜壁细胞的 $H^+$，$K^+$-ATP 酶（质子泵）的活性，产生强而持久地抑制胃酸分泌作用。本药的生物利用率具有个体差异。对慢性溃疡的治愈有促进作用，临床可治疗消化性溃疡、反流性食管炎、Zollinger-Ellison 综合征等。

【不良反应和药疗监护须知】

1. 过敏反应　偶有皮疹、瘙痒等，停药即好转。有过敏史者禁用。
2. 消化系统　偶有丙氨酸氨基转移酶升高现象。应定期检查和细心观察，发现异常应停药和相应保肝治疗。偶有口渴、腹胀、便秘、腹泻。
3. 血液系统　偶有贫血、白细胞减少、嗜酸粒细胞增多等，血小板减少极少发生，停药可恢复。
4. 精神神经系统　偶有头痛、嗜睡、头晕、失眠等，停药可恢复。
5. 其他　偶有发热、总胆固醇上升、尿酸上升等，停药可恢复。

对高龄患者使用时应密切观察，因其胃酸分泌功能与其他生理功能都会降低。对肝、肾功能不全者，孕妇，哺乳期妇女慎用或禁用。本药会掩盖胃癌症状，故应先排除胃癌后方可用药。

【常用制剂和用法】

胶囊剂：每粒 30mg，治疗消化性溃疡每次 30mg，每天 1 次，疗程为 6～8 周。

【药物相互作用】

本药会延缓地西泮、苯妥英钠的代谢与排泄，应慎重合用。

## 埃索美拉唑（Esomeprazole）

【作用特点】

本药又称为耐信，为奥美拉唑的左旋异构体，为弱碱性，作用机制同奥美拉唑。

本药口服吸收迅速，1~2h 血药浓度达峰值。每日一次重复给药后，生物利用度可达 89%，血浆清除半衰期 1.3h。代谢产物约 80% 从尿液中排出，其余从粪便中排出。临床主要用于治疗反流性食管疾病；联合其他药物，根除幽门螺杆菌，促进消化性溃疡的愈合。

【不良反应和药疗监护须知】

常见的不良反应有头痛、腹痛、腹泻，发生率为 1%~10%，与药物的剂量无关。其他少见的不良反应有皮肤瘙痒、荨麻疹等。用药期间应定期检测肝功能，同时定期进行内镜检查，观察病灶恢复情况。对本药或奥美拉唑过敏者禁用。哺乳期妇女应避免使用。

【常用制剂和用法】

1. 反流性食道炎　初始剂量为 20mg/次，1 次/日，连续服用 4~8 周；常用剂量为 20~40mg/次，1 次/日，连续服用 4~8 周。

2. 根除幽门螺杆菌　20mg/次，2 次/日，同时联合使用其他药物。

## 三、黏膜保护药

### 枸橼酸铋钾（Bismuth Potassium Citrate）

【作用特点】

本品又称胶体次枸橼酸铋、三甲二枸橼酸铋、铋诺、德诺，在胃酸性 pH 条件下在溃疡表面或溃疡基底肉芽组织形成坚固的氧化铋胶体沉淀，成为保护薄膜，从而隔绝胃酸、酶及食物对溃疡黏膜的侵蚀作用。并能刺激内源性前列腺素释放，促进溃疡组织的修复和愈合，还能改善胃黏膜血流作用。本品还可以抑制幽门螺杆菌。适用于消化性溃疡、复合溃疡、多发溃疡、吻合口溃疡、慢性胃炎、糜烂性胃炎等。

【不良反应及药疗监护须知】

服药期间，口中有氨味，舌、粪呈黑色，亦有恶心、便秘，停药后消失。血铋浓度超过 $0.05\mu g/ml$，有发生神经毒性的危险，表现为轻微头痛、头晕或失眠等。肝、肾功能不全者慎用或减量。严重肾病患者及孕妇禁用。服药前后 0.5h 不要进食牛奶或其他高蛋白食物，以免影响药物疗效。

【常用制剂和用法】

片剂、胶囊均为 120mg。颗粒剂：每袋 1.2g，含本品 300mg。一次 2 片（粒），一日 2 次，早餐前 0.5h 或睡前服用。颗粒 1 袋，一日 3 次，餐前 0.5h 和睡前服用。

### 胶体果胶铋（Colloidal Bismuth Pectin）

【作用特点】

本品又称碱式果胶酸铋钾、维敏，在酸性介质中具有较强的胶体特性，可在胃黏膜上形成一层牢固的保护膜，增强胃黏膜的屏障作用。由于胶体铋剂可杀灭幽门螺杆菌，有利于提高消化性溃疡的愈合率和降低复发率。用于治疗消化性溃疡、慢性浅表性胃炎、慢性萎缩性胃炎和消化道出血。与抗生素合用,可根除幽门螺杆菌,也可与胃酸分泌抑制药组成四联方案,为根除幽门螺杆菌失败的补救方案。

【不良反应及药疗监护须知】

不良反应少,不影响肝、肾及神经系统,血常规、尿常规、粪常规检查无改变,服药时大便可呈黑色。

【常用制剂和用法】

胶囊:每粒 50mg。消化性溃疡和胃炎:每次 3~4 粒,一日 4 次,三餐前 0.5h 及睡前服用,4 周为一个疗程。消化道出血:将胶囊内药物倒出,用水冲开搅匀后服用,一日剂量一次服用。

## 胶体(态)酒石酸铋(Colloidal Bismuth Tartrate)

【作用特点】

本品又称比特诺尔,在肠道碱性介质中能形成稳定的胶体-黏液蛋白复合物,保护受伤的肠道的肠黏膜,刺激上皮细胞分泌黏液,形成适当的胶体渗透压,有助于缓解腹痛、腹胀和止泻。本品与受损伤的胃黏膜、肠黏膜,特别是结肠黏膜有特殊的亲和力,且具有杀灭幽门螺杆菌的作用,有利于溃疡愈合和炎症消除,缓解并消除非感染性结肠疾病的症状。主治溃疡性结肠炎、慢性结肠炎、肠功能紊乱等。

【常用制剂和用法】

胶囊:每粒 55mg(为铋汁),每次 165mg(3 粒),一日 3~4 次。4 周为一个疗程。偶尔出现便秘,大便呈黑色(为正常现象),肾功能不全者和孕妇忌用。

## 硫糖铝(Sucralfate)

【药理作用和作用机制】

本药又称胃溃宁,是蔗糖硫酸酯和氢氧化铝的非吸收性复合物,是一种胃黏膜保护剂,具有保护溃疡面,促进溃疡愈合的作用。在酸性环境(pH 在 4 以下)有广泛聚合作用,被浓缩的多聚体是很黏稠的黏性物质,在胃内能减轻刺激并牢固黏着到上皮细胞和溃疡面,与溃疡面结合的亲和力明显高于一般表面上皮,在患者体内结合时间可长达 6h。抗酸药和食物不影响此作用。本药能选择性与坏死的溃疡组织结合,其愈合率与西咪替丁类似。

【不良反应】

可有口干、恶心、胃痛、便秘等,但较轻,可与抗胆碱药合用。治疗见效后,应继续服药数月,以免复发。

【常用制剂和用法】

片剂:每片 0.5g,每次 1.0g,3~4 次/日,饭前 1h 及睡前服用。

【药物相互作用】

与多酶片合用时,使两者疗效均降低,这是因为多酶片中含有胃蛋白酶、胰酶和淀粉酶,其药理作用与本药相拮抗;多酶片所含胃蛋白酶可影响溃疡愈合,故两者不宜合用。另外,与西咪替丁合用可能使本药疗效降低。

## 吉法酯 (Gefarnate)

**【作用特点】**

本品又称合欢香叶酯、胃家强-G，为一异戊间二烯化合物，具有加速新陈代谢，调节肠胃功能和胃酸分泌，加强黏膜保护等作用。本药直接作用于胃黏膜上皮细胞，增强其抗溃疡的能力。用于治疗胃及十二指肠溃疡，急、慢性胃炎，胃痉挛，结肠炎等疾病。

**【不良反应及药疗监护须知】**

治疗过程中应按时服药，不可提前中断服药。孕妇忌服用。

**【常用制剂和用法】**

片剂：每片 0.4g。治疗消化性溃疡及急、慢性胃炎，每次 2 片，一日 3 次，饭后服用；症状轻者疗程 4~5 周，重症疗程 2~3 个月。对一般肠胃不适、胃酸过多、胃胀及消化不良等症状患者，根据病情每次 1~2 片，一日 3 次。

### 四、前列腺素类药

## 米索前列醇 (Misoprostol)

**【作用特点】**

前列腺素及其衍生物是近 20 年来发现的一类抗消化性溃疡的药物，本品是合成前列腺素 $E_1$ 的衍生物。口服吸收良好，$t_{1/2}$ 为 1.55~1.77h，血浆蛋白结合率为 80%~90%，药物浓度在肝、肾、胃、肠等组织中比血液中高，从尿液中排出约 75%，粪便排出约 15%，8h 内尿液中排出量为 56%。本药不影响肝药酶活性。本药具有强大的抑制胃酸分泌作用，用药后基础胃酸、组胺、胃泌素及食物刺激引起的胃酸分泌量和胃酸排出量均显著降低，胃蛋白酶排出量也减少，故可防止溃疡形成。增加黏膜血流，促进胃黏膜的修复。本品既具有抑制胃酸分泌作用，又有保护胃黏膜的作用。临床用于胃及十二指肠溃疡，预防非甾体抗炎药引起的出血性消化性溃疡。

**【不良反应】**

可有稀便或腹泻，但不影响治疗，如严重则停药后好转。本药对妊娠子宫有收缩作用，故孕妇禁用；对前列腺素类过敏者禁用；脑血管及冠状动脉病变患者慎用。常规剂量不导致低血压。

**【常用制剂及用法】**

片剂：每片 200μg，口服每次 200μg，4 次/日，于餐前和睡前服，4~8 周为一个疗程。

### 五、抗幽门螺杆菌的治疗

目前认为，消化性溃疡和胃炎的发生与幽门螺杆菌的感染有密切关系，因此，根除幽门螺杆菌在这两种疾病的治疗中有非常重要的作用。常用的抗幽门螺杆菌的药物分为两类，一类是治疗溃疡病的药物，如质子泵抑制剂、铋剂等，抗幽门螺杆菌的作用较弱，单用效果差。另一类为抗菌药物，如阿莫西林、甲硝唑、呋喃唑酮等。我国目前使用的抗幽门螺杆菌的方案主要是上述两类药物的联合治疗，原则是根除率高（90%以上），不良反应小，疗程短和价格合理。

> **知识链接**
>
> 1982年,澳大利亚医生巴里·马歇尔(Barry J. Marshall)和罗宾·沃伦(J. Robin Warren)发现135例曲形和S形细菌,以人体的胃黏液来培植,并得出结论,认为人体的胃溃疡、胃炎等疾病是因为该种细菌在胃部繁殖所致,1984年英国权威医学杂志《柳叶刀》刊载这项报告,2005年,华伦和马歇尔因此获得诺贝尔生理学或医学奖。
>
> 幽门螺杆菌(Helicobacter pylori,Hp)是一种单极、多鞭毛、末端钝圆、螺旋形弯曲的细菌。长 $2.5\sim4.0\mu m$,宽 $0.5\sim1.0\mu m$。在胃黏膜上皮细胞表面常呈典型的螺旋状或弧形。幽门螺杆菌是微需氧菌,环境氧要求5%~8%,在大气或绝对厌氧环境下不能生长。

1. 铋剂联合两种抗菌药 标准计量铋剂(枸橼酸铋钾 0.22g 或 0.24g;果胶铋 0.24g)＋阿莫西林 0.5g＋甲硝唑 0.4g(或四环素 0.5g＋甲硝唑 0.4g 或克拉霉素 0.25g＋甲硝唑 0.4g),每日 2 次,共用 1~2 周。

2. 质子泵抑制剂联合两种抗菌药 标准剂量质子泵抑制剂(埃索美拉唑 20mg,雷贝拉唑 10mg,兰索拉唑 30mg,奥美拉唑 20mg)＋克拉霉素 0.5g＋阿莫西林 1.0g(或阿莫西林 1.0g＋甲硝唑 0.4g 或克拉霉素 0.25g＋甲硝唑 0.4g),每日 2 次,共服用 1 周。

3. 其他方案 $H_2$ 受体拮抗剂或质子泵抑制剂＋铋剂＋两种抗生素组成四联疗法,多用于其他方案失败的病例。

## 六、胃肠动力药

### 多潘立酮(Domperidone)

**【药理作用和体内过程】**

本品又称为吗丁啉,作用于胃肠道上的多巴胺受体,阻断多巴胺与其受体的结合,拮抗其作用。具有增加胃肠道的蠕动,促进胃排空,增加胃窦和十二指肠运动,协调幽门的收缩,同时也能增强食管的蠕动和食管下端括约肌的张力。本品可阻断催吐化学感受区多巴胺的作用,抑制呕吐的发生。本品不易透过血-脑屏障,无明显镇静、嗜睡及锥体外系的不良反应。

本品吸收后主要在肝代谢,代谢产物无活性,半衰期 7~8h。口服后 24h 约 30%由尿排出,4 天内约 60%由粪便排泄。口服、肌内注射或直肠给药均易吸收。存在"首过效应",口服时生物利用度较低。

**【临床应用】**

1. 用于治疗胃轻瘫,可使患者消化不良、腹胀、嗳气、恶心、呕吐以及腹部胀痛等症状消失或明显减轻。

2. 可治疗胃肠反流性疾病、慢性胃炎等疾病。

**【不良反应】**

偶见轻度腹部痉挛、口干、皮疹、头痛、腹泻、神经过敏、倦怠、嗜睡、头晕等。本品可促进催乳激素的释放药,较大剂量可引起非哺乳期泌乳,部分更年期后的妇女及男性患者用药后可出现乳房胀痛。

【药疗监护须知】
1. 餐前 15～30min 口服。
2. 孕妇慎用,哺乳期妇女使用本品期间应停止哺乳。对本品过敏者禁用。
3. 抗酸剂和抑制胃酸分泌药不宜与本品同服。

【常用制剂和用法】
片剂:10mg/片。混悬液:1mg/ml。
口服:10～20mg/次,3 次/日。混悬液 10ml/次,3～4 次/日。

## 甲氧氯普胺(Metoclopramide)

【体内过程】
本药又名胃复安、灭吐灵,结构类似普鲁卡因胺,但无麻醉抑制作用,有止吐及内脏兴奋作用,口服后胃肠道迅速吸收,分布广,易通过血-脑屏障和胎盘,乳汁内的药物浓度高于血浆内的。以 30%原型及代谢产物自尿中排泄,也可自乳汁排泄。

【药理作用和作用机制】
1. 止吐作用。本药具有强大的中枢性镇吐作用,对延髓催吐化学感受区有抑制作用,也通过甲氧氯普胺阻断中枢多巴胺受体产生止吐作用。
2. 胃肠道兴奋作用。本药具有胆碱能特性,促进食管和胃蠕动,能加速食管清除,胃的排空和缩短食糜在小肠运行时间,并能提高食管括约肌压力,此作用在外周是由于本药提高乙酰胆碱在突触部位的作用而改善胃肠作用。
3. 本药具有刺激催乳素释放的作用。

【临床应用】
1. 用于肿瘤化疗、放射治疗、手术后及胃肠功能失调等引起的恶心、呕吐,预防和治疗晕动病及内耳眩晕症和其他迷路障碍引起眩晕和恶心、呕吐。
2. 可增加食管括约肌压力,从而减少因全身麻醉时胃肠道反流、孕妇分娩时胃内容物吸入性肺炎的发生率。亦可用于反流性食管炎及胃溃疡患者。
3. 可用于胃、十二指肠钡餐检查及插管前用药。
4. 可用于胆道疾病、慢性胰腺炎的辅助治疗。
5. 对乳量严重不足的产妇起催乳作用。

【不良反应及药疗监护须知】
1. 有倦怠、嗜睡、头晕等镇静作用,可有便秘、腹泻、皮疹、溢乳、男性乳房发育等。但少见。
2. 大剂量、长期使用因阻断中枢多巴胺受体而致椎体外系反应,主要表现为帕金森综合征、肌震颤、发音困难、共济失调等,可用苯海索等抗胆碱药治疗。
3. 注射给药可引起直立性低血压。
4. 禁用于嗜铬细胞瘤、癫痫、乳癌患者放疗和化疗时。

【常用制剂和用法】
片剂:每片 5mg。注射剂:每支 10mg(1ml)。口服:每次 5～10mg,一日 3 次,饭前半小时服。肌内注射:一次 10～20mg。每日剂量不宜超过 0.5mg/kg,易引起锥体外系反应。

【药物相互作用】
1. 不宜与吩噻嗪类药物合用,因能增强本药的椎体外系不良反应。

2. 抗胆碱药（阿托品、颠茄溴丙胺太林）和麻醉性镇痛药能降低本药作用，不同时应用。

3. 降低西咪替丁口服生物利用度，若两药合用需间隔 1h 以上。

4. 与乙酰氨基酚、氨苄西林、左旋多巴、四环素、对乙酰氨基酚（扑热息痛）等合用，可增加其吸收率，而地高辛的吸收因合用本品而减少。

## 西沙必利（Cisapride）

【作用特点】

本品为促胃肠道动力药，可加强并协调胃肠功能，防止食物滞留与反流。可用于神经损伤、神经性厌食（食欲缺乏）、迷走神经切断术或部分胃切除引起的胃轻瘫、上消化道不适、食管炎、胃-食管反流；假性肠梗阻导致的推进性蠕动不足和胃肠内容物滞留及慢性便秘等。

【不良反应及药疗监护须知】

由于能促进胃肠蠕动，可发生瞬时性胃肠痉挛、腹鸣或腹泻，可减少剂量或停用，不用于胃肠功能增强的患者；亦可有过敏，轻度短暂性头晕或头痛。对肝、肾功能不全者，老年人减量或不用，有过敏史者、孕妇、哺乳期妇女禁用。用药前一定要追问既往病情病史。监测用药情况。

【常用制剂和用法】

片剂：每片 5mg，每次 5～10mg，一日 3 次，胶囊每丸 5mg。

思考题

1. 简述 $H_2$ 受体拮抗药的药理作用，并举 1～2 个常用药物说明其临床应用、不良反应和药疗监护的内容。

2. 简述质子泵抑制药的药理作用，并举 1～2 个常用药物说明其临床应用、不良反应和药疗监护的内容。

（陆　悦）

# 第二十六章

# 镇咳、祛痰及平喘药

**学习目标**

**掌握：**
拟肾上腺素药如沙丁胺醇、茶碱类药物如氨茶碱的作用特点、机制、临床应用、主要不良反应及药疗监护须知。

**熟悉：**
1. 根据作用机制不同，平喘药的六大类。
2. 可待因、糖皮质激素、色甘酸钠的作用特点、镇咳或平喘机制、临床应用、不良反应及药疗监护须知。

**了解：**
氯化铵、异丙托溴铵、扎鲁司特的作用特点、临床应用和不良反应。

呼吸系统疾病以咳嗽、咳痰和喘息为常见的症状，镇咳、祛痰及平喘药是呼吸系统疾病的对症治疗药物。

## 第一节 镇咳药

咳嗽是人体对气管内刺激的保护性反应。通过咳嗽可以排除气道内的刺激物或积聚于呼吸道内之分泌物，起到保护呼吸道通常的作用，因此，并非所有咳嗽都要制止。但长时间剧烈咳嗽不仅影响患者休息，且可引起多种并发症，如腹直肌撕裂、纵隔积气与气胸等。

镇咳药按其作用机制不同，可分为中枢性镇咳药和外周性镇咳药两大类。

**知识链接**

中枢性镇咳药是通过抑制咳嗽中枢而达到止咳作用的一类药物；外周性镇咳药是通过抑制咳嗽反射弧中的感受器、传入神经或传出神经而发挥止咳作用的一类药物。

## 一、中枢性镇咳药

这类药镇咳作用强、疗效可靠，但有些药物易成瘾和不同程度地抑制呼吸，因而应用受到限制。

### 可待因（Codeine）

【作用特点】

能直接抑制延髓的咳嗽中枢，镇咳作用强而迅速，也有镇痛作用。口服吸收迅速完全，约20min起效，适用于各种原因引起的剧烈干咳、刺激性咳嗽，尤其是伴有胸痛的剧烈干咳。

【不良反应和药疗监护须知】

1. 偶有眩晕、恶心、呕吐及便秘等。过量（单次剂量大于60mg）易产生中枢兴奋症状、烦躁不安等。
2. 抑制支气管腺体分泌，使痰液黏稠、不易咳出，痰多者禁用。
3. 对支气管平滑肌有轻度收缩作用，故呼吸不畅者慎用。
4. 连续应用可产生耐药性和成瘾性，应控制使用。
5. 本品按麻醉剂管理、控制使用，未经医生允许不可擅自发药。凡持有麻醉药品处方权资格证书的医生才有权开本品处方，且应用特定红色处方开药。

【常用制剂和用法】

片剂：15mg/片、30mg/片，常用量15～30mg/次，1～3次/日。

### 喷托维林（Pentoxyverine）

又名咳必清、维静宁，为人工合成的非成瘾性中枢镇咳药，能直接抑制咳嗽中枢，兼有较强的局麻作用和微弱的阿托品样解痉作用。镇咳作用比可待因弱。主要用于急性呼吸道炎症引起的干咳，必要时可与氯化铵等祛痰药并用，以增加呼吸道腺体分泌，既能减轻局部刺激，又可适当抑制过度兴奋引起的咳嗽反射，增强止咳效果。片剂：25mg/片、25mg/次，3次/日。复方喷托维林糖浆，10ml/次，3次/日。偶有口干、头晕，心力衰竭伴肺淤血患者及青光眼患者慎用。

### 右美沙芬（Dextromethorphan）

为非成瘾性中枢性镇咳药，通过抑制延髓咳嗽而发挥中枢性镇咳作用，强度与可待因相等，但无成瘾性，无镇痛作用。用于干咳。片剂：15mg。缓释片：15mg，30mg，口服每次15～30mg，每日3次。偶有嗜睡、头晕、嗳气等。大剂量时可引起呼吸抑制作用，过量中毒可引起中枢抑制，可使用纳洛酮解救。

### 氯哌斯汀（Cloperastine）

又名咳安宁、咳平，为非成瘾性中枢性镇咳药，能直接抑制咳嗽中枢，还具有$H_1$受体阻断作用，镇咳作用比喷托维林强，较可待因弱，兼有抗组胺作用，对支气管痉挛及黏膜水肿有缓解作用。适用于上呼吸道感染引起的咳嗽，不良反应小，有轻度口干和嗜睡，无耐受性和成瘾性。片剂：5mg/片，10mg/片。成人：每次10～30mg，3次/日。

## 二、外周性镇咳药

### 苯佐那酯（Benzonatate）

又名退嗽露（Tessalon），为丁卡因的衍生物，属于局麻性外周性镇咳药，吸收后分布于呼吸道，对肺的牵张感受器及感觉神经反射有明显抑制作用，抑制肺迷走神经反射，阻断咳嗽反射的传入冲动，而产生镇咳作用。此外本品对咳嗽中枢亦可能有一定的抑制作用，但不抑制呼吸；支气管哮喘患者用药后可见呼吸加深、加快，增加每分钟呼吸容量。其镇咳强度略低于可待因。常用于急性支气管炎、哮喘和肺炎所引起的干咳，也可用于支气管镜等检查前预防咳嗽。用药20min起效，维持3～4h。片剂：50～100mg/次，3次/日。偶有轻度头晕、鼻塞和嗜睡等不良反应，偶见过敏性皮炎。服用时勿将药丸咬碎以免口腔产生麻木感。

### 甘草（Glycyrrhiza）

甘草流浸膏服后可覆盖在发炎的咽部黏膜表面，起保护作用，使局部黏膜少受刺激，达到止咳作用。甘草流浸膏5～15ml/次，3次/日。

临床常用甘草的复方制剂。复方甘草（Compound Liquorice）主要为甘草流浸膏、酒石酸锑钾、复方樟脑酊（有的配方中加入阿片）的复方制剂。本品中甘草流浸膏为保护性祛痰剂；酒石酸锑钾为恶心性祛痰药；复方樟脑酊（阿片）为镇咳药。片剂（每片含甘草流浸膏0.1g、阿片粉1.8mg、酒石酸锑钾1mg、樟脑2mg、八角茴香油0.002ml）。复方甘草片宜含服，吞服可出现恶心、口干、便秘等不良反应。由于含有阿片，久服可能成瘾，故一般不宜连续服用5天以上。且应避免同服其他强力镇咳药。

## 第二节 祛痰药

常用的祛痰药一般可分为两类：一类是恶心性祛痰药，口服后可刺激胃黏膜的神经末梢，引起轻度恶心，反射性地促进腺体分泌增加，稀释痰液而使之易于咳出；另一类是黏痰溶解剂，能使痰液中的黏性成分分解，分子变小而使痰液的黏度降低。以上两类祛痰药均可使痰液变稀而易于咳出。

> **知识链接**
>
> 支气管黏液腺及杯状细胞在呼吸道感染时，黏液分泌过多形成痰。因痰的刺激引起咳嗽，同时阻塞支气管而引起呼吸困难。痰液也易引起细菌滋生，因此，祛痰药不仅可消除痰液，也有一定的平喘作用，同时有利于控制感染。

### 氯化铵（Ammonium Chloride）

**【作用特点】**

氯化铵口服后刺激胃黏膜的迷走神经末梢，引起轻度恶心，反射性地促进呼吸道分泌增加而稀释黏痰，使痰易于咳出。铵离子在体内转化为尿素，氯离子与相当量的钠离子和水共同排出而起利尿作用。本品很少单独使用，多配成复方应用，由于炎症初期痰少而稠，还可酸化体液和尿液，促进碱性药物的排泄，并可用于纠正低氯性碱中毒。本品口服吸收入血后，部分从支气管黏膜排出，通过盐类的渗透压作用，在支气管腔内形成高渗环境，使水分增多，痰液稀释。临床用于呼吸道炎症初期，使少量黏稠的痰易于咳出。

【不良反应和药疗监护须知】

1. 不良反应　主要见于继发性氨中毒导致的反应。①中枢神经系统：头痛、嗜睡、抑郁、抽搐等。②心血管系统：各种心律失常。③胃肠道：胃刺激、恶心、呕吐、厌食等。④其他：代谢性酸中毒、高血氨、皮疹等。

2. 药疗监护须知

（1）大量服用刺激胃，引起恶心、呕吐、胃痛、口渴。为减少对胃刺激，片剂宜用水溶解于饭后服用。消化性溃疡患者慎用。

（2）可使血氨增高，因此，肝功能不全者禁用。

（3）增加肾小管氯离子浓度从而有一定利尿作用，肾功能严重减退者禁用。

（4）个别患者可出现皮疹，需注意观察。

（5）本药增加钾的排出易造成低钾血症，须密切监测血钾。

【常用制剂和用法】

片剂：每片0.3，口服0.3~0.6g/次，3次/日。

## 愈创甘油醚（Guaifenesin）

本药又名甲甘苯二醚、愈甘醚，为恶心性祛痰药，口服后刺激胃黏膜，反射性引起支气管分泌增加，使痰液稀释。并有较弱的消毒防腐作用，本品还具有镇咳、解痉、抗惊厥作用。用于慢性支气管炎、百日咳、支气管扩张症等，多与其他镇咳平喘药合用。片剂：0.2g/片，1片/次，3~4次/日，糖浆10~20ml/次，3次/日，毒性小。

> **知识链接**
>
> 恶心性祛痰药是指该类药物通过局部刺激胃黏膜而引起轻度恶心，反射性地兴奋气管、支气管腺体的迷走神经，促使腺体分泌增加，使痰液稀释而易于咳出。临床常与其他镇咳祛痰药组成复方制剂，用于患急慢性支气管炎痰黏稠不易咳出的患者。代表药物如氯化铵。

## 乙酰半胱氨酸（Acetylcysteine）

【作用特点】

本品又称痰易净，为黏痰溶解剂。本品能使痰液中黏蛋白的二硫键断裂，使黏蛋白分解，降低痰的黏滞性、对脓性痰中的脱氧核糖核酸也有裂解作用。因此，不仅溶解白色黏痰，而且也溶解脓性黏痰。本品能增加金属制剂的排泄，减弱青霉素、四环素、先锋霉素等抗生素的抗菌活性，故不宜与这些药物并用。必要时可间隔4h交替使用。与异丙肾上腺素合用或交替使用,可提高药效,减少不良反应。

【临床应用】

吸入 1~2min 生效。主要用于术后咳痰困难、气管切开痰黏不易吸出者。对肺及支气管疾病致痰黏不易咳出者亦有效。紧急时气管内滴入,可迅速降低痰的黏稠度,便于吸痰。

【不良反应和药疗监护须知】

1. 有特殊气味,可引起呛咳、呕吐、流涕,减量后症状可消失。

2. 可引起支气管痉挛,可用异丙肾上腺素解除。哮喘患者或老年严重肺功能不全者慎用。

3. 用药前需将患者咽喉部和气管内的痰液吸净,以免大量黏稠度下降的痰液,随呼吸进入气道末梢,引起小气道阻塞,故无吸痰器时不可直接向气管内滴入药物。

4. 用药后协助患者尽量咳嗽或进行体位引流,以利排痰。

5. 水溶液易在空气中氧化变质,置冰箱保存也不能超过 48h。

【常用制剂和用法】

片剂:0.6g。颗粒剂 0.1g,0.2g。喷雾剂:0.5g,1g。用法:雾化吸入、气管滴入或甲状软骨环穿刺滴入气管。

## 溴己新 (Bromhexine)

【作用特点】

本品又名溴己铵、必嗽平,为黏痰溶解药,可裂解分化痰中酸性黏多糖纤维,抑制黏多糖的合成,从而使痰液黏度降低,并有润滑支气管黏膜作用,故痰黏度降低易于咳出。另外,还能刺激胃黏膜,反射性地引起胃腺体分泌增加,使痰液稀释,利于痰液咳出。本品能增加四环素类抗生素在支气管的分布浓度,故二者合用时,能增强此类抗生素的抗菌疗效。

【临床应用】

适用于各种气管炎、支气管扩张症,慢性肺部炎症和支气管哮喘等。

【不良反应和禁忌证】

(1) 偶有恶心、胃部不适,减量或停服即可恢复。

(2) 个别患者血清氨基转移酶暂时升高,停药即可恢复正常。

(3) 宜饭后服用,减轻胃部不适。胃炎或胃溃疡患者慎用。

【常用制剂和用法】

片剂:4mg/片,8~16mg/次,3 次/日,口服 3~5 日后才见效。注射 4mg/2ml,肌内注射 8mg/次,雾化吸入 0.2% 溶液,1~2ml/次。

## 盐酸氨溴索 (Ambroxol Hydrochloride)

【作用特点】

本药又名氨溴醇、沐舒坦,为溴己新在人体内的代谢产物,为黏液溶解剂,作用比溴己新强。能增加呼吸道黏膜浆液腺的分泌,减少黏液腺分泌,减少和断裂痰液中的黏多糖纤维,使痰液黏度降低,痰液变薄,易于咳出。本药还可激活肺泡上皮细胞Ⅱ型细胞合成表面活性物质,降低黏液的附着力,改善纤毛与无纤毛区的黏液在呼吸道中的输送,以利痰液排出,达到廓清呼吸道黏膜的作用,直接保护肺功能。另外,本药有一定的止咳作用,镇咳作用相当于可待因的 1/2。

【临床应用】

适用于急、慢性呼吸系统疾病引起的痰液黏稠、咳痰困难。

【不良反应和药疗监护须知】

本药可见上腹部不适、厌食、腹泻，偶见胃痛、胃部灼热、消化不良、恶心、呕吐，极少数患者有皮疹，罕见血管性水肿。胃溃疡、青光眼患者和哺乳期妇女及孕妇慎用。本药注射液不宜与碱性溶液混合，在 pH＞6.3 的溶液中，可能会产生氨溴索游离碱沉淀。如出现过敏症状应立即停药。服药时避免同服阿托品类药物及联用强力镇咳药，因咳嗽反射受抑制时易出现分泌物阻塞。

【常用制剂和用法】

片剂：一次 30mg，一日 2～3 次，餐后服用。缓释胶囊：一次 75mg，一日 1 次，餐后口服。雾化吸入：一次 15～30mg，一日 3 次。皮下注射、肌内注射：一次 15mg/kg，一日 2 次。静脉注射：一次 15mg，一日 2～3 次，每 15mg 用 5ml 无菌注射用水溶解。静脉滴注：使用本药氯化钠或葡萄糖注射液，一次 30mg，一日 2 次。

## 糜蛋白酶（Chymotrypsin）

本品又名胰凝乳蛋白酶，为蛋白分解酶，有分解肽链的作用，使稠厚黏痰和脓性痰稀化，用于慢性支气管炎、肺脓肿等疾病导致痰稠者。亦能用于清除化脓创面，溶解脓液和坏死组织，助长肉芽生长，促进愈合。用于慢性支气管炎、支扩等痰黏不易咳出；创口或局部炎症；眼科手术时松解睫状韧带。肌内注射：每次 5mg，每日 1～2 次。雾化吸入：0.05％溶液，本品 5mg 用 10ml 生理氯化钠溶液或注射用水溶解，每次 10ml，每日 2～4 次/日。气管滴入：0.05％溶液，每次 1～2ml，每日 2～4 次/日。眼科注射用药每次 1mg。使用前需做过敏试验，注射部位偶有疼痛、红斑和肿胀，可引起恶心、呕吐、腹泻、皮疹、凝血酶原时间延长和纤维蛋白原减少，偶有严重过敏反应。如有过敏反应可用抗组胺药物治疗。本品水溶液不稳定，宜新鲜配制。禁用静脉注射。

# 第三节 平喘药

支气管平滑肌痉挛、支气管黏膜肿胀、充血加之痰多而黏稠可引起呼吸困难。平喘药通过解除支气管平滑肌痉挛，减少腺体分泌，预防过敏发生，从而缓解喘息症状。按其药理作用不同将常用平喘药分为 6 类：①拟肾上腺素药；②茶碱类；③抗胆碱药；④糖皮质激素类；⑤白三烯调节药；⑥肥大细胞膜稳定药。

哮喘的治疗目标由过去的控制哮喘急性发作，转变为防制慢性气道炎症。治疗策略包括两个方面：①抗炎治疗，应用糖皮质激素控制炎症，或用抗过敏药物预防哮喘发作，或用白三烯调节剂减轻炎症病变；②控制症状：应用支气管舒张剂（$\beta_2$ 受体激动药、茶碱类、抗胆碱药等）缓解支气管平滑肌痉挛，缓解哮喘症状。

## 一、支气管舒张药

### （一）$\beta_2$ 受体激动药

本类药物为选择性 $\beta_2$ 受体激动剂，药物选择性作用于支气管平滑肌 $\beta_2$ 受体，激活腺苷酸环化酶，而增加平滑肌细胞内 cAMP 浓度，从而使平滑肌松弛。对各种刺激引起支气管平滑肌痉挛有强大的舒张作用。本类药物还有一定程度抑制肥大细胞释放过敏介质，可预防过敏性哮喘的发作。对炎症过程并无影响。药物对呼吸道的选择性高，疗效较好，而不良反应少（常规剂量口服或吸入给药很少产生心血管反应），是控制哮喘症状的首选药。临床常用药物为沙丁胺醇、克伦特罗、特布他林等。

## 沙丁胺醇（Salbutamol）

**【作用特点】**

本药又名舒喘灵、喘乐宁、万托林，选择性兴奋支气管平滑肌 $\beta_2$ 受体，对支气管有强而持久的扩张作用。平喘作用与异丙肾上腺素相仿，但对心脏 $\beta_1$ 受体作用弱，故心率加快作用仅为异丙肾上腺素 1/10。激动冠状血管的 $\beta_2$ 受体，可扩张冠状血管，从而增加冠状动脉的血流量。治疗剂量基本上不出现心悸。口服易吸收，15min 发挥作用，可持续 3～5h。气雾吸入 5min 起效，维持 3～4h。近年来有缓释剂型和控释剂型，可明显延长作用维持时间，并能较好地维持有效血药浓度，适用于夜间哮喘发作患者。

**【临床应用】**

适用于支气管哮喘、喘息性支气管炎、肺气肿伴有支气管痉挛者。

**【不良反应和药疗监护须知】**

1. 不良反应　口服不良反应的发生率高于吸入法给药。常见骨骼肌震颤，以手指震颤多见，剂量过大可引起心悸、头晕、头痛、心动过速、血压波动，甚至心律失常，一般减量即恢复，严重时应停药。

2. 药疗监护须知

（1）口服时较常见反应为手指震颤，影响手的操作，应调整药量。若服药后头晕、呼吸困难加重，应及时报告医生。

（2）晨起或饭前吸入疗效最好。药物可致失眠，为此可将下午的药提早服用。

（3）给药前后注意心率、心律和血压变化。

（4）气雾吸入时，嘱患者做深而慢的吸气，以保证药物均匀分布。本品长期用药可产生耐受性，由于每次吸入量由患者自行掌握，需指导患者严格掌握用量，否则耐受性产生不仅降低疗效，且有加重哮喘的危险性。

（5）部分患者用药后可有眩晕，应告诉患者用药期间不要从事危险性操作如开车。

（6）本品支气管扩张作用可被 β 受体阻滞药（如心得安）所拮抗，故二者不宜合用。

（7）心力衰竭、高血压、糖尿病、甲状腺功能亢进症患者慎用，孕妇不宜使用本药。

**【常用制剂和用法】**

片剂：2mg/片，2～4mg/次，3 次/日。长效喘乐宁：8mg/片，2 次/日，1 片/次。全特宁片：为控释片，4mg/片或 8mg/片，1～2 次/日，1 片/次。气雾吸入：0.1～0.2mg/次，必要时 4h 喷雾一次，24h 内不宜超过 6～8 次。治疗哮喘多用气雾吸入，预防发作可口服。

## 福莫特罗（Formoterol）

**【作用特点】**

本药又名奥克斯都保，是长效 $\beta_2$ 受体激动剂，作用强而持久，一次吸入给药，作用可维持 12h。除了舒张支气管平滑肌外，还有明显的抗炎作用。用于哮喘和慢性阻塞性肺疾病的维持治疗与预防发作时。特别适用于夜间发作时。不良反应与其他 $\beta_2$ 受体激动药相似。

**【常用制剂和用法】**

片剂：160mg/d，分2次服，儿童，按体重一日4mg/kg，分2～3次服；粉吸入剂每吸4.5μg，1～2次/日，早晨和晚间给药。

## 沙美特罗 （Salmeterol）

**【作用特点】**

本品为长效$\beta_2$受体激动药，起效比福莫特罗慢，但作用持续时间更长。能有效控制夜间哮喘及运动诱发哮喘，不适用于哮喘急性发作。

**【常用制剂和用法】**

吸入剂：每吸25μg，2次/日，严重者可吸入4次，儿童1吸/次，2次/日。

## 特布他林 （Terbutaline）

本品又名博利康尼、喘康速，作用与沙丁胺醇相似，既可口服，又可注射，是选择作用于$\beta_2$受体药中唯一能用于皮下注射的药物。虽肾上腺素也作皮下注射用，但本品作用持久。适用于支气管哮喘、喘息性支气管炎、慢性阻塞性肺病、肺源性心脏病等。皮下注射5～15min生效，30～60min达高峰，持续1.5～5h。重复用药易致蓄积作用。少数患者可出现口干、鼻塞、轻度胸闷、嗜睡、手指震颤等，个别患者可有心悸、头痛、胃肠道障碍等反应。与肾上腺素、异丙肾上腺素合用易致心律失常，故应避免合用。冠心病、心功能不全、高血压、甲状腺功能亢进症、糖尿病、妊娠患者慎用。过敏者立即停药。

其他常用止喘药物见表26-1。

表26-1 其他常用止喘药

| 拟肾上腺素药 | 制剂与用法 | 特点 |
| --- | --- | --- |
| 盐酸班布特罗<br>(Bambuterol Hydrochloride，帮备) | 口服：起始剂量10mg，睡前服用。1～2周后增至20mg | 体内转换为特布他林，作用维持时间延长，不良反应轻 |
| 盐酸丙卡特罗<br>(Procaterol Hydrochloride，美喘清) | 口服：一次50μg，一日1次，睡前服用。气雾吸入：一次10～20μg，一日3次，10日为一个疗程 | 对支气管$\beta_2$受体有高度选择性，且具有较强的抗过敏作用 |
| 妥洛特罗<br>(Tulobuterol，喘舒) | 口服：一次0.5～2mg，一日3次 | 长效$\beta_2$受体兴奋剂，心脏兴奋作用仅为异丙肾上腺素的1/1000，作用时间较其长10倍 |

**（二）茶碱类**

茶碱（Theophylline），为甲基黄嘌呤类的衍生物。能松弛平滑肌，兴奋心肌，兴奋中枢，并有利尿作用。其松弛平滑肌的作用对处于痉挛状态的支气管更为突出，对急、慢性哮喘，不论口服、注射或直肠给药，均有疗效，对喘息性慢性支气管炎，由于它能兴奋骨骼肌，可增强呼吸肌收缩力和减轻患者呼吸肌疲劳的感觉。茶碱短期应用能促进儿茶酚胺类物质释放。近年证明腺苷可引起哮喘患者支气管平滑肌收缩，而茶碱有阻断腺苷受体的作用。茶碱难溶于水，为提高水溶性，与乙二胺或胆碱制成复盐为氨茶碱（Aminophylline）、胆茶碱（Choline Theophylline）等供临床应用。本类药物目前在平喘药中占重要位置。最常用的是氨茶碱。

## 氨茶碱（Aminophylline）

【药理作用和作用机制】

本药有较强的松弛支气管平滑肌的作用，能拮抗多种内源性或外源性物质引起的支气管平滑肌收缩。一般认为本品平喘机制是抑制细胞内磷酸二酯酶的活性，使 cAMP 的分解减少，提高细胞内的 cAMP 浓度。现有报道认为本品松弛支气管平滑肌的作用机制，可能是促进肾上腺素和去甲肾上腺素的释放，兴奋 $β_2$ 受体，使 cAMP 增加所致。本药也可增强膈肌和肋间肌的收缩力，减轻呼吸疲劳。对冠脉血管有扩张作用，增强心肌收缩力，有较弱的利尿作用。口服吸收完全，其生物利用度为 96%。血浆蛋白结合率 60%，$t_{1/2}$ 为 8~9h，儿童 3~4h，有效血浆浓度为 5~20μg/ml。达到有效浓度所需剂量个体差异较大，必要时应监测血药浓度，使给药方案个体化。

【临床应用】

1. 用于治疗支气管哮喘、喘息性支气管炎、肺气肿和其他阻塞性肺部疾病引起的支气管痉挛。

2. 用于治疗心源性哮喘。

【不良反应和药疗监护须知】

1. 不良反应　本品呈强碱性，局部刺激作用强，口服致胃肠道反应，以恶心、呕吐、胃部不适常见。肌内注射可引起局部红肿、疼痛，故不宜肌内注射。剂量过大可发生谵妄、惊厥，可用镇静药物对抗。

2. 药疗监护须知

(1) 由于药物致恶心、呕吐、食欲缺乏，在饭后服用可减轻胃肠反应。

(2) 本品滴速过快或浓度过高（大于 25μg/ml），可引起兴奋心脏，引起心悸、头晕、心律失常、血压剧降，严重者可致惊厥，故必需稀释后缓慢注射，每次注射时间不得少于 5min。

(3) 药物兴奋中枢，易引起失眠不安等，可同时应用少量镇静催眠药，以免失眠。

(4) 为强碱性药，遇酸性药易产生沉淀，故不宜与哌替啶、洛贝林、维生素 C 等药配合应用。

(5) 哮喘发作时，常与肾上腺皮质激素合用。与 β 受体激动药合用有协同作用，与 β 受体阻断药合用相互拮抗。

(6) 本品代谢慢，用药剂量宜个体化。长期使用茶碱缓释剂者，尤其是儿童、老年人、慢性肝、肾功能障碍、心力衰竭、慢性阻塞性肺部疾病者，用药期间应监测血药浓度，调整剂量，剂量不得超过 20μg/ml，以避免严重毒性反应。高血压、心肌损害、甲状腺功能亢进症、严重缺氧等疾病患者，以及妊娠妇女慎用。

(7) 用药后须密切观察反应，若出现烦躁不安等反应，可先给予吸氧或地西泮，并尽快报告医生。

【常用制剂和用法】

片剂（普通、缓释）：0.1g/片，0.1~0.2g/次，3 次/日。针剂：0.25g/2ml、0.5g/2ml、0.25g/10ml。肌内注射：每次 0.25~0.5g，应加入 2% 普鲁卡因 2ml，减轻药物局部刺激。静脉注射：用 25%~50% 葡萄糖溶液 20~40ml 稀释后于 5~10 分钟缓慢注入，或用 0.25~0.5g 加入 5%~10% 葡萄糖溶液 250~500ml 静脉滴注。极量 1 次 0.5g，每日不超过 2g。

其他常用药物见表26-2。

表26-2 其他常用平喘药

| 茶碱类药物 | 制剂和用法 | 特点 |
|---|---|---|
| 二羟丙茶碱 | 片剂：0.2g/片，0.2~0.4g/次，2~3次/日 | 作用为茶碱的1/2，兴奋心肌作用弱，刺激性小，可肌内注射。用于不能耐受氨茶碱的患者 |
| 胆茶碱 | 口服：0.2~0.4g/次，3~4次/日 | 为茶碱与胆酸的复盐，水溶性大，刺激性小，饭后、睡前服用为宜 |
| 缓释茶碱 | 只供口服，0.3g/片，1片/次，12h/次 | 服后缓慢释放、血浓度较恒定，作用时间长，适用于慢性病例，夜间发作患者最佳，减少服药次数 |
| 优喘平 | 片剂：0.4g/片，1次/日，睡前2~3h服用 | 口服不可咀嚼或压碎，剂量必须个体化 |
| 舒弗美 | 片剂：每片含无水茶碱0.1g，0.1~0.2g/次，2次/日 | 为茶碱的控释片 |

### （三）抗胆碱药

各种刺激引起内源性乙酰胆碱的释放在诱发哮喘中有重要作用。M胆碱受体阻断剂能阻断乙酰胆碱作用，可用于治疗哮喘。

## 异丙托溴铵（Ipratropium Bromide）

本品又名异丙阿托品，对呼吸道平滑肌具有较高的选择性，有明显的支气管扩张作用。增加第一秒钟最大呼气量，而不影响痰液分泌，且无明显全身性不良反应。对心血管、腺体、瞳孔的作用不明显。主要用于喘息性支气管炎和内源性哮喘。气雾剂：200喷（20μg/喷），常用雾化吸入：0.025%异丙托溴铵，每次吸入40~80μg，每日3~6次，相当于每次按气雾剂1~2下。与沙丁胺醇合用疗效更佳，对不能耐受或禁用β受体激动药患者更为适用，偶见口干。

## 二、抗炎平喘药

### （一）糖皮质激素类药

糖皮质激素是目前治疗哮喘最有效的抗炎药物。这一作用与其抗炎和抗过敏作用有关（详见第二十八章）。它能抑制前列腺素和白三烯生成；减少炎症介质的产生和反应；能使小血管收缩，渗出减少。糖皮质激素是哮喘持续状态或危重发作的重要抢救药物。近年应用吸入治疗法，充分发挥了糖皮质激素对气道的抗炎作用，也避免了全身性不良反应。

## 倍氯米松（Beclomethasone）

又名必可酮、伯克纳，为地塞米松衍生物，局部抗炎作用比地塞米松强500倍。气雾吸入，直接作用于气道发生抗炎平喘作用，能取得满意疗效，且无全身不良反应，长期应用也不抑制肾上腺皮质功能。可以长期低剂量或短期高剂量应用于中度或重度哮喘患者，对依赖口服激素的患者，停用口服而改用吸入本品可维持疗效。长期使用易发生咽部念珠菌感染，每次吸入后应即用水漱口，可减少发生率。若发现肌肉痛、疲乏、抑郁等皮质功能减退症时，应报告医生。

【常用制剂和用法】

气雾吸入起始剂量（指治疗开始至治疗3个月左右的剂量）：轻度持续，一日总量<500μg，分2次给予；中度持续，一日总量200～1000μg，分2次给予；重度持续，一日总量>1000μg，分4次给予；用药10日后作用可达高峰。维持吸入剂量应为能控制临床症状和气道炎症的最低吸入剂量。

### 布地奈德（Budesonide）

【作用特点】

又名布的松，是不含卤素的糖皮质激素类药物，吸入后与倍氯米松有相似的局部抗炎作用，肝内代谢灭活比倍氯米松快，故其全身不良反应少。主要用于预防和治疗哮喘、季节性和慢性过敏性鼻炎。

【常用制剂和用法】

气雾吸入起始剂量：轻度持续，一日总量200～400μg/d，1～2次/日；中度持续，一日总量400μg，分1～2次给予；重度持续，一日总量800μg，1～2次/日。维持吸入剂量应为能控制临床症状和气道炎症的最低吸入剂量。

（二）白三烯调节药

哮喘发作时，许多炎症介质参与气道炎症变化，但仅有白三烯类调节药有较好的抗哮喘作用。目前常用的白三烯调节药物有扎鲁司特和孟鲁司特。

> **知识链接**
>
> 白三烯类是花生四烯酸的代谢产物，与炎症细胞趋化和炎症效应（平滑肌痉挛、微血管渗透、促进黏液分泌等）有关。调节药是拮抗白三烯的各种生物学作用的药物。与糖皮质激素合用，可加强后者的抗炎作用，减少糖皮质激素的用量。对有些吸入糖皮质激素不能控制的哮喘患者，加用抗白三烯调节药物疗效较好。

### 扎鲁司特（Zafirlukast）

【作用特点】

为高度选择性白三烯受体阻断药，竞争性抑制白三烯活性，拮抗白三烯所致的支气管收缩和炎症，减轻哮喘症状。对多种抗原、阿司匹林、运动及冷空气所致的哮喘均有良好疗效。长期用药可以预防哮喘发作，尤其是阿司匹林哮喘，但不适用于治疗哮喘急性发作。与糖皮质激素合用可获得协同抗炎作用，并减少糖皮质激素的用量。对有些吸入糖皮质激素不能控制的哮喘患者有效。食物能降低扎鲁司特的生物利用度，应避免在进食时服用。不良反应可有轻度头痛、咽炎、鼻炎、胃肠道反应,偶见氨基转移酶升高,停药后可恢复正常。

【常用制剂和用法】

片剂:10mg/片,起始剂量2片/次,2次/日,一般维持剂量为2片/次,2次/日,剂量逐步增加至一次最大量40mg,每日2次,可能疗效更佳,用药剂量不应超过最大推荐量。

(三)抗过敏平喘药——肥大细胞膜稳定药

### 色甘酸钠(Disodium Cromoglycate)

【作用特点】

是一种新型抗过敏药,色甘酸钠无松弛支气管及其他平滑肌的作用,也没有对抗组胺、白三烯等过敏介质的作用。但在接触抗原前用药,可预防Ⅰ型变态反应所致的哮喘,也能预防运动或其他刺激所致的哮喘。它能抑制肺肥大细胞对各种刺激,包括IgE与抗原结合所引起的脱颗粒作用,抑制组胺及颗粒中其他内容物的释放。这一作用有种属及器官选择性,人支气管肺泡洗液中的肥大细胞最为敏感。作用的发生与受刺激肥大细胞内$Ca^{2+}$浓度的降低有关。它还能逆转哮喘患者白细胞功能改变。口服很少吸收,细粉可从鼻黏膜和肺吸收,连用数日后方可见效。若已发病则无效,因为它无直接舒张支气管平滑肌的作用。

【临床应用】

用于预防哮喘发作,以提前1~2周用药为宜。也用于过敏性鼻炎、溃疡性结肠炎及其他过敏性疾病。对儿童效果更佳,长期应用无耐受性,用药1~1.5个月无效者应停用。

【不良反应和药疗监护须知】

1. 不良反应　少数患者因粉末吸入后对咽喉部、气管刺激,引起咽痒、呛咳甚至诱发哮喘。若在吸药前5~10min先用少量β受体激动药(如异丙肾上腺素)吸入扩张支气管,可防止支气管痉挛。偶出现荨麻疹。孕妇禁用。

2. 药疗监护须知

(1)注意教会患者正确使用药物方法,切忌吞服胶囊。吸药后应屏住呼吸数秒钟,避免药粉喷出。不要对喷头吐气,以免使之潮湿而影响喷出的浓度。并嘱患者应连续用药,随意停有诱发哮喘的可能。

(2)指导患者每次治疗后用清水漱口、饮水或吮糖块以减轻咳嗽、声音嘶哑等喉刺激症。

【常用制剂和用法】

粉雾剂:用特制的粉末吸入器吸入,20mg/次,4次/日,也可将粉末涂入鼻孔内。

### 酮替酚(Ketotifen)

作用机制同色甘酸钠,但作用较强,同时具有抗组胺作用。

对各型哮喘均有预防发作的功效,对儿童疗效更佳。口服吸收快,用药数周起作用。若哮喘发作,加量可减少皮质激素或其他止喘药的用量。片剂:0.5mg,1mg,每次1mg,每日2次。可有短暂镇静嗜睡、乏力、头晕、口干等不良反应。连续用药一周可自行消失。司机或高空作业人员慎用。长期服用须检查肝功能,有个别引起血小板减少症发生的报道。

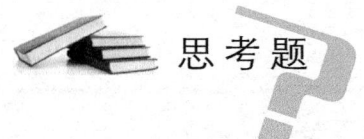

1. 平喘药分哪几类?各举一代表药。
2. 简述沙丁胺醇的平喘作用机制、临床应用和药疗监护须知。
3. 简述氨茶碱的作用机制、临床应用和药疗监护内容。

(李湘萍)

# 第二十七章 组胺与抗组胺药

**学习目标**

**掌握：**
1. $H_1$ 受体阻断药苯海拉明、异丙嗪、氯苯那敏等的药理作用、临床应用和不良反应。
2. $H_2$ 受体阻断药的药理作用、临床应用和不良反应。

**熟悉：**
组胺受体分型及其作用特点。

## 第一节 组　胺

组胺（Histamine）是由组胺酸经特异性酸脱羧酶脱羧产生，是Ⅰ型（速发型）过敏反应的重要介质，可从肥大细胞释出。组胺几乎存在于体内各组织，皮肤、结缔组织、肠黏膜及肺内浓度较高，经刺激后从组织释放进入血液循环。组胺经皮下或肌内注射吸收快，在体内代谢迅速，作用时间短暂，口服无效，易被肠内细菌和胃肠黏膜内的组胺酶及肝转移酶破坏。

【药理作用和作用机制】

组胺的药理作用强大而广泛，通过与体内组胺受体结合产生效应。组胺受体有 $H_1$、$H_2$ 和 $H_3$ 三种类型，它们的分布与效应见表27-1。

1. 对血管作用　组胺激动 $H_1R$、$H_2R$，使小动脉、毛细血管、前毛细血管、小静脉扩张，血压降低，并反射性引起心率增快。组胺可使毛细血管渗透性增加，液体渗入组织间隙而形成水肿，如过敏性鼻炎充血是组胺引起鼻黏膜水肿所致，同时也可发生喉头水肿。

2. 对心脏作用　由于扩张血管、降低血压而反射性引起心率增快，但一般剂量的组胺对心脏影响不大，大剂量时不同种属动物可引起不同的心肌功能的改变。

3. 对平滑肌作用　组胺激动平滑肌细胞 $H_1R$。使支气管平滑肌收缩，引起呼吸困难。对多种动物胃肠道平滑肌都有兴奋作用，豚鼠回肠最为敏感。子宫平滑肌依动物的种属不同而敏感性各异。

4. 对胃腺作用　组胺是一种很强的胃液分泌刺激剂，作用于胃壁细胞 $H_2R$，在尚不引起心血管反应的小剂量下，便足以刺激胃腺分泌大量胃酸。同时 $H_2R$ 的兴奋还可引起唾液、泪液、肠液和支气管腺体等分泌增加。

5. 对神经系统作用　对脑血管有扩张作用，小剂量即可引起剧烈头痛。刺激感觉神经末梢引起瘙痒、疼痛等。

表 27-1　组胺对人体的主要作用（效应）

| 组织 | 效应 | 受体 | 拮抗剂 |
| --- | --- | --- | --- |
| 血管 | 扩张 | $H_1$、$H_2$ | |
| | 通透性↑ | $H_1$ | |
| 心脏（直接） | 收缩力↑ | $H_2$ | 氯苯吡啶 |
| | 心率↑ | $H_2$ | |
| | 房室传导↓ | $H_1$ | 氯苯丁嗪 |
| 肠道平滑肌 | 收缩 | $H_1$ | 异丙嗪 |
| 支气管平滑肌 | 收缩 | $H_1$ | 苯海拉明 |
| 胃壁细胞 | 胃液分泌↑ | $H_2$ | 西咪替丁 |
| 中枢及外周神经 | 组胺的合成与释放 | $H_3$ | 硫丙咪胺 |

皮内注入小量组胺可产生"三重反应"：在注射处先因皮肤毛细血管扩张而出现红斑；后由于毛细血管通透性增加，在红斑位置上形成丘疹；再通过轴突反射引起小动脉扩张，使丘疹周围形成红晕。麻风患者由于皮肤神经受损，"三重反应"常不完全，可作为麻风病的辅助诊断。

$H_1$ 受体激动剂有倍他司汀（Betahistine）等，倍他司汀能扩张血管，特别对内耳、肝、脾等血管扩张明显，可以治疗内耳眩晕症。对溃疡病、支气管哮喘患者慎用。$H_2$ 受体激动剂有英普咪定（Impromidine，甲双咪胍）等，能刺激胃酸分泌，用于胃功能检查。

$H_3$ 受体激动剂有 α-甲基组胺（α-methylhistamine）等。$H_3$ 受体主要存在于神经组织的组胺能神经元的末梢中，位于突触前部位，对组胺的释放与合成呈现负反馈调节作用。

【临床应用】

用于诊断嗜铬细胞瘤和胃分泌功能检查。晨起空腹注入组胺后测胃液，无胃酸分泌为真性胃酸缺乏症（如胃癌、恶性贫血等）或胃酸减少症。

【不良反应和药疗监护须知】

1. 不良反应　有颜面潮红、头痛、腹痛、心悸、体位性低血压等，还可引起严重的呼吸功能障碍，禁用于支气管哮喘、消化性溃疡、胃肠出血患者及孕妇。

2. 药疗监护须知

（1）应用前一定要询问患者有无支气管哮喘、消化性溃疡、胃肠出血、妊娠及有关过敏史等。

（2）应用时必须严格按医嘱正确用量，切勿在抽吸时过量，剂量过大或高度敏感性者可引起休克，此时用肾上腺素解救，故在应用时事先准备好肾上腺素和急救物品，反应轻者可用抗组胺药物。

（3）应用前应做皮内过敏试验。

（4）应用后应严密观察不良反应，医护人员应守候患者直到药物作用消失，应定时测呼吸、脉搏和血压等。

【制剂及用法】

磷酸组胺针剂 0.5～1mg/支。

## 第二节 抗组胺药

抗组胺药在人体内与相应的组胺受体结合起抗组胺作用，根据药物选择性不同，抗组胺药可分为 $H_1$ 受体阻断药、$H_2$ 受体阻断药和 $H_3$ 受体阻断药。本节重点讨论 $H_1$ 受体阻断药。$H_2$ 受体阻断药如西咪替丁、雷尼替丁等，具有对抗组胺刺激胃酸分泌作用，还可部分对抗组胺的扩张血管和降压作用。详见消化系统用药章节。

### $H_1$ 受体阻断药

本类药有苯海拉明、曲吡那敏（扑敏宁）、氯苯那敏（扑尔敏）、去氯羟嗪、异丙嗪、苯茚胺、赛庚啶、布克立嗪、美克洛嗪、阿司咪唑、特非那定、氯雷他丁（开瑞坦）等。

【药理作用和作用机制】

1. 拮抗组胺 $H_1$ 受体作用　本类药能选择性与 $H_1$ 受体结合，完全对抗组胺的平滑肌兴奋、血管扩张和通透性增加的作用，从而防止瘙痒、支气管平滑肌收缩以及因毛细血管通透性增加所致水肿等；对组胺的降压作用和心脏作用只能部分对抗，需与 $H_2$ 受体阻断药合用才能完全对抗，本类药对 $H_2$ 受体几无作用，也不能阻断肥大细胞释放组胺及组胺刺激胃酸分泌作用。

2. 对中枢抑制作用　具有镇静、嗜睡等中枢抑制作用，可治疗失眠、帕金森病。其中特那非定和阿司咪唑因不能通过血-脑屏障，故无中枢抑制作用。苯茚胺略有中枢兴奋作用。

3. 抗胆碱作用　大多数 $H_1$ 受体阻断药具有抗乙酰胆碱作用，以苯海拉明、异丙嗪等表现明显，故可用于抗晕动病及止吐，但特那非定和阿司咪唑无此作用。

4. 其他　对子宫、膀胱平滑肌有直接兴奋作用。

【临床应用】

1. 治疗变态反应性疾病　对皮肤、黏膜的变态反应性疾病疗效好，如荨麻疹、枯草热、过敏性鼻炎，对昆虫咬伤致皮肤瘙痒、水肿有良效，对药疹、接触性皮炎有效，对哮喘无效。

2. 晕动症及呕吐　苯海拉明、异丙嗪、布克力嗪、美克洛嗪等对晕动症、妊娠呕吐及放射病呕吐等均有止吐效果，防治晕动病时，在乘车或乘船前半小时服用才有效。

3. 其他　亦可用于血管神经性水肿、输血反应、梅尼埃综合征、血清病及其他药物过敏。对帕金森病、药物所致锥体外系反应有效，能减轻肌肉强直，改善颈强直和自主运动。

【不良反应和药疗监护须知】

1. 不良反应

（1）对中枢神经系统抑制作用：有嗜睡、肌肉软弱、乏力、头晕、头痛、共济失调，偶有烦躁、谵妄、抽搐等。

（2）胃肠道反应：口干、厌食、恶心、呕吐、上腹部不适、腹泻、便秘等。

（3）心血管系统：胸闷、心悸、心动过速、高血压或低血压等。

（4）其他：视物模糊、耳鸣、皮疹、光敏感、排尿困难、阳痿等。

（5）本药不能作长期局部用药，皮肤局部涂敷易引起过敏、接触性皮炎等。

2. 药疗监护须知

（1）用药前应告知患者可能出现头晕、嗜睡等不良反应，常在数天内会消失，在反应消失前不应驾车、高空作业、操作机器等，反应严重应及时告知医师。

（2）为减少胃肠道反应，告知患者可在进餐时服药，或与牛奶同服。
（3）肌内注射者应作深部注射。
（4）老年服用者，睡时应放置床栏杆，以免跌倒。
（5）不宜给儿童、孕妇、哺乳期及抽搐患者服用。美克洛嗪可致动物畸形，孕妇禁用。
（6）禁用于青光眼、前列腺肥大、消化性溃疡患者。

【制剂及用法】

常用 $H_1$ 受体阻断药的特点、制剂与用法见表 27-2。

表 27-2　常用 $H_1$ 受体阻断药的特点、制剂与用法

| 药名 | 特点 | | | 制剂与用法 | 备注 |
| --- | --- | --- | --- | --- | --- |
| | 镇静 | 止吐 | 维持时间(h) 其他 | | |
| 苯海拉明<br>(Diphenhydramine) | +++ | ++ | 4～6 | 口服：25～50mg/次，3～4 次/日<br>肌内注射或静脉注射：10～50mg/次<br>最大量 100mg/次，400mg/d | 青光眼、高空作业者禁用 |
| 异丙嗪（非那根）<br>(Promethazine) | +++ | ++ | 4～6 | 口服：12.5mg/次，2～3 次/日<br>肌内注射或静脉注射：12.5～25mg/次 | 高空操业、驾驶员、运动员忌用 |
| 曲吡那敏（去敏灵）<br>(Tripelennamine) | ++ | − | 4～6 | 口服：25～50mg/次，3 次/日<br>静脉注射：25mg/次 | 粒细胞减少 |
| 氯苯那敏（扑尔敏）<br>(Chlorpheniramine) | + | | 4～6 | 口服：2～4mg/次，2～3 次/日<br>皮下肌内注射、静脉注射：10～20mg/次，最大量 40mg/d | |
| 布克利嗪（安其敏）<br>(Buclizine) | + | +++ | 16～18 | 口服：25～50mg/次，2 次/日 | 嗜睡、眩晕等不良反应 |
| 美克洛嗪（敏克静）<br>(Meclizine) | + | +++ | 12～24 | 口服：25～50mg/次，1～2 次/日，最大量 100mg/d | 驾驶员、高空操作业慎用 |
| 苯茚胺（抗敏胺）<br>(Phenindamine) | 略兴奋 | − | 6～8 | 口服：25～50mg/次，2～3 次/日 | |
| 特非那定<br>(Terfenadine) | − | − | 12～24 | 口服：60mg/次，2 次/日 | |
| 氯马斯丁（吡酯醇胺）<br>(Clemastine) | + | − | 6～12 | 口服：2mg/次，1 次/日<br>肌内注射：2～4mg/d | 新的抗组胺药，具有选择性的对抗外周 $H_1$ 受体作用 |
| 氯雷他定（开瑞坦）<br>(Loratadine) | − | − | 18～24 | 口服：10mg/次，1 次/日 | 长效三环类抗组胺药，起效快，作用强 |

续表

| 药名 | 特点 | | | 制剂与用法 | 备注 |
| --- | --- | --- | --- | --- | --- |
| | 镇静 | 止吐 | 维持时间(h) 其他 | | |
| 去氯羟嗪（克敏嗪、克喘嗪）(Decloxizine) | + | − | | 口服：25～100mg/d，2～3次/日 | |
| 赛庚啶 (Cyproheptadine) | ++ | − | 较氯苯那敏、异丙嗪强 | 口服：4mg/次，3次/日 4～20mg/日 | 不宜与单胺氧化酶抑制剂合用 |
| 茶苯海明 (Dimenhydrinate) | + | ++ | 苯海拉明和氨茶碱复 | 口服：50mg/次，3次/日。或乘舟乘车前半小时服 | |
| 阿斯咪唑（息斯敏）(Astemizole) | − | − | | 口服：10mg/次，1次/日 | |

### 知识链接

$H_3$受体是一种新型组胺受体，广泛分布于中枢和外周神经末梢，在突触前和突触后均有分布，既调节组胺的合成与释放，也能调节其他神经递质的释放。其功能失调会引起机体神经行为失调，$H_3$受体阻断剂的研发应用具有广阔的前景。

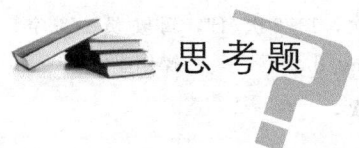

### 思考题

1. $H_1$受体阻断药的药理作用是什么？有哪些临床应用？
2. 无中枢抑制作用的$H_1$受体阻断药有哪些？

（李春莺）

# 第二十八章

# 肾上腺皮质激素类药

**学习目标**

**掌握：**
1. 糖皮质激素的生理效应。
2. 糖皮质激素的药理作用、临床应用和不良反应。

**熟悉：**
糖皮质激素的给药方法。

**了解：**
盐皮质激素、促肾上腺皮质激素及皮质激素抑制药的药理作用和临床应用。

---

肾上腺皮质激素（Adrenocortical Hormones）是肾上腺皮质合成与分泌激素的总称。按其主要的生理作用可分为：

（1）糖皮质激素，由肾上腺皮质束状带细胞合成与分泌，包括氢化可的松、可的松等，主要影响糖代谢，对水、电解质代谢影响较小。

（2）盐皮质激素，由肾上腺皮质球状带细胞合成与分泌，包括醛固酮、去氧皮质酮等，主要影响水、电解质代谢，对糖代谢影响较小。

（3）性激素，由肾上腺皮质网状带细胞分泌，主要为低活性雄激素，还有少量雌激素。

临床常用的皮质激素是糖皮质激素和盐皮质激素，不包括性激素。

## 第一节 糖皮质激素类药

天然的糖皮质激素有氢化可的松和可的松。为了提高临床效果，减少不良反应，在天然品的化学结构基础上加以改造，得到许多人工合成品，如泼尼松、地塞米松等，它们对糖代谢影响及抗炎作用增强，但对水、电解质代谢影响减少，主要的药理性质基本相同。因糖皮质激素类药物都是类固醇化合物，脂溶性大，水溶性小，注射剂一般用醇作溶剂，如氢化可的松注射剂为50%的醇溶液；也常采用它们的酸性酯制成注射剂使用，如醋酸酯、磷酸酯、琥珀酸酯等。其中醋酸酯水溶性较小，只能制成混悬剂，供肌肉或关节腔注射磷酸酯、琥珀酸酯水溶性较大，可制成澄明水溶液注射剂，供静脉注射。

【体内过程】

糖皮质激素类药物口服和注射都可吸收。注射给药，吸收速度取决于水溶性，磷酸盐、琥珀酸盐吸收快，单体和醋酸酯吸收慢。可的松或氢化可的松口服给药，1~2h血药浓度可达高峰，一次给药作用维持8~12h；泼尼松、泼尼松龙和地塞米松都可口服。本类药物也可从皮肤、眼结膜等局部吸收，大量可引起全身作用。根据糖皮质激素类药物的作用和维持时间长短的不同，可将其分为短效、中效、长效和外用四类（表28-1）。

表28-1 常用糖皮质激素类药物的比较

| 类别 | 药物 | 糖代谢（比值） | 抗炎作用（比值） | 水、电解质代谢（比值） | 与受体亲和力（比值） | $t_{1/2}$（h） | 维持时间（h） | 等效剂量（mg） |
|---|---|---|---|---|---|---|---|---|
| 短效类 | 氢化可的松 | 1.0 | 1.0 | 1.0 | 1.0 | 1.5 | 8~12 | 20 |
|  | 可的松* | 0.8 | 0.8 | 0.8 | 0.01 | 1.5 | 8~12 | 25 |
| 中效类 | 泼尼松* | 3.5 | 3.5 | 0.8 | 0.05 | >3.3 | 12~36 | 5 |
|  | 泼尼松龙 | 4.0 | 4.0 | 0.8 | 2.2 | >3.3 | 12~36 | 5 |
|  | 甲泼尼龙 | 5.0 | 5.0 | 0.5 | 12 | >3.3 | 12~36 | 4 |
|  | 曲安西龙 | 5.0 | 5.0 | 0.1 | 1.9 | >3.3 | 12~36 | 4 |
| 长效类 | 地塞米松 | 30 | 30 | 0.1 | 7.1 | >5.0 | 36~72 | 0.75 |
|  | 倍他米松 | 30~35 | 25~35 | 0.1 | 5.4 | >5.0 | 36~72 | 0.6 |
| 外用类 | 氟氢可的松 | 12 | 12 | 200 | 3.5 | | 8~12 | # |
|  | 氟轻松 | 40 | 40 | 150 | 1.0 | | | |

注：*体外无活性。#此药只外用消炎，内服只作盐皮质激素使用。

氢化可的松入血后约90%与血浆蛋白结合，其中80%与皮质激素转运球蛋白（CBG）结合，10%与白蛋白结合。游离型约占10%，具有生物活性。人工合成品与CBG结合较少，因而作用较强。糖皮质激素主要经肝代谢失去活性，肝受损时CBG合成减少，肾病时蛋白质从尿中排出增多使CBG含量减少，故肝、肾疾病患者可使游离型药物增多，作用增强，较易产生不良反应。甲状腺功能亢进、妊娠或口服避孕药者肝药物代谢酶的活性升高，加速灭活，使半衰期缩短。

可的松与泼尼松在肝内分别转化为氢化可的松和泼尼松龙才有活性，故严重肝功能不全的患者只宜选用氢化可的松和泼尼松龙。与肝药酶诱导剂（如苯巴比妥、苯妥英钠等）合用时需加大糖皮质激素的用量。大多数糖皮质激素的代谢产物在体内与硫酸或葡萄糖醛酸结合形成水溶性酯类或葡萄糖醛酸化合物从尿排出。

【生理效应、药理作用和作用机制】

糖皮质激素的作用广泛而复杂，随着用药剂量的不同，作用也有较大的差异。在生理剂量下主要影响正常的物质代谢过程，维持机体的生理功能。超生理剂量的糖皮质激素不但影响物质代谢，而且有抗炎、免疫抑制和抗休克等药理作用。

（一）生理效应

1.对物质代谢的影响

（1）糖代谢：糖皮质激素能促进糖原异生、减慢葡萄糖分解为$CO_2$的氧化过程，降低肌肉、脂肪等组织对胰岛素的反应性，减少机体组织对葡萄糖的利用，从而增加肝糖原、肌糖原含量，使血糖升高。

（2）蛋白质代谢：糖皮质激素能促进肌肉等多种组织中蛋白质的分解，抑制蛋白质的合成。久用可使肌肉萎缩无力、皮肤变薄、骨质疏松、淋巴组织萎缩、伤口愈合延缓及儿童生长减慢等。

（3）脂肪代谢：糖皮质激素可促进脂肪分解，抑制其合成，使血中甘油、游离脂肪酸、胆固醇含量增高。长期大剂量使用激活四肢皮下的脂酶，致使脂肪异常分布于面部、胸、背及臀部，形成四肢消瘦而向心性肥胖的特殊体形。

（4）水和电解质代谢：糖皮质激素有微弱促进肾远曲小管和集合管对 $Na^+$ 的重吸收和 $K^+$ 的排出等盐皮质激素样作用，而引起低钾血症。长期应用还可减少 $Ca^{2+}$ 在小肠的吸收及肾小管的重吸收，引起低钙血症和骨质脱钙。

2. 对各器官系统的影响

（1）对血液成分的影响：①刺激骨髓的造血功能，增加红细胞、血红蛋白含量；②使血小板数目增多，同时提高纤维蛋白原浓度，使凝血时间缩短；③增加中性粒细胞数目，却抑制其游走和吞噬功能。但可使嗜酸及嗜碱性粒细胞减少；④使淋巴组织萎缩，淋巴细胞数目减少。

（2）对中枢神经系统的影响：糖皮质激素能提高中枢神经系统的兴奋性，出现欣快、激动、失眠等症状，偶可诱发癫痫及精神失常，大剂量易导致儿童惊厥。

（3）对骨骼的影响：长期大剂量应用糖皮质激素可引起骨质疏松，出现腰背痛，甚至发生压缩性骨折、鱼骨样及楔形畸形。这与糖皮质激素抑制成骨细胞，减少骨中胶原的合成，促进其分解，使骨质形成发生障碍有关。

（4）对消化系统的影响：本类药物可使胃酸和胃蛋白酶分泌增多，提高食欲，促进消化，但大剂量应用可诱发或加重消化性溃疡。

（二）药理作用和作用机制

1. 抗炎作用　炎症是机体对各种损伤因子所产生的一种防御性反应，但炎症反应过强会造成组织损伤、功能紊乱，甚至危及生命。糖皮质激素具有较强的抗炎作用。

（1）抑制各种原因引起的炎症反应：通过降低机体对各种致炎物质的反应。

（2）抑制炎症的全过程：在炎症早期可减轻毛细血管扩张、渗出、水肿、炎症性细胞的浸润及吞噬反应，从而缓解红、肿、热、痛等症状；在炎症后期可抑制毛细血管和成纤维细胞增生，抑制胶原蛋白及黏多糖的合成，从而延缓肉芽组织生成，防止粘连及瘢痕的形成，减轻后遗症。

（3）抗炎但不抗菌：糖皮质激素对病原体也没有抑制或杀灭作用，且在抗炎的同时还降低了机体的防御功能，伤口愈合迟缓，故需配合应用抗菌药物，防止感染扩散。

2. 免疫抑制作用　免疫反应是机体免疫系统在抗原刺激下所发生的一系列变化。糖皮质激素对免疫过程许多环节都有抑制作用。①抑制巨噬细胞对抗原的吞噬和处理；②干扰淋巴细胞的识别及阻断免疫母细胞增殖；③促进致敏淋巴细胞解体，使淋巴细胞移行至血管外组织，血中淋巴细胞减少；④小剂量主要抑制细胞免疫；⑤大剂量则能抑制 B 细胞转化成浆细胞的过程，使抗体生成减少，干扰体液免疫。

糖皮质激素通过上述作用可对抗自身免疫性疾病、抑制肥大细胞释放组胺、5-羟色胺、缓激肽等过敏介质，缓解过敏症状，抑制免疫反应所致的炎症。

3. 抗毒作用　细菌内毒素可致人体高热、乏力、食欲缺乏等毒血症状。糖皮质激素能提高机体对内毒素的耐受力，减轻内毒素对机体的损害。这与其稳定溶酶体膜，减少内源性致热原的生成，并降低体温调节中枢对致热原的反应，使发热体温下降，产生良好的退热作用，但必须明确发热病因后才可应用。

但本类激素对细菌内毒素无中和与破坏作用，对细菌外毒素也无防御作用。

4. 抗休克作用　大剂量的糖皮质激素类药物可用于各种严重休克，特别是感染中毒性休克的治疗，以帮助患者度过危险期。其抗休克机制主要与下列因素有关：①通过抗炎作用抑制某些炎性介质的生成，从而减轻组织损伤，并缓解高热等全身毒血症状，对抗炎症反应，阻断休克的恶性循环；②增强血管对儿茶酚胺的敏感性（允许作用），而提高血管张力，维持血压稳定；③稳定溶酶体膜，减少心肌抑制因子（MDF）的形成；④扩张痉挛的血管，改善休克状态。

> **知识链接**
>
> 近年的研究表明糖皮质激素受体除了类固醇核受体外，还存在细胞膜类固醇受体。这种膜受体介导的效应为快速非基因效应，其特点为起效迅速、对转录和蛋白质合成抑制剂不敏感，这个新发现为激素的临床应用提供了良好的理论基础。

【临床应用】

1. 替代疗法　可用于急、慢性肾上腺皮质功能减退症（包括肾上腺危象和Addison病）、脑垂体前叶功能减退、肾上腺次全切除术后。

2. 严重急性感染　主要用于伴有毒血症的严重感染，如中毒性菌痢、暴发型流行性脑膜炎、中毒性肺炎、猩红热、败血症以及艾滋病并发卡氏肺囊虫肺炎等，使患者度过危险期。因糖皮质激素无抗菌作用并降低机体的免疫功能，故必须与足量有效的抗菌药物合用，避免感染病灶的扩散。

3. 某些炎症　发生在人体重要器官的感染，易产生组织粘连或瘢痕形成，引起严重功能障碍，早期应用糖皮质激素，可减轻愈合过程中纤维组织的过度增生及粘连，减少炎症渗出，抑制瘢痕的形成。故糖皮质激素可辅助治疗如结核性脑膜炎、脑炎、心包炎、睾丸炎等疾病。也可用于虹膜炎、角膜炎、视网膜炎和视神经炎等眼炎，以达到消炎止痛、防止瘢痕粘连。但角膜溃疡和青光眼患者禁用。

4. 自身免疫性疾病和过敏性疾病　自身免疫性疾病如风湿热、风湿性心肌炎、肾病综合征等疾病患者使用糖皮质激素都可缓解症状，但不能祛除病因，且停药后易复发，故应采用综合疗法，不宜单用。

5. 各种休克　休克早期大剂量突击使用糖皮质激素，有助于休克患者度过危险期，但必须采取综合性治疗措施。对感染中毒性休克，须与足量有效的抗菌药物合用，待微循环改善、脱离休克状态时立即停用糖皮质激素，继续使用抗菌药物。

6. 血液病　目前多采用与抗肿瘤药物联合用药的多药并用方案治疗儿童急性淋巴细胞性白血病。但对急性非淋巴细胞性白血病的疗效较差。也可用于再生障碍性贫血、粒细胞减少症、血小板减少症和过敏性紫癜等血液病的治疗，停药后易复发。

7. 皮肤疾病　对接触性皮炎、银屑病、湿疹、肛门瘙痒等可用氢化可的松、泼尼松龙或氟轻松的软膏、霜剂或洗剂外用。

8. 急性脊髓损伤　对24~36h内发生的脊髓损伤患者，静脉给予大剂量糖皮质激素可减轻对神经功能的影响。

【制剂和用法】

见表28-2。

表28-2　常用糖皮质激素类药物制剂和用法

| 药名 | 制剂 | 用药方法 |
| --- | --- | --- |
| 氢化可的松<br>（Hydrocortisone） | 片剂：20mg/片<br>注射剂：10mg/ml<br>25mg/ml<br>50mg/ml<br>100mg/ml | 开始20mg/次，2~3次/日口服<br>维持量20~40mg/d，口服<br>100~200mg/次<br>加生理氯化钠溶液或5%葡萄糖溶液静脉滴注 |
| 醋酸可的松<br>（Cortisone Acetate） | 片剂：25mg/片<br>注射剂：250mg/10ml | 开始25~75mg/次<br>3~4次/日口服，维持量25~50mg/d，口服<br>25~125mg/次，1~2/日肌内注射，用前摇匀 |
| 泼尼松<br>（Prednisone，泼尼松） | 片剂：5mg/片 | 开始5~15mg/次<br>2~4次/日口服，维持量5~10g/日 |
| 泼尼松龙<br>（Prednisolone，强的松龙） | 片剂：5mg/片<br>注射剂：10mg/2ml | 开始5~15mg/d<br>2~4次/日口服，维持量5mg/d，口服<br>10~25mg/次，加5%葡萄糖溶液500ml静脉滴注 |
| 甲泼尼龙<br>（Methylprednisone，甲基强的松龙） | 片剂：2mg/片<br>4mg/片 | 开始16~40mg/d<br>2~4次/日，维持量4~8mg/d，口服 |
| 曲安西龙<br>（Triamcinolone，去炎松） | 片剂：2mg，4mg，<br>8mg<br>注射剂：10mg/ml，<br>40mg/ml | 开始4mg/d<br>2~4次/日，维持量4~8mg/d 口服<br>40~80mg/次，1次/1~4周肌内注射，5~40mg/次<br>1次/1~4周关节腔内注射 |
| 地塞米松<br>（Dexamethasone，氟美松） | 片剂：0.5mg/片，<br>0.75mg/片<br>注射剂：5mg/ml | 开始0.75~1.5mg/次<br>2~4次/日维持量0.5~0.75mg/d，口服<br>5~10mg/次，2次/日<br>肌内注射或加入5%葡萄糖溶液500ml静脉滴注 |
| 倍他米松<br>（Betamethasone，氟羟强的松龙） | 片剂：0.5mg/片 | 开始1.5~2mg/d<br>3~4次/日维持量0.5~1mg/d，口服 |
| 氟氢可的松<br>（Fludrocortisone） | 片剂：0.1mg/片乳膏 | 0.1~0.3mg/d用于替代疗法<br>外用2~3次/日 |
| 倍氯米松<br>（Beclomethasone，氯倍他米松） | 气雾剂14mg/瓶乳膏 | 每次喷药0.05~0.1mg，3~4次/日<br>外用2~3次/日 |

【不良反应】

生理剂量作为替代疗法或急症时大量短期使用，很少引起不良反应。长期应用超生理剂量的糖皮质激素可致严重的不良反应和并发症。

1. 长期大量用药引起的不良反应

（1）医源性肾上腺皮质功能亢进症（库欣综合征）：是长期过量使用糖皮质激素引起物质代谢和水盐代谢紊乱的结果。其主要表现有：满月脸、向心性肥胖，肌无力及肌萎缩，皮肤变薄、痤疮、多毛、水肿、低钾血症、高血压、糖尿、易感染等。一般无需特殊治疗，停药后可自行消失，数月可恢复正常。严重者分别加用抗高血压药、抗糖尿病药或补充氯化钾、钙盐、维生素C及采用低钠、低糖高蛋白饮食等措施减轻症状。

（2）诱发或加重感染：因糖皮质激素没有抗菌和抗病毒作用，其抑制免疫反应又降低了机体的防御功能，故长期用药可诱发新的感染或使体内潜在的病灶（如病毒、真菌、结核等感染）恶化、扩散，对抵抗力降低的白血病、再生障碍性贫血、肾病综合征等疾病患者更易发生。对各种结核病患者应并用抗结核药。

（3）诱发或加重溃疡：因糖皮质激素可使胃酸、胃蛋白酶分泌增加，减少胃黏液生成，减弱自身保护和修复功能，故中、长期使用糖皮质激素可诱发或加剧胃及十二指肠溃疡，甚至造成出血或穿孔。

（4）骨质疏松、肌肉萎缩、伤口愈合迟缓：这与糖皮质激素促进蛋白质分解、抑制其合成及增加钙、磷排泄有关。骨质疏松多见于儿童、老人和绝经妇女，严重者可造成椎骨压缩性骨折。宜补充维生素D和钙盐，定期做脊柱放射透视检查，骨质疏松是停止使用激素治疗的指征。

（5）其他：①中枢神经系统可引起欣快、失眠，甚至诱发精神失常，有精神病或癫痫病史者禁用或慎用。②白内障及影响房水回流造成青光眼。③胎儿畸形：在妊娠头3个月使用糖皮质激素可引起胎儿畸形。

2. 停药反应

（1）医源性肾上腺皮质功能不全：长期应用药理剂量的糖皮质激素，通过负反馈调节可使垂体前叶分泌ACTH减少，从而引起肾上腺皮质萎缩和分泌功能减退，甚至萎缩。若骤然停药或减药过快，外源性皮质激素减少，萎缩的肾上腺皮质又不能立即分泌激素，故可出现乏力、低血压、低血糖、恶心、呕吐、发热等肾上腺皮质功能不全等症状，所以应缓慢减量，不可突然停药。尽量降低每日维持量或采用隔日给药方法，在停止用药数月或更长时间内，遇应激情况如感染、出血、手术等应及时给予足量的糖皮质激素。肾上腺皮质功能恢复的时间与用药剂量、期限和个体差异有关。

（2）反跳现象及停药症状：久用激素因减量过快或骤然停药而致原病复发或恶化的现象称为反跳现象。这是由于患者对激素产生依赖性或病情尚未完全控制所致，需加大剂量重新治疗，待症状缓解后再逐渐减量、停药。此外，长期用药因减量太快突然停药时有些患者出现一些原来疾病没有的症状，如肌痛、肌强直关节痛、疲乏无力、情绪消沉、发热等，称为停药症状。

3. 禁忌证　肾上腺皮质功能亢进症、严重高血压、严重的精神病和癫痫病、糖尿病、活动性溃疡病和结核病、骨折及创伤修复期、角膜溃疡、孕妇、抗菌药不能控制的感染（如病毒、真菌等感染）等。

当适应证与禁忌证同时并存时，应权衡利弊，视病情而定。当病情危重不得不用时，待危急情况过去后，应尽早停药或减量。

【用法及疗程】

宜根据患者、病情、药物的作用和不良反应特点确定制剂、剂量、用药方法及疗程。

1. 大剂量突击疗法　适用于重症、急症、危及生命的严重感染及各种休克。常用氢化可的松静脉滴注，首次剂量200～300mg，一日量可达1g以上，疗程不超过3～5天。大剂量应用时，应并用氢氧化铝凝胶等，以防止急性消化道出血。

2. 一般剂量长期疗法　适用于反复发作、病变范围广泛的慢性疾病，如风湿性关节炎、肾病综合征、结缔组织病、顽固性支气管哮喘、淋巴细胞性白血病等。常用泼尼松口服，开始按10～20mg/次（或其他糖皮质激素制剂的等效剂量），每日3次给药，产生临床疗效后，逐渐减量（每3～5天减量1次，每次按20%递减）至最小维持量，疗程6～12个月。给药方法有如下两种：

(1) 每日晨给药法：每天用药一次，在早晨7:00—8:00，一次给予全天的剂量。常用氢化可的松或可的松短效类制剂。

(2) 隔晨给药法（次晨隔日疗法）：每两天用药一次，在早晨7:00—8:00，一次给予两天的剂量。常用泼尼松及泼尼松龙等中效类制剂。

上述两种给药方法可避免发生医源性肾上腺皮质功能不全。因为糖皮质激素的分泌受到ACTH的调控，而ACTH的分泌具有昼夜节律性，即每日上午8:00—10:00为分泌高潮，随后逐渐下降，午夜1:00—4:00为低潮。在清晨一次给予大剂量糖皮质激素，正值体内分泌ACTH为高峰时，由此对ACTH的负反馈作用较弱，故对肾上腺皮质功能的抑制作用也最小。

长期应用糖皮质激素，如遇到下列情况之一者，应撤去或停用糖皮质激素：①维持药量已减至正常基础需要量（如泼尼松每日5.0～7.5mg），病情已稳定不再活动者；②因治疗效果差，不宜再用糖皮质激素应改药者；③因严重不良反应或并发症，难以继续用药者。

3. 小剂量替代疗法　适用于垂体前叶功能减退、Addison病及肾上腺皮质次全切除术后等肾上腺皮质功能减退症。一般用维持量，常用可的松每日12.5～25mg或氢化可的松每日10～20mg。

【药疗监护须知】

1. 采用糖皮质激素治疗前，特别对需要长疗程患者，应先做结核菌素试验，排除潜在结核病。还应测定血压、体重、液体出入量、血糖、血钾、心率的基础水平，以便及时发现异常变化，采取相应措施。

2. 用药期间应注意检查记录：心率、血压、体温、液体出入量、体重；并注意观察皮肤有无瘀斑，情绪变化；有无低钙症状，如肌痉挛；有无其他不良反应及并发症，注意糖皮质激素可降低机体对不良刺激的反应能力，以致并发症常常被掩盖，以利根据反应情况调整剂量。

3. 长期用药者做定期特殊检查：饭后2h血糖，血清钾，眼内压，脊柱、胸部X线检查，以利预防低钾血症、低血糖、青光眼及骨质疏松，定期检查尿中17酮类固醇类，以排除库欣综合征。

4. 根据正常人血清糖皮质激素水平以2:00—8:00逐渐升至最高，16:00—24:00逐渐降至最低的节律性，在上午9:00前给药，可以减少外源性糖皮质激素对肾上腺皮质的抑制作用。采用隔日法给药可减少不良反应，减轻戒断症状及对儿童生长的抑制。

5. 告诉患者在用药期间应注意和需要配合的事项：①必须按医生所嘱时间及剂量用药，不可任意增减或停服。②饮食以低钠、低糖、高蛋白、高维生素、含钾丰富的水果及蔬菜有助于预防不良反应发生。③用药期间应注意个人卫生，防止感染，身体有何不适及时报告。④定期复诊，以便根据病情调整剂量。⑤患者不能因自觉良好而做超出医生允许的劳动，防止骨痛或自发性骨折。⑥女性患者长期用药可能引起月经失调。⑦长期用药者应建立用药卡片，记录用药及反应情况。

6. 为减少严重不良反应可采取下述措施：①加服维生素D钙片，尤其是老年人、儿童及更年期妇女，以预防骨质疏松。②加服抗酸药及保护胃黏膜制剂以预防消化性溃疡。③局部用药可达到治疗目的者则不需全身给药，以减少或防止全身不良反应。④长时间用过糖皮质激素的患者，在短期内甚至一年以后，又患感染性疾病、创伤或手术时，应及时加用糖皮质激素。

7. 糖皮质激素的混悬液制剂若长期固定部位肌内注射，可致局部肌肉萎缩，故不能在三角肌进行肌内注射，以防肌萎缩影响上肢功能。臀部肌内注射应注意部位交替进行，不能在感染的关节腔内注射给药，不可作皮下注射给药，以防产生局部脓肿或皮下萎缩。

8. 用糖皮质激素期间不能做免疫接种。

9. 长期用药患者在停药时一定要逐渐减量，在停药前连用促肾上腺皮质激素7天，每天2U，以促使肾上腺皮质功能恢复，可减少停药反应。

10. 药物相互作用　见表28-3。

表28-3　糖皮质激素药物相互作用

| 与糖皮质激素合用药物 | 相互作用 |
| --- | --- |
| 两性霉素B | 使$K^+$耗竭，作用增强 |
| 四环素 | 合用易产生耐药菌株，加重感染 |
| 抗胆碱药 | 加重眼内压升高 |
| 口服抗凝血药 | 抗凝血效应提高，易致出血 |
| 抗糖尿病药 | 降血糖效应下降 |
| 雌激素或口服避孕药 | 抑制糖皮质激素肝内代谢转化，抗炎效应提高 |
| 排钾利尿药 | 加重低钾血症病情 |
| 巴比妥或苯妥英钠、吲哚美辛、保泰松或水杨酸类药 | 糖皮质激素肝内代谢率提高，效应下降，加重消化性溃疡症状 |
| 维生素A局部应用 | 与糖皮质激素有药理性拮抗作用，延缓伤口愈合 |

# 第二节　盐皮质激素

盐皮质激素主要有醛固酮和去氧皮质酮，它们对维持机体正常的水、电解质代谢起着重要作用，能促进肾远曲小管$Na^+$、$Cl^-$的重吸收和$K^+$、$H^+$的分泌，具有明显的保钠排钾作用。盐皮质激素分泌过多可引起$Na^+$和水潴留、$K^+$排出增加、血容量增加、水肿、高血压及碱中毒。分泌不足时，则$Na^+$和水排出增多而$K^+$潴留，出现循环衰竭等现象。目前去氧皮质酮和氟氢可的松有药用制剂，临床用小剂量替代疗法与糖皮质激素合用治疗慢性肾上腺皮质功能不全症，以纠正失水、失钠和钾潴留，维持体内水和电解质的平衡。

氟氢可的松还可用于低肾素、低醛固酮综合征及自主神经病变所致直立性低血压；外用可治疗接触性皮炎、神经性皮炎、脂溢性皮炎、肛门及阴道瘙痒等疾病。

【不良反应】

长期应用去氧皮质酮可引起水肿、头痛、血压升高、低钾血症、肌无力、感觉异常、疲劳、关节痛。严重者可致肺充血、心律失常。禁与强心苷合用，因可使其强心作用减弱。

【药疗监护须知】

1. 用药前测体重、血压、血钾及血钾基础水平，用药过程中定期检测，发现异常及时处理。

2. 采用低钠饮食，多食含钾、维生素丰富的水果和蔬菜。

3. 注意观察患者及预防植入部位局部感染。低钾常表现为肌肉痉挛、无力、感觉异常，心悸、恶心等，注意血钾检查或补钾。出现肺充血及心律失常应减量或对症处理。

4. 告诉患者药物埋植后疗效减低常表现为体重减轻，血压降低，食欲缺乏，易疲劳，应考虑重新植入，在第二次植入之前，应做注射给药，直至植入后疗效重新建立。

【制剂和用法】

1. 醋酸去氧皮质酮（Desoxycortone Acetate） 注射用油剂 5mg/ml，10mg/ml。开始 1~2mg/d，以后可增至 2~5mg/d，1~2 次/日，肌内或皮下注射。片剂 0.1g/片，腹部皮下植入 2~4 片/次，可维持 9~12 个月。

2. 醋酸氟氢可的松（Fludrocortisone Acetate） 片剂 0.1mg/片。霜剂或软膏剂 0.1％，0.25％。

## 第三节　促肾上腺皮质激素

促肾上腺皮质激素（Adrenocorticotropic Hormone，ACTH）是在下丘脑促皮质激素释放激素（CRH）的作用下由垂体前叶合成和分泌的重要激素。其主要作用是促进肾上腺皮质分泌糖皮质激素，以维持肾上腺的正常形态和功能。因此，其主要作用、用途及不良反应均与糖皮质激素相似，但只有在肾上腺皮质功能完好时方能发挥治疗作用。本品口服无效，必须注射给药。由于其作用是间接的，故显效较慢，一般在用药后 2h，肾上腺皮质才开始分泌氢化可的松。

本品也可作为皮质激素治疗的辅助剂，防止肾上腺萎缩，对长期使用皮质激素已经造成肾上腺皮质萎缩的患者用本品可促进其功能恢复，亦可用于防止因停用外源性皮质激素造成的肾上腺皮质功能不足。对肾上腺皮质已萎缩或功能已丧失者没有作用。

【不良反应和药疗监护须知】

1. 不能作为抢救治疗用药。

2. 本品为大分子多肽物质，有抗原性，少数患者可出现过敏反应，甚至过敏性休克，现已少用。用药前应备好抗过敏药物，用药期间应注意观察患者。

3. 本品静脉滴注不宜与中性及偏碱性的注射液如氯化钾、谷氨酸钠、氨茶碱、青霉素钠、碳酸氢钠等配伍，以免发生混浊沉淀。亦不能用生理氯化钠溶液溶解稀释，因亦可发生沉淀。

4. 用药期间不能做免疫接种。

5. 需避光保存。

【制剂和用法】

促皮质素：粉针剂 25U/支，50U/支。12.5～25U/次，2 次/日肌内注射。或 12～25U/次，加入 5％葡萄糖溶液 500ml，静脉滴注，1 次/日，2 次/周。

1. 糖皮质激素抗休克作用机制有哪些？
2. 治疗重症感染为什么要将糖皮质激素与足量有效的抗生素合用？

（李春莺）

# 第二十九章

# 甲状腺激素与抗甲状腺药

**学习目标**

**掌握：**
硫脲类药物的药理作用、临床应用和不良反应。
**熟悉：**
甲状腺激素的生理作用、临床应用和不良反应。
**了解：**
碘和碘化物、放射性碘的药理作用、临床应用和不良反应。

## 第一节 甲状腺激素

甲状腺激素（thyroid hormone）是甲状腺合成和分泌的一种激素，包括甲状腺素（thyroxin，$T_4$）和三碘甲状腺原氨酸（triiodothyronine，$T_3$）。正常人每日释放 $T_3$ 为 15～30μg、$T_4$ 为 70～90μg，它是维持机体组织细胞代谢、促进正常生长发育以及控制基础代谢所必需的激素。

【甲状腺激素的合成、贮存、分泌与调节】

1. 碘的摄取 当含有碘化物（$I^-$形式）的血液流经甲状腺时，在甲状腺腺泡细胞膜上碘泵的作用下，$I^-$被迅速主动摄入细胞内。

2. 合成 在过氧化酶的作用下，进入甲状腺上皮细胞内的 $I^-$ 被氧化生成活性碘（$I_2$ 或 $I^+$）。活性碘迅速与甲状腺球蛋白（TG）中的酪氨酸残基结合，生成一碘酪氨酸（MIT）和二碘酪氨酸（DIT），再在过氧化酶作用下，一分子 MIT 和一分子 DIT 偶联生成 $T_3$，二分子 DIT 偶联生成 $T_4$。

3. 贮存 与 TG 结合的 $T_3$、$T_4$ 贮存于腺泡腔内的胶质中。

4. 分泌 在溶酶体中蛋白水解酶的作用下，TG 分解并释放出游离的 $T_3$、$T_4$ 进入血液。其中 $T_4$ 约占分泌量的 90%。

5. 调节 下丘脑分泌的促甲状腺激素释放激素（TRH）能促进垂体分泌促甲状腺激素（TSH），TSH 又促进 $T_3$、$T_4$ 的合成与分泌。当血液中游离的 $T_3$、$T_4$ 浓度增高时，又对 TSH 和 TRH 的合成与释放产生负反馈调节作用。

【体内过程】

口服易吸收，$T_3$、$T_4$的生物利用度分别为90%～95%及50%～75%，与血浆蛋白结合率均高达99%以上。游离的$T_3$浓度为$T_4$的10倍，故$T_3$的作用快而强，用药后24h作用达高峰，但维持时间短，$t_{1/2}$仅为1～2天；$T_4$可以经脱碘酶的作用转变为$T_3$后继续起作用，故作用慢而弱，用药后7～10天作用达高峰，且维持时间长，$t_{1/2}$为5天。二者主要在肝、肾线粒体内脱碘并与葡萄糖醛酸或硫酸结合经肾排泄。$T_3$、$T_4$可通过胎盘，也可进入乳汁，故妊娠期和哺乳期妇女应慎用。

【药理作用】

甲状腺激素的作用甚为广泛、复杂，影响到机体的物质代谢，组织分化，生长发育以及多种器官的功能。

1. 维持机体正常的生长发育　适当剂量的甲状腺激素能促进蛋白质合成，骨骼及中枢神经系统发育。当胎儿或婴幼儿$T_3$、$T_4$缺乏，不仅身体发育缓慢导致身材矮小，而且中枢神经系统发育不全，称为呆小病（克汀病）；当成年人$T_3$、$T_4$缺乏时，引起黏液性水肿，表现为中枢神经兴奋性降低，记忆力减退等。

2. 促进代谢　甲状腺激素能促进物质氧化，增加耗氧量，提高基础代谢率，增加产热。故甲状腺功能亢进症（简称甲亢）时有喜冷怕热、多汗等症状；成人甲状腺功能减退症（简称甲减）时出现畏寒及其他代谢活动降低的症状。

3. 提高交感-肾上腺系统的敏感性　$T_3$、$T_4$能使机体对儿茶酚胺类反应的敏感性提高。因此，甲状腺功能亢进时会出现一系列交感神经兴奋的症状。

【临床应用】

1. 呆小病（克汀病）　本病应以预防为主，诊治愈早、疗效愈好。若治疗过晚，虽躯体发育可正常，但智力仍然低下。需要抗甲状腺药物治疗的孕妇，应给予足量的碘化物，并适当掌握剂量。治疗呆小病可口服甲状腺片。

2. 黏液性水肿　轻症一般口服甲状腺片或甲状腺素钠（$T_4$），从小剂量开始，逐渐增大至足量，当BMR恢复正常，减至维持量。本品也可用于黏液性水肿昏迷者。

3. 替代疗法　用于单纯性甲状腺肿、慢性甲状腺炎及甲状腺功能减退症。治疗单纯性甲状腺肿，给予$T_3$、$T_4$制剂，以补充内源性激素的不足，并通过抑制促甲状腺激素的分泌，以缓解甲状腺组织代偿性增生肥大。但结节常不能消失，需手术治疗。

【不良反应】

甲状腺制剂有蓄积作用，因而常有过量的危险。可引起心悸、手指震颤、多汗、兴奋失眠、恐惧、体重下降等。重者可有呕吐、腹泻、高热、脉搏快而不规则。老年人及心脏病患者可诱发心绞痛、心力衰竭或心律失常。一旦出现上述现象应立即停药，必要时加用β受体阻断药，停药一周后再从小剂量开始应用。婴幼儿及小儿甲状腺激素过量的早期表现是骨成熟加速。另外，甲状腺制剂也能改变患者对胰岛素的反应。

心肌梗死、甲状腺功能亢进症（简称甲亢）患者禁用本类药物。心绞痛、高血压、其他心血管疾病及肾功能不全患者应慎用。垂体功能低下的患者为避免发生急性肾上腺皮质功能不全宜先用糖皮质激素再给予甲状腺激素。

【药疗监护须知】

1. 告诉患者必须遵医嘱按时用药，不可随意漏服、改变剂量或改变间隔时间。特别要强调不能因症状消失而自动停药。

2. 用药期间应注意观察甲状腺制剂过量所引起的中毒反应（见不良反应）。特别要注意检查心率、心律，若心率超过 100 次/分或心律有明显变化时，应及时报告医生并给予处理。

3. 儿童服用本药时，应注意观察生长情况，测量身高。因本药可促进身高的增长，导致骨骺过早闭合，造成畸形。

4. 告诉患者，服药期间不可局部涂搽碘酊、牙用碘甘油，不可服用含碘的药物或食用含碘量高的食物（如海带、紫菜或海藻等）。如需用含碘剂做造影时，需暂停用本品 4～6 周。

5. 因甲状腺激素能降低胰岛素及口服降糖药的效果，当糖尿病患者用此类药需增加降糖药的用量时，应注意观察血糖及尿糖的变化，并注意低血糖反应。

6. 此类药能增强抗凝剂、强心苷、氯胺酮和吲哚美辛的药理作用，对同时使用抗凝剂的患者应观察其出血现象。

7. 苯巴比妥钠等肝药酶诱导剂能加速甲状腺素在肝内的代谢；β 受体阻断药可减少外周组织 $T_4$ 向 $T_3$ 的转化；考来烯胺或考来替泊可以减少甲状腺素的吸收，同用时应间隔 4～5h。

8. 苯妥英钠、三环类抗抑郁药、阿司匹林等降低左甲状腺素与血清蛋白的结合，使其游离型增加而增强甲状腺激素的作用。雌激素能增加血清中甲状腺素结合球蛋白（TBG）水平，降低甲状腺激素的作用。

【制剂和用法】

1. 甲状腺片（Thyroid Powder） 片剂 30mg/片，60mg/片。其中以 $T_4$ 为主，也含有少量 $T_3$。治疗黏液性水肿开始时口服 15mg/d，然后逐渐增加剂量至 60～100mg/d。治疗呆小病，1～4 月龄开始剂量为 15～30mg/d，以后维持在 30～45mg/d；4～12 月龄为 30～60mg/d；一岁以后的小儿与成人剂量相近，为 60～180mg/d。

2. 三碘甲状腺原氨酸钠（Triiodothyronine Sodium $T_3$） 又称碘塞罗宁（Liothyronine Sodium）、甲碘安。为合成的三碘甲状腺原氨酸左旋体的钠盐。片剂 20μg/片，25μg/片，50μg/片。注射剂 20μg/支。口服约 95% 吸收，作用迅速，持续时间短。用药量可根据不同情况酌情掌握。

## 第二节　抗甲状腺药

用于治疗甲状腺功能亢进（甲亢）的药物统称为抗甲状腺药。目前常用的药物有硫脲类、碘和碘化物、放射性碘及 β 受体阻断药。

### 一、硫脲类

硫脲类是临床上最常用的抗甲状腺药，包括甲硫氧嘧啶（Methylthiouracil，MTU）、丙硫氧嘧啶（Propylthiouracil，PTU）、甲巯咪唑（Thiamazole，他巴唑），卡比马唑（Carbimazole，甲亢平）。

【体内过程】

硫脲类药物口服后吸收迅速，生物利用度约 80%，血浆蛋白结合率约 75%，在体内分布广泛，以甲状腺浓集较多，易通过胎盘，并且可以从乳汁中分泌。甲巯咪唑的血浆 $t_{1/2}$ 6～13h，在甲状腺组织中可维持 16～24h，其作用强度为硫氧嘧啶类的 10 倍。卡比马唑在体内转化成甲巯咪唑才生效，故起效时间和维持时间更长，$t_{1/2}$ 约 9h。硫脲类药物主要在肝内代谢，其代谢物或部分原型与葡萄糖醛酸结合后随尿排出。

【药理作用】

硫脲类抗甲状腺的作用机制是抑制酪氨酸碘化及碘化酪氨酸偶联，使氧化碘不能结合到甲状腺球蛋白上，从而抑制 $T_3$、$T_4$ 的合成。硫脲类药物不影响碘的吸收，对已合成的甲状腺激素也无影响，故须待体内储存的甲状腺激素消耗到一定程度才显效，一般用药 2~3 周甲亢症状才开始减轻，1~3 个月基础代谢率恢复正常，用药疗程一般为 1~2 年。

本类药物长期应用后，可使血清甲状腺激素水平显著下降，反馈性增加 TSH 的分泌，从而引起腺体代偿性增生、腺体增大、充血，重者可产生压迫症状。

【临床应用】

1. 甲亢的内科治疗　适用于不需手术治疗的轻症或不适宜手术及放射性碘治疗的患者。也可作为放射性碘治疗的辅助用药。

2. 甲亢手术前准备　对需做甲状腺部分切除的患者，要先用硫脲类将甲状腺功能控制到正常或接近正常，以减少手术并发症。由于用药后甲状腺增生、充血，难以手术，所以需在术前两周加服大剂量碘剂，以减少出血，利于手术的进行。

3. 甲亢危象　做辅助治疗用。甲亢危象时，因大量甲状腺激素释放入血，使患者发生高热、多汗、呕吐、腹泻、心力衰竭、谵妄、昏迷、肺水肿及电解质紊乱，严重时可导致死亡。临床主要应用大剂量碘剂抑制 $T_3$、$T_4$ 的释放。大剂量丙硫氧嘧啶可以阻断新的甲状腺激素合成，用药时间不超过 1 周。

【不良反应】

1. 胃肠反应　可见厌食、呕吐、腹痛、腹泻等。罕见黄疸性肝炎。

2. 过敏反应　最常见的过敏反应是皮疹、发热、荨麻疹等轻度过敏反应，停药后可以自行恢复。少数患者可发生剥脱性皮炎等严重反应。

3. 粒细胞缺乏症　为本类药物最严重的不良反应，发生率为 0.3%~0.6%，多在用药后 2~3 个月内出现，也可能随时发生，应定期检查血象。此症发展迅速，发现患者白细胞总数明显降低并伴有发热、咽痛等症状，立即停药可恢复正常。血小板减少症罕见。

4. 肝损害　部分患者出现氨基转移酶升高，甚至出现黄疸，应及时停药。

5. 医源性甲状腺功能减退症　由于长期过量应用硫脲类药物可以引起甲状腺功能减退，故应定期复查，并视情况调整药物用量。

6. 甲状腺肿大　本类药物可明显降低血中甲状腺激素水平，反馈性增加 TSH 分泌，从而刺激甲状腺组织增生，用药过量可致甲状腺肿大，结节性甲状腺肿合并甲状腺功能亢进的患者用药过量有发生癌变的可能。故有高度突眼或压迫症状的甲亢患者、毒性结节性甲状腺肿及甲状腺癌患者禁用硫脲类药物。

【药疗监护须知】

1. 告诉患者一定要遵医嘱按剂量、按时间、按疗程服药，不可随意减量，加倍或漏服。

2. 可在进餐时服用，以减少胃肠道反应。

3. 不宜与易致白细胞减少的药物（如保泰松、吲哚美辛、氯贝丁酯、甲苯磺丁脲等）合用，以免引起或加重对血液系统的不良反应。在用药期间应密切观察有无发热、咽痛、皮疹、乏力等症状，并注意血象变化，发现异常及时报告医生。

4. 注意观察肝受损的症状及黄疸。

5. 因硫脲类药物可引起凝血酶原减少，故用药期间应注意观察有无出血现象。

6. 辅助应用β受体阻断药或抗去甲肾上腺素能神经药（利血平等），可加速甲亢症状的缓解。其他可抑制甲状腺功能的药物（锂、磺胺类、对氨基水杨酸、对氨苯甲酸、酚妥拉明、维生素 $B_{12}$ 等）与本类药物同服，也能增加抗甲状腺作用，应予以注意。

7. 高碘食物或药物可使甲亢病情加重，应增加抗甲状腺药的剂量和用药时间。

8. 孕妇和哺乳期妇女慎用。

【制剂和用法】

1. 甲硫氧嘧啶（Methylthiouracil）　片剂：50mg/片、100mg/片，开始剂量为 100～200mg/次，3 次/日，维持量 25～100mg/d，分 1～2 次口服。

2. 丙硫氧嘧啶（Propylthiouracil）　片剂：50mg/片，100mg/片。剂量及用法同甲硫氧嘧啶。

3. 甲巯咪唑（Thiamazole，他巴唑）　片剂：5mg/片，10mg/片。开始剂量 30～60mg/d，分 3 次口服。经 1～3 个月症状明显减轻时，即可递减药量直至维持量 5～10mg/d。疗程 1～2 年，40%～60% 的患者可不再复发。

4. 卡比马唑（Carbimazole，甲亢平）　片剂：5mg/片，剂量及用法同他巴唑。

## 二、碘和碘化物

常用药物有碘化钾（Potassium Iodide）、碘酸钾（Potassium Iodate）及复方碘溶液（卢戈液）。

碘是合成甲状腺激素的原料。不同剂量的碘化物对甲状腺功能可产生不同的作用。

【药理作用及临床应用】

1. 小剂量碘　参与甲状腺激素的合成。用于治疗单纯性甲状腺肿，可在食盐中按 1/100 000～1/10 000 的比例加入碘化钾或碘化钠可有效地防止发病。但腺体太大并有压迫症状者，应考虑手术治疗。

2. 大剂量碘　抗甲状腺作用。大剂量碘（每日用量超过 6mg）抗甲状腺作用快而强，大剂量碘能抑制甲状腺球蛋白水解酶，阻止甲状腺激素的释放。主要用于：

（1）甲亢手术前准备：因大剂量碘可使甲状腺激素分泌减少，改善甲亢症状。并且使甲状腺血管网减少，腺体缩小变硬，利于手术。因其作用在 2 周时达高峰，故应在手术前 2 周加服复方碘溶液。

（2）甲亢危象：大剂量碘剂可迅速改善症状，静脉滴注（碘化物加到 10% 葡萄糖溶液）或复方碘口服溶液（6h 30～45 滴），并在 2 周内逐渐停服，但需同时配合大剂量硫脲类药物，危象消除后及时停药。

【不良反应】

1. 慢性碘中毒　表现为咽喉部不适感，呼吸道刺激症状、唾液腺肿大等。这是由于碘离子从呼吸道排出时，带出水分，使黏膜水肿。

2. 过敏反应　急性反应可在用药后立即或几小时后发生，表现为发热、皮疹、皮炎，也可有血管神经性水肿。严重患者可发生喉头水肿，甚至窒息。一般停药后可消退，加服食盐或增加饮水可以促进碘排泄。严重时应采取抗过敏措施。

3. 诱发甲状腺功能紊乱　长期服用碘剂可诱发甲亢。原有甲状腺炎的患者易诱发甲状腺功能低下（每日碘化物摄入超过 6mg 者易发生）和甲状腺肿。由于碘能进入乳汁和通过胎盘，可以引起新生儿甲状腺肿，严重者可压迫气管而致死，所以孕妇及哺乳期妇女应慎用。

【药疗监护须知】
1. 注意观察碘制剂所引起的过敏反应，发现后报告医生，及时停药。
2. 与抗甲状腺药、锂盐合用时有可能致甲状腺功能减退和甲状腺肿大。
3. 与 $^{131}I$ 合用时，将减少甲状腺组织对 $^{131}I$ 的摄取。
4. 与血管紧张素转换酶抑制剂及保钾利尿药合用时易致高钾血症，应注意监测血钾。

【制剂和用法】
复方碘溶液（Lugol Solution）：为含5%碘、10%碘化钾的水溶液。用于甲亢手术前准备，0.3～0.5ml/次，3次/日，连服2周。用于甲亢危象，首剂2～4ml，以后1～2ml/4h，口服。

10%碘化钠注射液（Sodium Iodide）5ml加入10%葡萄糖溶液500ml中，静脉滴注。

> **知识链接**
>
> 近年来有的国家和地区陆续报道了在不缺碘地区给甲状腺功能正常的人和部分结节性甲状腺肿患者应用碘化物后诱发甲亢的病例。此外，在缺碘地区用碘化物治疗单纯性甲状腺肿患者也可能诱发甲亢。另一方面，碘化物也可诱发甲状腺功能减退和甲状腺肿大。需高度注意。

## 三、放射性碘

临床应用的放射性碘是 $^{131}I$，其 $t_{1/2}$ 为8天，用药后2个月可消除其放射性约99%。

【药理作用】
口服 $^{131}I$ 后能被甲状腺主动摄取，并浓集在甲状腺腺泡内，参与甲状腺激素的合成。$^{131}I$ 衰变时，能产生β和γ两种射线。β射线占99%，其射程仅0.5～2mm，辐射损伤甲状腺，使滤泡上皮破坏、萎缩、分泌减少，而很少损伤其他组织，因此，$^{131}I$ 起到药物切除作用。γ射线占1%，其射程较远，可通过体表测得，用来测定甲状腺的摄碘功能。

【临床作用】
1. 甲亢的内科治疗　$^{131}I$ 用于不宜手术或手术后复发及硫脲类无效或过敏的甲亢患者。用药1个月见效，3～4个月后甲状腺功能恢复正常。用药剂量可按估计的甲状腺重量或最高摄碘量计算。
2. 甲状腺功能诊断　口服 $^{131}I$ 后，分别于1h、3h、24h测定甲状腺放射性并计算摄碘率。甲亢时摄碘高峰时间前移（3h摄碘率超过30%～50%，24h超过45%～50%）；而甲状腺功能减退时，摄碘率低，摄碘高峰时间延迟。

【不良反应和药疗监护须知】
1. $^{131}I$ 过量易致甲状腺功能减退，应严格遵守正确操作规程，严格掌握用药剂量，一般一次空腹口服。应密切观察甲状功能减退的症状，一旦发生可补充甲状腺激素对抗。
2. 治疗前后一个月应避免用碘剂及其他含碘食物或药物。
3. 用 $^{131}I$ 的患者，如治疗前准备不充分，可发生甲亢危象。故用 $^{131}I$ 治疗后应密切观察甲亢危象的症状，并注意预防感染及避免精神刺激。

4. $^{131}$I 对儿童有致癌作用；卵巢可浓集碘，从而引起放射性碘对遗传产生影响。《中华人民共和国药典》规定了 20 岁以下患者，妊娠、哺乳妇女及肾功能不全者不宜使用。甲状腺危象、重症浸润性突眼症及甲状腺不能摄碘者禁用。

【制剂和用法】

放射性碘化钠（$^{131}$I）溶液：做甲状腺功能试验一次用 2 微居里。治疗甲亢时用 5～15 微居里。

### 四、β 受体阻断药

用于治疗甲亢的 β 受体阻断药有普萘洛尔（Propranolol）、阿替洛尔（Atenolol）、美托洛尔（Metoprolol）、氧烯洛尔（Oxprenolol）等。

因为甲状腺功能亢进时组织内儿茶酚胺浓度增加、肾上腺素受体增多，进而使甲状腺激素的分泌增加，进一步加重甲亢症状。故本类药物可通过阻断 β 受体竞争性对抗儿茶酚胺的作用，可降低 BMR，对抗震颤、心悸、心动过速、紧张焦虑、多汗等甲亢症状。

临床辅助用于：①甲亢和甲状腺危象：通常与硫脲类药物合用。静脉注射还能帮助甲状腺危象患者度过危险期。②甲亢手术前准备：可使腺体不增大、不变脆、不易撕裂，有利于手术进行，与硫脲类药物合用 2 周后即可进行手术。

使用本类药物应注意其对心血管系统和支气管平滑肌可能引起的不良反应。

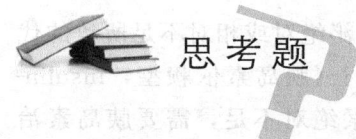
**思考题**

1. 常用的硫脲类药有哪些？抗甲状腺作用机制是什么？
2. 甲状腺危象可用何药治疗？理论依据是什么？

（李春莺）

# 第三十章

# 降血糖药

**学习目标**

**掌握：**
胰岛素及其制剂的药理作用、临床应用和不良反应。

**熟悉：**
磺酰脲类、双胍类的药理作用、临床应用和不良反应。

**了解：**
胰岛素增敏药、α－葡萄糖苷酶抑制药的作用特点、临床应用和不良反应。

糖尿病是由于遗传、环境、免疫等诸多因素引起的胰岛素分泌绝对或相对不足所致的代谢紊乱性疾病。临床将将糖尿病主要分为两大类型：1型糖尿病（胰岛素依赖型，insulin-dependent diabetes mellitus，IDDM）：B细胞破坏，导致胰岛素绝对不足，需要胰岛素治疗。2型糖尿病（非胰岛素依赖型，noninsulin-dependent diabetes mellitus，NIDDM）：包括以胰岛素抵抗为主，伴胰岛素相对缺乏的患者到胰岛素分泌不足为主伴胰岛素抵抗的患者。20%～30%患者需用胰岛素治疗，大多数用口服降糖药治疗即可。降血糖药是一类用来治疗糖尿病的药物，主要包括胰岛素和口服降血糖药。

## 第一节 胰岛素

【来源与体内过程】

胰岛素（Insulin，INS）是由胰岛B细胞分泌的激素，由A、B两个二硫键组成的多肽。其肽链氨基酸组成有种属差异。药用胰岛素多由猪、牛胰腺中提取制得。目前利用大肠杆菌通过DNA重组技术或用苏氨酸代替猪胰岛素B链第30位的丙氨酸而合成人胰岛素，其纯度最高，可减低或消除其抗原性。

胰岛素易被消化酶破坏，所以口服无效，需经皮下注射或静脉给药。根据其显效快慢、维持时间长短的不同分为三大类。胰岛素皮下注射吸收快，$t_{1/2}$为2h；静脉注射代谢快，$t_{1/2}$为9～10min，为延长其作用时间可通过加入碱性蛋白质使等电点提高到7.3，接近体液pH及微量锌使之稳定而制成了中效及长效制剂，经皮下、肌内注射后，在注射部位发生沉淀，再缓慢释放和吸收，使其作用维持时间大大延长。但中、长效制剂均为混悬剂，不可静脉注射。胰岛素主要经肝灭活,也可被肾胰岛素酶直接水解,故严重肝、肾功能不全者能影响其灭活速度。常用胰岛素制剂见表30-1。

表30-1 常用胰岛素制剂的特性

| 类型 | 制剂名称 | 外观,浓度(U/mL) | 给药途径 | 给药时间(min) | 作用时间(h) 开始 高峰 维持 | 可以混合的制剂 |
|---|---|---|---|---|---|---|
| 短效 | 胰岛素(Insulin) | 透明,40、80、100 | 皮下、静脉 | 饭前15~30min,3~4次/日 酮症酸中毒昏迷急救 | 1/2~1 2~4 6~8 立即 1/2 2 | 所有的制剂 |
| 中效 | 精蛋白锌胰岛素(Insulin Zinc Protamine) | 混浊,40、80、100 | 皮下 | 早饭或晚饭前30~60min,1~2次/日 | 3~4 8~12 18~24 | 胰岛素 |
| | 胰岛素锌混悬液(Lente Insulin Zinc Suspension) | 混浊,40、80、100 | 皮下 | 早饭或晚饭前30~60min,1~2次/日 | 2 8~12 18~24 | 胰岛素 半慢效胰岛素 |
| | 珠蛋白锌胰岛素(Insulin Zinc Globin) | 透明,40、80 | 皮下 | 早饭或晚饭前30~60min,1~2次/日 | 2~4 6~10 12~18 | |
| 长效 | 鱼精蛋白锌胰岛素(Protamine Zinc Insulin, PZI) | 混浊,40、80、100 | 皮下 | 早饭前30~60min,1次/日 | 3~6 12~20 24~36 | 胰岛素 |
| | 结晶胰岛素锌混悬液(Insulin Zinc Suspension Crystalline) | 混浊,40、80、100 | 皮下 | 早饭前30~60min,1~2次/日 | 4~6 16~18 30~36 | 胰岛素 半慢效胰岛素 |

【药理作用和作用机制】

胰岛素是机体中的一种重要激素,主要影响机体的糖代谢、脂肪代谢和蛋白质代谢。

1. 糖代谢 可增加葡萄糖的转运,加速葡萄糖的有氧氧化和无氧酵解,促进糖原的合成和贮存,抑制糖原分解和糖异生,最终使糖的来源减少,去路增加而使血糖降低。

2. 脂肪代谢 增加脂肪酸的转运,促进脂肪合成并抑制脂肪分解,减少游离脂肪酸和酮体的生成,使血中酮体降低。

3. 蛋白质代谢 能促进蛋白质的合成,抑制其分解,进而对人体生长过程起到促进作用。

4. 钾离子转运 通过激活$Na^+$,$K^+$-ATP酶,促进细胞外的钾离子进入细胞内,提高细胞内$K^+$浓度。

【临床应用】

1. 糖尿病 对胰岛素缺乏的各型糖尿病均有治疗作用。①1型糖尿病:胰岛素是唯一的治疗药物,需终身用药。②2型糖尿病:只适用于经饮食控制及口服降糖药治疗未获得良好疗效者。③糖尿病并发急性代谢性疾病时,静脉注射胰岛素可用于糖尿病酮症酸中毒及非酮症高血糖高渗性昏迷。④当糖尿病合并感染、妊娠、分娩、手术等应激情况以及合并有消耗性疾病,需注射胰岛素。⑤因胰腺疾病、胰腺切除、垂体疾病、药物及化学物质等原因引起血糖升高时,需注射胰岛素。

2. 细胞内缺钾 用胰岛素、葡萄糖和氯化钾三者按一定比例配制成极化液(GIK)静脉滴注，可防治心肌梗死或其他心脏病变时的心律失常。

3. 治疗高钾血症。

【不良反应】

1. 低血糖症　由于胰岛素过量、饥饿或剧烈运动引起。表现为饥饿感、软弱、疲乏、精神不安、面色苍白、大汗、恶心、心悸等；重者可出现精神错乱、震颤、昏迷或惊厥，如不及时抢救可导致死亡。

轻者可饮用糖水，严重者应立即静脉注射50％葡萄糖溶液20～40ml。因胰岛素能迅速降低血糖，故容易发生。长效胰岛素降血糖作用较慢，不出现上述症状，而以头痛、精神情绪和运动障碍为主要表现。

2. 过敏反应　因胰岛素制剂具有抗原性（牛胰岛素多见）或由于其制剂含有杂质，常可引起过敏反应。表现为全身荨麻疹、血管神经性水肿，偶见过敏性休克。过敏反应一般发生在间歇应用胰岛素治疗或静脉大量注射胰岛素的患者。必要时用 $H_1$ 受体阻断药及糖皮质激素处理，但因激素类药物可导致对胰岛素产生耐受性，所以应尽快停药。也可改用抗原性较小的猪胰岛素（与人胰岛素较为接近）或高纯度胰岛素及无抗原性的人胰岛素。

3. 胰岛素耐受性　①急性型：常由于并发感染、创伤、手术、情绪激动等应激状态，血中抗胰岛素物质增多、pH降低，减少了胰岛素与受体的结合或血中大量游离脂肪酸和酮体妨碍了葡萄糖的摄取和利用，从而降低了胰岛素的作用。可通过调整酸碱平衡或在短时间内增加胰岛素剂量来对抗。②慢性型：系指每日需用200U以上胰岛素且无并发症者。可能是体内产生了抗胰岛素受体抗体（AIRA）、靶细胞膜上胰岛素受体数目减少或者是靶细胞膜上葡萄糖转运系统失常所致。可采用免疫抑制剂（如糖皮质激素）抑制抗体进一步生成，或选用抗原性较小的高纯度胰岛素或人胰岛素制剂，并适当调整胰岛素的用药剂量。

4. 局部反应　反复注射胰岛素的部位皮下组织可出现红肿、硬结、脂肪萎缩。改用高纯度胰岛素或人胰岛素制剂可减少此反应，并可促进恢复，并提示患者避免在同一部位重复注射。

5. 反应性高血糖　当胰岛素用量较大，发生轻度低血糖反应时，引起代偿反应，使生长激素、肾上腺素、胰高血糖素和糖皮质激素分泌增加，使血糖升高，这一现象为反应性高血糖。

【药疗监护须知】

1. 注意观察患者的低血糖症状，并告诉患者及其家属出现低血糖反应时的应急措施：如可吃糖果、饼干等，严重者需静脉注射50％葡萄糖溶液。糖尿病患者应随身携带食品，以便出现低血糖时立即食用。

2. 注意观察患者出现糖尿病酮症酸中毒时的症状及体征，发现异常应及时报告医生。

3. 告诉患者注意注射胰岛素与进餐的时间关系。如进餐时间改变，则必须相应地改变注射胰岛素的时间。

4. 教会患者检查尿糖的方法，并根据尿糖来控制与调整饮食及胰岛素用量。

5. 要注意胰岛素制剂类型、有效期，如药液有变色、凝固或出现絮状物者均不能应用。注射剂量必须准确（宜用1ml注射器）。

6. 注射时应抽回血，绝不可误注入血管内，以防发生低血糖反应。

7. 注射部位为上臂、大腿、臀部等，应注意有计划地轮流更换注射部位，以减少组织损伤。

8. 胰岛素制剂应置于避光阴凉处保存，不可日晒、受热或冰冻。

9. 避免从冰箱内取出后立即注射，冷的胰岛素可降低吸收率，而且可引起脂肪萎缩，应于注射前0.5h从冰箱取出待用。

10. 如需用短效和长效胰岛素混合注射时，则应先抽短效，后抽长效（药液应摇匀），以免造成不纯，影响疗效。

11. 口服降血糖药与胰岛素有协同作用；非甾体抗炎药、同化激素、雄激素、单胺氧化酶抑制剂也可增强胰岛素的降血糖作用。

12. 使血糖浓度升高的药物（如糖皮质激素、胰高血糖素、甲状腺激素、肾上腺素、生长激素、噻嗪类利尿药、苯妥英钠等）可降低胰岛素的降血糖作用，合用时应注意调整用药剂量。

13. 抗凝血药、水杨酸盐、磺胺类药、苯妥英钠、雌激素、口服避孕药及抗肿瘤药（甲氨蝶呤）等可与胰岛素竞争与血浆蛋白结合，从而使血液中游离胰岛素水平增高。

14. β受体阻断药如普萘洛尔可拮抗肾上腺素升高血糖的反应，干扰机体调节血糖功能，与胰岛素同用可增加低血糖的危险，掩盖某些低血糖症状，延长低血糖时间，应予注意。

> **知识链接**
>
> Banting和Best于1921年发现的胰岛素为第一个蛋白质激素，作为治疗糖尿病的特效药物，获得了1923年诺贝尔医学和生理学奖。1958年中国正式启动人工合成胰岛素课题。1965年，中国科学家完成了结晶牛胰岛素的合成，这是世界上第一次人工合成了多肽类生物活性物质，也是人类认识生命现象的漫长过程中迈出的重要的一步。胰岛素的发现和人工合成使糖尿病患者获得了生存机会，这在糖尿病史上具有里程碑式的意义。

## 第二节　口服降血糖药

目前应用于临床的口服降血糖药有磺酰脲类、双胍类、胰岛素增敏药和α-葡萄糖苷酶抑制药。

### 一、磺酰脲类

磺酰脲类常用的药物有甲苯磺丁脲（Tolbutamide，甲糖宁，D-860），氯磺丙脲（Chlorpropamide，P-607），格列本脲（Glibenclamide，优降糖），格列吡嗪（Glipizide）及格列齐特（Gliclazide）等。

**【体内过程】**

本类药物口服吸收快、与血浆蛋白结合率均高于90%。大多数药物在肝内氧化成羟基化合物，而后迅速从尿中排出。其中甲苯磺丁脲作用最弱，维持时间最短，氯磺丙脲半衰期最长且排泄缓慢，故每日只需给药一次。新型磺酰脲类作用较强，多数作用维持时间较长，每日需给药1~2次。常用药物药动学参数及用法、用量见表30-2。

表 30-2 磺酰脲类药物药动学参数及用法、用量

| 药物 | | 半衰期(h) | 作用持续时间(h) | 24h肾排泄(%) | 服药次数及时间 | 剂量范围(mg/d) |
|---|---|---|---|---|---|---|
| 第一代 | 甲苯磺丁脲（Tolbutamide，$D_{860}$） | 4～6 | 6～12 | 100 | 2～3次/日，饭前 | 500～3000 |
| | 氯磺丙脲（Chlorpropamide） | 25～40 | 40～72 | 80 | 1次/日，早饭前 | 100～500 |
| 第二代 | 格列本脲（Glyburide） | 10～16 | 16～24 | 65 | 1～2次/日，饭前 | 2.5～20 |
| | 格列吡嗪（Glipizide） | 2～4 | 16～24 | 75 | 1次/日，早饭前 | 5～15 |
| | 格列美脲（Glimepiride） | 9 | 12～24 | 60 | 1～2次/日，饭前 | 2～4 |
| 第三代 | 格列齐特（Gliclazide） | 10～12 | 20～24 | 65 | 1～2次/日，饭前 | 80～240 |

【药理作用和作用机制】

1. 降血糖　磺酰脲类只对正常人和胰岛功能未完全丧失的糖尿病患者有降血糖作用。其降糖机制：①刺激胰岛 B 细胞分泌胰岛素。②增加靶细胞膜上胰岛素受体的数目和亲和力、提高靶细胞对胰岛素的敏感性。③抑制胰高血糖素的分泌。④降低胰岛素的代谢而增强胰岛素的作用。

2. 对凝血功能的影响　格列吡嗪、格列齐特能减弱血小板的黏附力、刺激纤溶酶原的合成并恢复纤溶活性，改善微循环，对防治糖尿病患者微血管并发症有一定的作用。

3. 对尿量的影响　氯磺丙脲通过促进抗利尿激素的分泌，减少水的排泄而产生抗利尿的作用，可以治疗尿崩症。而格列本脲则有利尿作用。

【临床应用】

1. 糖尿病　适用胰岛功能尚存的轻、中型糖尿病（多为成年型，前者空腹血糖常低于150mg/dl，后者常为 150～250mg/dl）；对胰岛素产生耐受者（每日用量在 20～30U 以下），通过刺激内源性胰岛素的分泌，减少胰岛素的用量。

2. 尿崩症　只能选用氯磺丙脲。用量 0.125～0.5g/d，可使尿量明显减少，与氢氯噻嗪合用可提高疗效。

【不良反应和禁忌证】

本类药物的不良反应发生率较低，比较安全，一代药物发生率约 4%，二代药物不良反应较少。

1. 胃肠反应　主要有胃肠道不适、恶心、腹痛、腹泻等症状。与用药剂量有关，可通过减少剂量、饭后服用或加服抗酸药来缓解。

2. 低血糖症　为较严重的不良反应，尤以氯磺丙脲和格列本脲为重，常为药物过量所致，尤其是老年人及肝、肾功能不全者较易发生。严重时可导致不可逆性脑损伤或死亡。新型磺酰脲类较少引起低血糖反应。

3. 过敏反应　可引起荨麻疹、血小板及粒细胞减少、胆汁郁积性黄疸及肝损害，需定期检查肝功能和血象。

4. 神经系统反应　大剂量氯磺丙脲可引起中枢神经系统症状，如精神错乱、嗜睡、眩晕、共济失调。

5. 其他　长期用药可引起甲状腺功能减退。

【禁忌证】

肝、肾功能不全，粒细胞减少，对磺胺类过敏者及孕妇禁用。

【药疗监护须知】

1. 嘱患者按时服药，一般应在餐前数分钟服用，进餐时服用可影响药物吸收及延缓起效时间。

2. 劝告患者在服药期间戒酒，因饮酒可加强降血糖作用并可引起腹部绞痛、恶心、呕吐、头痛、面部潮红和低血糖。

3. 用药期间应定期检测血糖、尿糖、尿酮体、尿蛋白、肝功能、肾功能，定期进行眼科检查。

4. 对老年人及肝、肾功能不全者应密切观察低血糖反应，这类患者应随身携带糖果。

5. 停用胰岛素更换磺酰脲类时，应逐步减量，且在更换药物期间经常检测血糖。

6. β受体阻断药（普萘洛尔），可增强本类药物的降血糖作用，掩盖低血糖症状，而增加低血糖的危险。用小剂量或选择性β受体阻滞药（阿替洛尔、美托洛尔）此反应较少发生。

7. 与升高血糖药物（肾上腺素、肾上腺皮质激素、苯妥英钠、噻嗪类利尿药、甲状腺素）合用时，应增加本类药物的剂量。

【制剂和用法】

1. 甲苯磺丁脲（Tolbutamide，D860）：片剂 0.5g/片，0.5~1.0g/次，2~3 次/日。

2. 氯磺丙脲（Chlorpropamide）：片剂 0.1g/片，0.1~0.3g/次，1 次/日，目前已少用。

3. 格列本脲（Glibenclamide，优降糖）：片剂，2.5mg/片，2.5~5mg/次，1~2 次/日。

## 二、双胍类

国内应用的双胍类药物有二甲双胍（Metformin，甲福明），苯乙双胍（Phenformin，苯乙福明）。

【体内过程】

二甲双胍口服吸收快，不与血浆蛋白结合，很少在肝代谢，$t_{1/2}$ 为 2~3h，几乎以原型从尿中排出。苯乙双胍口服易吸收，$t_{1/2}$ 为 3h，降糖作用可持续 6~7h，2/3 以原型从尿中排出。

【药理作用】

双胍类药物的降血糖作用不依赖于胰岛功能的完整性，对于胰岛功能完全丧失的糖尿病患者，双胍类仍有降血糖作用。但对正常人无降血糖作用，而且对胰岛细胞无刺激作用。其降低血糖主要是由于：①增强葡萄糖的无氧酵解和利用；②减少肠道对葡萄糖的吸收；③减少肝内糖异生和葡萄糖的生成；④增强机体对胰岛素的敏感性；⑤减少胰高血糖素的释放。

【临床应用】

适用于轻症 2 型糖尿病或单用饮食控制无效者，是肥胖或超重的 2 型糖尿病患者的首选药。对产生胰岛素耐受或磺酰脲类无效者也可应用。

【不良反应】

1. 胃肠道反应　双胍类胃肠道反应发生率较磺酰脲类高。可见食欲缺乏、恶心、腹部不适、腹泻、口中有金属味等。

2. 乳酸血症　长期大量使用能引起乳酸血症、酮血症。肝、肾功能不全者更易发生。

主要是由于本类药物增加了糖的无氧酵解，产生乳酸所致。尤以苯乙双胍多见，目前欧美国家已禁止使用，而二甲双胍较少发生。发现酮尿时应检测血糖，以鉴别是糖尿病病情加重还是药物毒性所致。

【药疗监护须知】

1. 用药期间应经常检查空腹血糖、尿糖及尿酮体。
2. 禁用2型糖尿病患者伴有酮症、酸中毒、肝肾功能不全、心力衰竭、急性心肌梗死、严重感染及有低血压缺氧的情况。
3. 孕妇、哺乳妇不宜使用。
4. 肝、肾功能不全，慢性心肺功能不全，重症贫血和尿酮体阳性者禁用。

【制剂和用法】

二甲双胍：片剂，0.25g/片，0.5g/次，3次/日。

### 三、胰岛素增敏药

胰岛素增敏药为噻唑二烷酮类衍生物，包括罗格列酮（Rosiglitazone）、吡格列酮（Pioglitazone）、环格列酮（Ciglitazone）、恩格列酮（Englitazone）、曲格列酮（Troglitazone）等，是一类新型的胰岛素增敏药，其中罗格列酮在临床应用较多。

【药理作用】

1. 改善胰岛素抵抗及降低血糖　本类药物通过增加骨骼肌、脂肪组织和肝对胰岛素的敏感性、改善胰岛B细胞功能，降低胰岛素抵抗。降低每日胰岛素的用量并减少低血糖的发生。
2. 改善脂质代谢紊乱及防治2型糖尿病的血管并发症。

【临床应用】

本类药物具有良好的安全性和耐受性，且低血糖反应的发生率低。临床主要用于2型糖尿病，尤其是产生了胰岛素抵抗的患者。

【不良反应】

少而轻，一般有嗜睡、水肿、肌肉痛和骨痛、头痛及消化道症状等。但曲格列酮对极少数高敏人群具有明显的肝毒性，可引起肝功能衰竭甚至死亡，应高度重视。

### 四、α-葡萄糖苷酶抑制药

α-葡萄糖苷酶抑制药是一类新型的口服降血糖药。有阿卡波糖（Acarbose）、伏格列波糖（Voglibose）和米格列醇（Miglitol）等。

【药理作用特点】

本类药物口服很少吸收，吸收入血率仅为2%，约98%被肠道细菌或消化酶降解，其降解产物从肠道和尿中排出。主要作用是降低餐后血糖。其降血糖机制：在小肠上皮刷状缘竞争抑制各种α-葡萄糖苷酶，使淀粉、麦芽糖、蔗糖的逐级水解速度减慢，使最终水解生成的葡萄糖减少，并延缓葡萄糖的吸收，使餐后血糖降低，但需与食物同服才有效。且服药期间，应增加饮食中糖类的比例，限制单糖摄入量，以提高药物疗效。

【临床应用】

本类药物作为治疗2型糖尿病的一线药物，可单独用于轻症或单纯饮食控制餐后血糖仍不理想的糖尿病患者。也可与胰岛素及其他口服降血糖药合用以治疗餐后血糖不理想的糖尿病。

【不良反应】

有腹胀、胃胀、上腹灼痛、腹泻或便秘等胃肠道反应。消化性溃疡、肠道炎症及腹泻患者不宜应用该类药物。

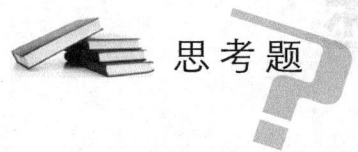 思考题

1. 胰岛素的主要生物学作用是什么？治疗糖尿病的适应证有哪些？
2. 常用口服降血糖药主要有哪些？降血糖机制是什么？

（李春莺）

# 第三十一章

# 抗感染药物概述

**学习目标**

**掌握：**
耐药性、化疗的概念。
**熟悉：**
抗生素、抗菌谱、抑菌药、杀菌药的概念。
**了解：**
病原体、机体、抗菌药三者之间的关系。

## 一、化学治疗概念

1909 年德国 Ehrlich 首先提出化学治疗（简称化疗）的概念，化疗是指对病原微生物、寄生虫所引起的疾病及肿瘤所采取的化学药物治疗。理想的化疗药物应对病原体、寄生虫和肿瘤有高度选择性，而对机体毒性很小。

在实验室中以一组动物的半数致死量（$LD_{50}$）和治疗一组感染动物的半数有效量（$ED_{50}$）的比值（化疗指数）来评价化疗药物的安全范围。化疗指数愈大愈安全，说明药物毒性低而疗效高，比值大于 3 才有临床意义。

$$化疗指数 = 半数致死量 LD_{50}/半数有效量 ED_{50}$$

## 二、机体、药物和病原体的相互关系

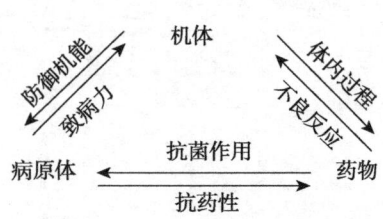

图 31-1 机体、药物和病原体的关系

在应用化疗药物时应充分注意到机体、药物和病原体三者的关系，由图 31-1 可见：①药物的疗效应取决于药物的抗感染活性和机体的抗病能力两方面，缺一不可；②抗感染药与免疫抑制剂如糖皮质激素、抗癌药同时使用时，要适当加大抗感染药物的用量，因免疫抑制剂能降低机体抗病能力而使药效减弱；③选择抗菌药物时应考虑机体、病原体和药物三者的辩证关系，应选用既有强大抗感染能力，又对机体极少产生不良反应的药物。

> **知识链接**
>
> 抗菌药是指对细菌具有抑制或杀灭作用的药物,包括抗生素和人工合成抗菌药(磺胺类和喹诺酮类)。抗生素(Antibiotics)是指由微生物(包括细菌、真菌、放线菌属)产生的,能抑制或杀灭其他微生物的物质。

### 三、抗菌谱

指抗菌药物的抗菌范围,也是临床选药的基础。抗菌范围小的药称为窄谱抗菌药,它只对某些革兰阳性菌或阴性菌有抑制或杀灭作用,如红霉素;而有些药物抗菌范围广泛,多种细菌对之敏感,则称之为广谱抗菌药,如四环素、氯霉素等。临床根据细菌培养、药敏试验及药物代谢动力学特点合理选择抗菌药。

### 四、抗菌活性

某些抗菌药仅能抑制细菌生长、繁殖而无杀菌作用,称为抑菌药,如四环素、红霉素、磺胺类抗菌药。某些抗菌药具有杀灭细菌作用,称为杀菌药,如青霉素类、头孢菌素类、氨基糖苷类抗菌药。

### 五、抗药性

长期或反复用药特别是滥用药物后,病原体对化疗药物的敏感性降低,这种现象称为抗药性或耐药性(resistance)。当病原体对某个化疗药物产生抗药性后,会对该药同类或不同类化疗药物也能产生同样抗药性时,称为交叉抗药性。病原体产生抗药性后,一般只能通过改换药物来维持疗效,而不通过加大剂量的方法,因增加剂量往往只能增加不良反应。细菌产生抗药性的机制多种多样,如细菌产生灭活酶水解药物或催化某些基团结合到抗菌药的结构上,使药物失活等。防止和控制病原体产生抗药性的主要措施是严格掌握药物的适应证和避免滥用。原则上可用可不用抗感染药物时尽量不用,一种抗菌药能解决问题时就不要同时使用多种,应用抗菌药时剂量一定要足够,疗程要恰当。

**思考题**

1. 简述抗生素与抗菌药的区别。
2. 如何延缓细菌产生耐药性?

(王瑞婷)

# 第三十二章

# 抗 生 素

**学习目标**

**掌握：**
β-内酰胺类、大环内酯类、氨基糖苷类、四环素类抗生素的抗菌机制、抗菌谱、严重不良反应及预防。
**熟悉：**
细菌对各类抗生素的耐药机制。
**了解：**
各类抗生素的药代学特点。

抗生素是指某些微生物（如细菌、真菌、放线菌等）在新陈代谢过程中、产生的一种具有抑制或杀灭其他微生物作用的代谢产物。天然抗生素是从微生物培养液中提取，大多数抗生素尚不能完全人工合成，从微生物培养液中提取的天然抗生素，保留其主要结构（母核），人工改造其侧链后所得到的新抗生素，称为半合成抗生素。

抗生素种类很多，大多按抗菌谱分类，亦可按化学结构分类，如：①主要作用于革兰阳性细菌的抗生素有β-内酰胺类（包括青霉素类和头孢菌素类）、大环内酯类（如红霉素）及林可霉素类等；②主要作用于革兰阴性细菌的抗生素有氨基糖苷类（如链霉素、庆大霉素类等）、多黏菌素类（多黏菌素E）；③广谱抗生素有四环素类和氯霉素等。

## 第一节 β-内酰胺类

包括青霉素类和头孢菌素类。化学结构中都含有β-内酰胺环和一个带"S"的杂环（图32-1）。

### 一、青霉素类

#### （一）青霉素

青霉素（Benzylpenicillin）是从青霉菌培养液中提取的，1940年应用于临床，是第一个用于临床的抗生素。

**【抗菌作用和作用机制】**

青霉素抗菌范围较窄，主要对大多数革兰阳性和阴性球菌敏感，如对溶血性链球菌引起的咽炎、扁桃体炎，肺炎双球菌引起的大叶肺炎，白喉杆菌和破伤风杆菌引起的白喉、破伤风，对脑膜炎双球菌引起的流行性脑膜炎和螺旋体引起的梅毒等疾病，青霉素类可作为首选药。

青霉素类通过抑制黏肽形成中交叉联结过程的转肽酶活性，破坏细菌细胞壁合成而达到杀菌作用，对青霉素类敏感的细菌细胞壁黏肽含量高（约60%），故青霉素对其有强大杀菌作用。近年来还发现许多细菌细胞膜上具有一种能与青霉素和其他β-内酰胺类抗生素结合的蛋白，称为"青霉素结合蛋白"（penicillin binding protein，PBPs），PBPs是青霉素等β-内酰胺类抗生素的作用靶位，具有细胞壁生物合成所需酶的功能，药物与PBPs结合后，可使细菌形态发生改变并最终使之死亡。由于繁殖期细菌需要合成大量的细胞壁黏肽，故青霉素类对繁殖期细菌作用明显，而对静止期影响小。人和动物的细胞没有细胞壁，所以青霉素类除引起过敏外，对人和动物的毒性很小。

细菌对青霉素类产生抗药性是由于细菌产生了青霉素酶（β-内酰胺酶），它可使青霉素结构内的β-内酰胺环裂解而失去抗菌活性（图32-1），凡能抵抗β-内酰胺酶的药物，就可用于对青霉素产生抗药的细菌感染。近年来研制了一类β-内酰胺酶抑制剂如棒酸（克拉维酸）、青霉烷砜、舒巴坦等，它们可与β-内酰胺酶结合，抑制此酶的活性，以保护青霉素类和头孢菌素类抗生素不被该酶破坏，使这些抗生素的抗菌作用能更好发挥，如克拉维酸和阿莫西林组成片剂奥格门汀（Augmentin）、舒巴坦与头孢哌酮组成注射剂等。

【临床应用】

广泛应用于各种敏感的革兰阳性球菌和杆菌、革兰阴性球菌及螺旋体感染，并为首选药。金黄色葡萄球菌现因大多数菌株（80%~90%）耐药，故青霉素对之无应用价值。对革兰阳性杆菌如白喉和破伤风，需同时应用相应的抗毒素以中和外毒素，因青霉素对外毒素无作用。本类药也是治疗草绿色链球菌心内膜炎的首选药，由于病灶部位形成赘生物，药物难渗入，常需用特大剂量（每日数千万单位）静脉滴注方能有效，与链霉素合用可提高疗效。

【体内过程】

青霉素是一种有机酸，难溶于水，其钠盐和钾盐粉末性质稳定。在室温中可保存数年，且易溶于水，临用时配制成水溶液注射给药，水溶液极不稳定。青霉素口服不耐酸，易被胃酸和消化酶破坏，肌内注射吸收快而完全，15~30min内血浓度达高峰，$t_{1/2}$为0.5~1.0h，在体内分布广，可达胆汁和胎儿循环中。通常在脑脊液内浓度低，然大剂量应用（血药浓度高）或脑膜炎时（微血管扩张和通透性增加），青霉素易通过血-脑屏障，可用于治疗脑膜炎双球菌引起的脑膜炎。本类药大部分以原型由肾小管分泌排出。

【不良反应】

1. 青霉素类毒性低，化疗指数大，但当剂量过大（>1000万U）或静脉滴注速度过快时，则单位时间内进入体内药物浓度过高，可引起中枢脑膜刺激症状如头痛、惊厥、肌震颤、癫痫样发作、呕吐等，需对症处理。大剂量青霉素钾盐静脉给药，易引起高钾血症，需给予注意（每100万U青霉素钾盐含钾约67mg；而100万U青霉素钠盐含钠约40mg）。青霉素肌内注射时，局部刺激性强可引起疼痛并可发生局部硬化或红肿，尤以钾盐更甚，改用钠盐疼痛可减轻，但肾衰竭患者禁用钠盐，以免钠潴留。本类药不作鞘内注射，若注射到神经周围会产生神经损伤。过去临床常用2%苯甲醇做溶媒，虽可减轻疼痛，但对药效有一定影响。

2. 过敏反应。目前所用的青霉素类制剂都能引起过敏反应，轻者如荨麻疹、药疹、血清样反应等，严重者发生过敏性休克。多在注射5~20min内甚至可在数秒内发生，若抢救不及时则可死于呼吸困难和循环衰竭。过敏性休克的防治措施有以下几种。①用药前详细询问患者过敏史，有过敏史者禁用。②初次注射或停药3天后的患者都需要做皮肤过敏试验，皮试阴性者方可用药。③皮试方法：在前臂屈侧皮内注射青霉素生理氯化钠溶液溶液0.05～0.1ml（浓度为100～200U/ml），20min后观察局部，若出现红肿或有伪足，直径大于1cm为阳性者，应禁用青霉素类，患者在饥饿、剧烈运动或麻醉状态下，不宜做皮试。④一旦出现过敏性休克立即抢救，肌内注射或皮下注射0.1%肾上腺素0.5～1.0ml或1mg药加入葡萄糖溶液中缓慢静脉注射。同时配合吸氧、人工呼吸、输液、针灸、升压药和肾上腺皮质激素等抢救措施。⑤青霉素注射液应临用时配制，水溶液不宜久置，局部给药易引起过敏，故应避免选用。

【药疗监护须知】

1. 青霉素的水溶液不稳定，遇酸、碱、醇、光、热及金属离子等易被破坏，其结果为：①能使药物效价下降：一般室温下放置4h，效价已开始下降，放置24h后，抗菌效力可损失大半。②易诱发过敏反应：青霉素水溶液放置过久或受光、热、酸等因素影响后，即分解产生青霉烯酸，后者是一种很活泼的化合物，易转变为青霉噻唑酸，作为半抗原与体内γ-球蛋白和白蛋白结合后，形成抗原如青霉噻唑蛋白，它能刺激体内产生相应抗体而诱发青霉素过敏。因此，为预防过敏反应和药物效价降低，应强调临用时配制。

2. 青霉素溶液对局部刺激性大，肌内注射宜作臀部深肌肉缓慢注射，并注意经常更换注射部位，可局部热敷以加速吸收，静脉注射速度亦宜缓慢。

3. 青霉素类过敏反应多发生在注射后20～30min内，在连续用药过程中，随时都有可能发生，因此，护士应密切观察患者用药期间的反应，肌内注射后亦宜留患者观察30min，并随时准备必要的抢救药品如0.1%肾上腺素等。两种以上药物的过敏试验，不能同时进行，不同药物皮试所用注射器、针头应各自绝对专用。

4. 静脉滴注时最好选用灭菌生理氯化钠溶液（pH为4.5～7.0）稀释，对青霉素是最合适的pH。

(二) 半合成青霉素

青霉素虽具有杀菌力强、毒性小等优点，但存在抗菌谱窄、不能口服、不耐胃酸和易被β-内酰胺酶破坏产生抗药性等缺点。在酰胺酶作用下可分解青霉素，得到主核6-氨基青霉烷酸（6-APA，图32-1），在保留天然青霉素主核的基础上加入不同的侧链或基团，可获得一系列具有耐酸、耐酶或广谱等特点的半合成青霉素。

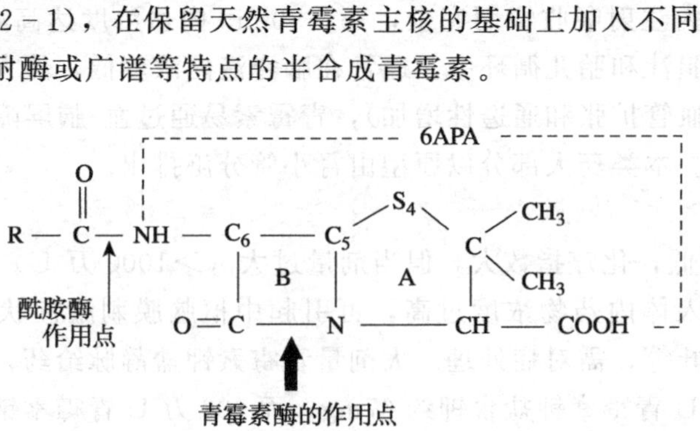

图32-1 青霉素类的基本结构

半合成青霉素虽克服了青霉素的某些缺点，但对敏感细菌的抗菌强度总的来看并不比天然青霉素强，且与青霉素之间仍存在交叉过敏反应，因此，用药前均需先做皮肤过敏试验，阴性者才能使用。临床常用的半合成青霉素见表32-1。

表 32-1 常用半合成青霉素分类及比较

| 分类 | 药名 | 制剂与用法 | 特点 |
|---|---|---|---|
| 耐酸耐酶 | 萘夫西林（乙氧萘青霉素，新青Ⅱ）(Nafcillin)<br>苯唑西林（苯唑青霉素、新青Ⅲ）(Oxacillin) | 口服：0.5～1.0g/次，4～6次/日<br>粉针剂：0.5g/次，肌内注射<br>0.5g～1.0g/次，静脉滴注，4～6g/d<br>口服：0.25～1g/次，4次/日<br>注射：0.5g/支，肌内注射，0.25～1.5g/次 | ①窄谱，同青霉素<br>②耐酸可口服，先做皮试，阴性者再用<br>③耐酶，可用于对青霉素产生抗药性的细菌感染 |
| 广谱 | 氨苄西林（氨苄青霉素）(Ampicillin)<br>阿莫西林（羟氨苄青霉素）(Amoxicillin) | 口服：0.25～1.0g/次，4次/日<br>粉针剂：0.25～1.0g/次，4次/日<br>肌内注射：2～6g/d<br>口服：500～750mg/次，2次/日 | ①对革兰阳性菌和革兰阴性菌感染均有效<br>②耐酸可口服<br>③不耐酶 |
| 广谱 | 羧苄西林（羧苄青霉素）(Carbenicillin)<br>磺苄西林（磺苄青霉素）(Sulbenicillin)<br>呋布西林（呋苄青霉素）(Furbucillin)<br>哌拉西林（氧哌嗪青霉素）(Piperacillin) | 粉针剂：10～20g/d，4次/日，肌内注射用于铜绿假单胞菌感染<br>注射剂：2～4g/d，2～4次/日<br>静脉滴注用8～13g/d<br>静脉注射或静脉滴注：4～8g/d，4次/日<br>成人4～8g/d，儿童0.1～0.15g/(kg·d)，静脉注射成人8～16g/d，儿童0.1～0.3g/(kg·d)，4次/日 | ①对铜绿假单胞菌作用强大<br>②口服不吸收<br>③不耐酶<br>④呋布西林和派拉西林比羧苄西林作用强 |

## 二、头孢菌素类

又称先锋霉素。天然头孢菌素 C 早在 1945 年由头孢子菌培养液中获得，因其毒性大，抗菌作用弱，目前临床应用多为它的半合成品。通过催化水解头孢菌素 C 而得到主核 7-氨基头孢烷酸（7-ACA，图 33-2），与青霉素主核 6-APA 相似，结构中都含有 β-内酰胺环，用化学合成方法给 7-ACA 加上不同的侧链，可得到一系列半合成头孢菌素类抗生素，依据研制应用的顺序和抗菌特点，以"代"分类，现已有四代头孢菌素用于临床（表 32-2）。

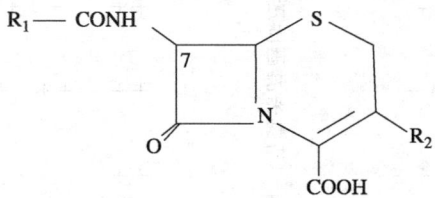

图 32-2 头孢菌素类的基本结构

【抗菌作用和作用机制】

头孢菌素类（Cephalosporins）具有抗菌作用强、毒性较少及严重过敏反应发生率比青霉素类低等特点，其抗菌作用机制与青霉素相似，通过抑制黏肽链的交叉联结、阻碍细菌细胞壁的合成，也与细胞膜上的青霉素结合蛋白（PBPs）结合，产生杀菌作用。

第一代头孢菌素类对革兰阳性菌作用强于第二代、第三代，对某些革兰阴性菌也有作用，对铜绿假单胞菌无效，对金黄色葡萄球菌产生的酶不稳定。本代常用药有头孢氨苄、头孢唑啉和头孢拉定等，口服头孢菌素主要用于轻、中度呼吸道和尿路感染。其中头孢唑啉抗菌作用较强，血药浓度高，$t_{1/2}$长且体内分布广，是本代中较好的药物。第一代头孢菌素有一定肾毒性，可使血尿素氮和肌酐升高，而头孢拉定肾毒性较轻。

第二代头孢菌素的抗革兰阴性菌作用比第一代强，对部分厌氧菌也有效，对葡萄球菌产生的酶比较稳定。常用药有头孢呋辛和头孢孟多等，对肾毒性较轻，但对铜绿假单胞菌仍无效。

第三代头孢菌素抗菌谱比第二代更扩大，抗菌谱广、对革兰阴性菌作用强，对铜绿假单胞菌有效，对β-内酰胺酶稳定，对肾基本无毒性。头孢他啶是目前临床第三代头孢菌素类抗绿脓杆菌药物中最强的一种。

第四代头孢菌素对革兰阳性菌、阴性菌作用均较强，对β-内酰胺酶稳定，对肾无毒性。有头孢匹罗（Cefpirome）、头孢噻肟（Cefepime）、头孢噻啶（Cefaloridine）等。

【不良反应和药疗监护须知】

本类药毒性较小，主要因经肾排泄，对肾的损害受到重视，偶可引起血尿素氮和血肌酐升高，故对肾功能不全者，或与氨基糖苷类药、强利尿剂合用时应慎重。头孢菌素类过敏反应发生率较青霉素类低，常见皮疹、药热，严重者也可发生休克。与青霉素类有交叉过敏现象，青霉素过敏者5%～10%对头孢菌素类发生过敏。口服头孢氨苄可引起胃肠道反应，由于本药能抑制肠道内细菌合成维生素K，故用药期间可发生出血并发症，可应用维生素K防治。禁与抗凝剂合用。用药前应询问患者过敏史。护士需加强对本药不良反应的观察，尤其对老人、婴幼儿、糖尿病患者和肾功能不全者，应特别注意。

表32-2 头孢菌素类药物分类及比较

| 分类 | 药名 | 抗菌作用 | 抗菌谱 | 抗药性 | 肾毒性 | 剂量与用法 |
|---|---|---|---|---|---|---|
| 第一代 | 头孢氨苄（先锋4号）(Cefalexin) | + | 抗菌范围越来越广 | +++ | +++ | 口服，1～4g/d，分3～4次 |
| | 头孢羟氨苄(Cefadroxil) | + | | +++ | +++ | 口服，2g/d，分2次 |
| | 头孢噻吩（先锋1号）(Cefalotin) | + | | ++ | +++ | 肌内注射，0.5g/次，4次/日 |
| | 头孢噻啶（先锋2号）(Cefaloridine) | ++ | | ++ | ++++ | 肌内注射，1～4g/d，分2～4次 |
| | 头孢唑啉（先锋5号）(Cefazolin) | +++ | | ++ | ++ | 肌内注射、静脉注射，500mg/次，2～4次/日 |
| | 头孢拉啶（先锋6号）(Cefradine) | +++ | | + | + | 口服，1～4g/d，分4次 |

续表

| 分类 | 药名 | 抗菌作用 | 抗菌谱 | 抗药性 | 肾毒性 | 剂量与用法 |
|---|---|---|---|---|---|---|
| 第二代 | 头孢孟多（CMA）(Cefamandole) 头孢呋辛（头孢呋肟、西力欣）(Cefuroxime，新菌灵) | ++++ | ①广普 ②对革兰阴性菌作用较强 ③对铜绿假单胞菌（－） ④胆汁浓度高 | + | ± | 肌内注射，2～4g/d，分3～4次 静脉注射，8～12g/d，分2～4次 肌内注射，2～2.5g/d，分3～4次 静脉注射，4.5～6g/d，分2～4次 |
| 第三代 | 头孢他啶（头孢噻甲羧肟）(Ceftazidime，复达欣) 头孢哌酮（先锋必）(Cefoperazone) 头孢曲松（头孢三嗪）(Ceftriaxone，菌必治) 头孢噻肟（头孢氨噻肟）(Cefotaxime，倍司特克) | ++++ | ①广谱，对革兰阴性菌作用强 ②对铜绿假单胞菌作用强，对厌氧菌有效 ③对β-内酰胺酶有较高稳定性 ④胆汁浓度高 ⑤头孢曲松较长，$t_{1/2}$常达8h | ± | － | 静脉注射、肌内注射，1.5～6g/d，分3次，静脉滴注时，以500ml稀释液稀释，30min内完毕 静脉注射、静脉滴注、肌内注射2～4g/d 分2～3次 肌内注射1g/次，溶于利多卡因3.5ml，深部肌内注射 静脉滴注0.5～5g/d，溶于5%葡萄糖溶液，30min滴完 肌内注射2～6g/d，分3～4次 静脉注射2～8g/d，分2～3次 |

### 三、其他β-内酰胺类

1. 头霉素类（Cephamycin） 其主核为与6-APA和7-ACA都不相同的β-内酰胺类。抗菌谱广，对革兰阴性菌作用较强，天然头霉素C作用强，半合成品头孢西丁（Cefoxitin）目前在临床应用，对β-内酰胺酶稳定为其特点。

2. 拉氧头孢（Moxalactam） 抗菌谱广，对革兰阳性和阴性菌作用强，能耐受β-内酰胺酶，血浓度较为持久。

3. 单环β-内酰胺类抗生素 氨曲南（Aztreonam）为人工合成，对需氧革兰阴性菌有强大杀菌作用，并耐酶且毒性低，与青霉素无交叉过敏反应，可用于对青霉素严重过敏的患者。但对需氧革兰阳性菌和厌氧菌无效。剂量：成人1.5～6g/d，分3次肌内注射，静脉注射或静脉滴注药物需加入100ml生理氯化钠溶液中，于30min内滴完。

## 第二节 大环内酯类、林可霉素类及其他类

大环内酯类抗生素有红霉素、螺旋霉素（Spiramycin）、麦迪霉素（Midecamycin）、竹桃霉素（Oleandomycin）、交沙霉素（Josamycin）、罗红霉素（Roxithromycin）、吉他霉素（Kitasamycin）、阿奇霉素（Azithromycin）及克拉霉素（Clarithromycin）等，其中红霉素临床最常选用。

## 红霉素（Erythromycin）

**【抗菌作用和作用机制】**

红霉素为窄谱抑菌剂，主要对革兰阳性菌敏感，对嗜肺军团菌、支原体、衣原体也有良好作用。通过与敏感菌的核糖体50s亚基的P位结合，从而抑制细菌蛋白质合成，达到抑菌作用。本药在酸性环境中易被破坏失效，而在碱性环境中抗菌作用增强。细菌对红霉素类易产生抗药性，一般用药3～5天就可产生，但不持久，停药数月即可再恢复敏感性。红霉素与其他抗菌药之间无交叉抗药性，可用于对青霉素产生抗药性的细菌感染。

**【临床应用】**

红霉素抗菌范围与青霉素类相似，但抗菌力不如青霉素类，对抗药的金黄色葡萄球菌感染和对青霉素过敏患者及胆道感染用红霉素较好，对严重感染最好与氨基糖苷类药合用。

**【体内过程】**

红霉素口服易被胃酸破坏，常制成抗酸肠衣片使用，多在小肠上段吸收。依托红霉素（红霉素丙酸酯的十二烷基硫酸盐）能耐酸，口服吸收好，血药浓度高，维持时间为6～12h，吸收后分布各组织中，在胆汁内浓度高，约为血内浓度的50倍，可用于胆道感染，本药大部分在体内经肝代谢失活，仅5%原型由肾排泄，故肾功能不全者可使用。

**【不良反应和药疗监护须知】**

（1）口服大剂量红霉素可引起胃肠道反应，如恶心、呕吐及腹泻、厌食等。静脉滴注时因刺激性强而产生局部疼痛或血栓性静脉炎，饭后服药可减轻胃肠反应，红霉素可因食物影响而减少吸收，一般选在进食前后间隔1h服药为宜。

（2）依托红霉素久服可能引起胆汁郁积性黄疸，GPT升高，停药数日可恢复，肝功能不全患者慎用，服药期间定期查肝功。偶可见皮疹、药热等过敏反应。

（3）红霉素不能用生理氯化钠溶液稀释，易产生沉淀也不宜与其他药物在注射器内混合应用。水溶液在冰箱保存不应超过1周，室温下不超过24h。

（4）服药前和服药时不宜饮用酸性饮料如橘汁，因酸性物质可降低红霉素疗效。

（5）本药静脉滴注时速度不宜过快，用药浓度过高可出现局部疼痛或静脉炎，热敷可缓解疼痛。

**【制剂和用法】**

红霉素肠溶片：0.1g/片，0.2g/片，0.2～0.4g/次，4次/日，粉针剂0.3g/支，0.3～0.6g/次，3～4次/日，静脉滴注，1.2～1.8g/d，用5%葡萄糖溶液稀释。

乙酰螺旋霉素胶囊剂：0.2g/粒，1～2g/d，2～4次/日。麦迪霉素片剂：0.1g/片，0.2～0.4g/次，3～4次/日。

## 林可霉素（Lincomycin）

国产品称为洁霉素，属林可胺类抗生素，抗菌谱和作用机制与红霉素相似，主要对革兰阳性菌敏感，对革兰阴性菌疗效差。最大特点是本药易渗透到骨组织中，对急、慢性骨髓炎疗效好，对青霉素过敏患者可选用林可霉素治疗，常见有恶心、呕吐、厌食、腹泻等胃肠道不良反应，肝、肾功能不全者慎用。用量：胶囊0.25g/粒，0.5g/粒，1.5～2.0g/d，3～4次/日；注射剂0.6g/2ml，0.6～1.8g/d，1～3次/日；静脉滴注时每2g药以250ml液体稀释，每小时输液速度不宜超过100ml。

## 克林霉素 (Clindamycin)

又名氯洁霉素。抗菌作用比林可霉素强而胃肠道反应较轻,用量:口服胶囊 75mg/粒,150mg/粒,0.6~1.8g/d,3~4 次/日;注射剂 150mg/2ml,0.6~1.2g/d,静脉滴注速度要慢。

## 万古霉素 (Vancomycin)

属糖肽类抗生素,主要对革兰阳性细菌、包括对青霉素产生抗药性的金黄色葡萄球菌,有较强的杀菌作用,对革兰阴性菌无效。抗菌机制通过阻碍细菌细胞壁合成。本药不易产生抗药性,也不易与其他抗生素产生交叉抗药性。口服不吸收,肌内注射局部疼痛剧烈,只宜静脉注射,$t_{1/2}$ 为 5~11h,主要经肾排泄。本品不良反应较多,可损害听力及致肾损害,过敏反应多见,静脉注射引起静脉炎发生率高,因此,临床应用受限。仅用于对青霉素产生抗药性的金黄色葡萄球菌感染,或对青霉素过敏的严重革兰阳性菌感染。

# 第三节 氨基糖苷类和多黏菌素类

## 一、氨基糖苷类

为主要用于革兰阴性细菌感染的抗生素,氨基糖苷类抗生素的化学结构中都含有氨基糖分子和苷元结合而成的苷,故称氨基糖苷类,包括庆大霉素 (Gentamicin)、链霉素 (Streptomycin)、卡那霉素 (Kanamycin)、阿米卡星 (Amikacin) 和新霉素 (Neomycin) 等,均为碱性化合物,常用其硫酸盐,易溶于水,水溶液比青霉素稳定,在冰箱中可保存数月。

【抗菌作用和作用机制】

抗菌谱较广,除对革兰阴性细菌有强大作用外,对一些革兰阳性细菌也有作用,但对厌氧菌无效,与 β-内酰胺类药有协同作用。氨基糖苷类各种抗生素抗菌机制基本相同,主要通过抑制细菌蛋白质合成。低浓度呈抑菌作用,高浓度杀菌,对静止期的细菌杀菌力较强。用药时间过长易产生抗药性。

【体内过程】

氨基糖苷类药物口服吸收很少(约 1%),肌内注射吸收迅速而完全,$t_{1/2}$ 为 2~4h,主要分布在细胞外液,不易透过血-脑屏障,但可通过胎盘,影响胎儿。本药在体内基本不被破坏,大部分以原型由肾小球滤过、排出。

【不良反应和药疗监护须知】

(1) 耳毒性:损害第Ⅷ对脑神经,表现为前庭支和耳蜗支功能障碍,如链霉素和庆大霉素先影响前庭功能,出现眩晕、恶心、共济失调等,若不及时停药,继而出现耳鸣、耳聋,则不易恢复。卡那霉素耳毒性较大,易造成难以恢复的神经性耳聋。用药期间应注意常询问患者有无眩晕、耳鸣等症状,及时发现即停药,并向医生报告。

(2) 肾毒性:本类抗生素对肾有损害,可引起蛋白尿、管型尿、血尿等,停药后一般可恢复,以新霉素毒性最强,目前已少用,卡那霉素次之,再次为庆大霉素,而链霉素肾毒性较轻。用药超过 5 天应注意查尿,并记录出入量,以观察肾功能变化。

(3) 神经肌肉阻断作用:表现为急性肌肉麻痹,四肢无力,甚至呼吸停止,可能与本类药抑制运动神经末梢释放乙酰胆碱有关,常见于术后腹腔内放置大量药物,或静脉滴注剂量过大、滴速过快,可给予静脉注射葡萄糖酸钙缓解症状,也可用新斯的明治疗。

(4) 对出现前庭功能障碍的患者如眩晕患者,应注意搀扶,避免摔倒。

(5) 注射氨基糖苷类药物时,针对过敏反应应备有葡萄糖酸钙和新斯的明等解救药。

(6) 儿童(特别是早产儿、新生儿)和老年、孕妇及肾功能不全患者对氨基糖苷类抗生素毒性反应特别敏感,更应密切观察,注射速度宜慢。

(7) 本类药物不宜与其他药物在注射器内混合注射,以免药效降低。

(8) 本类药物局部刺激性强,深部肌内注射可减少注射部位疼痛。

【氨基糖苷类常用药物】

## 庆大霉素(Gentamicin)

是目前常用的一种氨基糖苷类抗生素,其硫酸盐水溶液稳定,临床使用水针剂。庆大霉素抗菌谱广,对多数革兰阴性菌抗菌作用强,其中尤以对铜绿假单胞菌有特效,但对结核杆菌无效。常与羧苄西林合用治疗铜绿假单胞菌感染,产生协同作用,可明显提高疗效,需注意两药不能在同一注射器内或同一输液瓶内混合,以免降低疗效。

庆大霉素不良反应与链霉素相似,先出现前庭功能损害,也可损害听力。肾毒性比链霉素多见,老年患者和肾功能不良者慎用,近年有庆大霉素导致过敏性休克的报道,应予注意。禁用于有过敏史者或对其他氨基苷类药物过敏的患者。

硫酸庆大霉素注射剂:2万 U/ml,4万 U/ml,8万 U/2ml,8万 U/次,2~3次/日,间隔8h肌内注射1次。

## 链霉素(Streptomycin)

从放线菌属链丝菌中提得,水溶液比青霉素稳定,在室温中(25℃以下)可保存1周,粉针剂临用时配制。链霉素抗菌谱广,对结核杆菌具有强大的抗菌作用,对鼠疫是首选药,口服难吸收但可用于治疗肠道感染。本药50%~60%原型由肾排泄,治疗尿路感染疗效好,若同时服碳酸氢钠使尿碱化,可提高抗菌作用。由于脓液呈酸性故本药对化脓性感染疗效差。

链霉素的急性毒性反应常在注射30~60min内发生,表现口唇周围,面部和四肢麻木感,不停药亦可自行消退,严重者可静脉注射钙剂。一般认为此现象是链霉素和其所含杂质与体内 $Ca^{2+}$ 络合引起低钙所致。

链霉素耳毒性多见,以前庭功能障碍最先发生,表现为眩晕、平衡失调、眼球震颤、恶心、呕吐等,多数可逆。若进一步耳蜗受损则出现耳鸣、听力减退、耳聋,严重者可致永久性耳聋。药物可通过胎盘对胎儿产生耳毒性,孕妇慎用。链霉素对肾损害较少见,程度也较轻,停药后容易恢复。本药可引起皮疹、药物热及嗜酸性粒细胞增多,也可发生过敏性休克,虽发生率低于青霉素,但反应迅速且严重,死亡率较高,因此,应用链霉素前一定要做皮试,250U/0.1ml试液皮内注射,一旦过敏性休克发生,抢救首选静脉注射10%葡萄糖酸钙,同时也用0.1%肾上腺素治疗。

硫酸链霉素粉针剂:0.75g/瓶,1.0g/瓶,2.0g/瓶,0.5g/次,2次/日,肌内注射。

## 卡那霉素(Kanamycin)

对革兰阴性菌和结核杆菌有效,对铜绿假单胞菌无效。毒副作用主要对肾和耳毒性大,用药早期即可出现肾损害,需定期查尿。也可引起永久性耳聋,本药现在临床已不多用。硫酸卡那霉素注射液:0.5g/2ml,粉针剂:0.5g/瓶,1.0g/瓶,0.5g/次,1~1.2g/d,肌内注射或稀释后静脉滴注。

### 阿米卡星(Amikacin)

阿米卡星是天然卡那霉素 A 的半合成品,比卡那霉素抗菌谱扩大,对铜绿假单胞菌有效,并具有较好的耐酶性能,故对其他氨基糖苷类抗菌药耐药的细菌仍有效,不良反应主要是耳毒性。

硫酸阿米卡星粉针剂:0.2g/瓶,0.1~0.2g/次,0.2~0.4g/日,肌内注射。

### 妥布霉素(Tobramycin)

抗菌作用与庆大霉素相似,对铜绿假单胞菌作用比庆大霉素强 2~4 倍,并且对庆大霉素耐药者仍有效,对其他革兰阴性菌作用弱于庆大霉素。临床主要用于铜绿假单胞菌感染。妥布霉素的耳毒性大于庆大霉素,也产生肾毒性。停药后多数可逆,给药剂量不要过大和疗程不要太长(一般不宜超过 10 日),可减轻不良反应发生。剂量每次 1.5mg/kg,每 8h 给药 1 次,肌内注射或静脉注射。总量每日不超过 5mg/kg,疗程不超过 10~14 日。注射液:每支 80mg/2ml。

### 奈替米星(Netilmicin)

又称乙基西梭霉素。为西梭霉素的半合成品,作用与庆大霉素相似。抗菌谱广,对一些革兰阴性杆菌和铜绿假单胞菌都具有较强抗菌活性,某些对氨基糖苷类产生抗药性的革兰阴性杆菌和抗青霉素类的金黄色葡萄球菌感染应用本药有效。耳毒性及肾毒性均较庆大霉素低,较为安全,但仍需注意。临床用于尿路、肠道、呼吸道、创口等部位感染。每日 4~6mg/kg,分 2~3 次肌内注射。

### 新霉素(Neomycin)

对革兰阳性菌、阴性菌及结核杆菌均有抗菌作用,是氨基糖苷类毒性最强的药物,仅限于口服给药治疗肠道感染或肠道消毒时选用,因本药易引起神经性耳聋和肾损害,临床现已少用。目前多局部应用于治疗皮肤的浅表感染,用量也需加以控制。

## 二、多黏菌素类

多黏菌素类包括多黏菌素 A、B、C、D、E 五种,临床多选用多黏菌素 E(Polymyxin E)。

**【作用特点】**

本类药抗菌谱窄,仅对大多数革兰阴性杆菌有强大的杀菌作用,特别对铜绿假单胞菌疗效好,细菌对多黏菌素不易产生抗药性。作用机制为本药能选择性与细菌细胞膜磷脂部分结合,使膜的通透性被破坏,导致菌体内的一些重要成分如氨基酸、核苷酸等漏出而死亡,呈杀菌作用。革兰阴性菌细胞膜中磷脂含量比阳性菌高,故本类药对阴性菌作用强。口服不易吸收,肌内注射 2~3h 达高峰,$t_{1/2}$ 约 10h,主要通过肾排泄。本类药毒性大,对肾有明显损害,可引起急性肾衰竭而导致死亡,对神经系统毒性反应也常见,可引起面部感觉异常、头晕、乏力等。临床多用于难治的铜绿假单胞菌感染。近年新药增多,本类药已少用。

**【常用制剂和用法】**

多黏菌素E：口服，每日10~20万U/kg，分3~4次服。肌内注射，100~150万U/日，分2~3次。静脉注射或静脉滴注50~100万U/日，疗程一般不超过7~14日。硫酸盐粉针剂：每瓶100万U。

## 第四节 四环素类和氯霉素

广谱抗生素包括四环素类和氯霉素，它们对革兰阳性、阴性细菌、立克次体、衣原体、支原体、阿米巴和螺旋体等都具有强抑菌作用。

### 一、四环素类

四环素类抗生素都具有共同的基本结构（母核），天然四环素有土霉素（Terramycin），四环素（Tetracycline）等；半合成四环素有美他环素（Metacycline），多西环素（Doxycycline，强力霉素），米诺环素（二甲胺四环素）等。本类药物在碱性环境中抗菌作用差，在酸性环境中性质稳定，药用其盐酸盐，水溶液不够稳定，临用配制。四环素类的化学结构见表32-3。

表32-3 四环素类的化学结构

| | 药品 | $R_1$ | $R_2$ | $R_3$ | $R_4$ |
|---|---|---|---|---|---|
| 天然品 | 四环素 | H | OH | $CH_3$ | H |
| | 土霉素 | OH | OH | $CH_3$ | H |
| 半合成品 | 美他环素（甲稀土霉素） | OH | $=CH_2$ | | H |
| | 多西环素（强力霉素） | OH | H | $CH_3$ | H |
| | 米诺环素（二甲胺四环素） | H | H | H | $N(CH_3)_2$ |

#### 四环素（Tetracycline）与土霉素（Terramycin）

**【抗菌作用和作用机制】**

本类药物对革兰阳性细菌的抑制作用比对革兰阴性菌强，对立克次体、衣原体、支原体有效，对铜绿假单胞菌、结核杆菌、伤寒杆菌无效。它通过影响敏感菌蛋白质合成而产生强抑菌作用，虽细菌对四环素类产生抗药性较慢，但本类天然药物之间存在交叉抗药性，而半合成四环素类与天然四环素之间则无交叉抗药性。

**【临床应用】**

四环素类对立克次体引起的斑疹伤寒和恙虫病有特效，对衣原体所致鹦鹉热，支原体引起的肺炎及布氏杆菌病也常为首选药,对青霉素过敏的淋病和梅毒患者,选用四环素较好。全身性感染可选用四环素,而泌尿、肠道感染包括阿米巴痢疾则应用土霉素更佳。

【体内过程】

口服四环素和土霉素类药物易从胃肠道吸收,吸收量有一定限度,即超过 0.5g/次时,血药浓度就不再明显增加。本类药物吸收过程易受多价金属离子如 $Ca^{2+}$、$Mg^{2+}$、$Fe^{2+}$ 或 $Al^{3+}$ 等影响,因它们可与药物形成络合物而减少吸收。吸收后的药物可分布全身组织,但不易通过血-脑屏障,能通过胎盘影响胎儿,也能分布到乳汁。多积存于骨骺板、牙釉质和肝内,在胆汁中的浓度高于血清浓度 5~20 倍,可用于治疗胆道感染。四环素类部分经胆汁排出而形成肠肝循环,大部分以原型由肾排出。土霉素排出最快,且较完全,排泄量可达60%~70%,四环素 20%~30%,故土霉素用于泌尿系统感染效果更好。

【不良反应和药疗监护须知】

1. 胃肠道反应  多因药物直接刺激作用所致,表现恶心、呕吐、厌食、腹部不适和腹泻等,饭后服药可减轻。由于局部刺激性大,不宜肌内注射,可稀释后静脉给药。由于本类药与含多价金属离子食物同服易形成络合物妨碍吸收,因此,事先应向患者讲解清楚,四环素类不宜与如牛奶、豆制品等同服,也不与某些药物如铁剂、抗酸药等同服,至少应间隔 1~2h 服用为宜。

2. 二重感染  长期大量应用广谱抗菌药使敏感细菌被抑制,而耐药菌株和不敏感菌得以在体内繁殖,造成二重感染,又称菌群交替症。常用的二重感染有:①真菌病,致病菌以白色念珠菌多见。②葡萄球菌引起的伪膜性肠炎。一般多见于老年人、幼儿和机体抵抗力低下的患者,一旦发生应立即停药,并给予其他有效抗生素或抗真菌药物治疗。

3. 影响骨及牙齿的生长  四环素类易在形成期的骨和牙釉沉积并与钙相结合,可使牙齿出现黄染,釉质发育不全或骨骼生长受抑制,故妊娠 5 个月以上的孕妇、哺乳妇女和 8 岁以下儿童禁用。

4. 对肝、肾的影响  长期口服或大剂量静脉滴注(2g/d 以上),可引起肝损害、黄疸和脂肪肝,孕妇尤易发生,应禁用。

5. 服用变质或过期失效的四环素(如药片变色、出现黑点或药片颜色深浅不匀),易引起肾损伤,表现恶心、呕吐、蛋白尿、烦渴多尿、尿糖等反应。

6. 其他  过敏反应不多见,偶有皮疹、药物热表现、长期用药可使肠道内制造维生素 B 族和维生素 K 的细菌遭到抑制,而引起维生素缺乏症,故长时间服药应注意补充维生素 B,必要时也应补充维生素 K。

【制剂和用法】

盐酸四环素片剂或胶囊:0.25g/片,0.5g/次,3~4 次/日,粉针剂:0.25g/瓶、0.5g/瓶、0.5g/次,2 次/日,临用前以灭菌注射用水溶解,静脉滴注可稀释为 2.5~5.0mg/ml,以 0.5~1.0ml/min 速度滴入。盐酸土霉素片剂:0.25g/片,0.125g/片,0.5g/次,3~4 次/日。

## 多西环素(Doxycycline)

为半合成四环素,抗菌谱与四环素基本相似,抗菌活性比天然四环素强 4~10 倍。抗药菌株少,与天然四环素类无明显交叉抗药性,口服吸收完全,并不受多价金属离子影响,具有明显肝肠循环,血浆半衰期约 16~18h,故每日服 2 次即可,肾功能不全者可选用。用量：0.05g/片、0.1g/片，首剂 0.2g/次，以后 0.1g/次，2 次/日；0.1g/支、0.2g/支、0.1~0.2g/次加入葡萄糖注射液 250ml 静脉滴注，1 次/日。

## 二、氯霉素

1947 年从委内瑞拉链丝菌培养液中提得，1948 年已可用化学方法合成，成为第一个人工合成的抗生素。

【抗菌作用和体内过程】

氯霉素（Chloramphenicol）对革兰阴性细菌比阳性菌疗效好，尤其对伤寒杆菌、痢疾杆菌和铜绿假单胞菌有特效，对阿米巴原虫无效。抗药性慢，与其他抗菌药之间无交叉抗药性。氯霉素主要通过抑制细菌蛋白质合成而发挥强抑菌作用。口服在胃肠道溶解度小，吸收量取决于制剂的颗粒粗细，微粒制剂吸收快而完全，吸收后广泛分布在全身各组织和体液中，在脑脊液中浓度高，约为血浓度的 60%，对敏感菌引起的脑膜炎有效，大部分在肝与葡糖醛酸结合而失活，代谢产物经肾排泄，有部分原型药由肾排出，故也可用于治疗泌尿系统感染。

【临床应用】

氯霉素首选用于伤寒、副伤寒，严重细菌感染和患痢疾时也可选用，对各种立克次体病如恙虫病，斑疹伤寒等也均有效，滴眼可用于治疗沙眼。

【不良反应与药疗监护须知】

1. 抑制骨髓造血功能　多在用药 5~7 日后，出现红细胞数下降、白细胞减少，血小板减少，及时停药可以恢复，用药期间应每隔 3 日定期检查血象，密切观察以便及时发现，以免引起再生障碍性贫血等血液疾病。

2. 损害神经系统　可引起视神经炎、严重失眠及中毒性精神病，及时停药可消失，有精神病史者禁用。

3. 灰婴综合征　由于新生儿、早产儿肝药酶系统尚不完善，氯霉素代谢缓慢，在体内蓄积而引起中毒症，出现循环衰竭、血压下降、呼吸困难、腹胀、呕吐、患儿面色苍白、发绀等，称为灰婴综合征，婴儿出生 48h 内用本药最易出现，一般在用药 2~9 日内发生，严重者数小时内死亡，死亡率约 40%。严重肝病和肝衰竭的患者，用后也会出现类似的蓄积中毒症状。

4. 胃肠道反应和二重感染　氯霉素可产生与四环素相似的症状。

5. 药酶抑制　氯霉素能抑制肝微粒体药物代谢酶的活性，使与它同时合用的药物如双香豆素、苯妥英钠等代谢速度减慢，血浆半衰期延长，因此，应适当减少同时合用药的剂量，并密切观察反应。氯霉素毒性大，应用受到限制。血清铁升高常是氯霉素早期毒性反应的征象，故用药期间应注意定期检查血清铁。

【制剂和用法】

片剂或胶囊剂：0.25g/片（粒），0.25~0.5g/次，1~2g/d，3~4 次/日。注射剂：以丙二醇为溶媒的注射液，0.25g/2ml。琥珀氯霉素粉针剂：0.25g/瓶，0.5g/瓶，0.5~1.0g/次，1~2 次/日，临用时加灭菌注射用水适量使之溶解后肌内注射或稀释后静脉滴注。棕榈氯霉素是棕榈酸或硬脂酸结合的酯，口服无苦味，适用于儿童，50mg/片。

## 知识链接

抗菌药物的分级管理：为加强医疗机构抗菌药物临床应用管理，规范抗菌药物临床应用行为，控制细菌耐药，原卫生部特制订管理办法。第一线药物（非限制使用）：抗菌谱窄，疗效肯定，不良反应小，价格低廉，货源充足的药物，依临床需要使用，严格掌握适应证。第二线药物（限制使用）：抗菌谱较广，疗效好，但不良反应较明显或价格较贵的药物，或近年来耐药发展较为迅速的品种，属控制使用。第三线药物（特殊使用）：疗效独特但毒性较大，价格昂贵，新研制上市的抗菌药物以及一旦发生耐药即会产生严重后果的药物。临床使用以上三线抗菌药物时必需按照规定执行。在使用一线药物无效，需要用二线或三线药物时，需要有药敏试验结果；如药敏试验结果不明确，必须有高级职称医师或科主任签名，或会诊后确定；在紧急情况下，可直接使用二线或三药物，但需48h内补办抗菌药分级管理规定手续。

思考题

1. β-内酰胺类抗生素的抗菌机制、抗菌特点有哪些？
2. 如何防治青霉素引起的过敏性休克？
3. 简述大环内酯类抗生素的抗菌机制、抗菌谱，以及主要的不良反应。
4. 简述氨基糖苷类抗生素的不良反应和药疗监护须知。
5. 简述四环素类抗生素的不良反应和药疗监护须知。

（王瑞婷）

# 第三十三章 人工合成抗菌药物

**学习目标**

**掌握：**
氟喹诺酮类、磺胺类药物的抗菌谱、作用机制、适应证和不良反应。
**熟悉：**
甲氧苄啶的抗菌作用机制及其特点。
**了解：**
硝基呋喃类和硝基咪唑类的作用和应用。

## 第一节 氟喹诺酮类

喹诺酮类（Quinolones）20世纪60年代初开始出现，已从第一代萘啶酸、第二代吡哌酸，到第三代氟喹诺酮类，并研制出第四代产品，如莫西沙星和加替沙星。喹诺酮类通过抑制细菌DNA回旋酶而影响DNA合成，从而妨碍DNA复制，产生抗菌作用。第三代氟喹诺酮类品种多，抗菌谱广、抗菌作用强。氟喹诺酮类药物是当前临床上治疗细菌感染性疾病非常重要的一类抗菌药物，本类药主要经肝代谢后由肾和胆汁排泄，在尿中有极高的浓度。

**【作用特点】**

（1）口服吸收良好，可广泛分布于各种组织、体液中，亦可渗入到供血较差的骨骼及前列腺组织，多数经肾排泄。

（2）抗菌谱广，对革兰阴性和部分阳性菌有作用，其中有些品种对铜绿假单胞菌、淋球菌也有强大抗菌作用，对厌氧菌作用弱，与其他抗生素交叉抗药性较少。

（3）本类药物用于治疗敏感菌所致的呼吸道感染、泌尿系统感染、肠道感染、前列腺炎、性病、胆道感染，以及难治性结核和革兰阴性杆菌所致的骨、关节、皮肤和软组织等部位的感染。

（4）不良反应多见消化道反应和中枢反应，还可引起关节病变，发生关节病、关节肿胀和肌腱炎等症状，实验室检查还会有氨基转移酶升高、白细胞减少等异常现象。小儿和孕妇禁用。现因广泛使用，细菌耐药性逐渐增多，切勿滥用。

**【药疗监护须知】**

（1）氟喹诺酮类药物宜在规定时间空腹服用，服药后多饮水，如需同服抗酸药应间隔2~4h。

（2）服药期间不宜饮用咖啡及浓茶，以防导致失眠、神经过敏、心动过速等。

（3）静脉滴注时速度不宜过快，以防诱发惊厥和癫痫。

（4）长期应用应需监测肝、肾功能。

（5）氟喹诺酮类药物应用4周以上者，应注意是否出现关节症状如关节肿胀、中指或双手急性疼痛等，一旦出现应及时报告医生。

（6）本类药物可致光敏反应，服药期间应避免日光直射。

**【第三代喹诺酮类药物常用制剂和用法】**

### 诺氟沙星（Norfloxacin）

又名氟哌酸，抗菌谱广、在氟喹诺酮类中抗菌作用最差，对革兰阴性和阳性菌如大肠杆菌、痢疾志贺菌、葡萄球菌、肺炎链球菌都有抗菌作用。口服后迅速吸收，组织分布良好，因食物影响其吸收，宜空腹服药。尿中浓度高，主要用于泌尿道、肠道、呼吸道感染和淋病等的治疗；肝、肾功能不全者慎用。

不良反应少见，有胃肠道反应、头痛、皮疹等。

用法：胶囊或片剂0.1g/片，0.1~0.2g/次，3次/日。

### 环丙沙星（Ciprofloxacin）

又名环丙氟哌酸，抗菌谱广，抗菌活性强。适用于泌尿道、肠道、胆道、盆腔、皮肤软组织和眼、耳鼻咽喉等部位的感染。不良反应较多，除胃肠道反应外，还可引起中枢神经系统反应、肝损害、血液系统反应、过敏反应等不良反应。

用法：片剂0.25g/片、0.5g/片，0.25g/次，2次/日。注射液：0.1g/50ml、0.2g/100ml，0.1~0.2g/次，2次/日。

### 氧氟沙星（Ofloxacin）

又名氟嗪酸，抗菌谱较诺氟沙星广，抗菌作用增强。口服吸收良好。尿中浓度高，胆汁中浓度高，临床主要用于呼吸道感染、泌尿道感染和妇科感染，对伤寒、副伤寒包括多重耐药株的感染疗效肯定。也可应用于多重耐药株所致的难治性结核病的治疗。不良反应发生率较其他喹诺酮类药物低，但应注意光敏性皮炎，极少数患者首次应用时可引起过敏反应。肾功能不全患者应减量。

用法：片剂0.1g/片，0.1~0.2g/次，2~3次/日。

### 依诺沙星（Enoxacin）

又名氟啶酸，抗菌谱和抗菌活性与诺氟沙星相似，口服不受食物影响。适用于呼吸道、泌尿道、耳鼻咽喉等部位的感染，也可用于脓皮病及软组织感染。

用法：片剂0.1g/片、0.2g/片，0.1~0.2g/次，3次/日。

### 左氧氟沙星（Levofloxacin）和氟罗沙星（Fleroxacin）

均为氟喹诺酮类药物中的新品种。抗菌谱广，抗菌活性很强，口服吸收良好，血药浓度高，体内分布广，血浆蛋白结合率低，半衰期长，每日仅需服药1～2次。对各种急、慢性感染及难治性感染有效。近年有报道左氧氟沙星可试用于少数多重耐药慢性结核患者的复治，也有用于艾滋病患者的细菌感染。两药不良反应少而轻，多为皮疹、胃肠道反应等，偶致休克。

用法：氟罗沙星片剂0.1g/片，0.2～0.3g/次，1次/日。

### 司帕沙星（Sparfloxacin）

系新开发的长效品种，半衰期17.6h，抗菌谱广，抗菌活性强，对革兰阳性菌、阴性菌、厌氧菌、衣原体、支原体均具有抗菌活性，用于大肠杆菌等敏感菌所致下呼吸道、泌尿道妇科、耳鼻喉及皮肤软组织感染。

用法：片剂0.1g/片、0.2g/片，0.1～0.2g/次，1次/日。

## 第二节 磺胺类药物

> **知识链接**
>
> **关注喹诺酮类药品的不良反应**
>
> 喹诺酮类药品是目前临床广泛使用的抗菌药，随着药品的大量应用，其不良反应也日益突出，部分患者有时会发生严重的不良反应，包括抽搐、幻觉、抑郁、心律失常等；该类药品由于在未成年动物中可引起关节病，在儿童中引起关节痛及肿胀，因此，禁止用于儿童及妊娠、哺乳期妇女。2008年7月，美国食品药品监督管理局（FDA）发布公告，要求生产企业在所有氟喹诺酮类产品说明书中加入"黑框警告"，警示肌腱炎和肌腱断裂风险。FDA强调对大于60岁、合并使用类固醇以及肾、心脏和肺移植患者，氟喹诺酮相关肌腱炎和肌腱断裂的风险将进一步增加。患者若出现肌腱疼痛、肿胀、炎症或肌腱断裂情况，医生应建议患者停止服用此类药品，并立即就诊。

磺胺类药物是最早用于治疗全身性感染的人工合成抗菌药，抗生素的问世使磺胺的应用逐渐减少，但由于其具有使用方便、价格低廉等优点，尤其与甲氧苄嘧啶合用，对某种感染性疾病具有特殊疗效，故在抗感染治疗中仍占有一定地位。

临床常用的磺胺类药物根据其口服吸收程度可分为以下三类：

1. 口服吸收的磺胺药 磺胺异噁唑（Sulfafurazole，SIZ）、磺胺嘧啶（Sulfapyridine，SD）、磺胺甲噁唑（Sulfamethoxazole，SMZ）等。

2. 口服不吸收的磺胺药 柳氮磺吡啶（Sulfasalazine，SASP）、磺胺噻唑（Sulfathiazole）。

3. 局部应用磺胺药　磺胺米隆（Mafenide）、磺胺醋酰钠（Sulfacetamide Sodium，SA-Na）、磺胺嘧啶银（Sulfadiazine Silver，SD-Ag）。

【药理作用和作用机制】

磺胺类药物抗菌谱较广，对大多数革兰阳性菌和某些革兰阴性菌有抑制作用，对溶血性链球菌、肺炎球菌、脑膜炎球菌、淋球菌、流感杆菌、鼠疫杆菌较敏感，其次是大肠杆菌、变形杆菌、痢疾杆菌、肺炎杆菌和葡萄球菌等；对沙眼衣原体、疟原虫也有抑制作用。对立克次体和支原体无效。磺胺类药物是通过抑制细菌叶酸代谢而呈现抑菌作用的（图33-1）。因对磺胺类药物敏感的细菌不能利用环境中的叶酸，需要菌体内通过对氨苯甲酸（PABA）等物质在二氢叶酸合成酶的催化下，合成二氢叶酸。磺胺类药物的基本化学结构与PABA相似，可与细菌体内PABA竞争二氢叶酸合成酶，妨碍二氢叶酸的合成，最终影响细菌核酸和蛋白质的合成，抑制了细菌的生长繁殖。细菌对磺胺类药物易产生耐药性，尤其在用量不足时更易发生。磺胺类药物之间有交叉耐药性。

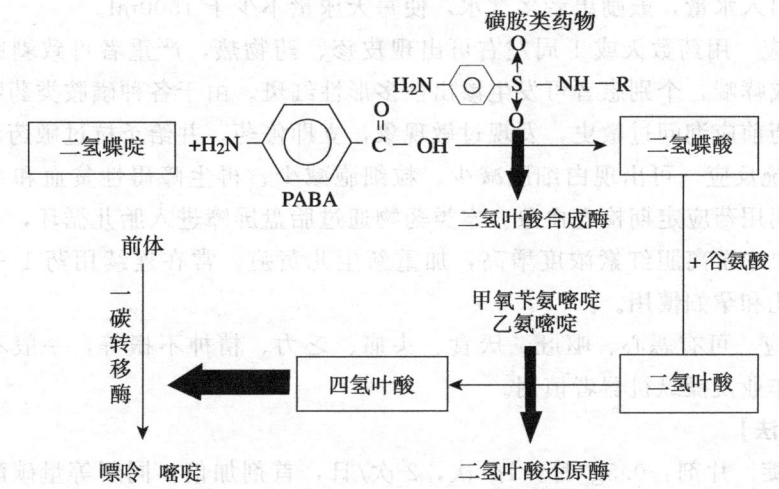

图33-1　磺胺类药物抗菌原理示意图

磺胺类药物的抗菌机制与指导临床用药相关意义：

（1）磺胺类药物与PABA对二氢叶酸合成酶呈竞争性对抗，而PABA与二氢叶酸合成酶的亲和力较磺胺类药物强，故磺胺类药物应用需足量且首剂加倍。

（2）脓液及坏死组织内含大量PABA，故化脓性感染或坏死组织选用磺胺类药物疗效不好。

（3）磺胺类药物对人影响小，因人可以直接利用食物中的叶酸，不需自身合成。

【临床应用】

1. 全身感染　磺胺嘧啶，口服易吸收，排泄较慢，易维持有效血浓度，因血浆蛋白结合率低，易透过血-脑屏障，在脑脊液中浓度高，是治疗流行性脑脊髓膜炎的首选药，也是治疗全身感染的常用药。

2. 肠道感染　柳氮磺吡啶，肠道难吸收，在肠道中释放出磺胺吡啶和5-氨基水杨酸，发挥抗菌、抗炎和免疫抑制作用。为治疗溃疡性结肠炎的首选药。

3. 局部感染　磺胺嘧啶银又名烧伤宁，对铜绿假单胞菌作用强，银盐有收敛作用，易使创面干燥结痂促进愈合，无刺激性，适用于烧伤、烫伤创面的感染。

磺胺米隆：抗菌谱广，对铜绿假单胞菌也有效，其抗菌作用不受脓液和坏死组织的影响，且能渗入烧伤的焦痂中，适用于烧伤和大面积创伤后感染。

磺胺醋酰钠：局部应用穿透力强，适用于眼部感染如细菌性结膜炎、角膜炎、沙眼等。

【体内过程】

肠道易吸收类：口服吸收迅速而完全，一般经2～4h血药浓度达高峰，主要用于全身感染。肠道难吸收类：因口服不吸收而在肠内保持高浓度，故仅用于肠道感染或肠道手术前用药。

吸收后的磺胺类药物主要在肝内乙酰化失效，乙酰化物在尿中溶解度较低，尤其尿液呈酸性时易在肾小管析出结晶，损伤肾。

【不良反应和药疗监护须知】

1. 泌尿系统损害　磺胺类药物及其代谢产物，在偏酸性尿中溶解度较低，易析出结晶，可出现血尿、尿痛、尿闭和蛋白尿等症状，应避免长期用药，用药期间最好每天检查患者尿液pH，并可服用碳酸氢钠预防结晶尿发生；用药5～7天后定期查尿，发现结晶尿、血尿立即停药。记录出入水量，鼓励患者多饮水，使每天尿量不少于1500ml。

2. 过敏反应　用药数天或1周左右可出现皮疹、药物热，严重者可致剥脱性皮炎，同时常伴有肝炎或哮喘，个别患者可发生渗出性多形性红斑。由于各种磺胺类药物之间有交叉过敏反应，用药前应询问过敏史，发现过敏现象，立即停药，并给予抗过敏药治疗。

3. 造血系统反应　可出现白细胞减少、粒细胞减少、再生障碍性贫血和血小板减少等不良反应。长期用药应定期检查血象。本类药物通过胎盘屏障进入胎儿循环，与胆红素竞争血浆蛋白，使血中游离胆红素浓度增高，加重新生儿黄疸，常在连续用药1～2周内发生，新生儿、早产儿和孕妇慎用。

4. 其他反应　可有恶心、呕吐、厌食、头痛、乏力、精神不振等，一般不需停药，对驾驶员、高空作业及操纵机器者慎用。

【制剂及用法】

1. 磺胺嘧啶　片剂：0.5g/片，1g/次，2次/日，首剂加倍，同服等量碳酸氢钠。治疗流行性脑膜炎时，2g/次，每6h 1次。注射液：1g/5ml，0.4g/2ml，深部肌内注射，也可稀释成5%溶液缓慢静脉注射。

2. 磺胺甲噁唑　片剂：0.5g/片，1g/次，2次/日，首剂加倍，大量长期服用时，应同服等量碳酸氢钠。

3. 柳氮磺胺吡啶　片剂：0.25g/片，2～3g/d，分3～4次口服，逐渐增量致4～6g/d，好转后减量为1.5g/d，直至症状消失。灌肠：每日2g加入20～50ml生理氯化钠溶液混悬液。

4. 磺胺嘧啶银　1%软膏（乳膏），涂敷创面或用软膏油纱布包扎创面；粉剂可直接撒布于创面。磺胺米隆5%～10%软膏，外用；5%～10%溶液湿敷。

5. 磺胺醋酰钠　15%眼药水：5ml，10ml，1～2滴/次，3～5次/日滴眼。

# 第三节　甲氧苄啶

甲氧苄啶（Trimethoprim，TMP）

又称磺胺增效剂，属广谱抗菌药。抗菌谱与磺胺类药物相似，但抗菌作用较强，单独使用易产生耐药性，半衰期与磺胺嘧啶（SD）和磺胺甲噁唑（SMZ）相似，常与 SD 或 SMZ 联合应用。

**【作用特点】**

通过抑制二氢叶酸还原酶，阻止四氢叶酸合成，从而阻止细菌核酸的合成。因而与磺胺类药物合用，可使抗菌作用增强甚至可呈现杀菌作用。由 TMP 和 SMZ 组成的复方制剂——复方磺胺甲噁唑主要用于呼吸道、泌尿道及肠道感染。

**【不良反应及药疗监护须知】**

1. 偶有恶心、呕吐、皮疹等，长期服药或每日用量超过 0.5g 时，可有白细胞和血小板减少，及时停药可恢复，应注意查血象，必要时可用甲酰四氢叶酸治疗。

2. 可致畸，故孕妇禁用。肝、肾功能不全和伴有心力衰竭的老年患者慎用或禁用。

**【制剂及用法】**

片剂：0.1g/片，0.1～0.2g/次，3 次/日。注射液 0.1g/2ml，静脉注射或肌内注射。增效磺胺甲噁唑（复方新诺明 TMP+SMZ）片剂：1～2 片/次，2 次/日。

## 第四节　硝基呋喃类

硝基呋喃类是一类人工合成的抗菌药。抗菌谱广，对革兰阳性菌和阴性菌都有作用，其中对大肠杆菌、痢疾杆菌、肺炎杆菌、葡萄球菌、链球菌、沙门菌属、霍乱弧菌和弯曲菌属较敏感。临床常用药物有呋喃妥因和呋喃唑酮。

### 呋喃妥因（Nitrofurantoin）

又名呋喃坦啶。口服吸收快，在体内迅速被破坏，血药浓度低，部分以原型经肾排泄，尿中浓度高，主要用于敏感菌引起的泌尿系统感染；消化系统不良反应较常见，饭后服用可减轻，空腹时服用肠溶片；用量过大可引起周围神经炎，肾功能不全者慎用。近年来细菌耐药有发展趋势，必要时可与其他药物如甲氧苄啶联合应用以提高疗效。

用法：片剂，0.05g/片、0.1g/片，0.05～0.1g/次，3 次/日。

### 呋喃唑酮（Furazolidone）

又名痢特灵。口服吸收少，肠内浓度高，用于菌痢、肠炎和试用于消化性溃疡。本品不良反应与呋喃妥因相似，但症状较轻并少见。

用法：片剂，0.1g/片，0.1g/次，3 次/日。

## 第五节　硝基咪唑类

包括甲硝唑（Metronidazole）、替硝唑（Tinidazole）及奥硝唑（Ornidazole），他们属于合成的硝基咪唑类抗感染药物。口服吸收好并广泛分布于组织中，脑脊液中浓度与血浓度相似，药物主要在肝代谢。主要用于厌氧菌或混合性腹腔感染、细菌性或滴虫性阴道炎、脑脓肿等。也用于肠道手术前准备，与克林霉素、奥美拉唑合用治疗幽门螺杆菌感染。不良反应包括胃炎、恶心、腹泻。长期大剂量使用可发生可逆性外周神经病。严重肝功能不全、胆功能不全患者应减少用量，服用期间应戒酒，与华法林合用时应仔细检测凝血酶原时间。

用法：甲硝唑片剂，0.2g/片，0.2g/次，3 次/日。

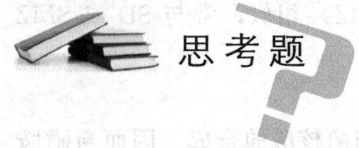

1. 氟喹诺酮类药物的主要特点有哪些？
2. 简述磺胺类药物的不良反应和药疗监护须知。

（聂珍贵）

# 第三十四章

# 抗病毒药

> **学习目标**
>
> **掌握：**
> 常用抗病毒药的作用特点和临床应用。

临床感染性疾病中约85%是由病毒引起的。病毒感染对人类的威胁较大，尤其是艾滋病的蔓延，促使寻找抗病毒药成为热点。

病毒不具备细胞结构，仅由核酸（DNA 或 RNA）组成核心，外包以蛋白质外壳。病毒寄生于宿主细胞内，因而寻找专一性地作用于病毒而不影响宿主细胞的药物比较困难。目前使用的一些抗病毒药，临床疗效多不确切。

## 阿昔洛韦（Aciclovir）

【作用特点】

又名无环鸟苷。在感染细胞内竞争性抑制病毒的 DNA 多聚酶，从而阻断病毒 DNA 的合成，对正常细胞的作用较小。对Ⅰ型和Ⅱ型单纯疱疹病毒作用最强，对水痘-带状疱疹病毒及乙型肝炎病毒也有一定抑制作用。口服吸收差。血浆蛋白结合率很低，易透过生物膜，脑脊液中药物浓度可达血药浓度的1/2。

【临床应用】

1. 防治单纯疱疹病毒Ⅰ、Ⅱ型引起的多种感染：皮肤、黏膜疱疹、生殖器疱疹、单纯疱疹脑炎等。

2. 防治带状疱疹病毒感染。

3. 与免疫调节剂（干扰素α）联用治疗乙型肝炎。

【不良反应和药疗监护须知】

1. 不良反应

（1）静脉滴注给药：偶见血尿素及肌酐水平迅速上升。有时出现静脉炎。也可出现神经反应及皮疹。

（2）口服给药：不良反应少，除偶有头晕、呕吐、头痛外，几乎无毒性。

（3）霜剂：有一过性烧灼感或疼痛，小部分有红疹、轻度干燥。

（4）眼膏：小部分患者用后有一过性轻度疼痛。

2. 药疗监护须知

（1）静脉滴注给药时，告诉患者应大量饮水，可避免血尿素及肌酐升高，肾功能减退者慎用。

（2）为减少血栓性静脉炎的发生，应经常更换注射部位。

（3）告知患者霜剂有一过性烧灼感或疼痛，小部分有皮疹、轻度干燥。

（4）告诉患者，小部分患者用眼膏后有一过性轻度疼痛，但不必终止治疗，愈后无明显后遗症。

【制剂及用法】胶囊剂：200mg/胶囊，口服，200mg/次，每4h 1次。注射剂：500mg/支，静脉滴注，一次5mg/kg，8h 1次，疗程7天。

其他抗病毒药的不良反应及用法见表34-1。

表34-1　其他抗病毒药的特点、不良反应及用法

| 药名 | 特点 | 不良反应 | 用法 |
| --- | --- | --- | --- |
| 利巴韦林（Ribavirin） | 广谱抗病毒药，既抗DNA病毒，也抗RNA病毒。临床用于防治流行性感冒（流感）、腺病毒肺炎、甲型肝炎、疱疹及麻疹 | 1. 胃肠道反应<br>2. 中枢神经系统反应<br>3. 溶血性贫血和骨髓功能抑制 | 口服：100～200mg/次，3次/日。肌内注射、静脉注射：一日10～15mg/kg，分2次使用 |
| 金刚烷胺（Amantadine） | 阻止病毒进入宿主细胞并抑制其复制。用于甲型流感的预防和早期治疗 | 1. 胃肠道反应<br>2. 中枢神经系统反应<br>3. 致畸胎 | 口服：100mg/次，2次/日，3～5日为一个疗程 |
| 齐多夫定（Zidovudine） | 是一种逆转录酶抑制剂，艾滋病治疗首选药物，可改善临床症状 | 不良反应有头痛、肝毒性，停药可恢复，骨髓移植；白细胞减少 | |
| 膦甲酸（Foscarnet） | 选择性作用于病毒DNA多聚酶而抑制病毒生长。用于治疗巨细胞病毒性视网膜炎、肺炎等 | 不良反应：可产生严重的肾毒性，其他包括电解质紊乱、癫痫等 | 静脉滴注：40～60mg/(kg·次)，3次/日。维持剂量：90～120/(kg·次)，1次/日 |
| 奥司他韦（Oseltamivir） | 抑制新形成的病毒颗粒从被染细胞释放而阻止病毒在体内的传播。主要用于流行性感冒的治疗 | 不良反应主要是消化道症状，还可出现咳嗽、眩晕、头痛、失眠等 | 成人75mg，2次/日，服5日 |
| 碘苷（Idoxuridine） | 全身应用毒性大，仅局部应用治疗单纯疱疹病毒性角膜炎及其他疱疹性眼病效果较好 | 不良反应：可引起瘙痒、局部刺激疼痛、眼部轻微水肿，不宜长期应用 | |
| 干扰素（Interferon，IFN） | 具有广谱抗病毒活性，亦具有免疫调节及抗肿瘤作用，主要用于治疗各型慢性病毒性乙型肝炎、带状疱疹，还用于恶性肿瘤的治疗 | 不良反应有流感样综合征，白细胞减少，血小板减少及氨基转移酶升高等 | |

**知识链接**

目前，对艾滋病的治疗，推荐联合用药疗法（鸡尾酒疗法），一般选用至少 3 个抗艾滋病药物。这种疗法可显著提高疗效，延缓耐药性产生，并减轻药物的毒性反应。齐多夫定为核苷类抗病毒药，是第一个上市的抗艾滋病药品，也是治疗艾滋病的首选药。因其疗效确切，成为"鸡尾酒"疗法最基本的组合成分。

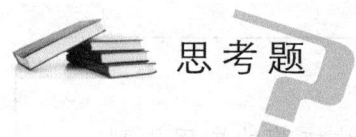 思考题

常用抗病毒药的临床应用特点有哪些？

（李 利）

# 第三十五章 抗真菌药和抗结核药

**学习目标**

**掌握：**
1. 异烟肼、利福平的作用机制、应用及不良反应；抗结核药的应用原则。
2. 两性霉素B、氟康唑、氟胞嘧啶等抗真菌药的作用特点及其临床应用。

**熟悉：**
乙胺丁醇、链霉素的抗结核特点；抗真菌药分类。

**了解：**
二线抗结核药的作用特点。

## 第一节 抗真菌药

真菌又称霉菌，真菌感染可分为浅部感染和深部感染两类。前者主要是由各种真菌引起的头癣、足癣、股癣、体癣和指（趾）甲癣等，发病率高。后者主要是由白色念珠菌和新型隐球菌引起的深部组织及内脏器官感染，发病率虽低，但危害性大，常可危及生命。治疗真菌感染的药物按作用特点分为三类：治疗浅部真菌感染的药物、治疗深部真菌感染的药物和广谱抗真菌感染药物。

### 一、抗浅部真菌感染药

#### 灰黄霉素（Griseofulvin）

**【体内过程】**
灰黄霉素是从灰黄青霉菌培养液中提取出的抗真菌抗生素，脂溶性好，口服易吸收，不易透过表皮角质层，外用无效。吸收后分布于皮肤、脂肪、毛发及指甲等组织。本药只能抑制真菌，不能控制已感染的病灶，必须连续用药，直至被感染的毛发或指甲等自然或人工脱落，才不致复发，故疗程较长。

**【作用特点】**
灰黄霉素的抗真菌谱较窄，对各种浅部真菌有较强的抑制作用，但对深部真菌和细菌无效。作用机制为干扰真菌核酸合成，抑制其生长。临床主要用于治疗各种癣病。对头癣疗效很好,对体股癣、手足癣及叠瓦癣疗效也较好。对指(趾)甲癣疗效较差。

【不良反应和药疗监护须知】

1. 不良反应

(1) 胃肠道反应:恶心、呕吐、腹泻等。

(2) 神经系统反应:嗜睡、眩晕或失眠等。

(3) 其他:偶见白细胞减少、蛋白尿、黄疸。

2. 药疗监护须知

(1) 餐中或餐后服用可增加吸收量,尤其油脂饮食较好。

(2) 本品可增加乙醇作用,故告知患者服用期间不宜饮酒。

(3) 由于用药疗程较长,故长期服用过程中,应安排患者进行血常规和肝、肾功能检查。

【制剂及用法】

片剂:100mg/片。成人 500~600mg/d;儿童一日 10~15mg/kg,分 2~4 次,饭后口服。疗程 10~14 日。

【药物相互作用】

肝药酶诱导剂巴比妥类,可加速灰黄霉素的代谢灭活,减弱药效;同时可减少灰黄霉素的吸收,故两药不宜合用。

## 制霉菌素(Nystatin)

【作用特点和应用】

制霉菌素属多烯类抗生素,抗菌谱广。对白色念珠菌及隐球菌等各种真菌均有抑制作用,对阴道滴虫也有效。口服难吸收,毒性较大,不作注射用。目前仅用于胃肠道念珠菌感染,也可用于胃肠手术前预防手术后念珠菌感染。外用软膏用于皮肤的真菌感染。

【不良反应和药疗监护须知】

1. 不良反应

(1) 口服剂量较大时可发生恶心、呕吐、腹泻。

(2) 局部应用后可能引起过敏性接触性皮炎。

(3) 个别患者阴道应用后可引起白带增多。

2. 药疗监护须知

(1) 制霉菌素性质不稳定,遇热、光、氧易分解,应避光保存在 5℃ 以下的密闭容器中。

(2) 局部用药后,注意可引起接触性皮炎。

【制剂及用法】

片剂:50 万 U/片。栓剂:10 万 U/粒。软膏剂:10 万~20 万 U/g。口服:50 万~100 万 U/次,4 次/日。阴道用药:10 万 U,1~2 次/日。

## 克霉唑(Clotrimazole)

克霉唑属唑类抗真菌药,具有广谱抗真菌活性,主要局部外用治疗皮肤癣菌引起的体癣、手足癣和耳道真菌病,口含片用于治疗鹅口疮,栓剂用于治疗阴道念珠菌病。局部应用无明显吸收,但有轻度刺激性和烧灼感。

阴道用药:100mg,1 次/日。局部外用:1%~3% 霜剂或软膏涂搽患部。

## 二、抗深部真菌感染药

### 两性霉素 B（Amphotericin B）

【体内过程】

两性霉素 B 属抗真菌抗生素，口服或肌内注射均难吸收，且刺激性较大，主要采用静脉滴注给药。在发炎的胸膜、腹膜、关节滑膜液中的浓度，相当于血浓度的 2/3，不易透过血-脑屏障，脑脊液中药物浓度低，治疗真菌性脑膜炎时，为加强疗效需加用小剂量鞘内注射。本药从肾排泄慢，血浆 $t_{1/2}$ 为 24h。

【药物作用和作用机制】

两性霉素 B 的抗真菌谱广，对多种深部真菌如新型隐球菌、白色念珠菌、球孢子菌、皮炎芽生菌及组织胞浆菌等，有强大抑制作用，高浓度有杀菌作用。两性霉素 B 能选择性与真菌细胞膜中类固醇结合，增加膜的通透性，导致细胞内重要物质外漏而发挥抗菌作用。

【临床应用】

是目前治疗深部真菌感染的首选药。主要用于治疗各种真菌性肺炎、心内膜炎、脑膜炎及尿路感染等。

【不良反应和药疗监护须知】

1. 不良反应

（1）肾损害：常见，且严重，表现为蛋白尿、管型尿和尿素氮升高。一般于停药后可恢复。

（2）低钾血症：亦常发生，因而需补给氯化钾。

（3）肝损害、过敏反应和贫血：较少见。

（4）刺激性：注射部位易发生血栓性静脉炎。

（5）心律失常：滴注过快可导致心律失常或心脏停搏。

（6）其他：在静脉滴注过程或以后数小时可发生寒战、高热、恶心、呕吐、厌食、头痛、肌肉痛和关节痛，有时伴有血压降低、眩晕等。

2. 药疗监护须知

（1）为减少两性霉素 B 引起的高热、头痛和过敏反应发生，因此，静脉滴注前半小时常需给患者服用解热镇痛药和抗组胺药，滴注液中加入生理量的氢化可的松或地塞米松。

（2）为减少血栓性静脉炎的发生，静脉滴注液应适当稀释，并经常更换注射部位。

（3）两性霉素 B 对光、热不稳定，应在 2～8℃中避光密闭保存。稀释时不能用生理氯化钠溶液，否则会发生沉淀。

（4）应定期做血、尿常规，肝、肾功能，血钾和心电图检查。

【制剂及用法】

注射剂：10mg/支、25mg/支、50mg/支。用 5％葡萄糖溶液或 5％右旋糖酐稀释，浓度不超过 0.1mg/ml。避光缓慢滴入。从一日 0.1mg/kg 开始，逐渐增至一日 1mg/kg，每日或隔日给药一次。

【相互作用】

1. 本品与庆大霉素合用可增大肾毒性，合用时应严格监测肾功能。

2. 皮质激素可增加本品的排钾作用。
3. 本品与咪康唑合用可使抗真菌作用减弱而不是增强。

## 氟胞嘧啶（Flucytosine）

氟胞嘧啶为口服的抗真菌药，吸收迅速而完全，分布广泛，炎症的脑脊液中及感染的腹腔、关节腔和房水中均有较多分布。抗菌机制是干扰真菌核酸和蛋白质合成。临床适用于治疗白色念珠菌、新型隐球菌和芽生菌等敏感菌株所致的深部真菌感染。抗真菌谱较两性霉素B窄，且疗效不如后者。易产生耐药性，故主张与两性霉素B合用以增强疗效，减少耐药性发生。不良反应较少，多见胃肠道反应及皮疹，用药剂量过高时可致肝功能及造血功能损害。用药期间应定期监测肝、肾功能，定期检查血象，注意是否有抑制骨髓造血功能的毒性反应发生。

应用：一日100～150mg/kg，3～4次/日。

## 三、广谱抗真菌药

### 酮康唑（Ketoconazole）

属唑类口服广谱抗真菌药。脑脊液内达不到有效浓度。治疗浅部真菌病的疗效比灰黄霉素和两性霉素B稍强或相似，对深部念珠菌病不如两性霉素B。不适于治疗真菌性脑膜炎。胃液酸度有利于本品的吸收。不良反应常见胃肠道反应，少数患者出现肝损害，影响雄激素、皮质激素等代谢。

用法：口服，常用剂量200mg，1～2次/日。最大剂量400mg，1次/日。

### 咪康唑（Miconazole）

属唑类广谱抗真菌药。对真菌和革兰阳性球菌均有抑制作用。口服吸收少，必须静脉注射。不易透过血-脑屏障，中枢神经系统的真菌感染需鞘内给药。毒性较大，只在两性霉素B和酮康唑均无效或不能耐受时才作全身治疗药，且须住院治疗。局部用药疗效优于克霉唑或制霉菌素。常见胃肠道反应。静脉注射过程中能发生寒战、高热、过敏反应与心律不齐。注射局部可出现血栓性静脉炎。还可见肝、血液及中枢神经系统方面的损害。

用法：600～1800mg/d，分3次，静脉滴注。

### 氟康唑（Fluconazole）

属唑类广谱抗真菌药，可口服，也可静脉滴注给药。抗菌作用与酮康唑近似而较强。可进入脑脊液及脑实质，因此，适用于各种真菌引起的脑膜炎和皮质下真菌感染。耐受性较其他抗真菌药好。不良反应较少，常见胃肠道反应，偶尔可见肝损害。大剂量和（或）长程治疗中有时出现严重的精神症状和过敏反应。

用法：治疗念珠菌病、皮肤真菌病，50mg/次，1次/日。治疗系统真菌感染试用剂量：150mg/次，顿服。

### 伊曲康唑（Itraconazole）

属唑类口服广谱抗真菌药。作用比酮康唑强，可用于许多真菌的浅部感染，尤其是甲真菌病，治愈率高而复发率低。不良反应较轻，一般能较好地耐受，主要为胃肠道反应。

用法：100～200mg/d，顿服。

## 第二节 抗结核药

结核病是由结核分枝杆菌感染所引起的一种慢性传染病，可侵及多个脏器，以肺部受累多见。近年来，由于人们对该病的忽视、抗结核药物的滥用及耐药结核杆菌的出现，在世界范围内结核病有复燃之势。给人们的生命健康和生存质量带来严重威胁。

常用的抗结核病药可分为两大类：第一线抗结核药，包括异烟肼、利福平、乙胺丁醇、吡嗪酰胺和链霉素，它们的疗效好且毒性较小，大多数结核患者用一线药物可以治愈；第二线抗结核药，包括对氨基水杨酸、乙硫异烟胺、卷曲霉素和环丝氨酸等。它们或因抗菌作用弱，或因毒性较大，仅用于对一线抗结核药产生耐药性或不能耐受的患者。此外，近几年又开发出一些疗效较好，不良反应相对较小的新一代抗结核药，如利福喷汀、利福定、司帕沙星等。

### 一、常用抗结核药

#### 异烟肼（Isoniazid，INH）

【作用特点】

又名雷米封。异烟肼对结核杆菌具有高度选择性，疗效好，不良反应少，价格低廉，且可口服，所以是抗结核病的首选药。因其分子量小，故穿透力很强，对人体细胞内、外的结核杆菌均有效。对进入结核空洞及干酪化组织中的结核菌也有作用。单独使用易产生抗药性，所以应与其他抗结核药联合应用。

异烟肼有很强的抗结核杆菌的作用，高浓度时呈杀菌作用，低浓度时则为抑菌作用。本品可治疗各型结核病，但必须与其他抗结核药合用，以防耐药性产生。也可单独使用治疗早期轻症肺结核或作为预防用药。

【体内过程】

口服或注射均易吸收。吸收后迅速分布于体液或细胞内，然后主要进入肝内经乙酰化代谢成无效的乙酰异烟肼和异烟酸，服药后24h此代谢物与少量原型药物均由尿排出。乙酰化的速度因遗传因素而异，分快灭活型及慢灭活型。快灭活型 $t_{1/2}$ 短，我国人口中以快灭活型为主，故给药间隔时间应短，而慢灭活型则与此相反。异烟肼的疗效与血中高峰浓度有关，与持续浓度关系较小，所以目前多采用一日剂量或2日剂量一次服用；或每周2次大剂量间歇疗法，可取得较好的疗效。

【不良反应和药疗监护须知】

1. 不良反应　异烟肼不良反应的发生率和严重性与剂量和应用的持续时间有关。

（1）神经毒性反应：多见于慢乙酰化者。①周围神经炎：一般在治疗剂量很少发生，较大剂量长期服用时可发生此不良反应。孕妇及糖尿病患者更易发生。儿童对异烟肼耐受量较大，一般剂量时几乎不发生周围神经炎。②中枢神经系统损害：一般剂量可引起头痛、眩晕、失眠、记忆力减退等一般的中枢神经反应。量大尚可见视神经炎和视神经萎缩，还可诱发惊厥、癫痫发作，甚至引起中毒性脑病和精神病。癫痫及精神病患者慎用。

产生神经毒性的原因,可能与INH的结构类似于维生素$B_6$,且增加后者的排泄,导致维生素$B_6$缺乏有关。预防性应用维生素$B_6$不仅可防止周围神经炎的发生,也可防止其他神经系统功能异常。所以服用较大剂量INH时应加服维生素$B_6$ 60～100mg/d。

(2) 肝毒性反应:INH引起的肝炎是最常见的毒性反应,发生率10%～20%。临床表现为食欲缺乏、恶心、呕吐、黄疸、右上腹痛和氨基转移酶明显升高,若不及时停药,甚至可引起死亡。组织学上可见肝细胞损伤和多发性肝小叶坏死。肝损伤可能与INH的乙酰化代谢产物的毒性有关。单项氨基转移酶升高可不必停药,常在用药过程中恢复正常,如不断升高或持续不恢复则应停药。随年龄增加,肝损害出现的机会增多。50岁以上的患者、快灭活型患者及嗜酒者,更易发生肝损害。原有肝功能不全者应慎用。

(3) 其他反应:偶见发热和皮疹。血液系统可引起粒细胞减少、嗜酸性粒细胞增多、血小板减少和溶血性贫血等。

2. 药疗监护须知

(1) 向患者说明应用异烟肼可发生肝损害,应注意观察肝功能不全症状,如厌食、乏力、恶心、呕吐,甚至黄疸等,如发现以上症状应及时就诊。并安排患者每月检查一次肝功能,以便早期发现肝损害。尤其是对50岁以上的患者及快灭活型患者更需注意。

(2) 用药期间应劝告患者禁酒,以减少肝损害。

(3) 注意观察神经系统反应,如手足麻木、刺痛、烧灼感及中枢神经系统损害的症状,发现异常应及时报告医生。并向患者解释服用维生素$B_6$是为了预防异烟肼的神经毒性反应,长期服用异烟肼时,应坚持服用维生素$B_6$。

(4) 因本药可干扰正常糖代谢,并可使糖尿病恶化,甚至引起糖尿病昏迷。因此,糖尿病患者需应用此药时,护理人员应注意观察糖尿病的病情变化。

(5) 一般应空腹服药以利吸收,如服用后胃肠反应,如恶心、呕吐、上腹部不适等较重,可改为饭后服用。

(6) 抗酸药能抑制该药吸收,如需服用抗酸药时应告诉患者不要与INH同服。

【制剂及用法】

片剂:50mg/片、100mg/片、300mg/片。300～400mg/d,晨起顿服,或100mg/次,3次/日。

注射液:50mg/2ml,100mg/2ml。剂量视病情而定,一般与口服量相同,可用肌内注射、腔内注射或用5%葡萄糖溶液或0.9%生理氯化钠溶液稀释至0.1%静脉滴注。

【相互作用】

1. 维生素$B_6$与异烟肼合用,可预防INH引起的神经毒性反应。
2. 异烟肼可抑制苯妥英钠羟化,明显提高苯妥英钠的血药浓度。
3. 抗酸药尤其是氢氧化铝,可抑制本品的吸收,不宜同服。
4. 异烟肼与皮质激素同时应用,可降低异烟肼的疗效。
5. 异烟肼与利福平合用,能增加肝毒性。

利福平(Rifampin,RFP)

【药物作用和作用机制】

利福平有广谱抗菌作用,对结核杆菌、麻风杆菌和革兰阳性球菌尤其是耐药性金黄色葡萄球菌都有强大的抗菌作用,对革兰阴性菌、某些病毒和沙眼衣原体也有抑制作用。抗结核作用与INH相近，而较链霉素强，低浓度时抑菌，高浓度时杀菌。单独使用时结核杆菌对利福平易产生耐药性，如与其他抗结核药合用可产生协同作用，并能延缓抗药性的产生。利福平的作用机制是通过干扰细菌的代谢过程而产生抗菌作用。

【临床应用】

1. 与其他抗结核病药合用，治疗各型结核病及重症结核病患者。
2. 治疗麻风病。
3. 治疗其他敏感菌所致的感染，特别是耐药性金黄色葡萄球菌的感染。

【体内过程】

口服吸收迅速而完全。食物可减少吸收，故应空腹服药。吸收后分布于体内各组织及体液内，穿透力强。主要在肝中代谢，从胆汁排泄，存在肠肝循环。口服量的30%经肾排出。利福平对肝药酶有诱导作用。药物及其代谢产物呈橘红色。

【不良反应和药疗监护须知】

1. 不良反应

（1）胃肠道反应：常见恶心、呕吐、腹痛和腹泻等症状，一般不严重。

（2）过敏反应：少数人有药物热和皮疹等反应。出现过敏反应时应停药。

（3）肝损害：可引起氨基转移酶升高，甚至发生黄疸，停药后可恢复，但已有死亡病例报道，应谨慎。慢性肝病、酒精中毒患者和老人单用利福平或与异烟肼并用时，肝损伤发生率增加。目前多数学者认为利福平诱导肝药酶，使INH的毒性代谢产物增加，故利福平和异烟肼合用时，更易发生肝损害。

2. 药疗监护须知

（1）早餐前1h顿服，因食物可影响药物的吸收。也不能与牛奶及米汤等饮食同服，以免影响药物吸收。

（2）与对氨基水杨酸合用时，两药应间隔8~12h，因PAS能延缓本药的吸收，使血药浓度下降，影响疗效。

（3）巴比妥类及氯氮䓬（利眠宁）可减少本品在肠道的吸收，必须合用时应间隔6h给药。

（4）观察肝损害的表现及劝告患者禁酒（参见异烟肼的药疗监护须知）。

（5）预先告诉患者服用利福平可使大、小便，汗液，泪液，唾液和痰液变成橘红色。

（6）利福平在潮湿环境下容易失效，故应放于干燥处。

【制剂及用法】

片剂、胶囊剂：150mg/片（粒）、300mg/片（粒）。450~600mg/d，清晨空腹一次顿服。

【相互作用】

1. 对氨基水杨酸、巴比妥类及氯氮䓬可减少利福平在肠道的吸收，合用时应间隔一定的时间。

2. 与乙胺丁醇合用有加强视力损害的可能。

3. 与INH合用有协同的抗结核作用，但同时也可能增加肝毒性。

4. 因为利福平是肝微粒体酶的诱导剂，它能使许多药物（包括洋地黄毒苷、奎尼丁、普萘洛尔、维拉帕米、氯贝丁酯、茶碱、巴比妥类、肾上腺皮质激素、口服抗凝血药、磺酰脲类口服降血糖药等）的半衰期缩短，从而影响这些药物的作用。

## 乙胺丁醇（Ethambutol）

**【药物特点和应用】**

乙胺丁醇是人工合成的抗结核药。口服吸收迅速。单用时可产生抗药性，但较慢，而且治疗量毒性小，目前已有取代对氨基水杨酸的趋势。与其他抗结核药联合应用可延缓抗药性的产生。它们之间无交叉抗药性。主要用于治疗各型结核病，特别是经链霉素和异烟肼治疗无效的患者。

**【不良反应和药疗监护须知】**

1. 不良反应

（1）球后视神经炎：长期、大剂量用药可引起视物模糊、视力减退、视野缩小和红绿色盲等，发现后及时停药可恢复。

（2）偶见有胃肠道症状、过敏、神经系统反应等。偶见高尿酸血症。高尿酸血症、痛风患者，老年人及孕妇慎用。幼儿最好不用。

2. 药疗监护须知

（1）告诉患者如果出现视力减退，对红绿色分辨能力减低时，应及时向医护人员报告。并应安排患者在服药期间每 2～4 周做一次视力和辨色力检查。

（2）向患者解释眼部症状停药后易于恢复，以减少惊恐。

（3）可与食物同服，以减少胃肠道反应。

**【制剂及用法】**

片剂：100mg/片、200mg/片、400mg/片。初始病例一日 25mg/kg，晨起顿服或分 2～3 次口服。服药 8 周后改为维持量，一日 15mg/kg。

## 链霉素（Streptomycin）

链霉素是第一个有效的抗结核药，在体内有较强的抑制结核杆菌的作用。不易透过血-脑屏障和细胞膜。结核杆菌对链霉素易产生抗药性。长期用药耳毒性发生率高。故为了延缓抗药性的产生及降低耳毒性，常与其他抗结核药联合应用。目前链霉素已逐渐被新的抗结核药代替。作为联合用药的一种药物，目前多用于重症结核病，如结核性脑膜炎和播散性结核。

抗结核剂量：重症：750～1000mg/d，肌内注射，2 次/日。轻症：1000mg/次，2～3 次/周。

其他抗结核药的特点、不良反应及用法见表 35-1。

表 35-1 其他抗结核药的特点、不良反应及用法

| 药名 | 特点 | 不良反应 | 用法 |
| --- | --- | --- | --- |
| 利巴韦林（Ribavirin） | 广谱抗病毒药，既抗 DNA 病毒，也抗 RNA 病毒。临床用于防治流感、腺病毒肺炎、甲型肝炎、疱疹及麻疹 | 1. 胃肠道反应<br>2. 中枢神经系统反应<br>3. 溶血性贫血和骨髓功能抑制 | 口服：100～200mg/次，3 次/日。肌内注射、静脉注射：一日 10～15mg/kg，分 2 次使用 |
| 金刚烷胺（Amantadine） | 阻止病毒进入寄主细胞并抑制其复制。主要用于流感的预防和早期治疗 | 1. 胃肠道反应<br>2. 中枢神经系统反应<br>3. 致畸胎 | 治疗流感。口服：100mg/次，2 次/日，3～5 日为一个疗程 |

续表

| 药名 | 特点 | 不良反应 | 用法 |
|---|---|---|---|
| 阿糖腺苷（Vidarabine） | 抑制 DNA 病毒，对大多数 RNA 病毒无效。用于治疗疱疹性角膜炎、带状疱疹等 | 1. 对眼有刺激性<br>2. 胃肠道反应<br>3. 中枢神经系统反应<br>4. 其他：静脉注射部位产生不适感、疼痛感等 | 眼膏涂眼：数次/日。静脉滴注：10mg/kg，用葡萄糖溶液溶解后缓慢滴入 |
| 吗啉胍（Moroxydine） | 广谱抗病毒药。用于治疗病毒性角膜结膜炎、流感、流行性腮腺炎、水痘及麻疹等 | 不良反应较轻，大剂量使用可引起食欲缺乏、出汗等反应 | 口服：100～200mg/次，3次/日。滴眼：1%～4%，1～2h 一次 |
| 碘苷（Idoxuridine） | 全身应用毒性大，仅局部应用治疗单纯疱疹病毒性角膜炎及其他疱疹性眼病效果较好 | 可引起瘙痒症，局部刺激疼痛，眼部轻微水肿，不宜长期应用 | 滴眼：0.1%，1～2h 一次 |
| 齐多夫定（Zidovudine） | 是一种反转录酶抑制剂，主要用于艾滋病的治疗，可改善临床症状 | 头痛、肝毒性，停药可恢复，骨髓移植：白细胞减少 | 口服：0.2g/次，3～6次/日 静脉滴注：500～200mg/次，3次/日 |
| 干扰素 α（interferon Alfa, IFN） | 广谱抗病毒药，亦具有免疫调节及抗肿瘤作用，主要用于治疗各型慢性病毒性乙型肝炎、带状疱疹、尖锐湿疣，还用于恶性肿瘤的治疗 | 有流感样综合征，白细胞减少，血小板减少及氨基转移酶升高等 | 皮下注射或肌肉注射：100万～300万单位/次，2～4次/周 |

## 二、抗结核药的应用原则

抗结核药临床应用的原则是早期、联合、长期、足量和坚持规律用药。

1. 早期用药　早期病灶内的结核杆菌生长旺盛，对药物敏感，且病灶局部血液循环丰富，药物易渗入。而晚期慢性结核病灶，常伴有纤维化、干酪化或后壁空洞形成，病灶内血液循环差，药物难于渗入，影响药效发挥。故应早期确诊和早期用药。

2. 联合用药和长期用药　在抗结核治疗时，为了提高疗效、防止和延缓抗药性的产生，至少应两药合用，异烟肼加利福平可能是目前最有效的治疗方案。若不能合用，在联合用药时也至少含有两药中的一种。结核病是一种易复发的慢性病，停药过早常导致复发。

3. 规律和足量用药　在长期化疗中，必须做到有规律的用药，不能时用时停或中途换药和更改用量，以免引起病变迁延和复发。短期疗法（6～9 个月）是一种强化疗法，疗效好，目前已广泛采用。同时，要足量用药，以利充分发挥药效，防止和延缓抗药性的产生。按上述原则用药，95% 的患者可获痊愈。

4. 耐药结核病的治疗　20 世纪 80 年代中期以来，结核病的发病率呈逐年上升的趋势，一个重要的原因是耐药菌株的增多，给治疗带来诸多不便。对耐药结核病的治疗应先做药敏实验，选择敏感的抗结核药物，以4种敏感药物组成化疗方案，耐药结核病治疗的疗程应足够，一般12～18个月。

## 知识链接

### 肺结核

结核病俗称"痨病"，是结核杆菌侵入体内引起的感染，1882年，德国科学家罗伯特·科赫宣布发现了结核杆菌，并将其分为人型、牛型、鸟型和鼠型4型，其中人型菌是人类结核病的主要病原体。肺结核就是主要由人型结核杆菌侵入肺脏后引起的一种具有强烈传染性的慢性消耗性疾病。常见临床表现为咳嗽、咳痰、咯血、胸痛、发热、乏力、食欲缺乏等局部及全身症状，1945年，特效药链霉素的问世使肺结核不再是不治之症。此后，异烟肼（1952年问世）、利福平、乙胺丁醇等药物的相继合成，更令全球肺结核患者人数大幅减少。然而，近年来肺结核在全球各地死灰复燃，据世界卫生组织报告，1995年全世界有300万人死于此病，是该病死亡人数最多的一年，大大超过了肺结核流行的1900年。为此，世界卫生组织宣布"全球处于结核病紧急状态"，并于1995年底决定把每年的3月24日定为"世界防治结核病日"。

 思考题

1. 简述异烟肼的不良反应及防治措施。
2. 简述两性霉素B的不良反应及药疗监护须各。

（聂珍贵）

# 第三十六章 抗恶性肿瘤药

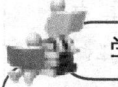

**学习目标**

**掌握：**
抗肿瘤药物分类。
**熟悉：**
常用抗肿瘤药物作用特点。
**了解：**
抗肿瘤药物常见不良反应与药疗监护须知。

恶性肿瘤是一种常见病，迄今尚无满意的防治措施。常采用手术、放射、药物及免疫方法等进行综合治疗。其中药物治疗占有重要地位。绒毛膜上皮癌、急性淋巴细胞白血病、睾丸肿瘤等已取得较高治愈率，但仍存在药物对肿瘤选择性差、产生免疫抑制、毒性较大、产生耐药性等很多缺点。

## 第一节 概 述

### 一、细胞增殖周期的概念

1. 增殖细胞群　指在增殖周期中不断按指数分裂增殖的细胞。这部分细胞在肿瘤全部细胞群的比例称为生长比率（growth fraction，GF）。增长迅速的肿瘤，GF 较大，接近 1，对药物较敏感，如急性白血病等；增长缓慢的肿瘤，GF 较小，对药物较不敏感，如多数实体瘤。按胞内 DNA 含量的变化，这部分细胞的增长繁殖分为：M 期（分裂期）、$G_1$ 期（DNA 合成前期）、S 期（DNA 合成期）和 $G_2$（DNA 合成后期）四个期。

2. 非增殖细胞群　包括静止期（$G_0$）细胞、无增殖力或已分化细胞及死亡细胞。$G_0$ 期细胞是指暂不繁殖的后备细胞。当周期中细胞被药物杀灭后，这期细胞即可进入补充，$G_0$ 期细胞是肿瘤复发的根源，且对药物不敏感。无增殖力或已分化细胞，在肿瘤中，这部分细胞很少。死亡细胞在化疗中无意义。

### 二、药物分类

1. 影响核酸（DNA、RNA）生物合成的药物　核酸由许多核苷酸组成，而核苷酸的合成需要嘧啶类和嘌呤类前体及其合成物,所以,这一类型作用的药物又可分为:①阻止嘧啶类核苷酸形成的抗代谢药,如氟尿嘧啶等。②阻止嘌呤类核苷酸形成的抗代谢药,如6-巯嘌呤等。③抑制二氢叶酸还原酶的药,如甲氨蝶呤等。④抑制DNA多聚酶的药,如阿糖胞苷。⑤抑制核苷酸还原酶的药,如羟基脲。

2. 直接破坏DNA并阻止其复制的药物  烷化剂、丝裂霉素、博来霉素等。

3. 干扰转录过程阻止RNA合成的药物  多种抗癌抗生素,如放线菌素D及蒽环类的柔红霉素、多柔比星等。

4. 影响蛋白质合成的药物  可分为:①影响纺锤丝的形成,如长春碱类和鬼白毒素类。②干扰核蛋白体功能的药物,如三尖杉酯碱。③干扰氨基酸供应的药物,如$L$-门冬酰胺酶。

5. 影响激素平衡发挥抗癌作用的药物  有肾上腺皮质激素、雄激素及雌激素等。

### 三、抗肿瘤药物常见的不良反应和防治措施

所有抗肿瘤药物均具有细胞毒作用,既影响肿瘤细胞,也影响正常细胞。因肿瘤细胞比正常细胞更加活跃,繁殖更快,故对药物敏感。但有些正常组织细胞如骨髓和胃肠道黏膜上皮细胞对抗肿瘤药物也较敏感。抗肿瘤药物杀伤肿瘤细胞的剂量与损害骨髓的剂量差异很小。接受抗肿瘤药物治疗的患者应密切观察骨髓抑制的征象,其特征是血细胞减少,包括白细胞、红细胞、血小板减少。白细胞及血小板的改变对药物过量的反应最为迅速,常作为用药剂量的指标。在使用抗肿瘤药物时,要定期查血象。当白细胞计数下降至$2\times10^9/L$和血小板计数下降至$100\times10^9/L$时,应停用药物并采取保护性隔离,严格探视,预防交叉感染、注意无菌操作,预防人为造成感染。采用辅助药物治疗:利可君(利血生)10mg,3次/日;鲨肝醇50mg,3次/日。五味子、联苯双酯适量。有感染征兆可用抗生素预防和治疗。

最常见的消化道反应为食欲缺乏、恶心、呕吐、口腔溃疡等。防治措施:①观察呕吐物的性质。②鼓励患者进食,可给随意饮食并记录出入量。③必要时输液,调节水、电解质平衡。④使用镇吐药甲氧氯普胺、异丙嗪等。口腔溃疡不仅影响进食且易感染引起败血症。防治措施:①注意保护口腔清洁;②采用漱口药液(常用有盐水、硼砂水、呋喃西林等);③药物治疗:复合维生素、地塞米松和维生素合用,进食前给予0.5%~1%丁卡因漱口减少疼痛。

腹痛、腹泻、肠道黏膜溃疡、黏膜脱落引起便血等不良反应在停药后可好转。防治措施如下:①注意观察大便情况。②药物治疗:颠茄8mg,3次/日,阿片酊0.5~1ml/次,3次/日,止痛、止泻,乳酶生0.9~1.2g/次,3次/日,抑制肠道细菌生长。

另外,药液外渗引起局部出现红、肿、热、痛、组织坏死时,应采取措施:①24h内冷敷以防扩散,24h后热敷增加吸收。②用生理氯化钠溶液及0.5%普鲁卡因做局部皮下封闭。③外用醋酸可的松软膏以防局部溃烂。

## 第二节  常用抗肿瘤药

### 一、烷化剂

**环磷酰胺(Cyclophosphamide)**

环磷酰胺是常用的烷化剂。在体外无活性。进入体内后经肝药酶活化生成磷酰胺氮芥,

与DNA发生烷化作用，从而抑制肿瘤细胞的生长、繁殖。属于细胞周期非特异性药物。用于治疗恶性淋巴瘤疗效显著，对淋巴细胞白血病、卵巢癌、乳腺癌、鼻咽癌、肺癌等也有效。

**【制剂和用法】**

注射剂：100mg/支、200mg/支。片剂：50mg/片。静脉注射总量800～1000mg/次，1次/周，口服1～5mg/kg，根据患者耐受情况给药。维持量：口服50mg/次，2～3次/日。维持白细胞计数于（3～4）×$10^9$/L之间。

**【不良反应和药疗监护须知】**

1. 不良反应　主要为骨髓抑制，表现为白细胞减少、血小板减少，也可引起恶心、呕吐、脱发及特殊的化学性膀胱炎。个别可见肝损害。久用可抑制性腺，引起闭经或精子减少。

2. 药疗监护须知

（1）静脉注射时本品100mg溶于5ml注射用水中，保持溶液澄明。水溶液不稳定，在制备后3～4h内使用。

（2）口服药空腹服用更可靠。有胃肠道反应者可于进餐时服用。

（3）维持患者足够入水量，防止引起出血性膀胱炎。观察小便困难及血尿情况。

（4）消除脱发患者顾虑，告诉患者停药后可再生新发。

## 塞替派（Thiotepa）

本品抗癌谱广，对卵巢癌、乳腺癌疗效高，对消化道癌、膀胱癌（膀胱内灌注）、肝癌、宫颈癌、肺癌等有一定疗效。

**【制剂及用法】**

注射剂：5mg/支、10mg/支。静脉注射、动脉注射或肌内注射。每次10mg，1次/日，连用5～7日。以后改为每周2～3次，总量约200～400mg。本品为非糜烂性毒剂，可用注射用水稀释直接注入静脉（快速注射）。忌用生理氯化钠溶液稀释。为使药物与作用部位充分接触，每15min给膀胱滴注的患者改变一次体位。

## 白消安（Busulfan）

本品又名马利兰（Myleran）。对慢性粒细胞白血病有显著疗效，缓解率高。对急性白血病无效。主要毒性是骨髓抑制。一旦出现要立即停药。久用可致闭经或睾丸萎缩。

**【制剂及用法】**

片剂：0.5mg/片、2mg/片，口服，2～8mg/d，分3次服，维持量0.5～2mg/次。1次/日。

## 二、抗代谢药

此类药物的化学结构与体内某些重要代谢物如叶酸、嘌呤碱、嘧啶碱的化学结构相似，可与代谢物发生特异性拮抗作用。干扰核酸的合成，阻止癌细胞的分裂、繁殖。是细胞周期特异性药物，主要作用在S期。

## 甲氨蝶呤（Methotrexate，MTX）

本品为抗叶酸药，抑制二氢叶酸还原酶，使四氢叶酸生成障碍，干扰DNA合成；也干扰 RNA 和蛋白质的生物合成。主要用于治疗儿童急性白血病、绒毛膜上皮癌及消化系统肿瘤等。

【制剂及用法】

片剂：2.5mg/片、5mg/片。粉针剂 5mg/支、10mg/支、25mg/支和 50mg/支。治疗白血病：口服，成人 0.1mg/kg，4 岁以上 5mg/次，4 岁以下 2.5mg/次，每周 2 次，有效疗程的安全剂量为总量 50～150mg。总剂量应视骨髓情况而定。

【不良反应和药疗监护须知】

1. 不良反应　甲氨蝶呤有效治疗量与中毒量接近，不良反应多。除严重的骨髓抑制，消化道、口腔溃疡外，大剂量对肾有损害。长期应用可致肝硬化。少数患者有生殖功能减退、月经不调等。

2. 药疗监护须知

（1）肠道外给药的粉剂只能用不加防腐剂的注射用水配制。

（2）口腔溃疡是毒性首发体征。

（3）备有亚叶酸钙（叶酸拮抗剂的强效解毒药）过量时即可应用，肌内注射 3～6mg。在过量后 4h 内给药，否则无效。

## 巯嘌呤（Mercaptopurine）

本品又名 6-巯基嘌呤（6-MP），为抗嘌呤药，干扰体内嘌呤代谢，阻碍 DNA 的合成。对 S 期细胞最有效，首选于儿童急性淋巴细胞性白血病，大剂量治疗绒毛膜上皮癌。

【制剂及用法】

片剂：25mg/片、50mg/片。治疗白血病 2mg/(kg·d)，分 2～3 次口服。缓解后用原量的 1/3～1/2。

【不良反应和药疗监护须知】

1. 不良反应　表现在消化道和骨髓抑制。少数患者出现黄疸有致畸作用。

2. 药疗监护须知

（1）巯嘌呤的严重毒性反应常常是缓慢地出现，白细胞计数一旦急剧下降，应立即停药。

（2）黄嘌呤氧化酶抑制剂别嘌呤醇与巯嘌呤同用可提高后者的疗效和毒性。合用时要减量。

## 氟尿嘧啶（Fluorouracil）

本品为抗嘧啶药，体外无抗肿瘤作用，在体内经代谢后对各期细胞均有杀伤作用。干扰嘧啶代谢，影响 DNA 的合成，对多种肿瘤有效。临床上对恶性淋巴瘤、急性淋巴细胞白血病疗效显著，对消化系统肿瘤和乳腺癌疗效较好，对卵巢癌、膀胱癌也有效。常与其他抗癌药合用，以提高疗效。

【制剂及用法】

片剂：50mg/片。注射剂：250mg/支、500mg/支。静脉注射 10～20mg/(kg·d)，连用 3～5 天，以后改为 5～6mg/(kg·d)，总量 5～10g 为一个疗程。必要时间隔 1～2 个月开始第二个疗程。

【不良反应和药疗监护须知】

1. 不良反应　氟尿嘧啶毒性较大，治疗量和中毒量接近。不良反应常见骨髓抑制，如白细胞、血小板减少；消化道反应如恶心、呕吐、胃肠黏膜出血、脱发及特有的化学性膀胱炎，表现为尿频、尿急、血尿及蛋白尿等。注射时还可能出现静脉炎或动脉内膜炎。

2. 药疗监护须知

（1）全身给药时对营养状况差、严重骨髓抑制、严重感染，1个月内做过外科手术、肝功能障碍患者及妊娠妇女慎用。

（2）置于10～27℃贮存。溶液要避光保存。贮存期间可能轻微褪色，不影响效力和安全性。温度过低会发生沉淀。如沉淀形成，加热至60℃使其溶化，待溶液放至室温后才可抽取注射。

（3）可静脉滴注给药，应于0.5～8h滴完。有报道此法比快速注射时的全身不良反应症状轻。

（4）为防止或加重皮肤对药物的炎症反应，应避免其暴露于强阳光下。

## 阿糖胞苷（Cytarabine，Ara-C）

本品为抗嘧啶药，作用于S期。能显著抑制DNA的合成，有抗肿瘤、免疫抑制作用。主要用于治疗成人急性粒细胞或单核细胞性白血病。与其他抗癌药合用可提高疗效。阿糖胞苷口服易破坏，多采用静脉给药。

【制剂及用法】

注射剂：50mg/支、100mg/支。静脉注射或滴注，1mg/(kg·d)，10～14日为一个疗程。鞘内注射：50mg/次，2～3次/周，连用3次，6周后重复。制备好的溶液应在室温保存，48h内可使用。如有混浊应丢弃。阿糖胞苷不宜与氟尿嘧啶并用，以免减效。

## 羟基脲（Hydroxyurea，HU）

本品选择性作用于S期，阻止核糖胞苷酸还原变为脱氧胞苷酸，进而阻止DNA的合成。临床用于慢性粒细胞白血病和黑色素瘤，用药后可使瘤细胞集中于$G_1$期，常作为同步化疗药物以提高肿瘤对化疗或放疗的敏感性。不良反应为骨髓抑制，可发生巨幼细胞贫血，偶见肾功能不全，有致畸作用。

【制剂及用法】

片剂：500mg/片。胶囊：400mg/粒。口服：40～60mg/kg，每周2次，6周为一个疗程。

# 三、抗生素类

## 放线菌素D（Dactinomycin D）

本品又名更生霉素，能阻碍RNA多聚酶的功能，阻止mRNA和蛋白质的合成，进而抑制肿瘤细胞的生长。抗癌谱较窄，对恶性葡萄胎、绒毛膜上皮癌、肾母细胞瘤及神经母细胞瘤疗效较好。不良反应有骨髓抑制、恶心、呕吐、口腔炎，少数有脱发、皮炎等。

【制剂及用法】

注射剂：100μg/支、200μg/支。静脉注射，200μg/d，10～14天为一个疗程。药液应避光保存。

## 博来霉素 （Bleomycin）

此类药物抑制 DNA 的合成，干扰细胞分裂繁殖，作用于 $G_2$ 和 M 期，用于治疗鳞状上皮癌、睾丸癌和淋巴瘤等。对骨髓无抑制作用。常见的不良反应有过敏性休克样反应、高热、抽搐、血压下降。可配合抗组胺药、解热镇痛及糖皮质激素类药以减轻反应。亦有食欲缺乏、头痛、乏力、口腔炎、色素沉着等。严重的是肺纤维化，长期应用应定期做胸部 X 线检查。

【制剂及用法】

注射剂：15mg/支，30mg/支，采用肌内注射、静脉注射和软膏剂外用。15～30mg/次，肌内注射或静脉注射每日或隔日一次，总量 450mg 为一个疗程。

## 多柔比星 （Doxorubicin）

本品又名阿霉素（Adriamycin，ADM）、羟基柔红霉素。可嵌入 DNA 双螺旋结构，影响 DNA 复制和 RNA 合成，抗癌谱广，属于周期特异性药，主要作用 $G_2$ 期细胞，用于急性白血病、恶性淋巴瘤及实体瘤，如乳癌、肺癌、骨肉瘤等。不良反应较多，主要为骨髓抑制、口腔炎，最严重的是可引起心律失常、急性心力衰竭。外漏会引起蜂窝织炎和组织坏死。老年人和心脏病史者禁用。治疗时应做心电图检查。

【制剂及用法】

注射剂：10mg/支。静脉注射 $30mg/m^2$，连用 2 日，间歇 3 周后重复应用。最大总量 $550mg/m^2$。

### 四、激素类

一些癌症，如乳腺癌、前列腺癌、甲状腺癌、宫颈癌、卵巢癌和睾丸癌等与相应的激素失调有关。用某些激素或激素拮抗剂改变体内激素平衡可抑制某些肿瘤生长，且无骨髓抑制作用。但激素作用广泛，使用不当也会有害，应严格掌握适应证。

## 肾上腺皮质激素

本类常用的有泼尼松、泼尼松龙、地塞米松等。能抑制淋巴细胞，作用快但不持久，用于白血病及恶性淋巴瘤疗效好，对其他肿瘤无治疗作用。因其有免疫抑制作用，易引起感染而助长肿瘤的扩散，仅在恶性循环肿瘤引起发热不退、毒血症状明显时，短期少量应用改善症状，应合用有效的抗肿瘤药物和抗菌药。

## 雄激素

常用有丙酸睾睾酮和甲睾酮。能直接对抗雌激素和乳腺促进激素，抑制垂体促卵泡激素的分泌。用于晚期乳癌有骨转移者。常见不良反应为轻度男性化、高钙血症及水肿。

## 雌激素

常用有己烯雌酚。能减少雄激素的分泌并直接对抗雄激素。主要用于治疗前列腺癌及乳腺癌有内脏或软组织转移者。对雌激素受体阳性者有效率高。不良反应为水肿和高钙血症，禁用于绝经期前的乳腺癌。

## 他莫昔芬（Tamoxifen）

为雌激素竞争性拮抗剂。用于对雌激素有耐药性的前列腺癌及对孕激素耐药的子宫内膜肿瘤和晚期乳癌。不良反应轻。

### 五、植物药和其他抗肿瘤药

#### 长春碱（Vinblastine，VLB）和长春新碱（Vincristine，VCR）

长春碱和长春新碱是从长春花中提取的抗癌生物碱。作用于M期抑制细胞的有丝分裂、妨碍纺锤丝的形成。对儿童白血病疗效较好，对霍奇金病和淋巴瘤也有疗效，常与其他抗癌药合用。长春碱的毒性较长春新碱大，临床已少用。长春新碱对神经系统毒性比较突出，可引起四肢麻木、感觉异常、跟腱反射消失、眼睑下垂、声带麻痹等。总量超过25mg时，应警惕出现永久性神经系统损害。因刺激性大，注射时切勿漏在血管外。

【制剂及用法】

长春碱注射剂：10mg/支。0.1mg/kg，每周一次，60～80mg为一个疗程。长春新碱注射剂：1mg/支。0.02mg/kg，每周一次，总量10～20mg为一个疗程。

#### 喜树碱（Camptothecin）和羟喜树碱（Hydroxycamptothecin）

二者均为从我国特有植物喜树的根皮及果实中提出的生物碱。直接破坏DNA并抑制其合成。主要作用于S期抑制肿瘤作用强，二者毒性均较小。喜树碱用于胃癌、直肠癌、绒毛膜上皮癌和急、慢性粒细胞白血病等。羟喜树碱用于原发性肝癌、头颈部癌和白血病等。

【制剂及用法】

喜树碱片剂：5mg/片。注射剂：5mg/支、10mg/支。静脉注射，10mg/次，1次/日，140～200mg为一个疗程。肌内注射5mg/次，1次/日，100～140mg为一个疗程。羟喜树碱注射剂：2mg/支，4～6mg/次，每日或隔日一次静脉注射，总量60～120mg。

#### 紫杉醇类（Paclitaxel）

此类药物与微管蛋白结合，抑制β-微管蛋白的解聚，使纺锤体失去正常功能，导致丝状分裂的停止。临床主要用于卵巢癌和乳腺癌，对肺癌、食管癌、大肠癌、黑色素瘤、头颈部癌、淋巴瘤、脑瘤也有一定疗效。不良反应有骨髓抑制、神经毒性，静脉滴注过快可出现心脏毒性和变态反应。

【制剂及用法】

注射液：6mg/ml，用生理氯化钠溶液或5%葡萄糖溶液稀释至0.3～1.2mg/ml。对顽固性卵巢癌的治疗为135mg/m$^2$，静脉滴注，每3周一次，给药前可给予地塞米松等抗过敏药预防本药引起的过敏反应。

#### 顺铂（Cisplatin）和卡铂（Carboplatin）

本品作用类似烷化剂，破坏DNA的功能，抑制细胞有丝分裂，抗癌谱广，用于睾丸癌、卵巢癌、膀胱癌、乳腺癌、肺癌、头颈部癌等有效，为联合化疗常用药。本类药口服无效，采用静脉注射、滴注或胸腔内注射。本品能引起明显的肾功能不全。治疗前要检测血液尿素氮和肌酐水平。治疗后 12h 内要记录患者摄水量及排尿量。本品有耳毒性，儿童易发生。卡铂作用与顺铂相似，但不良反应轻。用于不能耐受顺铂的肿瘤患者和化疗复发的卵巢癌患者。

【制剂及用法】

顺铂：注射剂 10mg/支、20mg/支，静脉注射或滴注，30mg/d，连用 5 天为一个疗程。疗程间隔 2~4 周。可用药 4~5 个疗程。因其在葡萄糖溶液中易水解，故需用生理氯化钠溶液，临用现配。

卡铂：注射剂 50mg/支、150mg/支、450mg/支。静脉注射或滴注，一般剂量为 $360mg/m^2$，每 4 周重复一次。

### 知识链接

化疗过程中肿瘤细胞对抗肿瘤药物产生不敏感现象称为耐药性。目前较为突出的多药耐药性是指肿瘤细胞在接触一种抗恶性肿瘤药后，产生了对多种结构不同、作用机制各异的其他抗恶性肿瘤药的耐药性；多出现于天然来源的抗恶性肿瘤药如长春碱类、紫杉醇类、丝裂霉素等。药物进入细胞是通过被动扩散；药物在耐药细胞中的积聚比敏感细胞少，导致细胞内的药物浓度不足而未能致细胞毒作用；耐药细胞膜上多出现一种称为 P-糖蛋白（P-gp）的跨膜蛋白，P-gp 依赖 ATP 介导药物转运，降低细胞内药物浓度。许多研究表明多药耐药与多药耐药基因过度表达 P-gp 有关。

## 第三节　抗肿瘤药物的应用及护理原则

### 一、联合化疗原则

（1）选择作用机制不同的药物联合应用。结合细胞增殖周期规律制订给药方案。

（2）选择单独用药时有效的药物联合应用，所选药物其毒副作用必须不同，以不增加毒性为限。

（3）注意合理用药，两种以上抗肿瘤药物联合应用可能出现作用相加、作用拮抗及交叉耐药等。

### 二、给药方法

联合用药或单独治疗，一般采用机体能耐受的最大剂量，尤其是对早期、健康状况好的患者，大剂量间歇给药比用较小剂量连续给药为佳，大剂量一次杀灭的癌细胞数远远超过同一剂量分次使用所杀灭癌细胞数的总和。大剂量间歇用药有利于造血等正常组织修复，有利于骨髓免疫功能恢复，能发挥机体抗肿瘤能力并减少耐药性。给药时应注意：

（1）用药前及半疗程时应各测体重一次。

（2）药物需全部输给患者以保证治疗药物维持一定的血药浓度。

(3) 注意给药速度。静脉滴注 20~22 滴/分钟。环磷酰胺、氮芥、阿霉素、长春新碱等不宜溶解在输液中滴注，应推注以保证疗效。

(4) 药物相互作用：禁止与氯霉素、保泰松合用，以免加重骨髓抑制；利血平、氯霉素可提高环磷酰胺及丝裂霉素的作用，减弱秋水仙碱的作用；别嘌醇可抑制巯嘌呤的灭活。

### 三、肿瘤患者的护理须知

(1) 重视心理护理，消除患者的恐惧和顾虑，了解患者各方面的情况，帮助患者建立自信心，引导患者积极配合治疗。

(2) 加强病室管理，注意环境卫生和消毒隔离，避免感染，做损伤性操作时应严格无菌。

(3) 注意保护血管，应选用直而易固定的静脉，不以同一处血管做多次注射。要注意观察，怀疑外渗应立即停止输入。如已穿破外溢时应立即处理。

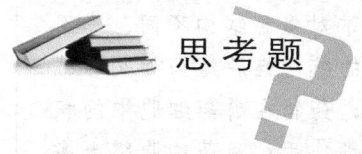

**思考题**

大剂量间歇疗法的意义有哪些？

（李宝群）

# 第三十七章 免疫调节药

**学习目标**

**熟悉:**
1. 免疫增强药和免疫抑制药的常用药物。
2. 两类制剂的作用特点。

**了解:**
常用药物的不良反应。

本章介绍的药物通过影响免疫应答反应和免疫病理反应而调节机体免疫功能,防治免疫功能异常所致的疾病。按其作用方式不同,可分为免疫抑制药和免疫增强药。

## 第一节 免疫抑制药

免疫抑制药是一类非特异性地抑制机体免疫功能的药物。其主要特点有:

1. 大多数此类药物的作用缺乏特异性和选择性,既抑制免疫病理反应,也干扰正常免疫应答反应;既抑制细胞免疫,也抑制体液免疫。
2. 对初次免疫应答反应的抑制作用较强,对再次免疫应答反应的抑制较弱。
3. 药物的作用与给药时间和抗原刺激的时间间隔或先后顺序密切相关。
4. 多数免疫抑制剂尚有非特异性抗炎作用。

**知识链接**

免疫抑制药的发展历经三个重要阶段,前两个阶段的药物分别为糖皮质激素和细胞毒类药物,例如抗代谢药或烷化剂,主要用于自身免疫性疾病的治疗,但两类药物均具有非选择性抑制免疫功能,不能根治疾病而只能缓解症状以及毒副作用强等共同缺点。直至20世纪80年代初期环孢素的问世为选择性抑制免疫功能药物的发展开辟了新途径,迄今环孢素等已成为预防器官移植排斥反应的有效药物。

## 一、常用免疫抑制药

### 糖皮质激素类

常用的有泼尼松、泼尼松龙和地塞米松等。本类药物对免疫反应的多个环节均有明显抑制作用，其非特异性抗炎作用也参与免疫抑制，主要是抑制巨噬细胞对抗原的吞噬和处理，抑制淋巴细胞DNA合成，外周淋巴细胞数减少，抑制细胞免疫和体液免疫。广泛用于器官移植时的抗排斥反应的防治。此类药物作为免疫抑制剂应用时，剂量较大，疗程较长，易产生严重不良反应和并发症。常与其他类型的免疫抑制剂合用。

### 环磷酰胺（Cyclophosphamide）

免疫抑制作用强而持久。临床上常用于自身免疫性疾病及器官移植时的抗排斥反应。治疗时，可采用小剂量短疗程疗法或小剂量多种免疫抑制剂并用疗法，可避免或减轻不良反应。

【制剂及用法】

注射剂100mg/支、200mg/支，片剂50mg/片。口服或静脉注射1.5～3mg/(kg·d)，连用4～8周，静脉注射时溶液要新鲜配制，最好半小时内用完。最长不得超过3h。

### 硫唑嘌呤（Azathioprine）

本品又名依木兰，在肝被转化为6-巯基嘌呤而发挥作用，对T细胞的抑制作用比对B细胞强，能抑制细胞核酸及蛋白质的合成，抑制淋巴细胞的增殖。临床上常与糖皮质激素合用于肾移植的排斥反应和多种自身免疫性疾病等。不良反应有骨髓抑制、胃肠道反应等。

【制剂及用法】

片剂：50mg/片或100mg/片。1.5～3.0mg/(kg·d)，或50～200mg/d。持续服药6～8个月，根据排斥现象而定。

### 环孢素（Cyclosporin）

本品有很强的免疫抑制及抗慢性炎症的作用。主要抑制T细胞和天然杀伤细胞的活力。不影响骨髓造血功能。广泛用于多种器官和皮肤、角膜等移植的排斥反应。本品口服有效，与其他免疫抑制剂相比，毒副作用较少，本品单用诱发感染并不多见，但与其他免疫抑制剂合用时，感染发生率高且严重。

【制剂及用法】

口服液：100mg/ml（50ml）。胶囊剂：25mg/囊、100mg/囊。注射剂：50mg/ml（5ml）。口服：15mg/(kg·d)，短期内减量。维持10～12mg/(kg·d)。静脉注射量为口服量的1/3，其他同口服，仅用于不能口服者。

【不良反应和药疗监护须知】

主要的不良反应是肝、肾毒性（与肾移植排斥反应相区别）、高血压、胃肠道反应及神经系统功能紊乱等。此外，诱发感染、不育、致畸和致癌，在治疗中应注意：①避免真菌、病毒感染。②禁用于孕妇、哺乳妇女和儿童。近日接触或发作过水痘、带状疱疹，及注射肝炎病毒疫苗者亦忌用。③用药期间应监测肝、肾功能。④酶诱导剂加速本品代谢。

### 他克莫司（Tacrolimus）

免疫抑制作用比环孢素强，与胞浆中的 FK506 结合蛋白结合成复合物，并抑制 $Ca^{2+}$ 依赖性 T/B 淋巴细胞的活化。临床主要用于器官移植的抗排斥反应，对肝移植的疗效优于环孢素。不良反应多为肾毒性，此外还有头痛、震颤、失眠、高血糖等。

**【制剂及用法】**

胶囊剂：1mg/胶囊、5mg/胶囊。口服：成人 150~200μg/(kg·d)，儿童 200~300μg/(kg·d)，分 3 次服用。注射液：5mg/ml，成人 25~50μg/(kg·d)，儿童 50~100μg/(kg·d)。

## 二、免疫抑制药的不良反应

1. 感染　长期应用可抑制机体免疫功能，降低机体对感染的抵抗力，尤以器官移植者明显。
2. 不孕及致畸　有闭经、精子缺乏，可见胎儿畸形。
3. 致癌　长期使用可使肿瘤发病率增加。

# 第二节　免疫增强药

免疫增强药是近年来发展起来的一类新药。可激活免疫活性细胞，增强机体的非特异性和特异性免疫功能，使低下的免疫功能恢复正常；或充当佐剂，增强与之合用的抗原的免疫原性；或具有免疫替代作用和双向调节机体免疫功能作用，使免疫功能趋于正常。主要用于免疫缺陷病、慢性感染和肿瘤的辅助治疗。

### 卡介苗（Bacillus Calmette Guerin，BCG）

本品是牛型结核杆菌的减毒活菌苗。除用于预防结核病外，还能刺激多种免疫细胞，提高机体的免疫水平，增强机体的非特异性免疫，此外还增强抗感染和抗肿瘤的免疫能力。临床用于治疗黑色素瘤、白血病和肺癌。用皮肤划痕法给药。

卡介苗的不良反应较多。发生率和严重程度与剂量、给药方式及免疫治疗的次数和药品制备有关。注射局部可见红斑、硬结和溃疡。全身反应有寒战、高热、不适。免疫功能严重低下者可致播散性卡介苗感染，需用异烟肼治疗。注射剂 75mg/ml（菌体），皮内注射或皮肤划痕接种。皮内注射用药绝不能注射到皮下，皮上划痕菌苗严禁作注射用。错用后会引起严重的深部脓肿，长期不愈。急性传染病、发热、肾炎、心脏病、结核病、严重皮肤病等不应注射。

### 白细胞介素-2

由 T 细胞和 NK 细胞产生，与相应细胞的白细胞介素-2 受体结合，可促进 T 细胞增殖、分化，诱导 LAK、TNF、INF-γ 产生，临床用于肾细胞瘤、黑色素瘤、直肠和结肠癌，可控制肿瘤发展，延长生存时间。主要不良反应为胃肠道反应，也可出现精神症状如幻觉、妄想等。

### 短棒菌苗（Corynebacterium Parvum，CP）

短小棒状杆菌系厌氧的革兰阳性杆菌。现用其死菌疫苗，主要激活巨噬细胞，增强其吞噬和细胞毒性作用。临床上与化疗药物合用对肺癌等有一定疗效，可减轻射线或药物引起骨髓抑制，防止白细胞减少。不良反应较卡介苗少，为注射局部疼痛，部分患者有寒战、发热，偶有恶心、心动过速、高血压。在静脉滴注前可给予氢化可的松 100mg 以减轻不良反应。

【制剂及用法】

注射液：7mg/ml，35mg/5ml。本品皮下注射 0.35～0.4mg，每周两次，平均 12 周为一个疗程。注射前加等量 2% 利多卡因以减轻疼痛。也可用 4～10mg 加入 250～500ml 的生理氯化钠溶液或 5% 葡萄糖溶液中，1～4h 静脉滴注完。每周 5 次。2～4 周后改为皮下注射 4mg。

## 左旋咪唑（Levamisole）

本品是口服有效的非特异性免疫调节剂，对免疫功能的作用受机体免疫状态等因素的影响：对具有正常免疫功能的人和动物，几乎不影响抗体生成；但对免疫功能减退者则增加抗体生成；对 B 细胞病理性增高及对受抑制的细胞免疫功能均使其正常化。临床主要用于免疫功能低下的患者，增加机体的抗菌和抗病毒能力。对原发肿瘤无效，但与其他抗肿瘤药物合用既提高疗效又可减轻不良反应，使大多数患者生存期延长。对类风湿关节炎、系统性红斑狼疮等有一定疗效。不良反应较低。神经系统有失眠，味、嗅觉异常等，过敏反应如荨麻疹、粒细胞减少，偶见肝功能异常。

【制剂及用法】

其治疗方案因人而异，可归纳为 3 种：①每周服 150mg。②每周用药两天，150mg/d；③每周用药 3 天，150mg/d，连日服药可导致免疫抑制。

## 转移因子（Transfer Factor）

本品可将致敏供体的细胞免疫信息传给未致敏受体，但不转移体液免疫。临床用于原发和继发性免疫缺陷病的补充治疗，也用于难治性病毒和真菌感染及肿瘤辅助治疗。剂量和疗程因病种不同而异。一般皮下注射于淋巴回流比较丰富的上臂内侧或腹股沟下方，亦可注射于局部淋巴结。不良反应一般发生较少，除注射局部不适外，少数有短暂发热。

## 干扰素（Interferon，IFN）

本品是一族糖蛋白，除抗病毒外，还可调节抗体生成。对免疫应答的总效应可因剂量及注射时间不同而异。干扰素对上呼吸道感染、乙型肝炎、带状疱疹等病毒感染有防治作用。可与其他疗法并用治疗肿瘤。主要的不良反应是发热和白细胞减少。本品应保存在 4℃ 冰箱使用，只做肌内、皮下或静脉注射。

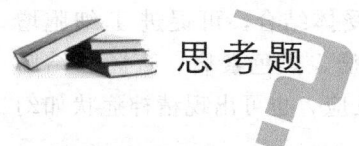

### 思考题

应用免疫抑制剂会出现哪些不良反应？

（李宝群）

# 第三十八章

# 抗寄生虫药

**学习目标**

**掌握：**
抗滴虫病药甲硝唑的作用及应用；常用驱肠虫药的临床应用。
**熟悉：**
抗疟药的分类及常用药物。
**了解：**
抗血吸虫病药、抗丝虫病药和抗阿米巴病药。

## 第一节 抗疟药

疟疾是流行于热带、亚热带，由雌按蚊传播的疟原虫所致的一种传染病。致病的疟原虫有间日疟原虫、三日疟原虫及恶性疟原虫，它们分别引起间日疟、三日疟和恶性疟，前两种又称良性疟。恶性疟病情严重，死亡率高。我国以间日疟最常见，恶性疟较少见。现有抗疟药中尚无一种药物能对疟原虫生活史的每个环节都有杀灭作用。因此，了解疟原虫的生活史对正确理解抗疟药的作用及合理用药十分必要。

### 一、疟原虫的生活史和抗疟药的作用环节

疟原虫的生活史分为人体内无性生殖阶段和雌性按蚊体内的有性生殖阶段。

1. **人体内的无性生殖阶段** 可分为以下3期：

（1）原发性红细胞外期：受感染的雌蚊叮咬人体时，将其唾液内的子孢子注入人体，经血液侵入肝细胞发育成熟为裂殖子后释放入血。此期无临床症状，为疟疾的潜伏期。乙胺嘧啶可杀灭此期疟原虫，起到病因性预防作用。

（2）继发性红细胞外期：间日疟子孢子在遗传学上有两型，即速发型和迟发型。它们同时进入肝细胞，速发型子孢子完成原发性红细胞外期后，全部进入红细胞内期，导致疟疾的临床发作；而迟发型子孢子则在肝细胞内经过一段休眠后开始发育，是良性疟复发的根源。伯氨喹作用于此期，可以根治疟疾。因恶性疟无此期，故无复发性。

（3）红细胞内期：原发性红细胞外期释放的大量裂殖子入血后，侵入红细胞内进行增殖，先发育成为滋养体再形成裂殖体，最后破坏红细胞，释放出大量裂殖子及其代谢物，加

之红细胞破坏所产生的变性蛋白,刺激机体,引起寒战、高热等临床症状,即疟疾发作。从红细胞释放出的裂殖子再侵入新的红细胞进行新一轮裂体增殖,临床表现为周期性反复发作。氯喹等药物作用于此期,可控制临床症状发作。

2. 在雌性按蚊体内的有性生殖阶段  经过几轮红内期发育后,部分裂殖子分化为雌、雄配子体,当雌按蚊叮咬患者血液时,雌、雄配子体随血液进入蚊胃内受精,形成合子,进一步发育成子孢子,移行至唾液腺内,通过吸血再次传染人,成为疟疾流行传播的根源。人群服用乙胺嘧啶后,可随血液进入蚊体内抑制子孢子的发育,防止疟疾的传播。

## 二、常用抗疟药

### 氯喹（Chloroquine）

氯喹为人工合成的4-氨基喹啉类衍生物,常用其磷酸盐。

【作用特点】

1. 抗疟作用  主要作用于疟原虫的红细胞内期,其特点为作用快、效力强、作用持久,是控制各型疟疾症状的首选药。一般服药后1～2日,发热、寒战等疟疾症状大多消失,2～3日血中疟原虫消失。

2. 抗肠外阿米巴作用  氯喹在肝中浓度高于血药浓度数百倍,能杀灭阿米巴滋养体,在肠内浓度低,故氯喹对阿米巴痢疾无效。适用于治疗甲硝唑无效或禁忌的阿米巴肝脓肿,需合用抗肠内阿米巴药,彻底消除肠内阿米巴原虫,防止复发。

3. 抗免疫作用  大剂量对自身免疫性疾病如类风湿关节炎、红斑狼疮等有一定疗效。

【不良反应和药疗监护须知】

（1）有食欲缺乏、恶心、呕吐、腹泻等反应,宜饭后服用,以减少药物对胃肠道的刺激。

（2）头痛、头晕、耳鸣、皮肤瘙痒等,停药后可自行消失。

（3）视物模糊,长期大量应用时定期做眼科检查,以便早期发现视网膜病变。

（4）偶见白细胞减少,定期查血象。

（5）对少数患者可引起心律失常,严重者可致死亡,应注意观察,及时抢救。禁止静脉注射或与奎宁、奎尼丁等有心肌抑制作用的药物合用。

（6）孕妇禁用。

（7）本药与氯丙嗪等药合用可加重肝负担,与保泰松合用,易引起过敏性皮炎,与氯化铵合用可加速排泄而降低血中浓度,应注意。

（8）本品避光保存。

【制剂和用法】

氯喹片剂：0.25g/片。控制疟疾发作,首剂口服1g,8h后再服0.5g,第2、3日各服0.5g。预防：一次0.5g,每周1次。抗阿米巴肝脓肿：第1、2日一次0.5g,2～3次/日,以后0.5g/d,连服2～3周。

### 奎宁（Quinine）

奎宁是茜草科植物金鸡纳树皮中所含的一种生物碱。

【作用特点】

对各种疟原虫红细胞内期滋养体均有杀灭作用,能控制症状,但疗效不及氯喹且毒性大,维持时间短。但极少产生耐药,且与氯喹之间无交叉耐药性,故主要用于耐氯喹的恶性疟,尤其是严重的脑型疟,有利于昏迷患者的抢救。对疟疾的复发、传播和病因性预防均无效。

【不良反应和药疗监护须知】

奎宁毒性大,不良反应严重,一次剂量超过3g即可中毒,致死量约为8g。

(1) 金鸡纳反应:表现为头痛、耳鸣、眼花、恶心、呕吐、视力及听力减退等症,停药后常可恢复,用药时需注意观察。

(2) 心肌抑制作用:奎宁可降低心肌收缩力,减慢传导和延长不应期。静脉给药速度过快时可致严重低血压和致死性心律失常。用于危急病例时,静脉滴注速度应缓慢,同时严密观察血压。

(3) 特异质反应:少数先天性葡萄糖-6-磷酸脱氢酶(G-6PD)缺乏的患者和恶性疟患者很小剂量可发生急性溶血,发生寒战、高热、背痛、血红蛋白尿和急性肾衰竭,甚至死亡。用药期间发现酱油尿,严重贫血时立即停药。对有药物溶血史者禁用。

(4) 兴奋子宫平滑肌:诱导早产、流产,故孕妇禁用。

【制剂和用法】

奎宁片剂:0.3g,0.3~0.6g/次,3次/日,连用7日。针剂:0.25g/ml,0.5g/ml,供肌内注射,0.25~0.5g/次;0.25g/10ml,供静脉滴注,0.25~0.5g/次,1~2次/日。

## 青蒿素(Arteannuin)

【作用特点】

青蒿素是从植物黄花蒿中提得的一种抗疟成分。为高效、速效、低毒的抗疟药。

口服吸收迅速,分布广泛,能透过血-脑脊液屏障。能快速、有效杀灭各种红细胞内期疟原虫,对红细胞外期无效。主要用于耐氯喹虫株感染的疟疾及抢救脑型疟疾。其最大缺点是复发率高,口服给药时近期复发率高达30%以上,这可能与在体内代谢消除迅速有关。

不良反应少,偶见恶心、呕吐、腹痛、腹泻、四肢麻木。注射部位较浅时,可引起局部疼痛和肿块,应深部肌内注射。大剂量可使动物致畸,故孕妇慎用。

【制剂和用法】

青蒿素片剂:100mg/片,口服,首次1g,6~8h后服0.5g,第2、3日各服0.5g。青蒿素注射液:100mg/2ml,首次200mg,6~8h后100mg,第2、3日各100mg,总量500mg,深部肌内注射。

## 蒿甲醚(Artemether)

为青蒿素的衍生物。红细胞内期疟原虫杀灭剂,用于恶性疟的治疗,显效迅速。

【制剂和用法】

蒿甲醚注射液:100mg/1ml、200mg/2ml。第一日200mg,第2~4日各100mg,或第1~2日各200mg,第3~4日各100mg,总量为600mg。

## 伯氨喹(Primaquine)

人工合成的8-氨基喹啉类衍生物,常用其磷酸盐。

对红细胞外期和配子体有较强的杀灭作用,主要用于根治间日疟和控制各型疟疾的传播。由于对红内期作用弱,故不用于控制临床症状。

【不良反应和药疗监护须知】
（1）毒性比其他抗疟药大，用药应注意，服药宜在餐时或饭后，以减少消化道反应。
（2）少数患者可发生溶血或高铁血红蛋白血症，用药时应注意观察尿色，一旦有改变需立即报告医师；如有溶血或贫血现象应立即停药。
（3）肝、肾、血液系统疾病和糖尿病患者禁用。

【制剂和用法】
片剂：13.2mg/片，52.8mg/d，连服4日，或39.6mg/d，连服8日，或26.4mg/d，连服14日。

## 乙胺嘧啶（Pyrimethamine）

【作用特点】
对各型疟原虫红细胞外期有抑制作用，是较好的病因性预防的首选药。每周服药一次即可。与磺胺类药物合用具协同作用。可在流行区用于疟疾的群众性预防。

【不良反应和药疗监护须知】
（1）长期大剂量用药可引起巨幼细胞贫血和白细胞减少，应定期查血象，发现问题及早停药。
（2）此药略带甜味，严防儿童误服中毒。

【制剂和用法】
乙胺嘧啶片剂：口服，预防25mg/次，每周一次。或50mg/次，两周一次。抗复发治疗：50mg/次，连服2天。小儿酌减。

# 第二节 抗阿米巴药和抗滴虫药

## 一、抗阿米巴药

阿米巴病是由溶组织阿米巴原虫引起的一种寄生虫病。阿米巴原虫有滋养体和包囊两种生活形态。包囊具有传染性，包囊被人吞食后，滋养体破囊而出，在肠腔内生活主要侵犯结肠产生急性或慢性阿米巴痢疾，即肠内阿米巴病；滋养体也可随肠壁血流移致肝、肺、脑组织形成脓肿，即引起肠外阿米巴病。

抗阿米巴病药，按疗效可分为三类：
（1）抗肠内、外阿米巴药：如甲硝唑。
（2）抗肠内阿米巴药：如二氯沙奈（二氯尼特）。
（3）抗肠外阿米巴药：如氯喹。
以上药物均可杀灭滋养体，对包囊几无作用。

## 甲硝唑（Metronidazole）

甲硝唑为人工合成的硝基咪唑类化合物。
【作用特点】
1. 抗阿米巴原虫  对肠内外阿米巴滋养体均有强大杀灭作用，是治疗急、慢性阿米巴痢疾和肠外阿米巴感染的首选药。但对肠腔内阿米巴原虫作用弱，因此，治疗阿米巴痢疾复发率高，应合用在肠道浓度高的二氯沙奈。

2. **抗滴虫** 直接杀灭阴道毛滴虫，是治疗阴道滴虫的特效药。口服后可分布于阴道分泌物、精液及尿液中，故对女性和男性泌尿生殖道滴虫感染都有效，一个疗程治愈率为90％。治疗量对阴道正常菌群无影响。

3. **抗厌氧菌** 对革兰阴性厌氧杆菌、革兰阳性厌氧芽孢杆菌及所有厌氧球菌均有较强的抗菌作用，对脆弱类杆菌感染尤为敏感。主要用于革兰阳性、革兰阴性厌氧球菌和杆菌引起的产后盆腔感染、口腔急性感染、阑尾及其他胃肠外科手术后感染，较少引起耐药性。

4. **抗贾第鞭毛虫** 甲硝唑是治疗贾第鞭毛虫感染的最有效药物，治愈率达90％。

【不良反应及药疗监护须知】

(1) 胃肠道反应 常见恶心、厌食、腹泻、上腹部痛、口腔金属味等，需向患者说明。

(2) 神经系统反应 少数可出现头痛、头晕、肢体麻木和感觉异常，服药期间若出现运动失调和其他中枢症状需报告医生。

(3) 其他反应 尚可引起过敏、白细胞减少、致畸、致癌，故孕妇、哺乳期妇女禁用。

(4) 服药期间饮酒易导致急性乙醛中毒，出现恶心、呕吐、腹痛、腹泻和头痛等症状，应禁酒。

(5) 治疗阴道滴虫病时告知患者每日更换内裤，防止重复感染，并建议夫妇同时服药，以达根治。

## 替硝唑（Tinidazole）

替硝唑为咪唑衍生物。与甲硝唑相比，血浆 $t_{1/2}$ 较长约 12～24h。口服一次，有效血药浓度可维持 72h。对阿米巴痢疾和肠外阿米巴病的疗效与甲硝唑相当而毒性略低。亦可用于阴道滴虫病。

【制剂和用法】

1. 甲硝唑 片剂：0.2g/片。阿米巴病：口服 0.4～0.8g/次，3 次/日，5～7 日为一个疗程。滴虫病：口服 0.2g/次，3 次/日，并每晚以 0.2g 栓剂置入阴道内，连用 7～10 日。厌氧菌感染：口服 0.2～0.4g/次，0.6～1.2g/d；静脉滴注 7.5mg/kg，每日 6h 1 次，首剂加倍，共 7～10 日。

2. 替硝唑 片剂：口服，成人 2g/d，儿童 50mg/（kg·d），清晨一次，连服 3 天。

## 依米丁（Emetine）和去氢依米丁（Dehydroemetine）

依米丁又名吐根碱，为茜草科吐根属植物中所提取的异喹啉类生物碱，其衍生物去氢依米丁与依米丁的作用相似，毒性较低。

两药对组织中的阿米巴滋养体有直接杀灭作用，对阿米巴肝脓肿、急性阿米巴痢疾和慢性阿米巴痢疾的急性发作均有效，能迅速控制临床症状。

【不良反应和药疗监护须知】

(1) 常见有恶心、呕吐、腹痛、腹泻、肌无力，一般仍可继续治疗，严重者应停药；偶见周围神经炎；本品一般应深部皮下注射，不可静脉注射；肌内注射可引起肌肉疼痛和坏死。

(2) 心血管系统损害，表现为血压下降、心前区痛、脉细弱、心律失常、心电图异常、呼吸困难等，最终可因充血性心力衰竭而死亡；应用时必须严格控制剂量，随时观察心血管系统的症状，注射前、后2h必须卧床休息及检查脉搏和血压有无改变。用药期间如发现休息时脉搏超过110次/分，心电图明显变化，或有显著的血压下降、心前区痛者或全身无力，应立即报告医生停药。

（3）重症心脏病，贫血，肝、肾功能明显减退，低血压，即将手术的患者、老年人、儿童孕妇禁用。

（4）由于排泄缓慢，易蓄积中毒，故不宜长期连续使用，两疗程间，需间隔30天。

（5）水溶液与光接触或受热，逐渐变为米黄色，避光阴凉处保存。

【制剂和用法】

去氢依米丁注射剂：30mg/1ml、60mg/1ml。一般一日0.6～1.0mg/kg，极量90mg，深部肌内注射，6日为一个疗程，最长不超过10日。儿童亦按体重计算剂量。重复治疗需隔30日。

## 二氯沙奈（Diloxanide）

二氯沙奈为二氯乙酰胺类的衍生物。是目前最有效的杀灭阿米巴包囊药，口服后主要靠其未吸收部分杀灭阿米巴原虫的囊前期，对于无症状或症状轻微的排包囊者有良好疗效。对慢性阿米巴痢疾也有效，但对肠外阿米巴病无效。不良反应轻微，多见胃肠胀气，偶见皮疹、呕吐等。

【制剂和用法】

二氯沙奈片剂：0.25g，0.5g。口服，0.5g/次，3次/日，10日为一个疗程。

## 巴龙霉素（Paromomycin）

巴龙霉素属于氨基糖苷类抗生素，口服不易吸收，肠腔浓度高，有直接杀灭阿米巴滋养体的作用，还能抑制阿米巴滋养体生长繁殖所必需的共生菌。对急性阿米巴痢疾的有效率达60%～70%，慢性者无效。不良反应轻，仅有胃肠不适和腹泻。

【制剂和用法】

巴龙霉素片剂：0.1g，0.25g。口服，0.5g/次，4次/日，5～10日为一个疗程。

## 二、抗滴虫药

滴虫病主要指阴道滴虫病，是妇科常见病，由阴道滴虫引起。采用口服和局部给药。目前认为甲硝唑为治疗滴虫病的首选药。偶见抗甲硝唑的滴虫感染可改用乙酰胂胺局部治疗

## 乙酰胂胺（Acetarsol）

乙酰胂胺为五价胂化合物，用1：5000高锰酸钾溶液冲洗阴道后，乙酰胂胺1～2片，放置阴道穹窿部，可直接杀灭滴虫。有轻度局部刺激作用，使阴道分泌物增多。

【制剂和用法】

乙酰胂胺即复方乙酰胂胺片：1～2片/次，塞入阴道，1～3次/日，10～14日为一个疗程。

## 第三节 抗血吸虫药和抗丝虫药

### 一、抗血吸虫药

血吸虫病是我国南方农村流行的寄生虫病。目前吡喹酮以疗效高、疗程短、毒性低、可口服等优点，广泛应用于临床。

#### 吡喹酮（Praziquantel）

吡喹酮为吡嗪异喹啉衍生物，除能作为抗血吸虫药外，还是广谱驱肠蠕虫药。是治疗血吸虫病的首选药，也用于肺吸虫、华支睾吸虫、姜片虫和绦虫的治疗。

**【不良反应和药疗监护须知】**

（1）常见腹部不适、腹痛、恶心、头痛、头晕、乏力、肌震颤、视物模糊等，一般在服药后1~2h出现，而后迅速消失。

（2）少数患者出现心律不齐、皮炎、发热、肢体疼痛，用药期间注意观察，发现异常及时报告医生。

（3）肝功能异常者慎用。

**【制剂和用法】**

吡喹酮片剂：0.2g/片。血吸虫病：总剂量为60mg/kg，一日或二日疗法，每日剂量分3次服用。华支睾吸虫病：每次20mg/kg，3次/日，连服2日。姜片虫：10mg/kg，一次顿服。

### 二、抗丝虫药

丝虫病由丝虫寄生于人体淋巴管系统所引起，临床常以疗效高、毒性低的乙胺嗪为治疗首选药。

#### 乙胺嗪（Diethylcarbamazine）

**【作用特点】**

乙胺嗪又名海群生，是治疗丝虫病的首选药，能防止其传播，预防或减轻症状。由于本药对成虫的作用弱，必须长疗程治疗，才能彻底杀灭成虫。

**【不良反应和药疗监护须知】**

常见食欲缺乏、恶心、呕吐等，继续用药可消失；由于微丝蚴和成虫被杀死后释放大量异体蛋白，可出现过敏反应，如皮肤瘙痒、畏寒、发热、喉头水肿及支气管痉挛，可应用抗过敏药进行预防和治疗；在治疗1~2周后，被杀死的成虫刺激所在部位的淋巴结，出现淋巴结肿大或淋巴管炎，几天后可自行消失。

**【制剂和用法】**

乙胺嗪片剂：50mg/片。一日疗法：1.5g，1次或2次服用。7日疗法：0.2g/次，3次/日。

> **知识链接**
>
> **血吸虫病在我国的历史与现状**
>
> 　　20世纪70年代分别在湖北江陵和湖南长沙两地出土的西汉古尸中查到了血吸虫虫卵，这一发现证实了血吸虫病在中国的流行时间超过2100年。感染人的血吸虫主要有6种，我国为日本血吸虫病流行区，患者主要分布于长江流域及其南部的12个省（市、自治区）。1949年前，血吸虫病是一种瘟疫，成千上万的人被夺去了生命，新中国成立后，国家大力加强血防工作，我国大部分流行区已消灭或控制了血吸虫病，但近年来，感染率出现回升，2006年国家颁布《血吸虫病防治条例》，进一步加强防控工作，至2011年底，全国推算血吸虫患者286 836例，其中晚期血吸虫病患者30 028例。而2011年的高危环境血吸虫病传播风险评估结果提示我国血吸虫病防治工作仍面临挑战。
>
> 　　血吸虫病通过接触疫水而被感染，人们如果接触受侵染的水，淡水螺中释放出的尾蚴侵入人体皮肤，就会造成感染，因此，在疾病流行区域不要轻易下水，不能饮用生水。

## 第四节　驱肠虫药

　　驱肠虫药是用于驱除或杀灭寄生于肠道蠕虫的药物。对蛔虫、蛲虫、钩虫、鞭虫和绦虫治愈率较高。

### 一、抗肠道蠕虫药

#### 哌嗪（Piperazine）

【作用特点】

　　哌嗪是一种低毒高效的抗蛔虫和抗蛲虫药。常用其枸橼酸盐（驱蛔灵）和磷酸盐，两者在疗效上无明显差别，但用药剂量不同，应用磷酸盐的剂量是枸橼酸盐的1/6。

　　哌嗪驱蛔虫效果良好。本药可麻痹蛔虫体，降低虫体对肠壁的吸着力，使虫体随粪便排出体外，临床用于肠蛔虫病、蛔虫所致的不完全肠梗阻和胆道蛔虫病的疼痛缓解期，也用于蛲虫感染。

【不良反应和药疗监护须知】

（1）治疗量时偶见恶心、呕吐、腹痛、腹泻，敏感者可出现荨麻疹、流涕、咳嗽和支气管痉挛，一般不影响治疗。

（2）若每日剂量超过6g，可能发生眩晕、震颤、共济失调、乏力、健忘等神经系统症状，用药前要向患者说明服药剂量、时间和方法，以避免影响治疗效果和发生不良反应。

（3）空腹服药，以增加药物与虫体的接触；注意大便排虫情况，以检查疗效。

（4）有肝、肾、神经系统疾病或癫痫史者禁用。

【制剂和用法】

哌嗪片剂：0.16g/片、0.25g/片、0.5g/片。糖浆剂：16%。驱蛔虫：成人每日75mg/kg，或3~4g/d，最多不超过4g/d；儿童每日57~150mg/kg，最多不超过3g/d，空腹一次服，连服2日。有便秘者可酌用缓泻剂。驱蛲虫：成人1.0~1.2g/次，3次/日；儿童每日60mg/kg，总量不超过2g/d，分早、晚两次服，连服7~10日。集体治疗时，在此之后再每周服2日，全疗程为4周。

## 噻嘧啶（Pyrantel）

新合成的广谱驱肠虫药，对蛔虫、蛲虫和钩虫感染均有较好疗效。也适用于多种肠虫的混合感染，对鞭虫感染有一定疗效。急性肝炎、肾炎、严重心脏病、动脉硬化及严重溃疡病史者禁用。药疗监护须知同哌嗪。

【制剂和用法】

噻嘧啶片剂：0.3g/片、0.104g/片、0.36g/片。驱蛔虫：空腹或半空腹，一次顿服5~10mg/kg。驱钩虫：剂量同上，1次/日，连服2~3日。驱蛲虫：每日5mg/kg，连服7日。

## 左旋咪唑（Levamisole）

广谱驱肠虫药。驱蛔虫效果最佳，比哌嗪的驱蛔虫作用强且快。临床用于蛔虫和钩虫的混合感染及肠道蛔虫所致不完全肠梗阻，肝功能异常者慎用。药疗监护须知同哌嗪。

【制剂和用法】

左旋咪唑片剂：15mg/片，25mg/片，50mg/片。驱蛔虫，1.5mg/kg；驱钩虫，1.5~2.5mg/kg，饭后1h顿服，连用2~3日。

## 阿苯达唑（Albendazole）

又名丙硫咪唑、肠虫清。是高效广谱、低毒的抗肠虫新药。用于治疗蛔虫、蛲虫、钩虫和鞭虫感染，也可用于治疗绦虫和各种类型的囊虫病（如脑型、皮肌型等）。

【不良反应和药疗监护须知】

(1) 可有头晕、头痛、恶心、呕吐、口干和乏力等，不需处理可自行消失。

(2) 有严重贫血、营养不良的钩虫感染者，给药前应先纠正贫血，改善营养状态，待一般状态好转后，再进行驱钩虫治疗。

(3) 有严重肝、肾疾病，心功能不全及活动性溃疡病者慎用；有急性病和癫痫患者、孕妇、哺乳期妇女不宜应用。

(4) 其他药疗监护参见哌嗪。

【制剂和用法】

阿苯达唑片剂：200mg/片。驱蛔虫、蛲虫、鞭虫时成人和儿童均为0.4g顿服。驱钩虫：0.4g/次，10日后可重复给药1次。治疗囊虫病：15~20mg/（kg·d），分2次服，10日为一个疗程，间隔15~20日再服一个疗程。12岁以下小儿剂量减半。2岁以下小儿及孕妇禁用。

## 恩波吡维铵（Pyrvinium Embonate）

又名扑蛲灵。有明显杀蛲虫作用，对蛔虫无效。由于毒性低，易为患者耐受，是蛲虫感染的首选药。

**【不良反应和药疗监护须知】**

(1) 少数患者可有恶心、呕吐、腹痛、腹泻或有感光过敏反应，肌肉痉挛和荨麻疹；由于本药能将粪便或呕吐物染成红色，用药前应向患者或家属说明，以防污染衣物。

(2) 嘱患者口服本药时应整片吞服，不可咬碎，以免沾染牙齿。

(3) 每晨用透明胶纸或棉拭子从肛门周围采标本，检查虫卵，直至无虫卵，再连续检查7日。

(4) 胃肠道炎症、急性腹部疾患及可能增加消化道吸收的情况时不宜应用。

**【制剂和用法】**

恩波吡维铵片剂：50mg/片。儿童 5mg/kg，总量不超过 0.25g，防止复发可间隔 2～3 周再服 2～3 次。

### 噻苯唑（Tiabendazole）

又名噻苯咪唑，广谱驱肠虫药。本药对蛲虫感染疗效良好，对蛔虫、钩虫也有效，适用于蛲虫、蛔虫、钩虫的混合感染。

**【不良反应和药疗监护须知】**

本药能迅速从胃肠道吸收，易发生毒副作用，故用药前应向患者或家属反复说明。

(1) 有食欲缺乏、恶心、呕吐、上腹部不适、头晕；也可有皮疹、嗜睡、乏力、血糖降低、低血压等；多发生在服药后 3～4h，停药后一般可自行消失，如第一次服药后发生过敏者应立即停用。

(2) 本药不良反应随剂量增加或空腹给药而增加，故应强调不可擅自增加剂量，可饭后服用。

(3) 肝、肾功能不全者慎用，有过敏史者禁用。

**【制剂和用法】**

噻苯唑片剂：250mg/片。25mg/kg，每日分 2 次服用，连用 2～3 日，每日总量不超过 3g。

### 奥克太尔（Oxantel）

用于治疗鞭虫感染，虫卵转阴率可达 70%。

**【不良反应和药疗监护须知】**

少数可见头晕、恶心、腹部不适等，为时短暂，可自行消失。偶有轻微心电图变化，也可自行恢复。孕妇及心脏病患者禁用。

**【制剂和用法】**

酚嘧啶片剂：100mg/片，300mg/片。20mg/kg 分 3 次服用，1 次/日，半空腹服下。

## 二、抗绦虫药

### 鹤草酚（Agrimophol）

本药是从我国中草药仙鹤草根中提取的。驱绦虫效果比氯硝柳胺等为优，能迅速穿透虫体，使其痉挛致死。临床用于驱绦虫，对猪肉绦虫、牛肉绦虫、短小膜壳绦虫和草氏绦虫的成虫和幼虫均有直接杀灭作用；也可治疗滴虫感染。

**【不良反应和药疗监护须知】**

(1) 不良反应较少，偶见恶心、呕吐、头晕、冷汗或服药半个月后有一过性腹泻。

(2) 服药期间禁服油类、酒类，禁用蓖麻油导泻，以免增加本药的毒性。

(3) 对年老体弱及小儿营养不良者，宜用酚酞导泻，导泻后应注意检查粪便中的虫体头部。

(4) 为使药物在十二指肠内保持较高浓度，服药后尽量少饮水。

**【制剂和用法】**

鹤草酚胶囊剂：0.15g/粒。成人 0.7～0.8g/d，儿童 25mg/kg。驱牛肉绦虫：成人 1.2g/d，清晨一次顿服，当日禁食早餐，1.5h 后用酚酞或硫酸镁导泻。

## 氯硝柳胺（Niclosamide）

又名灭绦灵。口服不吸收，在肠内浓度高，是一种高效、安全的广谱抗绦虫药。临床用于驱除牛肉绦虫、猪肉绦虫和短膜壳绦虫，还可杀灭钉螺，预防血吸虫病。

**【不良反应和药疗监护须知】**

(1) 有轻微乏力、头晕、胸闷、上腹部不适、腹痛、发热、瘙痒等。

(2) 服本药前应先服镇吐药，以免随着绦虫节片被消化，使虫卵释放到肠腔中并因呕吐逆流入胃及十二指肠，引起囊虫病。

(3) 服药时嘱患者将药充分咬碎后吞下，尽量少饮水。

**【制剂和用法】**

氯硝柳胺片剂：0.5g/片。驱牛肉、猪肉绦虫：清晨空腹服 1g/次，30min 至 1h 后再服 1g/次，1～2h 后服硫酸镁导泻。驱短膜壳绦虫：按上法第一日服 2g，以后每日 1g，连服 7～8 日。

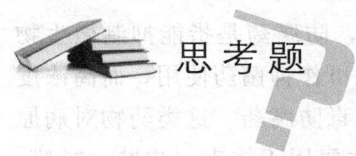

## 思考题

1. 乙胺嘧啶与磺胺类药物合用于抗疟是否合理？为什么？
2. 简述甲硝唑的药理作用和临床应用。

（聂珍贵）

# 第三十九章

# 消毒防腐药

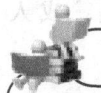

**学习目标**

**掌握：**
消毒防腐药的主要分类。
**熟悉：**
消毒防腐药的概念及影响本类药作用的因素。
**了解：**
1. 各类药物的作用特点、不良反应、禁忌证和药物应用的注意事项。
2. 消毒防腐药抗菌机制。

## 第一节 总 论

### 一、概述

消毒药（Disinfectants）是指能迅速杀灭病原微生物的药物，防腐药是指能抑制微生物生长、繁殖的药物。两者之间无严格的界限，低浓度的消毒药也可作抑菌药使用，而高浓度的防腐药在某些条件下也可作消毒药使用，因此，它们总称为消毒防腐药。这类药物对病原微生物与机体组织细胞无明显选择性，一般不作为全身用药，主要用于体表（皮肤、黏膜、创面等）、器械、器具、排泄物以及周围环境等消毒的外用药。消毒防腐药虽然不是治疗药物，但在预防疾病传染、消毒隔离、卫生防疫及战伤急救等方面有着重要意义。关于这类药物的具体使用方法、适用范围、所需浓度及配制方法一般常由护士来掌握。因此，对护士来讲，掌握和熟悉本类的药物是十分重要的。

消毒防腐药杀菌或抑菌的作用主要通过以下几种方式：①一般原浆毒，可使细菌蛋白质凝固变性；②干扰酶系统，药物在较低浓度下能与微生物体内的巯基酶等相结合影响其代谢功能，呈现杀灭作用；③氧化作用、水解作用或脱水作用；④破坏细胞膜或改变膜通透性，使细胞内物质外渗或药液浸入胞内，呈现抑菌或杀菌作用。

## 二、消毒防腐药的选择应用

### （一）影响药物作用的因素

1. 药物浓度和作用时间　一般药物浓度越大及作用时间越长，其抗菌作用越强。局部治疗用的消毒防腐剂，应考虑对皮肤、黏膜等组织的损害而必须选用适当的浓度。

2. 溶媒的影响　某些药物在不同的溶媒中抗菌效果不同。如苯酚的水溶液杀菌作用强但腐蚀作用也大，而其甘油或油剂的杀菌作用和腐蚀作用均较弱。

3. 环境的影响

（1）有机物的影响：脓、血、蛋白质、分泌物和渗出物等有机物包括蛋白质的存在，能够包埋细菌或与药物结合使游离的消毒药物浓度降低影响消毒效果。故感染创面，应先消除脓血后再局部用药，效果较好。

（2）pH 的影响：液体的 pH 对某些消毒防腐药的效果有明显影响，如季铵类清洁剂，其杀菌作用随 pH 升高而明显加强；而酸性药物如苯甲酸等，则在碱性环境中作用减弱。

（3）物理因素的影响：温度提高有利于消毒防腐药发挥效力。一般温度提高 10℃，抗菌效力增加 1 倍。但一些药物在温度过高时易发挥（如醇、醛等），或易氧化变质（如苯酚等）。另外，紫外线、激光、超声波、微波、电流等均可不同程度的增加化学消毒剂的作用。

（4）温度的影响：温度对于一些气化的消毒剂影响很大，一般干燥空气对其消毒作用不利，如环氧乙烷杀灭芽孢最适宜的相对湿度是 33%。

（5）微生物的敏感性：不同微生物对消毒防腐药的敏感性不同。如病毒一般对酚耐药，而甲醛、戊二醛对少数病毒有效，碘、过氧乙酸、次氯酸等对某些病毒有效。病毒对加热消毒法敏感，大多数病毒在加热 50～60℃，30min 内均被破坏。繁殖期的微生物对敏感性较高，细胞芽孢对消毒防腐剂的抵抗力都很强。

### （二）正确选择适应证

1. 用于皮肤的消毒药　要求作用快，对皮肤刺激性小，故常用于注射部位、手术的消毒。如碘酊、乙醇等。

2. 用于创面及黏膜的消毒药　要求对组织刺激小，不妨碍伤口愈合，不易受创面分泌物的影响而失效；还要求不易被吸收或吸收后在体内毒性低，常用的有呋喃西林、依沙吖啶及碘甘油等。

3. 用于环境的消毒药　要求消毒作用强，对环境污染小。用于住房和环境的消毒药，应便于喷洒或熏蒸，常用的有甲酚（来苏儿）、甲醛、乳酸、过氧乙酸等。用于消毒排泄物的消毒药不受脓液、分泌物等有机物的影响，且价格低廉，如漂白粉、甲酚等。

4. 用于器械的消毒药　应选用无损伤且消毒作用强的药物，如含酚、醛类的制剂、氯己定、苯扎氯铵等。氯化汞由于能腐蚀金属，故只供玻璃器皿的消毒。

5. 其他　除非有特殊指征，一般避免用酚、硼酸及醛等化合物作防腐剂，对不同性质的器械，应分别选用药物品种及浓度，甲酚、苯酚不宜用作橡胶、塑料、纤维纺织品的消毒。本类药物浓度腐蚀性较强，故应用前必须按要求稀释以防灼伤；防腐药对眼及黏膜有刺激，故一般不用于这些部位，药物误用于眼内，应立即用清水冲洗。药物制剂及储备液必须清楚标明是否新鲜配制、浓度及 pH，必须明显标记有毒或只供外用，并避开儿童存放，以防患者或儿童误服中毒。

## 第二节 各 论

### 一、酚类

苯酚及其衍生物具有消毒防腐作用，常用的药物包括苯酚、甲酚、麝香草酚、木榴油酚、丁香酚、愈创木酚、对氯酚等。此类药物能与微生物原生质中蛋白质结合，使之沉淀、变性，呈现抗菌、局部麻痹、腐蚀等作用。药物的作用与毒性和化学结构有密切关系，一般规律，苯酚的结构中引入烃基、卤原子（Cl原子等），抗菌力增加，随着烃基的碳原子数增加（限于6个碳原子）而作用增强；引入羟基其抗菌力与刺激性均减弱。此类药易氧化变质，宜避光保存。

#### 苯酚（Phenol）

又名石炭酸（Carbonic Acid），为无色针状结晶，露置日光、空气中或碱性条件下易氧化为淡红色或深红色，易溶于乙醇、甘油。其水溶液（1∶15）作用强，呈酸性（pH约为6），医疗上常用含10%水的苯酚溶液称为液化苯酚。

【药理作用和作用机制】

本品系原浆毒，可使菌体蛋白变性而发挥杀菌作用。0.2%为抑菌作用，1%有杀菌作用，对革兰阳性和革兰阴性菌有效，1.3%杀灭真菌，5% 24h杀灭结核杆菌，对芽孢、病毒无效。对皮肤、黏膜随浓度增高呈止痒、刺激和腐蚀作用。

【临床应用】

外用于皮肤杀菌和止痒或局部镇痛，以及消毒外科器械的处理。酚甘油滴耳消炎止痛，用于治疗外耳炎与中耳炎；苯酚软膏用于神经性皮炎、慢性湿疹等；牙科用樟脑酚于龋窝，牙周脓肿消毒及牙髓的镇痛。苯酚溶液加碳酸氢钠后可作金属器械浸泡、消毒等。

【不良反应和禁忌证】

5%以上苯酚水溶液有较强腐蚀性，对局部组织呈现非致炎性坏死。误服本品可引起广泛的局部组织腐蚀，引起疼痛、恶心、呕吐、出汗和腹泻，可出现短暂的兴奋，随之知觉丧失，中枢神经系统抑制，循环和呼吸衰竭，肺水肿，肝、肾坏死和衰竭。

【护理用药注意事项】

本品水溶液对皮肤与黏膜有腐蚀性，避免应用于损伤的皮肤和伤口，尿布皮炎患儿及6个月以下婴儿禁用。苯酚对组织穿透力强，仅限于小面积皮肤上使用，水溶液用于体表，浓度不宜超过2%，外用后不加封包。本品禁忌与生物碱盐、铁盐、铝凝胶、火棉胶等配伍。

#### 甲酚（Cresol）

【药理作用和作用机制】

本品又名煤酚，为几乎无色或淡棕黄色的油状液体，能与乙醇、甘油及油类任意混合，水溶液浑浊，久贮或露置空气中颜色变深。抗菌作用较苯酚强3~10倍，而毒性较苯酚小，一般用0.3%~0.6%浓度在10min内能杀灭细菌，高浓度长时间也能杀灭芽孢。

【临床应用】

本品主要用于消毒手、器械、环境及处理排泄物。甲酚皂溶液（来苏儿）经水稀释后为常用的消毒剂；甲醛甲酚溶液也是牙科治疗常用的根管消毒剂。

**【不良反应和禁忌证】**

同苯酚。据报道，误服甲酚吸收后药物可直接氧化红细胞，3天后可出现溶血反应或引起高铁血红蛋白血症。

**【护理用药注意事项】**

本品不能用作橡皮、塑料或织布的消毒，因这些物品可吸收甲酚，在接触皮肤时可发生灼伤，用于洗手和皮肤消毒的浓度不宜超过2%，禁用于皮肤伤口。使用甲酚时应稀释摇匀后应用。

## 二、醇类

醇包括脂肪醇和芳香醇两类，均具有一定的抗菌作用，其中脂肪醇可随碳原子数的增加（限于8个碳原子）而作用增强；羟基数目增加，对组织的渗透性降低，而作用与毒性亦减弱。醇类能使蛋白变性或沉淀，呈现抑菌和杀菌作用。一般对细菌有效，对芽孢、肝炎病毒、真菌无杀灭作用。具有消毒防腐作用的醇，主要有乙醇、异丙醇、三氯叔丁醇、苯氧乙醇等。

### 乙醇（Ethanol）

**【药理作用和作用机制】**

本品俗称酒精，是最常用的一种脂肪醇。具有脱水与凝固蛋白等作用。其含水量是抗菌作用的必要条件。40%~60%的浓度对葡萄球菌最有效，70%浓度不仅杀菌效力最强，在2min内能将皮肤表面90%细菌杀死，而且在皮肤上扩散和挥发性最佳，对脂质无溶解，对皮肤组织无损害。过高浓度可使菌体表层蛋白质凝固，而阻碍乙醇向内渗透，影响杀菌作用。乙醇对芽孢及肝炎病毒无效，对真菌作用不稳定。涂擦皮肤，能扩张局部血管，增强血液循环，由于乙醇易挥发，有助热量散发。

**【临床应用】**

乙醇常用作皮肤及一般器械消毒（可加碳酸氢钠防锈），不宜用于外科手术器械消毒。20%~30%稀释液对高热患者，可涂擦皮肤降低体温；40%~60%稀释液，对长期卧床患者涂擦皮肤可防止褥疮；注射用无水乙醇，注射于神经干或神经节，可破坏局部组织，以暂时缓解三叉神经痛或坐骨神经疼痛。

**【不良反应和禁忌证】**

外用，偶有皮肤刺激性，误服乙醇引起轻度中毒，出现恶心、呕吐、头痛、欣快、识别力丧失，激动不安，语言模糊不清，出汗、运动失调及有侵犯行为等。急性中毒可致昏迷、喧闹、瞳孔扩大、低血糖等；慢性中毒可致胃炎、胃出血，急性胰腺炎、肝硬化、高血压、高尿酸血症等。

**【护理用药注意事项】**

乙醇不宜直接用于皮肤开放性伤口，以防凝固蛋白，使创面下层组织达不到消毒，导致细菌繁殖，创面恶化。穿刺或手术前用乙醇消毒可以减少局部菌群，清洁皮肤后，并以消毒纱布轻轻摩擦局部，能加速其抗菌作用。勿用本品作大面积涂擦，因本品引起周围血管扩张，导致热量散失，老年人可发生体温低下。本品易挥发，使用后要密塞。

### 三、醛类

具有消毒防腐作用的脂肪醛类药物主要有甲醛、戊二醛、三聚甲醛、多聚甲醛、乌洛托品等。其中甲醛与戊二醛富于反应性，能与蛋白质结合，溶解脂质显示强杀菌作用，对组织与黏膜刺激性强；环状的三聚甲醛、直链的多聚甲醛和乌洛托品是以缓和释放出甲醛而显效，因而抗菌作用、刺激性、毒性等均比甲醛小。

#### 甲醛溶液（Formaldehyde Solution）

**【药理作用和作用机制】**

药用通常是指36%～40%的甲醛水溶液（又称福尔马林），为几乎无色的澄明液体，具刺激性，有灼热感，对鼻、眼有强刺激性，与水或醇能任意混合，低温贮存易析出三聚甲醛或多聚甲醛的白色固体，在溶液中易氧化形成甲酸，光线能促进氧化。本品具有强力、广谱杀菌作用，对细菌、真菌和多种病毒有效。能与菌体蛋白质中氨基结合，使其变性而发挥作用，对细菌芽孢和抗酸杆菌作用缓慢。与蛋白质结合后可减低其对微生物的活力。增加温度可加速其杀灭芽孢的功能。外涂本品能使皮肤硬化、粗糙并发白，产生局部麻醉作用。

**【临床应用】**

甲醛溶液加入水或高锰酸钾加热产生甲醛气体用作室内消毒，在相对湿度75%时，甲醛蒸气对微生物的作用最强。5%～10%溶液浸泡1～2h，作器械消毒；10%甲醛溶液可用于保存和固定病理标本；甲醛溶液与其他药物配伍可作牙根管、窝洞等消毒。用于多汗症，可将1份甲醛溶液加3份甘油或加5～10份乙醇外搽，每日一次。

**【不良反应和禁忌证】**

甲醛接触皮肤可发生接触性皮炎。其蒸气对眼和呼吸道有强刺激，引起流泪、咳嗽，甚至结膜炎、鼻炎和气管炎。误服本品可刺激口腔、咽喉和消化道黏膜，引起剧痛、呕吐和腹泻等；大量吸收可出现中枢神经系统症状，意识丧失或惊厥，中枢抑制，导致死亡。

**【护理用药注意事项】**

注意本品及各种稀释液的标示浓度。如3%甲醛溶液是指3份甲醛溶液（36%）加水稀释到100份所得的溶液。使用时务必严格按照规定浓度，避免吸入甲醛蒸气。空气中最大限量为5mg/m$^2$。本品与明胶、氨、苯酚和氧化剂等能发生化学反应，故在不慎倒翻甲醛溶液时可喷洒稀氨水来消除甲醛气味的刺激。本品宜在密闭、避光常温下保存。

#### 戊二醛（Glutaral）

市售品系25%水溶液，为无色澄明液，呈酸性，溶液较稳定，碱性条件下稳定性差，pH＞9时，可加速戊二醛聚合而沉淀降低消毒效果。

**【药理作用和作用机制】**

本品杀菌作用强，对革兰阳性和革兰阴性细菌均有作用，对芽孢、抗酸杆菌、真菌和病毒也有效。抗菌作用是由于药物与菌体蛋白质交叉联结和沉淀蛋白而达杀灭效果。碱性条件下呈强杀菌作用，酸性条件下呈抑菌作用，最佳抗菌pH范围为7.5～8.5。戊二醛与甲醛相比抗菌力强2～10倍，毒性与腐蚀性亦小，目前被认为是较理想的外用消毒药。

**【临床应用】**

2%水溶液pH调节到7.8～8.5，用于医疗器械和设备如呼吸机、麻醉机、内窥镜、导管、体温表及其他不宜加热消毒的器械等浸泡消毒。全部清除芽孢时要在戊二醛中浸泡

10h，浸泡后必须用灭菌蒸馏水冲洗 3 次再用。在疫源地消毒，对一般细菌、结核菌和病毒只需 10min，对乙肝病毒需 1h，而细菌芽孢需 3h。另外本品 1％溶液治疗体癣，每日 2 次；10％溶液治疗多汗症，每日外涂 2 次；10％～25％溶液外涂治疗甲癣，每日 1～2 次，治前先以刀片将厚甲削平再用药；5％～10％溶液可用于治疗寻常疣。

【不良反应和禁忌证】

本品可引起接触性皮炎。其蒸气对鼻、眼和呼吸道有刺激，会引起咳嗽、吞咽困难、喉头痉挛、气管炎和肺炎，反复吸入可发生哮喘。误服后可使黏膜发炎、坏死和溃疡，引起剧痛、呕吐、咯血、便血、血尿、尿闭、酸中毒、眩晕、抽搐和循环衰竭等。

【护理用药注意事项】

本品碱性溶液对光学仪器无损害，而对铝制品有腐蚀。浸泡金属器械通常用碱或缓冲剂调节 pH7.5～8.5，外加 0.2％亚硝酸钠，防锈。使用有效期分别为 2 周或 4 周。使用中应避免接触眼睛、吸入蒸气，空气中最大限量为 0.2PPM。本品不宜治疗面部、肛门、生殖器等部位疣，以免刺激邻近黏膜。应避光密闭，不超过 40℃条件下贮存。

## 四、酸类

酸类包括无机酸与有机酸两类，它们均具有不同程度杀菌作用，主要活性部分是氢离子或非离解分子，抗菌力与离解度有密切关系。其中硼酸、乳酸、醋酸、辛酸、苯甲酸、水杨酸、十一烯酸等为常用的消毒防腐药。尤对真菌有较强的杀灭效果。

### 硼酸（Boric Acid）

为无色光亮的鳞片或轻质的白色结晶，触之有滑腻感，易溶于水（1∶20）、乙醇（1∶16）、甘油（1∶4），水溶液呈弱酸性，在空气中稳定。

【药物作用和作用机制】

对细菌和真菌有弱的抑制作用，属弱防腐药，对完整皮肤不易吸收，局部组织无刺激性。

【临床作用】

硼酸可用作皮肤和黏膜损害的清洁剂。也可用于皮肤大量渗液的急性湿疹和急性皮炎、口腔炎和咽喉炎，外耳道真菌病、脓疱疮、小腿慢性溃疡、褥疮的清洗或用于皮肤疾病的湿敷，通常用其 1％～2％溶液冲洗眼、口腔、阴道、膀胱、子宫等；5％～10％硼酸软膏，2％～4％硼酸酒精，硼酸甘油等用于局部创伤或皮肤病。

【不良反应和禁忌证】

一般外用毒性不大。但用于大面积创面或湿疹，吸收后可发生急性中毒。早期症状为呕吐、腹泻、皮疹、中枢神经系统先兴奋后抑制。也有脑膜刺激症状和肾损害。严重者出现循环衰竭或休克，于 3～5 天死亡。致死量成人约为 15～20g，小儿为 3～6g。由于本品排泄缓慢，反复应用可产生蓄积，导致慢性中毒，表现为食欲缺乏、乏力、精神错乱、皮炎、脱发和月经紊乱等。有因皮肤破损外用硼酸粉而致死的报道。

【护理用药注意事项】

本品禁用在大面积擦伤或破损皮肤上，儿童擦伤的皮肤，切勿用硼酸粉直接撒布，滑石粉中含硼酸浓度为 0.5％～5％，不能超过，并标明婴儿禁用。哺乳期不宜用于乳头擦洗以免婴儿中毒。硼酸与聚乙烯醇和鞣酸禁忌配伍。

## 乳酸（Lactic Acid）

为无色澄明或微黄色的黏性液体，味微酸，有吸湿性，与水、醇、甘油能任意混合。

**【药理作用和作用机制】**

乳酸可分为左旋、右旋、外消旋三种，药用乳酸为外消旋体，约合乳酸60%、乳酐30%，加热乳酸脱去一个分子水变成乳酐，脱去2个分子水成乳交酯。本品为酸性防腐药，以其酸性改变微生物的生长环境，影响微生物的代谢而抑制其生长繁殖，故抑菌作用不强。

**【临床应用】**

临床常用于0.5%~2%溶液或以阴道栓治疗滴虫性阴道炎，和水杨酸、火棉胶配伍治疗寻常疣，也可用作空气消毒（加热蒸发）、食物防腐药。

**【不良反应和禁忌证】**

高浓度乳酸对皮肤和黏膜有强刺激性和腐蚀性。

**【护理用药注意事项】**

用药时应严格掌握浓度，避免接触眼睛，遇有高浓度的本品接触眼睛和皮肤时，速用清水冲洗。本品与氧化剂禁忌配伍。

## 五、卤素类

卤素包括氟、氯、溴、碘。常温下氟、氯为气态、溴为液态、碘为固态。在化合物中，以1价非金属形式与金属或氢形成盐和酸，呈现化学活泼性。卤素可以从卤分子及其化合物中游离出来，通过卤化与氧化菌体原浆蛋白活性基团呈现杀菌作用。作为消毒防腐药主要包括氯及其含氯化合物，碘及其含碘化合物两部分，其中又分为无机与有机两类药物。一般无机类药物比有机类药物杀菌作用强、呈效快、刺激性与腐蚀性大，性质也不稳定。常用药物有含氯石灰、次氯酸钠、托克络辛钠（优氯净）、氯胺T、碘、碘仿、聚乙烯砒哆酮碘、碘伏等。

## 次氯酸钠（Sodium Hypochlorite）

本品为白色固体，通常用其水溶液，碱性条件下较稳定。

**【药理作用和作用机制】**

次氯酸钠遇水反应生成非解离的次氯酸，并分解释放出新生态氧，氧化破坏菌体细胞膜和酶系统（特别是巯基酶），同时氯本身与菌体蛋白结合使其脱水、变性，对细菌、病毒、芽孢等有强大杀灭作用，对肝炎病毒HB抗原灭活更佳，具有广谱、高效、快速、去污性强等特点。其杀菌作用随pH增高而降低，可受有机物、温度等影响，遇光、热易分解。此外，本品与水反应生成氢氧化钠对组织呈溶解性，也有腐蚀、除臭、漂白等作用。

**【临床作用】**

常用的各种外用消毒剂如84消毒液、清洗消毒液、金星消毒液，均是由次氯酸钠加不同类型的表面活性剂、稳定剂组成，其含氯量不低于5%。主要用于各种用具、餐具、内衣裤、排泄物及不锈钢医疗器械消毒，临用时按所需浓度的比例稀释。

**【不良反应和禁忌证】**

误服后本品与胃酸接触立即释放出次氯酸对胃黏膜刺激、腐蚀，引起恶心、呕吐、疼痛，重者可发生血压降低、谵忘和昏迷。吸入次氯酸气状烟雾可引起咳嗽和窒息，刺激呼吸道黏膜，重者引起肺水肿等。浓溶液对皮肤有强腐蚀性，能溶解指甲等。

【护理用药注意事项】

含有本品的各种药液，均有刺激性和腐蚀性，不可浸泡金属器械，药液应低于20℃避光密塞保存，注意有效期。一旦误服应立即给予水、牛奶或其他缓和刺激剂，再以制酸药和1％硫代硫酸钠溶液解毒。注意使用中避免接触眼睛。本品遇酸易分解放出氯气和氧气。

## 含氯石灰（Chlorinated Lime）

含氯石灰又名漂白粉（Bleaching Powder），是氯酸钙、次氯酸钙和氢氧化钙的混合物。为白色或灰白色粉末，在水或醇中只有部分溶解，新鲜漂白粉含有效氯为25％～35％。空气中易吸潮分解失效。

【药理作用和作用机制】

本品溶解于水后，生成有杀菌作用的次氯酸，抑制微生物的某些巯基酶，阻碍微生物的生长繁殖，放出新生态氧，氧化微生物原浆蛋白的活性基团。次氯酸消毒作用快而强，但在碱性环境中解离成 $H^+$ 和 $OCl^-$ 而作用减弱。

【临床应用】

主要用于饮水及排泄物的消毒。消毒饮水，50kg水加本品1g，30min后即可饮用。1％～3％溶液用于喷洒或洗刷厕所和浴室等；0.5％溶液用于非金属用具及无色衣服、床单等消毒；按1:5用量（干粉:粪便）放置2h消毒粪便。复方含氯石灰溶液可冲洗腐败性伤口。

【不良反应和禁忌证】

同次氯酸钠。

【护理用药注意事项】

本品受潮易分解，溶液应新鲜配制，2h内应用，固体储存于密闭、阴凉、干燥处，大量存放时不可密闭，以免释放的气体累积后引起容器炸裂。本品对金属有腐蚀，不能消毒金属用具，对皮肤有刺激，只能用其稀释溶液消毒手部皮肤，复方含氯石灰溶液也不宜作灌洗伤口消毒，因其对组织有刺激性。本品与酸、铵盐、硫黄和许多有机化合物禁忌配伍。

## 氯胺-T（Chloramine-T）

本品又名氯亚明，是含氯有机药物，为白色或微黄色结晶性粉末，易溶于水，含有效氯25％，干燥状态稳定，遇温空气或 $CO_2$ 潮解结块并分解，光、热、酸均能加速其分解，溶解在水中，缓慢释放次氯酸，产生活性氯而杀菌。由于释放缓慢，故有杀菌作用较弱、刺激性小、作用时间较长等特点。

【临床应用】

通常以0.5％～1％溶液用作食具、器皿的消毒；0.3％～2％溶液用于冲洗创伤，清洗和消毒口腔、牙根管；5％溶液也可作污物消毒等。

【护理用药注意事项】

本品不宜与乙醇配伍，溶液勿久贮，有效期约为一个月，注意避光密塞保存。

## 托克络辛钠（Troclosene Sodium）

【作用特点与临床应用】

本品又名二氯异氰尿酸钠、优氯净。是氯胺类的新产品，为白色结晶或颗粒状粉末，含有效氯约为64％。易溶于水（1:4）。本品在水中缓慢释出次氯酸而呈杀菌作用，杀菌力优于氯胺-T和漂白粉。其抗菌谱广，对细菌繁殖体：芽孢、病毒、真菌孢子等均有较强的杀灭作用。pH越低，杀菌作用越强。受有机物影响较漂白粉小。广泛用于饮水消毒和污水处理，传染病患者排泄物和污染环境等消毒。也可作局部抗感染。

【护理用药注意事项】

对金属和天然纤维纺织品有腐蚀，对颜色有漂白作用。临用时新鲜配制。

## 碘（Iodine）

为紫黑色具金属光泽的结晶，质重、易升华，难溶于水，易溶于醇。是一种强氧化剂。

【药物作用和作用机制】

本品对微生物（包括细菌、真菌、芽孢、病毒、阿米巴原虫、藻类等）有强大杀灭作用，主要靠游离碘氧化微生物细胞质蛋白的活性基团，并与蛋白质的氨基结合使其变性沉淀。其杀菌力、腐蚀性、刺激性均与药物浓度成正比。其作用受有机物、pH、温度等影响较小。此外，碘与组织蛋白结合较弱，游离出碘可向组织深部渗透，高浓度有腐蚀性，亦可呈现局部麻痹性止痛作用，对改善病灶血循环，缓解炎症症状，促进创伤愈合具有临床意义。

【临床应用】

碘酊剂具有杀菌力强，作用快，渗透性好，刺激性大等特点。1%碘酊用于皮肤消毒，可减少皮肤上菌群，并能杀灭铜绿假单胞菌，是对小伤口和擦伤的一种治疗药物。2%碘酊可用于皮肤感染和消毒；10%浓碘酊，治疗甲癣。碘甘油（含碘量1%～3%），具有作用缓和、持久、刺激性小、无腐蚀性等特点，局部用于口腔黏膜及牙龈感染等；复方碘甘油（含15%碘与碘化锌）具有较强杀菌、消炎、收敛等作用，有刺激和一定腐蚀性，主要用于牙龈炎、牙间乳头炎、冠周炎、牙周炎，亦可腐蚀瘘管上皮，对慢性牙槽脓肿瘘管腐蚀烧灼有较好作用；复方碘溶液作咽喉涂剂治疗咽喉炎和滤泡性扁桃体炎；0.5%碘酊涂于基底细胞癌部位具有特征性闪光可辅助诊断。还可用于饮用水、泳池水及空气消毒。

【不良反应和禁忌证】

长期应用碘和碘化合物可发生精神抑郁、神经过敏、失眠、阳痿和黏液性水肿。服用过量碘或误服高浓度碘剂，可产生急性中毒症状，对消化道的腐蚀作用，出现呕吐、腹痛、腹泻物带血，1～3天后发生尿闭，可由循环衰竭、喉头水肿而引起窒息、吸入性肺炎或肺水肿死亡。后遗症可发生食管狭窄，成人中毒量1g，致死量2～3g。碘过敏时，可发生碘疹，呈轻度红斑、痤疮样疹、荨麻疹、化脓性或出血性疹。外用碘剂可产生接触性皮炎；吸入碘蒸气对黏膜有刺激。碘剂可使小儿和青年痤疮加剧及发生甲状腺肿。急性碘中毒应立即顿服大量牛奶或淀粉浆，并继续用稀淀粉浆与1%硫代硫酸钠液洗胃等急救措施。

【护理用药注意事项】

碘对皮肤、黏膜有强烈的刺激性，浓度过高药液可引起发疱及皮炎，用碘酊消毒皮肤后，常需用酒精脱碘。因具强腐蚀性，不宜用于金属器械消毒。碘与碱、生物碱、水合氯醛、酚、硫代硫酸钠、可溶性汞盐、淀粉、鞣酸和植物性收敛剂等禁忌配伍。与浓氨和多种挥发油如松节油等会形成易爆炸性混合物。

## 碘仿（Iodoform）

本品化学名为三碘甲烷，系淡黄色带光泽的结晶或结晶性粉末，几乎不溶于水，在热、光的作用下，逐渐游离出碘而色泽加深。

【作用特点与临床应用】

碘仿未释放碘前，一般不显示药理作用，与血液、分泌液、脓液等（内含有机物、细菌、氧化酶等）接触后，缓慢溶解并放出碘呈现防腐、杀菌之效。此外，本品对组织无刺激性，能吸收渗出液，保持创面干燥，促进肉芽组织新生和伤口愈合等特点。

本品为较缓和防腐、除臭的外用药。通常用10%碘仿甘油、软膏或直接用碘仿粉、碘仿纱条等局部涂布或充填于化脓性创面、深部坏死组织内，能有效控制炎症，加速愈合。碘仿糊作为牙齿感染根管充填剂，对减少渗出，促进根尖区炎症消退有明显效果。长期或大面积创面上应用，也会出现碘全身性中毒症状，局部创面敷用，不宜超过2g，少数人用药后出现碘过敏反应。

【护理用药注意事项】

碘仿适于化脓炎症性创面用药。与碱、氧化剂、铅、银、盐禁忌配伍，宜在避光阴凉处保存。

## 碘伏（Iodophor）

【作用特点与临床应用】

碘伏是由碘和某种类型表面活性剂所形成的络合碘。国产品为棕红色络合物液体，含有效碘0.5%，pH≤3，本品中所含的表面活性剂起着载体和助溶剂的作用，随水稀释而逐渐放出碘，呈现杀菌作用。本品具有广谱杀菌作用，能杀灭结核杆菌、芽孢、乙肝病毒等。5%浓度下，作用10min，可破坏乙型肝炎表面抗原。此外，本品还具有溶解度高、杀菌力强、刺激性小、易清除皮肤黄染、稳定而不易升华、药效持久且有去污作用等特点。临床用于外科手术前皮肤、黏膜消毒，防治伤口感染，也用于医疗器械、餐具及玻璃制品消毒，目前是医疗常用外用消毒剂。

本品刺激性小，毒性低，不易发生碘过敏反应，临床不良反应报道尚少，有待实践中进一步观察。

【护理用药注意事项】

本品在低温（0℃左右）下，可能析出少量沉淀，温热后可复原，不影响使用效果。市售品贮存超过6个月，应按实际测定有效碘浓度稀释。本品遇淀粉变蓝，擦洗可除去。宜避光、密闭保存。

### 知识链接

聚维酮碘是一种应用较为普遍的碘伏（碘附）。是指元素碘和聚合物载体相结合的一种疏松复合物。这种载体不仅有助于增强碘的溶解度，而且为持续释放碘提供一个贮存库。其中80%~90%的结合碘可解聚释放出流离碘，发挥杀菌作用。

但严格意义上说碘伏是指碘与任何载体相结合的一大类物质，而聚维酮碘是其中较为常用的一种。因此，碘伏类药物可根据载体各类的不同中，或因碘与载体结合方式的不同而有不同品种。目前市场上有许多以络合碘、碘伏命名的碘制剂，或将聚维酮碘等同于碘伏来标示，这种提法并不够准确。

## 六、氧化剂

氧化剂与有机物相遇时放出新生态氧，通过氧化细菌体内的活性基团呈现杀菌作用。医疗常用的消毒药有过氧化氢溶液、高锰酸钾、氯酸钾等。

### 过氧化氢溶液（Hydrogen Peroxide Solution）

本品又名双氧水，为无色澄明液体，无臭或有类似臭氧的气味，微酸（pH 为 3.0～5.0），性质不稳定，易分解成氧和水，遇光、热、振荡加速其分解而失效。药用规格有 3%、30%（w/w）两种，前者为常用消毒剂，后者有强腐蚀性，可作氧化脱色剂。

【药物作用和作用机制】

本品是一种氧化性消毒剂，遇有机物（组织液、血液、脓液、细菌等）或在过氧化氢酶的作用下迅速分解，释出新生态氧，使细菌体内活性基团氧化，干扰其酶系统功能而发挥抗菌作用。其中对革兰阳性菌和某些螺旋体较好，对厌氧菌更佳。此外，局部涂抹冲洗后能产生气泡，有利于清除脓块、血块及坏死组织、除臭；气体进入组织压迫毛细血管呈现轻微止血作用。但是由于分解反应快，新生态氧易转变成杀菌力弱的分子态氧，而作用时间短暂，渗透力弱，有机物存在时杀菌作用降低。

【临床应用】

通常以 1.5%～3% 溶液作含漱或滴耳，如扁桃体炎、口腔炎、化脓性外耳道炎和中耳炎等；3% 溶液清洗创面、溃疡、脓窦、耳内脓液；5%～6% 溶液用于创伤换药，以去除痂皮和黏附在伤口上的敷料。

【不良反应和禁忌证】

高浓度对皮肤、黏膜产生刺激性灼伤，形居疼痛性"白痂"。反复含漱可出现可逆性舌乳头肥厚，其酸性可致牙釉质脱钙。使用本品溶液灌肠，当浓度≥0.75% 时可发生气栓或（和）肠坏疽。

【护理用药注意事项】

使用时，应避免用手直接接触浓溶液；30% 浓度过氧化氢溶液较稳定，一般稀释成 3% 后应用。本品与有机物、碱、生物碱、碘化物、高锰酸钾和其他较强氧化剂禁忌配伍，遇光、热易分解变质，应置凉处，密塞、避光保存。

### 高锰酸钾（Potassium Permanganate）

俗称"灰锰氧"，为暗紫色的柱状结晶，易溶于水。

【药理作用和作用机制】

本品属强氧化剂。杀菌作用强大，0.01%～0.1% 在 30min 内即可杀灭细菌，对病毒也有效，但作用短暂、浅表，也极易被有机物作用而减弱。此外，锰离子也能与蛋白质结合形成蛋白盐类复合物，低浓度有收敛作用，高浓度有刺激和腐蚀作用。

【临床应用】

用于急性皮炎或湿疹特别伴继发感染时，以 0.4% 浓度进行湿敷，0.5～1h，每日重复 3～5 次，如损害广泛，渗出液多可进行药浴；0.1% 浓度冲洗溃疡或脓肿作清洁用；0.0125% 用于坐浴、阴道冲洗；1% 浓度可治疗腋臭以及足的浅部真菌感染；2% 浓度止血；1∶15 000 浓度作为药物中毒、食物中毒的洗胃液；0.1% 浓度处理蛇咬伤等。

【不良反应和禁忌证】

结晶或高浓度溶液有腐蚀性。即使是稀溶液有时反复多次使用亦可引起腐蚀性灼伤。误服引起的毒性症状有恶心、呕吐、腐蚀、水肿、口腔黏膜着棕色，甚至肝、肾损伤和心血管功能抑制、循环衰竭和正铁血红蛋白尿。致死量约为10g。

【护理用药注意事项】

本品药液需新鲜配制，浓溶液有刺激性会损伤皮肤，使用中应按需要严格掌握用药浓度，溶液色泽改变以示变质，不能再用。本品与碘化物、还原剂及大多数有机物应禁忌配伍，与甘油、白糖等还原性物质研合会引起爆炸。药物污染的褐斑，可用过氧化氢溶液、草酸液脱色。注意避光保存。

## 过氧乙酸（Peracetic Acid）

本品由浓过氧化氢溶液作用于乙酸酐制成，是过氧乙酸与乙酸的混合物，为无色透明或微黄色液体。溶于水和醇。

【作用特点与临床应用】

过氧乙酸有极强的氧化作用，遇有机物放出新生态氧氧化病原微生物，对细菌、芽孢、真菌及病毒有强大杀灭作用。具醋酸的强烈刺激味，可与水任意混合，性质不稳定，易分解失效，加热可发生爆炸。过氧乙酸显示高效、快速、广谱杀菌力。对细菌、真菌、芽孢和病毒均有杀灭效果，低温条件（-40℃），低浓度仍有杀菌作用。适宜于寒冷地区消毒。医疗上通常采用喷雾法、浸泡法、熏蒸法等以不同稀释倍数，用于空气消毒、预防性消毒、污物及其容器的消毒。

【护理用药注意事项】

本品性质极不稳定，使用中必须经常更换新液，一般每周更换1~2次，注意有效期。40%的溶液系危险品，有腐蚀性。对皮肤和眼有强烈刺激，能产生严重灼伤，吞咽可致命，应防止吸入其蒸气。操作时应小心，勿用于消毒金属器械。本品遇火能引起燃烧，宜置避光阴凉处保存。

## 七、重金属化合物

重金属如汞、银、锌等化合物都能与细菌蛋白质结合，使之沉淀而发挥抗菌作用。此外，重金属离子能与某些酶的巯基结合，使细菌代谢发生障碍而死亡。作为消毒防腐药有升汞、黄氧化汞、氯化氨基汞、红汞、硝甲酚汞、硫柳汞、硝酸银、强蛋白银、弱蛋白银、氯化锌等。含重金属的药物，特别是无机汞化合物，由于毒性大，加之对环境污染带来的公害，现日趋减少应用，已逐渐由其他新药替代。

## 汞溴红（Merbromin）

本品又名红汞，通常用其钠盐，易溶于水，水溶性条件下易析出汞溴红沉淀。

该药杀菌作用弱，穿透力亦低。对芽孢无效，无刺激性。常用2%红汞溶液（红药水），作皮肤、黏膜及浅表创面消毒。

因本品与酸、大多数生物碱盐和多种局部麻醉药禁忌配伍，不可与碘同用，否则可产生碘化汞腐蚀皮肤，另外少数患者对汞有过敏反应加之毒性大，目前已很少使用。

<h2 style="text-align:center">硝酸银（Silver Nitrate）</h2>

本品在水溶液中释出银离子与菌体蛋白质结合，呈杀菌作用。0.25%～5%溶液用于黏膜收敛；10%～20%溶液用于灼烧、慢性溃疡、过度增生的肉芽组织。此外，10%溶液可用于牙本质脱敏。

## 八、表面活性剂

表面活性剂又称界面活性剂，是指能改变两相之间界面张力的物质，分为阳离子、阴离子、非离子、两性离子型。它们均有不同程度乳化、分散、增溶、发泡、去污等作用，其中阳离子型（季铵类）和两性离子型的表面活性剂有较强的杀菌作用。一般认为阳离子型表面活性剂的作用是易于吸附在细菌表面，改变细菌细胞壁的通透性，使胞内部分酶及代谢中间产物外渗，药液内渗，使蛋白变性，细菌失活。此类药物对革兰阳性菌作用大于革兰阴性菌，对真菌、芽孢、病毒无效。此外，还具有清洁、溶解角质、乳化等作用和呈效快、性质稳定、对组织无刺激性等特点。属于阳离子型药物有苯扎氯铵（洁尔灭）、苯扎溴铵、度米芬、消毒净、创必龙、苄乙氨铵、氯化甲苄乙氧铵、氯已定等。

<h3 style="text-align:center">苯扎溴铵（Benzalkonium Bromide）</h3>

本品又名新洁尔灭，为黄色胶状物，低温下逐渐成蜡状固体，易溶于水，溶液呈碱性，性质稳定。市售品为5%水溶液。

【药理作用和作用机制】

本品属于阳离子表面活性剂，它通过改变细胞膜通透性，使菌体物质外渗，或抑制细菌呼吸和阻碍其代谢而呈现杀灭作用。抗菌谱广。对革兰阳性细菌作用较强，对铜绿假单胞菌、抗酸杆菌和细菌芽孢无效。能与蛋白质迅速结合，故有机物、脓、血及分泌物能减弱其作用。本品具有渗透力强、刺激性小等特点。

【临床应用】

适用于手术前皮肤消毒、黏膜和伤口及手术器械消毒。0.01%溶液用于创面消毒；0.1%溶液用作皮肤及黏膜消毒；0.05%～0.1%溶液，用于外科手术前洗手，浸泡5min；以0.1%溶液将消毒后的手术器械煮沸15min，再浸泡30min备用，消毒金属器械可在溶液内加入0.5%亚硝酸钠防锈；0.005%以下溶液，可用于膀胱和尿道灌洗；0.0025%溶液作膀胱保留液。不可用于排泄物消毒。

【不良反应和禁忌证】

曾报道本品可引起变态反应性结膜炎、视力减退、接触性皮炎，也有报道用3%溶液灌肠数分钟后引起恶心、冷汗、肌肉软弱无力导致死亡。亦有用苯扎溴铵冲洗阴道引起患者死亡的报道。死亡原因可能是呼吸麻痹。

【护理用药注意事项】

本品忌与肥皂及盐类消毒药合用。不宜用于膀胱镜、眼科器械及合成橡胶制品的消毒。本品与其他阳离子表面活性剂、枸橼酸盐、碘化物、硝酸盐、高锰酸盐、水杨酸盐、银盐、酒石酸盐和生物碱禁忌配伍。本品水溶液不得贮存于聚乙烯容器内，避免与其所含增塑剂起化学作用，使药效降低。

## 醋酸氯己定（Chlorhexidine Acetate）

本品又名双氯苯双胍己烷、洗必泰，是一种新型、强效表面活性剂型杀菌剂，通常用其盐类，其中醋酸氯己定为白色或灰白色微晶粉，溶于水（1:55）、醇（1:15）；葡萄糖氯己定为无色、淡黄色澄明或带轻微乳光液体，能与5倍量水或5倍量醇相混溶；盐酸氯己定为白色或似白色的结晶性粉末，难溶于水（1:1700）、醇（1:450）。

**【药理作用和作用机制】**

本品作用较苯扎溴铵强，能破坏细菌胞浆膜的渗透屏障；抗菌谱广，对革兰阳性和革兰阴性菌均有效，作用于前者比后者更强，对院内感染的铜绿假单胞菌也有效；对假单胞菌属和变形杆菌属中某些菌种较不敏感；对芽孢、抗酸杆菌、真菌和病毒无效。本品刺激性小、毒性低，遇血和其他有机物质活性降低。

**【临床应用】**

主要用于皮肤消毒，用0.02%水溶液浸泡手3min，作皮肤消毒；0.5%乙醇（70%）溶液，作手术区皮肤准备；0.05%溶液用作滴耳；0.02%和0.05%溶液作灌洗液；0.01%用作眼药水防腐剂；0.1%水溶液可消毒医疗器械。

**【不良反应和禁忌证】**

本品可引起接触性皮炎，高浓度溶液对眼结膜刺激性强；浓溶液长期含漱，可出现牙齿、舌变黑，味觉失调，少数人出现不同程度黏膜剥脱，停药后自愈。误用高浓度药液作膀胱灌洗可引起血尿；吸收后可出现耳毒性；偶尔也有过敏性皮炎或休克发生。不宜用于深部腔道和黏膜，留存药液有潜在性危险。

**【护理用药注意事项】**

使用中避免高浓度药液接触眼睛或其他敏感组织。本品作含漱剂时，易软化口腔上皮而发生溃疡故宜稀释后使用；也要避免以本品作膀胱灌洗；脑、脑膜和穿孔的鼓膜不能接触本品。用本品浸泡过的针头和针筒，作脊髓穿刺前必须以清水冲洗干净；盛放本品的容器不能用软木塞盖以防影响药效。本品经长时间加热可分解，1%以上溶液不能高压灭菌，0.1%以下溶液高压灭菌时，115~116℃不超过30min。本品与肥皂、碘化钾等禁忌配伍。0.05%本品溶液不宜与硼砂、碳酸氢盐、碳酸盐、氧化物、枸橼酸盐、磷酸盐和硫酸盐混合，以免形成溶解度低的盐在24h后沉淀下来。

## 九、染料类

染料又称色素，是在微生物形态研究中，显示出对各种组织有选择性染色力，从而证实其药理作用。它们能在细胞表面高浓度蓄积，改变细胞周围氧化还原电位，使胞内外平衡失调，致使微生物的呼吸、代谢系统障碍，呈现消毒防腐作用。此类药物有甲紫、依沙吖啶、丫啶黄、普鲁黄、复红（碱性品红）等。

### 甲紫（Methylrosanilinium Chloride）

本品又名龙胆紫，为深绿色粉末，或绿色有金属光泽的碎片，能溶于水（1:30~40）、醇（1:10）、甘油（1:15），易潮解结块。

**【作用特点】**

本品对革兰阳性菌如葡萄球菌、真菌如念珠菌和表面癣菌等有较好的杀灭作用，对革兰阴性菌、耐酸菌及细菌芽孢效差，也能与坏死组织结合形成保护膜呈收敛作用。刺激性小，渗透力强。

【临床应用】

用于皮肤和黏膜化脓性感染、白色念珠菌引起的口腔炎、阴道炎等疾病，也用于烫伤、烧伤以及手、足癣等。1‰水溶液外涂，治疗黏膜感染；0.1％～1％水溶液外涂用于小面积烧伤、烫伤；1％～2％水溶液外涂，治疗手足癣、甲癣；甲紫片亦可治疗外阴、阴道念珠菌病。

【不良反应和禁忌证】

可引起接触性皮炎，偶可出现皮肤皱折、外生殖器和口腔黏膜产生坏死性溃疡。局部吸收后可引起恶心、呕吐、腹泻、肠绞痛、头晕目眩、黏膜溃疡。

【护理用药注意事项】

治疗婴儿口腔念珠菌病时，涂药后应把婴儿面部朝下，以减少药物下咽。被甲紫着色的玻璃容器可用稀盐酸、漂白粉溶液、清洗消毒液浸泡除去。

## 依沙吖啶（Ethacridine）

本品又名雷佛奴尔、利凡诺，为淡黄色结晶性粉末，溶于水（1∶15），微溶于醇，水溶液带荧光，遇光色泽渐加深。

【作用特点与临床应用】

本品具有较强抗菌作用，对各种化脓菌均有效，尤其对链球菌、葡萄球菌、淋菌、魏氏核状芽孢杆菌等有抑制或杀灭作用。血清存在不减弱其作用。局部外用无不良反应，毒性小，对机体组织无刺激性。对表皮深部亦有明显消毒防腐之效。本品主要用于黏膜创伤的消毒、防腐。通常以0.1％～0.2％水溶液，作局部化脓性创伤消毒；0.05％～0.1％水溶液，可冲洗创面可含漱。

【护理用药注意事项】

本品不宜与氯化物或碱性溶液配伍，以避免产生沉淀，降低疗效。宜避光保存。

## 十、其他

### 环氧乙烷（Ethylene Oxide）

本品为无色气体，具有醚臭，低温时为无色透明液体，能溶于水和大部分有机溶媒，蒸气可燃，有毒。

【作用特点与临床应用】

环氧乙烷是一种化学性质活泼的环氧类烷基化合物，它极易与细菌蛋白质的各表面基团如羧基、氨基、硫基、羟基中游离的氢原子结合成羟乙基，而使菌体蛋白质烷基化，阻碍细菌新陈代谢，使细菌失去活力而杀灭。对细菌、病毒、芽孢及各种致病微生物均有效。本品穿透力强，可透过纸层、蛋壳等，消毒后的物品有一定的残留作用，即消毒后仍能保持一个短时期的消毒能力。临床主要用于器械、仪器、被服装备、敷料、塑料及橡胶制品、包装材料以及某些药物和食物的干燥冷（常温）消毒。常使用的浓度为450～800mg/L，温度在20℃或更高，消毒3～12h。

【不良反应和禁忌证】

本品蒸气对眼、鼻等有刺激，吸入后可引起恶心、呕吐、腹泻、头痛、眩晕、中枢神经抑制、呼吸困难和肺水肿，对肝、肾有损害，已有死亡病例报道。一般症状可在接触环氧乙烷半小时后出现，持续可达数天，皮肤过多接触药液也可引起烧灼和糜烂。

【护理用药注意事项】

环氧乙烷的消毒作用与温度、湿度有关，最适宜温度为 40℃ 左右，18℃ 以下作用差，过分干燥的条件也不利于消毒作用，因此，消毒时要保持中等的温度。液态或气态的环氧乙烷有刺激性和腐蚀性，吸入量大可致急性中毒，空气中最大限量为 50PPM。本品与空气混合后易燃烧爆炸。因此，在进行消毒过程中及消毒后，室内未通风前不能接触火源，不能有明火作业，不得使用电器设备如冰箱等。

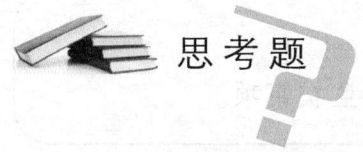
思考题

1. 简述乙醇在消毒方面的应用。
2. 简述消毒防腐药抗菌作用的主要方式。

（沈云帼）

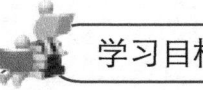

# 维 生 素

> **学习目标**
>
> **熟悉：**
> 常用维生素的药理作用、临床应用、不良反应和药疗监护事项。

维生素是机体正常代谢所必需的物质，可分为水溶性与脂溶性两大类。临床常用的水溶性维生素有维生素 $B_1$、$B_2$、$B_6$，烟酸，烟酰胺和维生素 C 等。脂溶性维生素有维生素 A、D、K、E。前者在体内饱和后即自尿中排出，体内储存量不大，需从食物中随时补充。后者一般多与酯类共存于食物中，在肠道内随脂肪而吸收，可在体内储存，当胆道分泌受阻或肝病变时会影响其吸收。维生素主要用途是防治维生素缺乏症。也可用于某些疾病的辅助治疗，但应注意，大量滥用不仅浪费还会给机体带来危害。

## 第一节 水溶性维生素

### 维生素 $B_1$（Vitamin $B_1$）

本品又名硫胺（Thiamine）。药用的维生素 $B_1$ 有人工合成的盐酸硫胺（Thiamine Hydrochlo-ride）、丙硫硫胺（Thiamine Propyldisulfide）、呋喃硫胺（Fursultiamine）。盐酸硫胺为白色细微结晶或粉末，易溶于水（1∶1），稍溶于醇，酸性条件下稳定，碱性条件下易变质，水溶液遇光易分解，氧化呈带荧光的黄色溶液，并出现浑浊、沉淀、变质，不可再供药用。

【体内过程】

口服吸收较好，但大量时吸收有限。肌内注射吸收迅速。吸收后可分布于各组织中，也可进入乳汁中。超出体内需要的部分可以原型或代谢物的形式自尿排出。$t_{1/2}$ 为 0.35h。

【药理作用】

1. 参与糖代谢 维生素 $B_1$ 在体内与焦磷酸结合成辅羧酶，参与糖代谢过程中丙酮酸与 α-酮戊二酸的氧化脱羧反应，为糖代谢所必需。维生素 $B_1$ 缺乏时，因氧化受阻导致丙酮酸、乳酸堆积，机体的能量供应减少。

2. 抑制胆碱酯酶的活性 使乙酰胆碱引起的胃肠蠕动及消化液分泌物作用增强。

【临床应用】

1. 防治维生素 $B_1$ 缺乏症（脚气病）　维生素 $B_1$ 缺乏症是由于维生素 $B_1$ 缺乏引起的神经、心血管及消化系统功能的障碍。表现为多发性周围神经炎，记忆减退，感觉异常，四肢麻痹；心悸、呼吸困难、急性心力衰竭；食欲缺乏、胃肠功能障碍、水肿等症状。维生素 $B_1$ 缺乏症常在慢性乙醇中毒综合征、营养不良时发生。

2. 多种疾病的辅助治疗　如神经炎、心肌炎、消化不良、中枢神经受损、营养不良、慢性腹泻、发热、感染、基础代谢增高、牙周病、口腔黏膜病等。恶性肿瘤患者若长期服用磺胺类和氟尿嘧啶等药物，应适当补充维生素 $B_1$。

【不良反应】

1. 少数患者发生过敏反应，如出现皮疹、瘙痒、喘鸣等症状，静脉注射可导致过敏性休克。

2. 大剂量应用可出现头痛、烦躁、疲倦、食欲缺乏、心律失常等症状。

【药疗监护须知】

1. 大剂量用药时，血清茶碱浓度的测定可受干扰，测定尿酸浓度可呈假性增高。

2. 维生素 $B_1$ 在碱性溶液中易分解，与碱性药物如碳酸氢钠、枸橼酸钠配伍，易引起变质。通常禁忌与氧化剂、碘化物、碳酸盐、鞣酸等制剂配伍。

3. 维生素 $B_1$ 与长效维生素 $B_1$ 注射剂，一般不作静脉注射。

【制剂与用法】

维生素 $B_1$：一般正常人日需量 1.5～2.0mg，最小必需量为 1mg，孕妇及小儿因发育关系需要较多。

盐酸硫胺片：5mg/片、10mg/片。口服 10～20mg/次，3 次/日。注射剂：10mg/支、25mg/支、50mg/支、100mg/支，50～100mg/次，1 次/日，皮下或肌内注射，不宜静脉注射。

丙硫硫胺片：5mg/片，口服 5～10mg/次，3 次/日。注射剂 10mg/支，5～10mg/次，1 次/日，肌内注射或静脉注射。

呋喃硫胺片剂（长效维生素 $B_1$）：25mg/片、50mg/片，口服 25～50mg/次，3 次/日；注射剂 20mg/支，20～40mg/次，1 次/日，肌内注射。

## 维生素 $B_2$（Vitamin $B_2$）

本品又名核黄素（Riboflavin）。药用的维生素 $B_2$ 是人工合成品，橙黄色结晶，稍有臭及苦味，难溶于水，溶液遇光线易破坏，遇碱或加热也易分解，遇还原剂易变质，褪色。

【体内过程】

胃肠道吸收良好，蛋白结合率中等，分布广泛，肝内代谢，肾排泄。可通过胎盘，$t_{1/2}$ 为 1.1h。

【药理作用】

维生素 $B_2$ 是体内黄素酶类辅基的组成部分，促进细胞氧化还原过程，参与糖、蛋白质和脂肪的代谢；参与血红蛋白合成；维持眼睛正常的视觉功能。维生素 $B_2$ 缺乏时生物氧化受到影响，物质代谢发生障碍，患者常出现眼部、皮肤与黏膜交界处的炎症损害。

【临床反应】

1. 治疗核黄素缺乏症，如角膜炎、结膜炎、脂溢性皮炎、口角炎、舌炎、阴囊炎等。

2. 用于难治的低色素性贫血。

【不良反应】

水溶性维生素 $B_2$ 在正常肾功能状况下,几乎不产生毒性。

【药疗监护须知】

1. 维生素 $B_2$ 宜饭时或饭后服用为佳,不宜与甲氧氯普胺等合用,大量服用时尿呈黄绿色。

2. 注射剂禁忌与重金属盐及碱性药物配伍,同时能影响链霉素、红霉素、四环素和短杆菌肽的作用。

【制剂和用法】

维生素 $B_2$ 片:5mg/片、10mg/片。口服 5～10mg/次,3 次/日;注射剂 1mg/支、5mg/支、10mg/支,5～10mg/次,1 次/日,皮下或肌内注射。

长效维生素 $B_2$ 注射剂:150mg/支,150mg/次,可有效维持 2～3 个月。

## 维生素 $B_6$(Vitamin $B_6$)

本品又名盐酸吡哆醇(Pyridoxine Hydrochloride),为白色结晶粉末,易溶于水,常温下稳定,高温、碱性溶液中经日光照射时易破坏。

【体内过程】

维生素 $B_6$ 主要在空肠吸收。与血浆蛋白不结合,在红细胞内转化为有活性的磷酸吡哆醛,可与血浆蛋白结合完全,$t_{1/2}$ 15～20 天,肝内代谢,肾排泄。维生素 $B_6$ 可通过胎盘,并可经过乳汁泌出。

【药理作用】

维生素 $B_6$ 在体内转化为有活性的磷酸吡哆醛和磷酸吡哆胺,可促进氨基酸代谢;参与 5-羟色胺的形成及中枢抑制性递质 γ-氨基丁酸(GABA)的合成。

【临床应用】

1. 防治维生素 $B_6$ 缺乏症 如维生素 $B_6$ 缺乏所致的婴儿惊厥、异烟肼中毒引起的精神兴奋和周围神经炎等。

2. 止吐 用于妊娠、放射病及抗癌药所致的呕吐。

3. 其他疾病的辅助治疗 如白细胞减少、肝炎、脂溢性皮炎、动脉粥样硬化等。

4. 治疗维生素 $B_6$ 依赖性先天性代谢病 以维生素 $B_6$ 为辅酶的酶,当其自身结构发生变化时,需要超生理剂量的维生素 $B_6$ 才能使代谢过程完成,而由于这种酶缺陷引起的一类疾病叫做维生素 $B_6$ 依赖性先天性代谢病。如维生素 $B_6$ 依赖性膀胱硫醚尿症、维生素 $B_6$ 依赖性黄尿酸尿症、维生素 $B_6$ 依赖性同型胱氨酸尿症、维生素 $B_6$ 反应性贫血等,需大剂量维生素 $B_6$ 治疗。

【不良反应】

1. 维生素 $B_6$ 在肾功能正常时,几乎不产生毒性。

2. 若每天服用 200mg 持续 30 天以上,可产生维生素 $B_6$ 依赖综合征。

3. 每日服用 2～6g 持续几个月,可引起严重神经感觉异常,出现进行性步态不稳甚至足麻木,手不灵活,停药后可缓解但仍软弱无力。

【药疗监护须知】

1. 当用左旋多巴治疗帕金森病时,维生素 $B_6$ 可影响前者疗效。

2. 服用雌激素时应提高维生素 $B_6$ 用量。

3. 维生素 $B_6$ 禁忌与碱性药物、铁盐、氧化剂直接配伍。

【制剂和用法】

片剂：10mg/片，口服10～20mg/次，3次/日。注射剂：25mg/支、50mg/支，25～50mg/次，1次/日。静脉注射：50～100mg/次，1次/日。

## 烟酸（Nicotinic acid）与烟酰胺（Nicotinamide）

烟酸与烟酰胺统称为维生素PP，为白色粉末。烟酸能溶于水（1∶60），易溶于沸水，性质稳定。烟酰胺易溶于水（1∶1），久储变黄色。

【体内过程】

烟酸口服自胃肠道吸收，分布广泛，肝内代谢，治疗量时少量药物以原型形式自尿排出，大剂量时，排出增多。$t_{1/2}$约为45min。

【药理作用】

烟酸在体内转化为烟酰胺后发挥作用：①烟酰胺为辅酶Ⅰ和辅酶Ⅱ的组成成分，参与机体生物氧化反应，促进新陈代谢；②烟酰胺还提高窦房结功能和防治心脏传导阻滞的作用，可能与促进$Ca^{2+}$内流有关；③烟酸还具有扩张血管、降低血脂、减少胆固醇合成，溶解纤维蛋白，防止血栓形成等作用。

【临床应用】

1. 治疗糙皮病　维生素PP缺乏时，常在暴露或易摩擦的部位出现对称性皮炎，早期皮肤变红，继而呈褐色，由于角化过度而干燥、脱屑，称为糙皮病或癞皮病。以皮炎、腹泻及痴呆为三个主要症状，被称为"3D"。

2. 心血管疾病　大剂量烟酸可治疗内耳眩晕症和外周血管疾病（如冻疮）、血管性偏头痛等，也可缓解高脂血症、血栓阻塞性疾病等症状。烟酰胺用于防治心脏传导阻滞。

3. 其他　对舌炎、口炎、顽固性腹泻、皮肤病及精神障碍等也有一定疗效。

【不良反应】

水溶性烟酸在肾功能正常时几乎不会发生毒性反应。

1. 一般反应有感觉温热、颜面部皮肤发红及头痛等。

2. 大量烟酸可导致腹泻、头晕、乏力、皮肤干燥、恶心、呕吐、胃痛等；偶尔可致高血糖、高尿酸、心律失常、肝毒性反应，但极少见。

3. 一般服用烟酸2周后，血管扩张及胃肠道不适可渐适应，逐渐增加用量可避免上述反应。

4. 静脉注射有过敏反应，皮肤红斑或瘙痒，甚至出现哮喘。

5. 口服烟酰胺，个别人有头晕、恶心、食欲缺乏、上腹不适等，可自行消失。妊娠初期过量服用有致畸可能，注射注射可引起疼痛。

【药疗监护须知】

1. 烟酸与烟酰胺宜饭后服用。

2. 下列情况应慎用烟酸：动脉出血、糖尿病（烟酸用量大可影响糖耐量）、青光眼、痛风、高尿酸血症、肝病、溃疡病等，给药过程中应注意检查肝功能与血糖。

3. 烟酸与胍乙啶等肾上腺素能神经阻断型抗高血压药合用，其血管扩张作用协同增强，易产生直立性低血压。

4. 异烟肼可阻止烟酸或烟酰胺与辅酶Ⅰ结合，而致烟酸或烟酰胺缺少，长期服用异烟肼时，应适当补充烟酸或烟酰胺。对高血压患者，需要时可选用烟酰胺。

【制剂和用法】

烟酸片剂：50mg/片、100mg/片，口服 50～200mg/次，3～4 次/日；用于降血脂，3～6g/次，3～4 次/日，饭后服。注射剂 20mg/支、200mg/支，10～50mg/次，1～3 次/日，肌内注射或静脉注射。用于脑血管疾病，50～200mg/次，1 次/日，静脉滴注。

烟酰胺片剂：50mg/片、100mg/片，口服 50～200mg，3 次/日；注射剂 50mg/支、100mg/支，50～100mg/次，1 次/日，静脉滴注。

## 维生素 C（Vitamin C）

维生素 C 又名抗坏血酸（Ascorbic Acid），为白色结晶粉末，或略带黄色，味酸，遇日光颜色变深，易溶于水和乙醇，水溶液不稳定，具还原性，遇空气或加热易变质，在酸性溶液中较稳定，碱性溶液中易氧化失效，适宜 pH 为 5～6。氧化剂、核黄素、重金属、潮湿及微量的铜、铁等金属离子均能加速其失效。

【体内过程】

胃肠道吸收，分布广泛，血浆蛋白结合率约为 25%，少量贮存于血浆和细胞内，腺体组织内浓度最高。肝内代谢，绝大部分药物以代谢物的形式经肾排出。可透过胎盘，进入乳汁。

【药理作用】

1. 参与体内氧化还原反应　维生素 C 在体内形成氧化还原系统，发挥递氢作用。如使叶酸还原为四氢叶酸，参与核酸合成；使 $Fe^{3+}$ 还原为 $Fe^{2+}$，促进铁吸收，利于红细胞形成；使体内氧化型谷胱甘肽还原为还原型谷胱甘肽，后者与重金属离子结合而排出体外，有解毒作用。

2. 参与体内羟化反应　羟化反应是体内多种物质合成和分解的必经步骤，而维生素 C 对体内羟化反应起重要作用，对神经递质去甲肾上腺素、5-羟色胺的合成、胶原蛋白和组织细胞间质的合成、类固醇激素或其他类固醇化合物合成或分解起作用；并可降低毛细血管的通透性，加速血液凝固。

3. 提高机体免疫功能　促进体液免疫和细胞免疫，增强机体抵抗力。

4. 其他　消除氧自由基，改善心肌缺血，防止基因突变，促进伤口愈合等。

【临床应用】

1. 防治坏血病　维生素 C 缺乏时，羟化酶活性降低，胶原合成受阻导致胶原纤维合成障碍，组织间质成分解聚，血管壁通透性及脆性增加，引起皮肤黏膜出血、牙齿易折或脱落、伤口不易愈合、骨膜下出血等，俗称"坏血病"，用维生素 C 防治。

2. 补充治疗　补充生理需要，增强抗病能力，用于各种急慢性传染性疾病、高铁血红蛋白症、动脉硬化、过敏性皮肤病、紫癜等的辅助治疗。

3. 肝损害　用于肝硬化，铅、汞、砷、苯等慢性中毒时引起的肝损害，有解毒和改善肝功能的作用。

4. 其他　大剂量可治疗克山病急性发作。

> **知识链接**
>
> **维生素C与美容**
>
> 维生素C具有保持皮肤洁白细嫩的功能，也有分解皮肤中黑色素、预防色素沉着的作用，可防治黄褐斑、雀斑发生。维生素C广泛存在于新鲜蔬果中，如山楂、鲜枣、柠檬、橘子、猕猴桃、西红柿、菠菜青椒等。

【不良反应】

1. 一般剂量时几乎没有毒性，但长期服用每日 2～3g 可引起停药后坏血病。
2. 长期大量服用，偶可引起尿酸盐、半胱氨酸盐或草酸盐结石。
3. 每日用量 1g 以上可引起腹痛、腹泻、恶心、呕吐、溃疡病加重等消化道症状和皮肤红而亮；每日用药 600mg 以上出现尿频。
4. 大剂量对妊娠与胎儿有不利影响，所以孕妇用量一般不超过 2g/d。

【药疗监护须知】

1. 大量应用维生素C将影响以下诊断性试验的结果
（1）大便隐血可致假阳性。
（2）干扰血清乳酸脱氢酶和血清转氨酶浓度的自动分析结果。
（3）用硫酸铜法和葡萄糖氧化酶法测尿糖可致假阳性。
（4）尿中草酸盐、尿酸盐和半胱氨酸等浓度增高。
（5）血清胆红素浓度下降，尿 pH 下降。
2. 维生素C不宜与碱性药物（如氨茶碱、碳酸氢钠、谷氨酸钠等）、核黄素、维生素$K_3$等配伍。
3. 应密闭避光保存。

【制剂和用法】

片剂：50mg/片、100mg/片，口服 50～100mg/次，2～3 次/日。注射剂：100mg/支、500mg/支，2500mg/支，250～500mg/d，用 5%～10%葡萄糖注射液稀释后进行静脉滴注，必要时可加量。

## 第二节 脂溶性维生素

### 维生素 A（Vitamin A）

维生素 A 又名视黄醇（Retinol），在常温下是淡黄色油状物质，不溶于水，易溶于脂肪及油类，对紫外线不稳定，易被空气氧化，加热或有重金属离子存在可促进其氧化、变质。

【体内过程】

口服极易吸收，主要吸收部位在十二指肠和空肠。正常情况下，血浆蛋白结合率＜5%，大量时，血浆蛋白结合率可达 65%。肝内代谢，释放后可与视网膜的视蛋白结合成视紫红质。随粪便排泄。不易透过胎盘，少量药物经乳汁排出。

【药理作用】

1. 参与视紫红质的合成，增强视网膜的感光力　维生素A缺乏，会使人视网膜内杆状细胞合成视紫红质减少，在弱光下视物不清，导致色盲症。

2. 维持上皮组织正常功能　维生素A参与间质组织黏多糖的合成，促进基底细胞分泌黏蛋白，抑制角化。缺乏时黏膜与表皮发生角化、增生和干燥，出现皮肤粗糙、结膜炎、角膜炎等。

3. 促进正常生长发育　维生素A可促进蛋白质、黏多糖及类固醇的合成。维生素A缺乏时，黏多糖合成受阻，组织生长发育不良；类固醇激素合成下降，影响生长发育。

4. 增强机体免疫能力　维生素A可明显对抗糖皮质激素的免疫抑制作用，大剂量促进胸腺增生，若和免疫增强剂合用，可使机体免疫力增强。

【临床应用】

1. 维生素A缺乏症　对维生素A缺乏引起的夜盲症、角膜软化症、眼干燥症及皮肤粗糙等有防治作用。

2. 其他用途　可用于恶性肿瘤的辅助治疗，外用对感染、烫伤和皮肤病有一定疗效。

> **知识链接**
>
> **维生素A与美容**
>
> 维生素A具有维护皮肤细胞功能的作用，可使肌肤柔滑细嫩，有防皱去皱功效。维生素A含量丰富的食物有动物肝、奶油、黄油、胡萝卜、白薯、绿叶蔬菜、栗子、番茄等。

【不良反应】

1. 急性中毒时（一次用量成人100万U以上，婴幼儿5万~30万U以上）出现兴奋、头痛、呕吐、视物模糊、脑水肿等症状。

2. 慢性中毒时（成人10万U/日，婴幼儿5万U/日，连续日服6个月以上）出现手足疼痛、呕吐、皮肤瘙痒、毛发脱落等症状，偶有精神症状，以婴幼儿发生率最高。

【药疗监护须知】

1. 测定血浆中维生素A的浓度可确定中毒与否。

2. 一般中毒症状停药1~2周后可渐消失。本品宜避光保存。

【制剂和用法】

胶囊剂：2.5万U/粒，治疗量口服2.5万U/次，3次/日；预防量2000~4000U/次，3次/日。注射剂：2.5万U/ml，1ml/次，肌内注射，按病情而定。

### 维生素D（Vitamin D）

维生素D为固醇衍生物，是一类抗佝偻病维生素总称，目前至少有10种，以维生素$D_2$（骨化醇、麦角骨化醇或称钙化醇）、维生素$D_3$（胆骨化醇）较为重要，一般维生素D常与维生素A共存于鱼肝油中。药用维生素D为结晶性粉末，不溶于水，溶于油类及醇中，性质稳定，储存不易变质。本品1mg相当于4万国际单位。

**【体内过程】**

经小肠吸收，维生素 $D_3$ 比 $D_2$ 更易吸收。维生素 $D_2$ 的吸收需胆盐与特殊 α-球蛋白结合后转运到机体其他部位，在肝和脂肪中贮存。维生素 $D_2$ 和维生素 $D_3$ 的代谢、活化，首先经肝，其次为肾，$t_{1/2}$ 为 19～48h。维生素 D 及其代谢产物主要经胆汁排泄，也可经乳汁排泄。

**【药理作用】**

维生素 D 是骨骼发育不可缺少的营养素，主要参与钙磷代谢：①促进钙、磷在小肠、肾小管的吸收；②促进骨钙化；③在甲状旁腺素的协同下，促进骨钙入血，维持血中钙磷的平衡。当维生素 D 缺乏时，钙磷吸收减少，不能沉积于骨组织，成骨作用受阻，严重时可出现骨盐再溶解。在儿童称为佝偻病，在成人称骨软化症。若血钙下降明显，会出现手足搐搦、惊厥等症状，常见于婴儿，又称为婴儿手足搐搦症。

**【临床应用】**

1. 维生素 D 缺乏症　用于维生素 D 缺乏引起的佝偻病、骨软化症及手足搐搦症、龋齿等。

2. 甲状旁腺功能减退症。

**【不良反应】**

1. 短时间摄入超量或长期服用大量维生素 D，可导致严重的中毒反应。

2. 慢性维生素 D 中毒，引起的高钙血症，可导致全身血管钙化，肾钙质沉淀，软组织钙化，高血压和肾衰竭，与高钙血症伴高磷血症时相似，小儿生长发育停止。

**【药疗监护须知】**

治疗中发现下列情况需高度警惕：

1. 早期维生素 D 中毒症状伴高钙血症，表现有便秘、腹泻、持续性头痛、食欲缺乏、口内有金属味、恶心、呕吐、口渴、疲乏、无力。

2. 晚期维生素中毒症状伴高钙血症，表现有骨痛、尿混浊、惊厥、高血压、眼对光刺激的敏感度增加、皮肤瘙痒、肌痛、恶心、呕吐、严重腹绞痛（疑及急性胰腺炎）、夜间多尿、体重下降等。

**【制剂和用途】**

维生素 $D_2$ 胶囊：1 万 U/粒，口服 1 万 U/次，3 次/日。注射剂：40 万 U/支，40 万 U/次，隔日一次，连用两次，肌内注射，用前先服钙剂数日以防引起低钙血症而致抽搐。

维生素 $D_3$ 注射剂：30 万 U/ml、60U/ml，30～60 万 U/次，肌内注射，必要时 2～4 周后重复一次。

维生素 AD 滴剂：每克含维生素 A 5000U、维生素 D 5000U，(1g＝30 滴)；预防 3～6 滴/日，治疗 15～60 滴/日。胶丸（每丸含维生素 A3000U、维生素 D300U）：1～3 丸/次，每日 1 次。

维生素 $D_2$ 胶性钙灭菌胶状混悬注射液（含维生素 $D_2$ 5 万 U/ml）：1ml/次，1 次/日或隔日一次，皮下或肌内注射，用前必须摇匀。

## 维生素 E（Vitamin E）

维生素 E 又称生育酚、产妊酚（Tocopherol），有 α、β、γ、δ 4 种，活性以 α 最强，δ 最弱。常用其醋酸酯，为淡黄色的黏稠液，微溶于醇，对热稳定，易被紫外线和氧化剂破坏，属于抗氧化剂。宜避光密闭保存于阴凉处。

【药理作用】

1. 维持正常生育功能　维生素 E 可使垂体前叶促性腺激素分泌而促进生殖功能。缺乏时，动物生殖器官形态、功能发生改变，不易受精或易引起习惯性流产。

2. 抗氧化作用　本品易被氧化而具有抗氧化作用，可保护其他易被氧化的物质（如不饱和脂肪酸、维生素 A、维生素 C 及某些酶），减少过氧化脂质的生成，维持细胞膜正常结构与功能。缺乏时，易使生物膜中脂质过氧化，导致红细胞膜破裂、溶血。

3. 改善脂质代谢　维生素 E 缺乏时，血浆中的胆固醇和三酰甘油含量增加，导致动脉硬化的发生。

4. 调节细胞内呼吸功能　维生素 E 能调节线粒体的呼吸速度，降低组织中的氧消耗，提高组织对低氧的耐受性，使机体对氧的利用率增加。

5. 参与各种酶的活动　维生素 E 能增强微粒体中混合功能氧化酶的活性，抑制脱氧核糖核酸等分解酶系统，并对含巯基酶有保护作用。

【临床应用】

1. 用于习惯性流产、先兆流产和不育症等。

2. 作为防治动脉硬化症、心绞痛和心功能不全的辅助治疗药物。

3. 血液系统疾病　用于巨幼细胞和巨细胞贫血、早产儿贫血、棘状细胞增多综合征等疾病的治疗。

4. 神经系统疾病　用于进行性肌营养不良、面部抽搐、家族性遗传性共济失调的治疗。

5. 皮肤疾病　如红斑狼疮、皮肤肌炎、环状红斑、多形渗出性红斑、静脉瘤、湿疹、皮炎、绝经期皮炎、难治性溃疡等有一定疗效。

6. 其他　临床上用于急、慢性肝炎，横纹肌痉挛和间歇性跛行的辅助治疗，也可作为非特异性解毒剂用于金属或药物中毒时辅助治疗。本药还可抗衰老。

> **知识链接**
>
> **维生素 E 与美容**
>
> 维生素 E 在美容护肤方面的作用是不可忽视的。维生素 E 具有抗氧化作用，从而保护了皮脂和细胞膜蛋白质及皮肤中的水分；能促进人体细胞的再生与活力，推迟细胞的老化过程，延缓衰老；对皮肤中的胶原纤维和弹力纤维有"滋润"作用，从而改善和维护皮肤的弹性；与维生素 C 联用可协同保护皮肤的健康，减少皮肤发生感染；能促进皮肤的血液循环，维持皮肤的柔嫩与光泽；还可抑制色素斑、老年斑的形成，减少面部皱纹及洁白皮肤。因此，为维护皮肤的健美及延缓衰老，应多吃富含维生素 E 的食物，如豌豆油、葵花子油、芝麻油、蛋黄、核桃、葵花子、花生米、芝麻、莴笋叶、柑橘皮、瘦肉、乳类等。

【不良反应】

1. 长期大量服用（每日量＞400～800mg），可引起视物模糊、乳腺肿大、腹泻、头晕、流感样症候群、头痛、恶心、胃痉挛及乏力。

2. 长期服用超量（每日量＞800mg），对维生素 K 缺乏患者可引起出血倾向、改变内分泌系统代谢（甲状腺、垂体和肾上腺）、影响性功能，并有出现血栓性静脉炎或栓塞的危险。

【药疗监护须知】

1. 大量维生素E可导致血清胆固醇浓度及血清三酰甘油浓度升高，干扰诊断。

2. 对因维生素K缺乏引起的低凝血酶原症以及缺铁性贫血等患者，应谨慎用药，以免病情加重。

3. 考来烯胺、考来替泊、矿物油以及硫糖铝等药物可干扰维生素E的吸收。

4. 维生素E非肠道用药，仅适用于棘红细胞增多症或吸收不良综合征。

【制剂和用法】

胶丸：5mg/粒、50mg/粒、100mg/粒，口服10～100mg/次，2～3次/日。片剂：5mg/片、10mg/片，口服10～100mg/次，2～3次/日。滴剂（每滴相当于含维生素E 50mg）：2滴/次，2～3次/日。注射剂：5mg/ml、50mg/ml，1～2ml/次，肌内注射。

> **知识链接**
>
> **多维生素（21金维他、金施尔康）**
>
> 主要成分包括碳酸钙、富马酸亚铁、葡萄糖酸锌、维生素A、维生素$B_1$、维生素$B_2$、维生素$B_6$、维生素C、维生素D、叶酸、亚硒酸钠、甘露醇、柠檬酸、淀粉、蔗糖。用于防治因维生素和微量元素缺乏所引起的各种疾病。本药不应与抗酸药同服，不应与含有大量镁、钙的药物合用，胃炎、消化性溃疡、哮喘等疾病患者慎用。

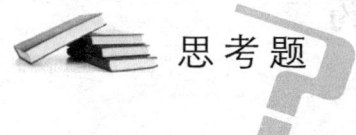
思考题

1. 各种维生素缺乏时会引起哪些症状？
2. 各种维生素常存在于哪些果蔬和食物中？

（杨丽珠）

# 第四十一章

# 电解质与酸碱平衡调节药

**学习目标**

**掌握：**
常用电解质平衡调节药和酸碱平衡调节药的药名。
**了解：**
常用药物的作用特点和临床应用。

体液的主要成分是水和电解质。体液分为细胞内液和细胞外液两部分，在正常情况下有一定的容量、分布、电解质离子浓度和渗透压。机体必须保持它们的稳定，才能进行正常的新陈代谢。水、电解质平衡紊乱常会引起严重的后果，甚至危及生命，纠正水和电解质紊乱的输液疗法是临床上经常使用和极为重要的治疗手段。

## 第一节　电解质平衡调节药

### 氯化钠（Sodium Chloride）

【作用特点】

血液中氯化钠正常值为136～145mmol/L，正常人体内钠量平均为150g。钠是细胞外液的主要阳离子，是保持细胞外液渗透压和容量的重要成分，钠还以碳酸氢钠的形式构成体液缓冲系统中的缓冲碱。丢钠过多，可发生低钠综合征，表现为全身虚弱、精神怠倦、表情淡漠，严重时可发生肌肉痉挛，以致昏迷、死亡。钠主要在胃肠道吸收，经肾排泄，少部分由汗液排出。正常人每日需摄取氯化钠10～15g。

【临床应用】

（1）手术后禁食患者、上消化道出血患者、急性胰腺炎需禁食的患者和长期厌食者，可适当补充生理氯化钠溶液和高渗氯化钠（3%～5%）溶液，以预防和纠正低钠综合征。

（2）频繁呕吐、严重腹泻或服利尿剂后大量排尿的患者，钠丢失过多，应及时补充。

（3）脱水或休克时，应输入适量氯化钠溶液，增加血容量起到扩容作用。

（4）生理氯化钠溶液可用于眼外伤，眼内有异物时冲洗眼睛，也可用于冲洗伤口。

## 【不良反应和药疗监护须知】

（1）补充生理氯化钠溶液会增加血容量，故肺水肿时禁用。心力衰竭、高血压、肾炎、腹水、颅内压增高患者需慎用。输入高渗氯化钠时，滴速易缓慢，输入量每小时不能大于100ml。

（2）酸中毒时大量输入生理氯化钠溶液可引起高氯性酸中毒，最好同时加入适量的碳酸氢钠或乳酸钠，纠正酸中毒。

（3）慎用于接受皮质类固醇或促肾上腺皮质激素治疗的患者。因为可引起水、钠潴留，加重水肿，增加心脏负担，血压增高。

（4）要注意观察是否有高血钠症状，如皮肤潮红、水肿、体温上升、高血压或低血压，心动过速等。若出现上述现象，应中断静脉滴注，并及时报告医生。

（5）监测血钾、钠、氯的浓度。

## 【常用制剂和用法】

常用有0.9%氯化钠溶液（生理氯化钠溶液）、葡萄糖氯化钠注射液、复方氯化钠溶液（林格液）、乳酸钠林格液（复方乳酸钠），用量根据病情而定。

# 氯化钾（Potassium Chloride）

## 【作用特点】

钾是细胞内最重要的阳离子，浓度约为140~160mmol/L，为人体血浆中钾浓度的25倍，是维持细胞内渗透压的重要成分；钾离子与细胞外的氢离子交换，参与酸碱平衡的调节；钾参与多种新陈代谢过程，与糖原和蛋白质合成有密切关系；钾是维持神经和肌细胞膜静息电位的物质基础。成人每日需钾2~3g，血浆中钾离子浓度为3.5~5.5mmol/L，儿童血中浓度可达5.6mmol/L。钾从胃肠道吸收，由肾排泄。当钾摄取不足、排出量增多或体内分布异常时，均可产生低钾血症。表现为四肢无力、软瘫、腱反应减退或消失，重则心律失常、肠麻痹、恶心、呕吐等，严重可致心脏停搏或呼吸衰竭而致死。高钾血症会引发危及生命的心律失常。

## 【临床应用和药疗监护须知】

氯化钾用于各种原因的低钾血症、洋地黄中毒以及长期应用排钾利尿药、长期服用皮质激素患者。禁止用于胃功能严重减退、挤压综合征和术后未排尿、脱水、休克或尿量小于50ml/h者，因为在上述情况下钾排出较慢或减少，血钾过高时应忌用。

口服片剂对胃肠刺激性强，可引起上腹不适、腹痛、恶心、呕吐，甚至胃、十二指肠溃疡坏死，最好用10%水溶液稀释后服用，餐后服用更好。本药可用作静脉滴注，严禁静脉注射。静脉滴注亦需缓慢，一般滴速每小时不超过1g。常用葡萄糖或糖盐水稀释成0.2%~0.4%浓度。若输液速度过快，血钾浓度短时间内会显著上升，可抑制心肌，甚至引起心脏骤停。

青霉素钾盐含钾量较高，每100万U中可含65mg，相当于125mg氯化钾中的含钾量。故大剂量静脉滴注青霉素钾盐时，应注意血钾浓度。

## 【常用制剂和用法】

15%的氯化钾10ml/支，供静脉滴注，用量根据病情而定。静脉滴注时必须用生理氯化钠溶液或5%葡萄糖溶液或10%葡萄糖溶液稀释成0.2%~0.4%浓度。口服用10%氯化钾液或10%三钾合剂。

### 氯化钙（Calcium Chloride）

正常人血清钙含量为 9～11mg/100ml，每日随食物摄取钙量每人 0.5～1.0g，甲状旁腺激素和维生素 D 可维持血钙含量的稳定性，钙主要通过肾排泄。氯化钙常用于治疗因钙过低所致手足搐搦症、甲状旁腺功能减退症、荨麻疹、血管神经性水肿、软骨症，也可作为孕妇及哺乳期妇女钙盐的补充。钙盐对组织有强烈的刺激性，若漏出静脉外可引起局部剧痛或组织坏死，此时可用 0.5% 普鲁卡因局部封闭。静脉注射时可有全身发热感，浓度过高或静脉注射过快可产生心跳加快、心律失常，甚至室颤或心脏停搏，因钙离子兴奋心肌，故必须稀释后静脉注射。钙剂与洋地黄对心脏有协同作用，故服用洋地黄期间禁用钙剂，禁用茶水送服钙片，以防影响钙的吸收。

### 葡萄糖酸钙（Calcium Gluconate）

作用及用途同氯化钙。片剂：0.3g/片，0.5g/片，注射剂：1g/10ml。

## 第二节 酸碱平衡调节药

### 一、碱化剂

#### 碳酸氢钠（Sodium Bicarbonate）

本品能中和盐酸产生 NaCl 和 $CO_2$。

**【临床应用和不良反应】**

（1）治疗代谢性酸中毒：由于碳酸氢根（$HCO_3^-$）与氢离子结合，再分解为水和二氧化碳，使体内氢离子浓度降低，可纠正代谢性酸中毒。休克缺氧和酸性代谢产物堆积，可使微循环衰竭，外周血管麻痹，减弱升压药效果。静脉输入本药纠正酸中毒，可促进升压药疗效，增加心脏排血量，有助于纠正休克。心搏骤停时并发严重酸中毒，易诱发室颤，注射本药有助于除颤，改变血液酸碱度，可用于心脏复苏。治疗哮喘持续状态：哮喘严重发作并发呼吸性酸中毒，可使平喘药如氨茶碱等失效，输入本药，血液 pH 值上升，以利于平喘。

（2）为磺胺类药物的辅助药：口服后碱化尿液，防止磺胺结晶对泌尿系统的损害。

（3）治疗高钾血症：可使细胞外液碱化，血清钾离子转入细胞内，从而降低血清钾的浓度。

（4）4% 溶液漱口可治疗口腔真菌感染。

充血性心力衰竭、肾衰竭、低钾血症和伴 $CO_2$ 潴留患者慎用，否则会加重水钠潴留，并可改变血液 pH，使血钾从细胞外向细胞内转移。

#### 乳酸钠（Sodium Lactate）

本药进入体内，在有氧条件下经肝乳酸脱氢酶的作用转化为丙酮酸，再经三羧循环氧化脱羧形成二氧化碳，并转化为碳酸氢离子，具有纠正酸中毒作用。主要用于代谢性酸中毒，也用于治疗高钾血症或普鲁卡因胺、奎尼丁等药物过量所致心律失常伴酸血症。由于本药经肝代谢才发挥疗效，作用缓慢，而肝衰竭、休克时禁用。

## 氨丁三醇（Trometamol）

**【作用特点】**

本品又名缓血酸铵、三羟甲氨基甲烷，为一种不含钠的氨基缓冲碱，在体液中与 $H_2CO_3$ 结合，生成碳酸氢盐从而减轻和纠正酸中毒。适用于代谢性酸中毒，也可用于纠正呼吸性酸中毒，促进 $CO_2$ 排出，可增加尿量和电解质的排出。具有透入细胞速度快又不含钠的优点，适用于限钠的酸中毒患者。

临床用于预防和纠正酸中毒，尤其适用于代谢性酸中毒伴有呼吸性酸中毒。血尿、尿闭、妊娠、肾功能损害时慎用。本药可致暂时性低血糖和高血钾，抑制呼吸，因而须缓慢滴入，观察呼吸情况及有否低血糖表现。溶液碱性强，因刺激而产生静脉炎。

**【常用制剂和用法】**

溶液浓度不超过 0.3mol/L，一般使用时间不长于一日。所需溶液数（ml）＝体重（kg）×碱短缺（mmol/L）×1.1。

## 二、酸化剂

### 氯化铵（Ammonium Chloride）

**【作用特点】**

药物进入体内，铵离子迅速经肝代谢形成尿素并很快由尿排出，而氯离子与氢离子则结合形成盐酸，可中和体内过量的碱储备，起到纠正代谢性碱中毒的作用。多数代谢性碱血症只需静脉滴注生理氯化钠溶液即可纠正，重度碱血症，可口服或静脉滴注适量氯化铵。静脉滴注时需稀释成等渗溶液（约 0.9%）方可使用。过量可引起高氯性酸血症，呼吸增强，$CO_2$ 排出过多，合并呼吸性碱中毒。肝硬化伴代谢性碱血症或心力衰竭时禁用。肝功能不全时，铵离子转变为尿素发生障碍，易发生氨中毒。肾功能不全时会增加血中非蛋白氮，而导致高氯性酸血症。大量服用氯化铵可致胃刺激症状，如恶心、呕吐、胃痛等，为减轻对胃的刺激，片剂宜用水溶解后再服，消化性溃疡患者禁用。

**【常用制剂与用法】**

氯化铵片剂：0.3g/片。注射剂：20%、20mg/支。祛痰每次 0.3～0.6g，3 次/日，用于呼吸道炎症初期或痰不易咳出等情况。重度代谢性碱中毒口服氯化铵片剂每次 1～2g，3 次/日，或将 20% 氯化铵加入 5%～10% 葡萄糖溶液中（常配成 0.9% 等渗液）静脉滴注，于 2～4h 内滴完，常需根据临床表现酌情用量。

 思考题

如何对肝性脑病患者调节水及电解质平衡？

（李宝群）

# 中英文专业词汇索引

## A

阿苯达唑（Albendazole） 307
阿立哌唑（Aripiprazole） 87
阿米卡星（Amikacin） 259
阿米洛利（Amiloride） 173
阿米替林（Amitriptyline） 89
阿奇霉素（Azithromycin） 257
阿糖胞苷（Cytarabine，Ara-C） 290
阿替洛尔（Atenolol） 147
艾地苯醌（Idebenone） 102
艾司西酞普兰（Escitalopram） 91
氨苯蝶啶（Triamterene） 173
氨茶碱（Aminophylline） 215
氨丁三醇（Trometamol） 339
氨基己酸（Aminocaproic Acid） 186
氨甲苯酸（Aminomethylbenzoic Acid） 186
氨甲环酸（Tranexamic Acid） 186
氨力农（Amrinone） 130
氨氯地平（Amlodipine） 158
氨曲南（Aztreonam） 257
胺碘酮（Amiodarone） 140
奥氮平（Olanzapine） 87
奥格门汀（Augmentin） 253
奥克太尔（Oxantel） 308
奥硝唑（Ornidazole） 271

## B

巴龙霉素（Paromomycin） 304
白消安（Busulfan） 288
包括甲硝唑（Metronidazole） 271
倍氯米松（Beclomethasone） 216
苯巴比妥（Phenobarbital） 70
苯二氮䓬类（Benzodiazepines） 74
苯妥英钠（Phenytoin Sodium） 69，139
苯佐那酯（Benzonatate） 209
比索洛尔（Bisoprolol） 153
吡喹酮（Praziquantel） 305
苄丝肼（Benserazide） 81
丙米嗪（Imipramine） 89
丙酸睾酮（Testosterone Propionate） 181
丙戊酸钠（Sodium Valproate） 73
伯氨喹（Primaquine） 301
博来霉素（Bleomycin） 291
布地奈德（Budesonide） 217
布美他尼（Bumetanide） 171

## C

长春碱（Vinblastine，VLB） 292
长春新碱（Vincristine，VCR） 292
重组人促红素（Recombinant Human Erythropoietin） 181
垂体后叶素（Pituitrin） 187

## D

单硝酸异山梨酯（Isosorbide Mononitrate） 145
地尔硫䓬（Diltiazem） 142，147
地西泮（Diazepam） 74
丁螺酮（Buspirone） 96
度洛西汀（Duloxetine） 92
短棒菌苗（Corynebacterium Parvum，CP） 297
多巴酚丁胺（Dobutamine） 130
多奈哌齐（Donepezil） 98，101
多黏菌素E（Polymyxin E） 261
多柔比星（Doxorubicin） 291
多塞平（Doxepin） 89
多沙唑嗪（Doxazosin） 160
多西环素（Doxycycline） 262

## E

恩波吡维铵（Pyrvinium Embonate） 307
恩他卡朋（Entacapone） 81
二氯沙奈（Diloxanide） 304

## F

放线菌素D（Dactinomycin D） 290
酚磺乙胺（Etamsylate） 186
奋乃静（Perphenazine） 86
呋喃妥因（Nitrofurantoin） 271
呋喃唑酮（Furazolidone） 271

呋塞米（Furosemide） 169
氟胞嘧啶（Flucytosine） 279
氟伏沙明（Fluvoxamine） 91
氟康唑（Fluconazole） 279
氟尿嘧啶（Fluorouracil） 289
氟哌啶醇（Haloperidol） 87
氟哌噻吨/美利曲辛（Flupentixol/Melitracen） 93
福莫特罗（Formoterol） 213
复方甘草（Compound Liquorice） 209
富马酸比索洛尔（Bisoprolol Fumarate） 147

## G

干扰素（Interferon，lFN） 298
甘草（Glycyrrhiza） 209
甘露醇（Mannitol） 174
肝素（Heparin） 188
枸橼酸钠（Sodium Citrate） 191
枸橼酸铁铵（Ferric Ammonium Citrate） 179
蒿甲醚（Artemether） 301

## H

鹤草酚（Agrimophol） 308
红霉素（Erythromycin） 258
华法林（Warfarin） 190
环孢素（Cyclosporin） 296
环丙沙星（Ciprofloxacin） 267
环磷酰胺（Cyclophosphamide） 287，296
磺胺醋酰钠（Sulfacetamide Sodium，SA-Na） 269
磺胺甲噁唑（Sulfamethoxazole，SMZ） 268
磺胺米隆（Mafenide） 269
磺胺嘧啶（Sulfapyridine，SD） 268
磺胺嘧啶银（Sulfadiazine Silver，SD-Ag） 269
磺胺噻唑（Sulfathiazole） 268
磺胺异噁唑（Sulfafurazole，SIZ） 268
灰黄霉素（Griseofulvin） 276

## J

吉他霉素（Leucomycin） 257
加兰他敏（Galanthamine） 99
甲氨蝶呤（Methotrexate，MTX） 288
甲硝唑（Metronidazole） 302
甲氧苄啶（Trimethoprim，TMP） 270
交沙霉素（Josamycin） 257

## K

卡巴克络（Carbazochrome） 187
卡巴拉汀（Rivastigmine） 99，101
卡比多巴（Carbidopa） 81
卡铂（Carboplatin） 292
卡介苗（Bacillus Calmette Guerin，BCG） 297
卡马西平（Carbamazepine） 72
卡那霉素（Kanamycin） 259
卡托普利（Captopril） 155
卡维地洛（Carvedilol） 154
抗生素（Antibiotics） 250
可待因（Codeine） 208
可乐定（Clonidine） 161
克拉霉素（Clarithromycin） 257
克林霉素（Clindamycin） 259
克霉唑（Clotrimazole） 277
奎宁（Quinine） 300
喹硫平（Quetiapine） 87

## L

拉莫三嗪（Lamotrigine） 75
拉氧头孢（Moxalactam） 257
利多卡因（Lidocaine） 138
利福平（Rifampin，RFP） 281
利培酮（Risperidone） 87
链激酶（Streptokinase） 191
链霉素（Streptomycin） 259，283
两性霉素B（Amphotericin B） 278
林可霉素（Lincomycin） 258
硫利达嗪（Thioridazine） 86
硫酸镁（Magnesium Sulfate） 76
硫酸亚铁（Ferrous Sulfate） 179
硫唑嘌呤（Azathioprine） 296
柳氮磺吡啶（Sulfasalazine，SASP） 268
氯奋乃静（Fluphenazine） 86
氯化铵（Ammonium Chloride） 209，339
氯化钙（Calcium Chloride） 338
氯化钾（Potassium Chloride） 337
氯化钠（Sodium Chloride） 336
氯喹（Chloroquine） 300
氯霉素（Chloramphenicol） 264
氯米帕明（Clomipramine） 89
氯哌噻吨（Clopenthixol） 87

氯哌斯汀（Cloperastine） 208
氯沙坦（Losartan） 156
氯硝柳胺（Niclosamide） 309
氯硝西泮（Clonazepam） 74
罗红霉素（Roxithromycin） 257
螺内酯（Spironolactone） 172
螺旋霉素（Spiramycin） 257

## M

马普替林（Maprotiline） 89
吗氯贝胺（Moclobemide） 88
麦迪霉素（Midecamycin） 257
美他环素（Metacycline） 262
美托洛尔（Metoprolol） 147，152
美西律（Mexiletine） 139
美雄酮（Methandienone） 181
咪康唑（Miconazole） 279
米安色林（Mianserin） 90
米氮平（Mirtazapine） 93
米力农（Milrinone） 130

## N

奈替米星（Netilmicin） 261
奈西立肽（Nesiritide） 131
尼群地平（Nitrendipine） 159
尿激酶（Urokinase） 191
凝血酶（Thrombin） 187
诺氟沙星（Norfloxacin） 267

## P

帕罗西汀（Paroxetine） 91
哌唑嗪（Prazosin） 159
喷托维林（Pentoxyverine） 208
扑痫酮（Primidone） 71
葡萄糖（Glucose） 175
葡萄糖酸钙（Calcium Gluconate） 338
普鲁卡因胺（Procainamide） 137
普罗帕酮（Propafenone） 139
普萘洛尔（Propranolol） 146

## Q

齐拉西酮（Ziprasidone） 87
强心苷类（Cardiac Glycosides） 125
羟基脲（Hydroxyurea，HU） 290

羟喜树碱（Hydroxycamptothecin） 292
青蒿素（Arteannuin） 301
青霉素（Benzylpenicillin） 252
氢氯噻嗪（Hydrochlorothiazide） 151，172
庆大霉素（Gentamicin） 259
巯嘌呤（Mercaptopurine） 289
曲唑酮（Trazodone） 92
去氢依米丁（Dehydroemetine） 303

## R

乳酸钠（Sodium Lactate） 338
瑞波西汀（Reboxetine） 93

## S

塞替派（Thiotepa） 288
噻苯唑（Tiabendazole） 308
噻嘧啶（Pyrantel） 307
三氟拉嗪（Trifluoperazine） 86
沙丁胺醇（Salbutamol） 213
沙美特罗（Salmeterol） 214
鲨肝醇（Batilol） 183
山梨醇（Sorbitol） 175
舍曲林（Sertraline） 91
石杉碱甲（Huperzine A） 100
舒必利（Sulpiride） 87
顺铂（Cisplatin） 292
司来吉兰（Selegiline） 81
司帕沙星（Sparfloxacin） 268
司坦唑醇（Stanozolol） 181
四环素（Tetracycline） 262

## T

他克莫司（Tacrolimus） 297
他莫昔芬（Tamoxifen） 292
坦度螺酮（Tandospirone） 96
碳酸锂（Lithium Carbonate） 94，182
碳酸氢钠（Sodium Bicarbonate） 338
替硝唑（Tinidazole） 271，303
铁（Iron） 178
酮康唑（Ketoconazole） 279
酮替酚（Ketotifen） 218
头霉素类（Cephamycins） 257
土霉素（Terramycin） 262
褪黑素（Melatonin） 102

托吡酯（Topiramate） 75
托卡朋（Tolcapone） 81
托拉塞米（Torasemide） 152
妥布霉素（Tobramycin） 261

## W

万古霉素（Vancomycin） 259
维拉帕米（Verapamil） 141，147
维拉帕米（Verapamil） 148
维生素C（Vitamin C） 102
维生素E（Vitamin E） 102
维生素K（Vitamine K） 185
文拉法辛（Venlafaxine） 92
五氟利多（Penfluridol） 87

## X

西酞普兰（Citalopram） 91
喜树碱（Camptothecin） 292
腺苷（Adenosine） 142
香豆素类（Coumarins） 189
硝苯地平（Nifedipine） 147，157
硝普钠（Sodium Nitroprusside） 162
硝酸甘油（Nitroglycerin） 143
硝酸异山梨酯（Isosorbide Dinitrate） 145
硝替卡朋（Nitecapone） 81
硝西泮（Nitrazepam） 74
新霉素（Neomycin） 259
溴苄铵（Bretylium） 141
溴己新（Bromhexine） 211

## Y

盐酸氨溴索（Ambroxol Hydrochloride） 211
盐酸噻氯匹定（Ticlopidine Hydrochloride） 192
氧氟沙星（Ofloxacin） 267
氧化镁（Magnesium Oxide） 196

叶酸（Folic Acid） 179
伊伐雷定（Ivabradine） 131
伊曲康唑（Itraconazole） 279
依米丁（Emetine） 303
依那普利（Enalapril） 156
依诺沙星（Enoxacin） 267
依他尼酸（Etacrynic Acid） 171
乙胺丁醇（Ethambutol） 283
乙胺嘧啶（Pyrimethamine） 302
乙胺嗪（Diethylcarbamazine） 305
乙琥胺（Ethosuximide） 71
乙酰半胱氨酸（Acetylcysteine） 210
乙酰胂胺（Acetarsol） 304
乙酰唑胺（Acetazolamide） 174
异丙托溴铵（Ipratropium Bromide） 216
异波帕胺（Ibopamine） 130
异烟肼（Isoniazid，INH） 280
吲哒帕胺（Indapamide） 152
右美沙芬（Dextromethorphan） 208
右旋糖酐铁（Iron Dextran） 179
愈创甘油醚（Guaifenesin） 210

## Z

扎鲁司特（Zafirlukast） 217
占诺美林（Xanomeline） 100
制霉菌素（Nystatin） 277
竹桃霉素（Oleandomycin） 257
转移因子（Transfer Factor） 298
紫杉醇类（Paclitaxel） 292
组织纤溶酶原激活剂（Tissue Plasminogen Activator, t-PA） 191
左西孟旦（Levosimendan） 130
左旋多巴（Levodopa） 79
左旋咪唑（Levamisole） 298，307
左氧氟沙星（Levofloxacin） 267

# 主要参考文献

1. 杨宝峰. 药理学. 8版. 北京:人民卫生出版社,2013.
2. 杨世杰,杨宝峰,王怀良. 药理学. 北京:人民卫生出版社,2005.
3. 肖顺贞,姚景鹏. 临床护用药理学. 北京:人民卫生出版社,2008.
4. 何月光,谢志忠. 药理学. 北京:高等教育出版社,2011.
5. 王开贞,于肯明. 药理学. 6版. 北京:人民卫生出版社,2011.
6. 陈新谦,金有豫,汤光. 新编药物学. 17版,北京:人民卫生出版社,2011.
7. 林志彬主译. 郎-戴尔药理学. 北京:北京大学医学出版社,2010.
8. 朱大年,王庭槐. 生理学. 8版. 北京:人民卫生出版社,2013.
9. 吴基良,罗键东. 案例版·药理学. 2版. 北京:科学出版社,2012.
10. 吕延杰,乔国芬,护理药理学. 北京:人民卫生出版社,2011.
11. Marshal Shlafer. Pharmacology. 12th ed. New York:McGraw-Hill Medical Publishing Division,2007.